脑转移瘤
经典病例精析

名誉主编　胡成平　　　　主编　周蓉蓉　周　琴

中国科学技术出版社
·北　京·

图书在版编目（CIP）数据

脑转移瘤经典病例精析 / 周蓉蓉，周琴主编 . -- 北京：中国科学技术出版社，2025. 6. -- ISBN 978-7-5236-1396-2

Ⅰ. R739.41

中国国家版本馆 CIP 数据核字第 2025T21T92 号

策划编辑 延 锦 陈 雪
责任编辑 延 锦
装帧设计 佳木水轩
责任印制 徐 飞

出 版 中国科学技术出版社
发 行 中国科学技术出版社有限公司
地 址 北京市海淀区中关村南大街 16 号
邮 编 100081
发行电话 010-62173865
传 真 010-62179148
网 址 http://www.cspbooks.com.cn

开 本 889mm × 1194mm 1/16
字 数 361 千字
印 张 15.25
版 次 2025 年 6 月第 1 版
印 次 2025 年 6 月第 1 次印刷
印 刷 北京盛通印刷股份有限公司
书 号 ISBN 978-7-5236-1396-2 / R · 3491
定 价 158.00 元

编者名单

名誉主编　胡成平

主　　编　周蓉蓉　周　琴

副 主 编　邓　俍　李　浪　曾　瑜　张子健　楚娴静

编　　者　（以姓氏笔画为序）

万　新　马志明　王　瑞　王子奇　王泓霁　牛俐水　邓　俍　邓付星
田文韬　宁娇扬　李　浪　李　斌　杨　杰　杨　磊　肖　钢　肖德胜
何碧秀　张子健　陈　柳　周　琴　周蓉蓉　孟　莉　施　文　曹立明
彭海芹　曾　倩　曾　瑜　楚娴静　谭兆华　谭祝桂龙　翟卓凡

内容提要

本书由中南大学湘雅医院脑转移瘤多学科诊疗团队编写，从临床诊疗工作中的典型病例出发，采用病例分析的形式，以个体化诊疗为中心来系统性解读脑转移瘤的多学科诊疗模式。每个病例均详细记录了患者的病史、影像学检查、病理诊断及治疗方案等内容，对诊疗过程中的关键环节和疑难问题进行了深入解析，提供了现有循证医学基础，然后对关键要点进行了归纳，同时对未来的发展趋势予以展望。本书不仅包含脑转移瘤的常见诊疗方式，如手术治疗、放射治疗、靶向治疗、免疫治疗等内容，还对脑转移瘤的影像学诊断、保护海马的放射治疗计划制订、脑转移瘤的电场治疗等内容进行了剖析。本书内容全面实用、图文并茂，充分展示了多学科诊疗协作在脑转移瘤诊疗中的重要性，并展现了个体化的精准治疗理念，书末的附录部分还收录了最新版脑转移瘤诊疗指南，方便读者查阅。本书可作为脑转移瘤多学科诊疗团队医生的参考指南。

序

在肿瘤医学领域，脑转移瘤的诊疗一直是个棘手的问题。大脑作为人体的“指挥中心”，由于其复杂的病理机制，一旦发生肿瘤转移，不仅会严重影响患者的神经功能和生活质量，还会给临床治疗带来极大困难。及时准确的诊断和科学有效的治疗对患者的预后和生存期至关重要。脑转移瘤诊断和治疗的复杂性决定了它是一个系统性工程，很多情况下因缺乏高级别循证医学证据指导，需要不同专业的专科医生不断学习并且科学地应用现有知识来发挥各自的专长，制订最适合患者的个体化治疗方案。

中南大学湘雅医院一直在努力提升脑转移瘤的诊疗水平。在肿瘤放射治疗科周蓉蓉教授的带领下，脑转移瘤多学科诊疗团队（multidisciplinary team，MDT）凭借专业的技术、创新的思维和强烈的责任感，不断探索和实践。团队整合了肿瘤放疗科、肿瘤内科、神经外科、神经内科、病理科、影像科、呼吸科等多学科的力量，形成了一套高效的多学科协作机制。这不仅显著提高了诊疗效果，还大大缩短了患者的就医时长和等待时间，得到了国内外同行的广泛认可，成为脑转移瘤领域的医教研中心之一。

近年来，随着药物治疗（如靶向治疗、免疫治疗）的不断涌现，以及影像学技术、病理学及放射治疗技术的进步，脑转移瘤患者面临越来越多的治疗选择，如何更好地将多种治疗方式有效排兵布阵，使患者在获得最大生存获益的同时得到最佳的生活质量，成为临床医师和患者共同探讨的话题。因此，亟须一个强大且安全有效的解决临床复杂问题的团队，以患者为中心，通过各学科专家从不同专业角度对脑转移瘤进行深入解读，来实现大家所共同追求的目标。

本书是中南大学湘雅医院脑转移瘤团队多年临床经验的结晶。编者以院内丰富的病例库为基础，精选了许多典型病例，有的诊疗依据循证医学证据，有的基于指南又有别于指南，也有部分值得反思及改进的失败病例，通过对这些病例的深入分析，全面系统地介绍了脑转移肿瘤的诊疗思路和治疗策略。相信无论是肿瘤相关专业的医护人员、研究者，还是正在接受培训的肿瘤专科医师，都能从书中获得宝贵的参考资源。同时，本书也为对脑转移瘤诊疗感兴趣的人士提供了一个深入了解的窗口。

本书的出版，不仅能为肿瘤医学领域带来新的知识和活力，推动脑转移肿瘤诊疗技术的进步和规范化，还能激励更多医学同仁投身到相关研究和实践之中，为患者的健康保驾护航。

中南大学湘雅医院　钱招昕

钱招昕

前　言

脑转移瘤是恶性肿瘤患者常见的严重并发症，随着诊疗水平的提升，患者生存期延长，脑转移瘤的发生率也呈上升趋势。这一疾病不仅严重影响患者的生活质量，也给其家庭和社会带来了沉重负担。近年来，脑转移瘤的诊断和治疗取得了显著进展。影像学技术的进步使早期诊断成为可能，手术、放疗、化疗、靶向治疗和免疫治疗等多种手段的综合应用，为患者带来了更多希望。然而，脑转移瘤的异质性决定了其治疗的复杂性，个体化治疗已成为当前的研究热点和临床实践的重要方向。

中南大学湘雅医院脑转移瘤 MDT 于 2022 年翻译并出版了国际脑转移瘤放射治疗领域的顶级专家 Yoshiya Yamada、Eric Chang、John B. Fiveash 和 Jonathan Knisely 博士主编的《脑转移瘤放射治疗学：基于病例的研究》。这部专著在介绍现代脑转移瘤综合诊疗模式的基础上，重点聚焦立体定向放射外科，采用新颖实用的病例教学方法，分析和阐明了放射外科在脑转移瘤综合治疗模式中的地位、作用和使用方法。该译著一经出版就得到了国内同行的一致肯定。在此基础上，我们团队也积累了一系列脑转移瘤的典型病例，希望能跟大家一起分享。

中南大学湘雅医院脑转移瘤 MDT 成立于 2018 年 6 月，每周四上午 11：00—12：00 为疑难病会诊时间，至今已经会诊了 1500 多例脑转移瘤的患者，部分数据已整理并发表了多篇高水平论文。本书汇集了团队多例典型脑转移瘤患者的诊疗过程，涵盖了病例的简要诊疗过程、MDT 讨论意见、诊疗循证医学基础，并附有小结及展望。团队结合多年的脑转移瘤诊治经验编写，许多在日常工作中遇到的脑转移瘤常常被提及的问题都能在书中找到答案。我们希望通过这些真实的病例，为同行提供参考和借鉴，共同推动脑转移瘤多学科诊疗及个体化治疗的进一步发展。

本书编者均为中南大学湘雅医院脑转移瘤 MDT 成员，也是长期从事临床一线工作的医师和物理师，在工作之余，为本书早日与广大读者见面付出了巨大的努力和辛勤的汗水，在此谨致以衷心的感谢！我们也期待更多同道能够加入进来，共同分享经验和见解，不断完善和丰富脑转移瘤病例库的建设，为脑转移瘤患者带来更多福音。尽管我们在组织编写和出版过程中做出了很大努力，但由于治疗领域的飞速发展和不断更新，书中可能仍存在不足之处，敬请读者批评指正。

中南大学湘雅医院　周蓉蓉

周蓉蓉

目　录

附　录

第1章　脑转移瘤的手术治疗

一、病例介绍

（一）病例 1–1

67 岁女性，因“检查发现肺部占位 1 个月余”于 2022 年 10 月 18 日入院，入院后完善肺部 CT 提示右肺上叶后段占位，伴纵隔多发淋巴结肿大，考虑周围型肺癌可能性大（图 1–1）。完善颅脑 MRI 检查提示双侧额叶、鞍区占位性病变，较大者位于左侧额叶，考虑转移癌可能性大（图 1–2）。

患者完善支气管镜引导下肺部病灶穿刺活

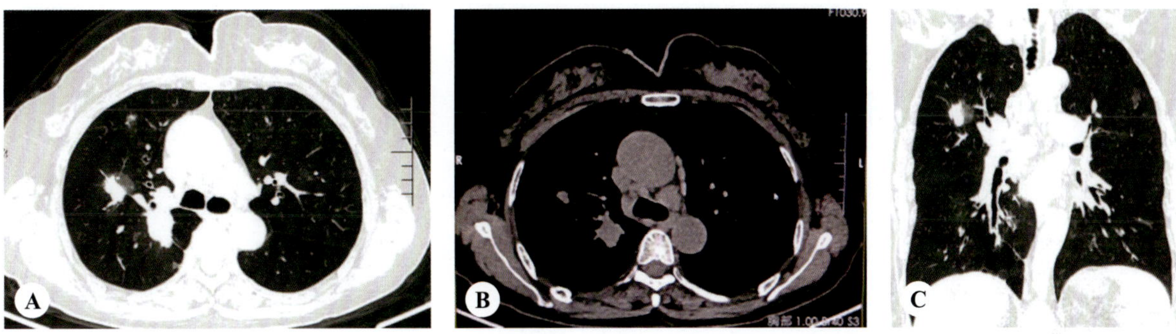

▲ 图 1–1　A. 肺部 CT 显示，右肺上叶后段可见一肿块，大小约 25mm×21mm，可见短毛刺，邻近叶间裂牵拉凹陷，局部支气管阻塞；B. 纵隔可见多发肿大淋巴结，大者短径约 16mm，考虑肿瘤性病变；C. 右肺上叶前段、右肺中叶外侧段分别可见一磨玻璃结节，大小约 11mm×7mm，余肺可见多发斑点状结节及斑片状磨玻璃影，感染（？），纵隔可见多发肿大淋巴结，大者短径约 16mm

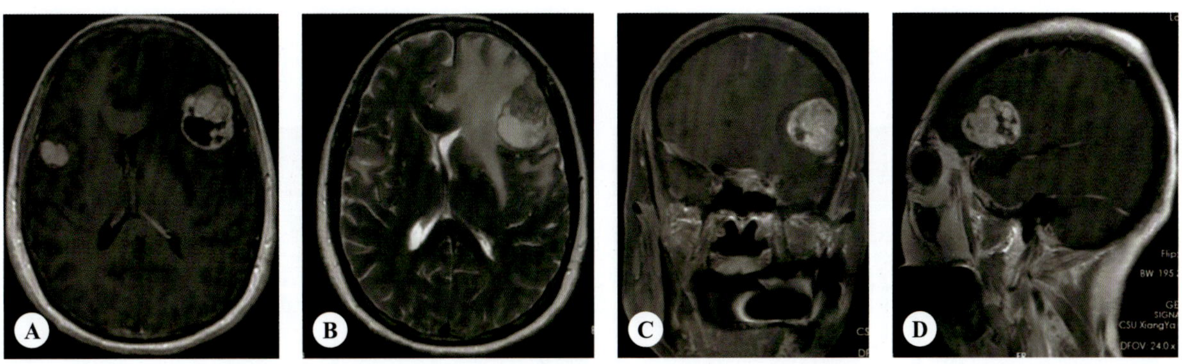

▲ 图 1–2　颅脑 MRI 显示双侧额叶及鞍区不规则强化灶

A 至 D. 最大病灶位于左侧额叶，大小约 42mm × 36mm × 32mm；A. 右侧岛叶见囊性结节状强化灶，大小约 17mm × 10mm × 9mm；B. T_2 相示左额病灶周围脑实质大片状水肿带，中线向右侧移位；C. 鞍区可见稍长 T_1 长 T_2 信号灶，增强见明显强化检，病理检查未发现癌细胞（图 1–3）。头痛、呕吐等颅高压症状持续，参加门诊脑转移瘤 MDT，会诊意见：①支气管镜活检结果显示未成功取到肿瘤组织，如患者及家属同意，可考虑再次行磁导航引导下穿刺活检；②如患者及家属拒绝行再次肺部占位活检，结合患者 MRI 及有颅高压症状，可考虑行颅内左侧额叶占位切除术，根据术后病理结果明确后续诊疗方案。患者及家属拒绝再次行肺部活检，神经外科评估患者颅内占位病变有手术指征，于 2022 年 11 月 1 日行显微镜下幕上深部病变切除术，术中见病变位于左额中回后部，边界清楚、血供丰富、色灰红、大小约 35mm × 25mm × 20mm，在神经电生理监测下行肿瘤全切术，手术过程顺利。术后复查颅脑磁共振提示左侧额叶占位病变已切除，未见明显残留（图 1–4）。术后病理（左额叶）转移性乳头状腺癌，结合免疫组化结果，考虑肺来源。免疫组化结果为 CK7（+）、CK19（+）、TTF-1（+）、NapsinA（–）、Syn（–）、Ki-67（约 5%+）、CDX-2（–）、GATA3（–）、PAX-8（–）。基因检测结果为 EGFR 19 号外显子缺失突变。术后诊断为肺癌（乳头状腺癌，T3N3M1c Ⅳb 期）。遵 MDT 建议予以口服奥希替尼（80mg，每天 1 次）治疗，术后复查病情好转，1 年随访复查 MRI 示右侧岛叶病灶明显缩小，鞍区病灶稍微缩小，其余部位未见新发转移瘤（图 1–5）。复查 CT 示，右肺上叶后段结节较前缩小，前段结节较前缩小，纵隔淋巴结较前缩小、减少。MDT 继续建议：①目前患者全身病情好转，继续奥希替尼治疗；②靶向治疗已 1 年余，颅内残留病灶予以立体定向放射外科（stereotactic radio surgery，SRS）治疗。

（二）病例 1–2

52 岁女性患者，2020 年 11 月因“咳嗽

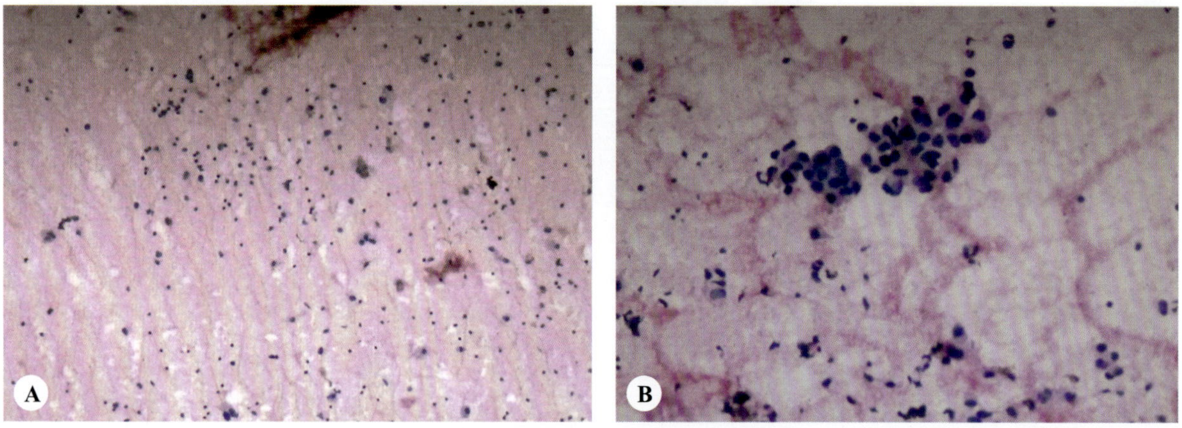

▲ 图 1–3 右上叶尖段尖亚段支 EBUS–GS–TBLB 穿刺组织黏膜慢性炎，纤维组织增生，未见癌
淋巴结活检见淋巴细胞，未见癌细胞，见少数可疑异型细胞，可试做免疫组化进一步分析（40×）

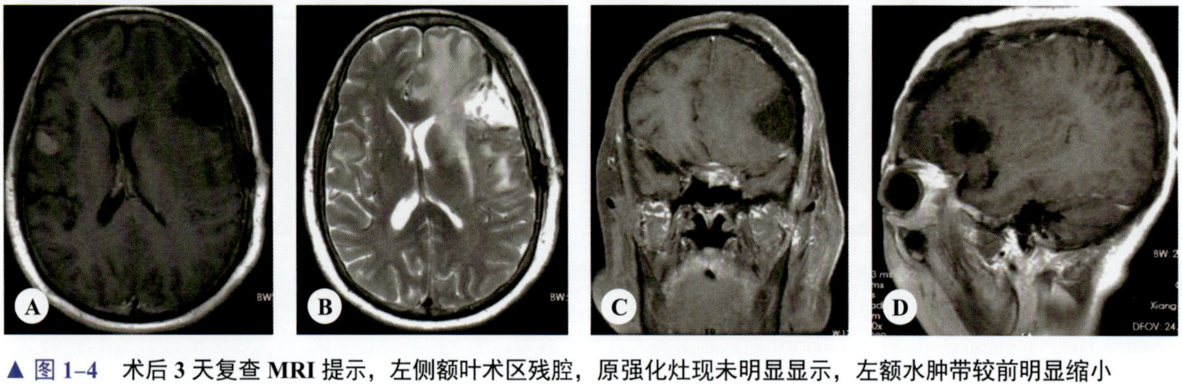

▲ 图 1–4 术后 3 天复查 MRI 提示，左侧额叶术区残腔，原强化灶现未明显显示，左额水肿带较前明显缩小

半个月”就诊我院呼吸内科。完善胸腹盆平扫增强 CT、支气管镜活检，常规病理及基因检测，未完善颅脑 MRI 检查，门诊诊断为“左肺腺癌颈部淋巴结转移（T4N3M1c，ⅣB 期，ALK+）”。患者遵医嘱服用靶向药物克唑替尼，3 个月后复查肺部 CT 示肺部肿瘤缩小。2021 年 7 月患者出现左侧肢体乏力于外院就诊，完善颅脑磁共振提示颅内多发占位病变，考虑脑转移可能；肺部 CT 示病情稳定。遵医嘱改为阿来替尼治疗，2021 年 8 月复查影像学检查提示肺部情况稳定，颅内持续进展，外院予以放射治疗（陀螺刀，具体剂量不详；图 1–6），放疗后继续予以脱水对症处理，6 个月后复查磁共振提示肿瘤缩小（图 1–7）。2022 年 6 月患者再

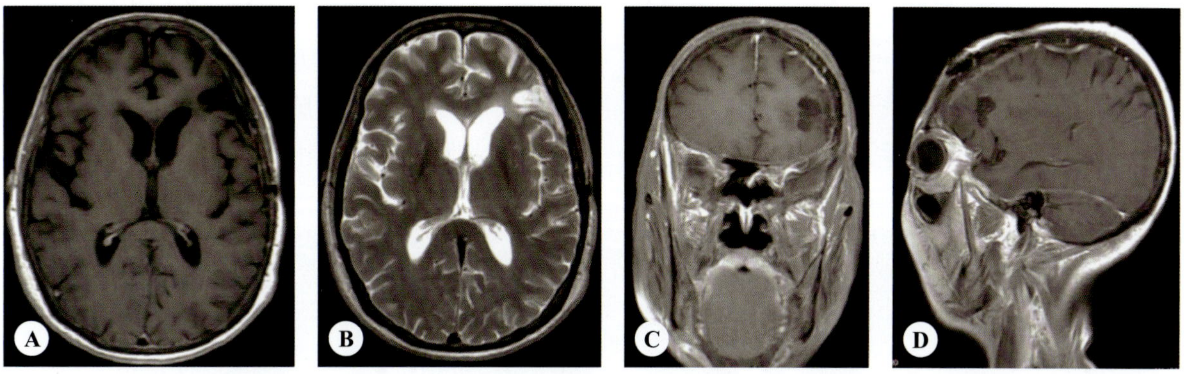

▲ **图 1–5　术后 1 年复查 MRI，可见左侧额叶呈术后改变，术区残腔明显缩小（A 至 D）；右侧岛叶结节状强化灶明显缩小，大小约 5mm×3mm×3mm（A）。鞍区病灶较前稍缩小（C）**

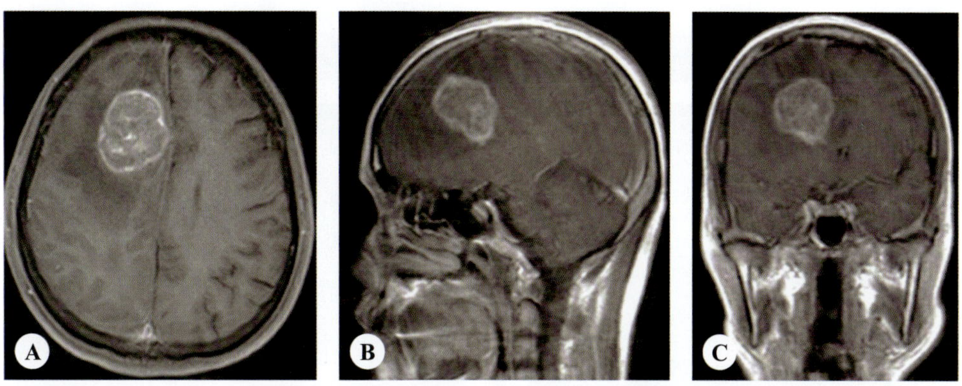

▲ **图 1–6　外院放疗时 MRI T_1 增强提示右额叶占位性病变，周围未见明显脑水肿，侧脑室受压**

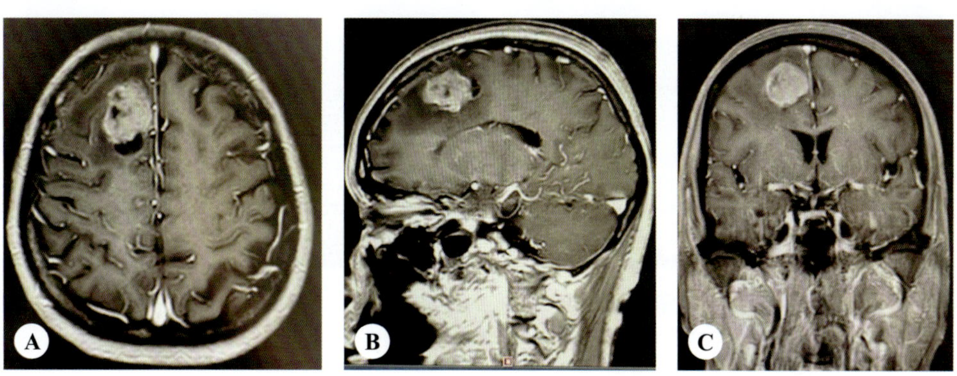

▲ **图 1–7　放疗后 6 个月复查，MRI T_1 增强提示右额部肿瘤较前缩小，水肿范围也较前缩小**

次出现左侧肢体肌力明显下降，改用劳拉替尼治疗，病情控制不佳，2022 年 7 月患者再次出现左侧肢体偏瘫加重来我院急诊科就诊，完善磁共振提示“右侧额叶占位性病变，PWI 示病灶呈高灌注，结合病史：转移瘤复发可能性大”（图 1–8），肺部 CT 提示病情稳定。参加我院脑转移瘤 MDT，会诊意见：①结合患者症状及检查，目前头部病灶进展，肺部情况稳定，建议继续靶向治疗控制颅外病情，暂不考虑更改全身治疗方案；②头部病灶进展，该病灶在外院已行放射治疗，结合功能影像学检查，考虑肿瘤复发可能性大，建议手术治疗。神经外科完善术前评估后行显微镜下幕上深部病变整块切除术，术中见肿瘤位于右额叶，以额中上回为中心，质地韧、色灰红、大小约 45mm × 35mm × 40mm，神经电生理监测显微镜下沿肿瘤周边水肿带扩大全切肿瘤。术后病理结果为右额叶转移性低分化腺癌，考虑肺来源。免疫组化结果：CK-Pan（+）、EMA（+）、CK7（+）、CK20（–）、Syn（–）、TTF-1（+）、NapsinA（+）。术后 1 个月，患者恢复良好，出院时四肢肌张力正常，右侧肢体肌力 5 级，左侧肢体肌力 5– 级。术后 3 天复查颅脑磁共振提示原右侧额叶占位已切除，周围水肿较前明显缩小（图 1–9）。

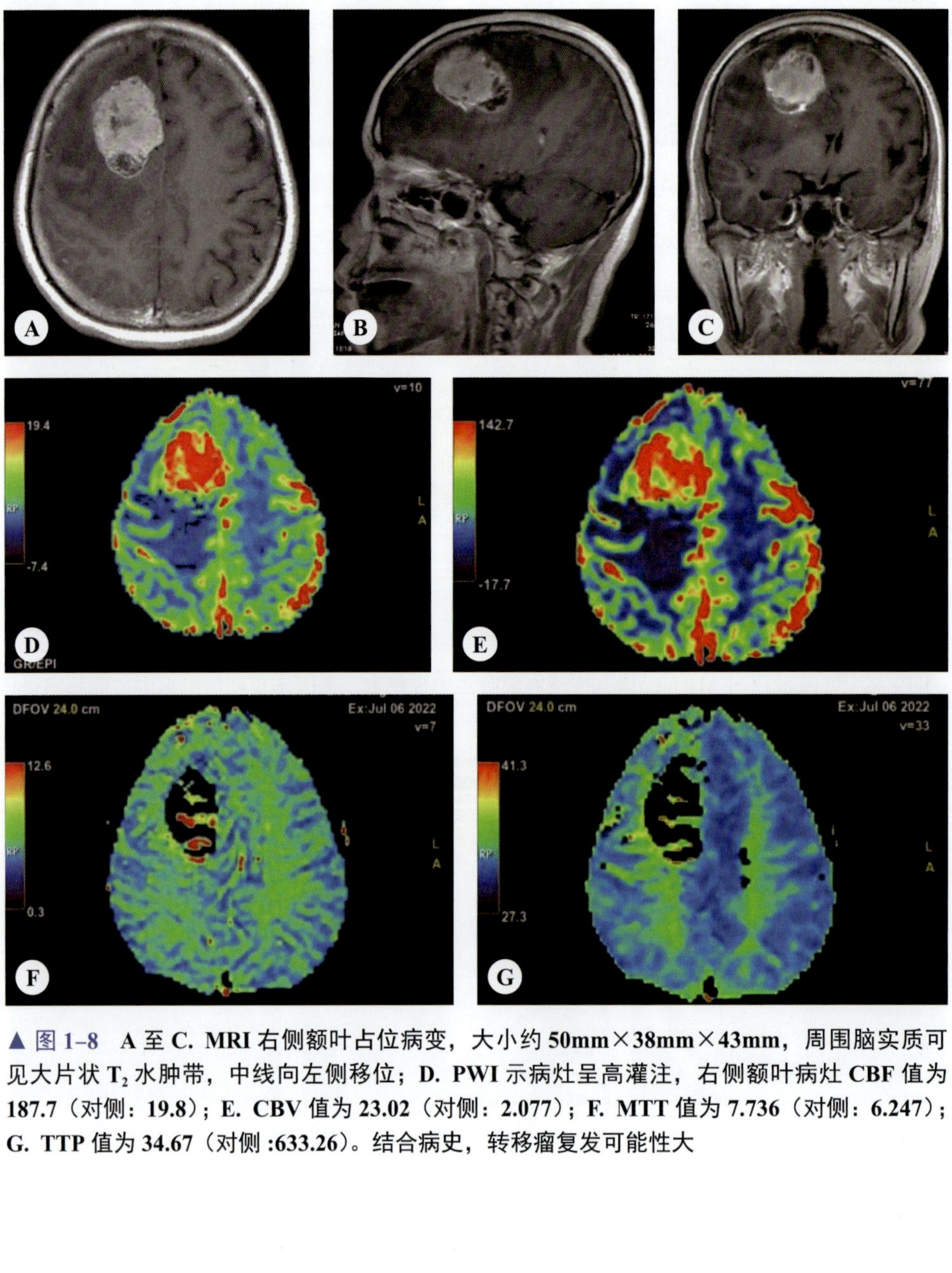

▲ 图 1–8　A 至 C. MRI 右侧额叶占位病变，大小约 50mm×38mm×43mm，周围脑实质可见大片状 T_2 水肿带，中线向左侧移位；D. PWI 示病灶呈高灌注，右侧额叶病灶 CBF 值为 187.7（对侧：19.8）；E. CBV 值为 23.02（对侧：2.077）；F. MTT 值为 7.736（对侧：6.247）；G. TTP 值为 34.67（对侧 :633.26）。结合病史，转移瘤复发可能性大

患者出院后继续口服劳拉替尼治疗，后随访 1 年，患者 Kanofsy 计分（Kanofsy Performance，KPS）100 分，末次随访病情稳定（图 1–10）。

（三）病例 1–3

31 岁女性，2023 年 8 月患者因“膀胱癌术后 1 年 10 个月，左侧肢体乏力 15 天”入院。专科体查：神志清楚，对答流利，左侧肢体肌力 4 级，右侧肌力 5 级，肌张力正常，病理征未引出。完善磁共振示右额叶大脑镰旁占位性病灶伴大范围水肿，考虑转移瘤（图 1–11）。参加脑转移瘤 MDT 讨论，建议：①患者出现左侧肢体乏力，完善 MRI 示颅内占位，建议继续完善全身检查明确全身病情；②患者既往有膀胱癌病史，膀胱癌脑转移可能性大，如全身检查未发现颅外病灶，建议首选手术治疗切除颅内病灶，根据术后病理结果明确后续诊疗方式。患者完善全身检查后未发现颅外病灶，于 2023 年 8 月 21 日在神经电生理监测下，行显

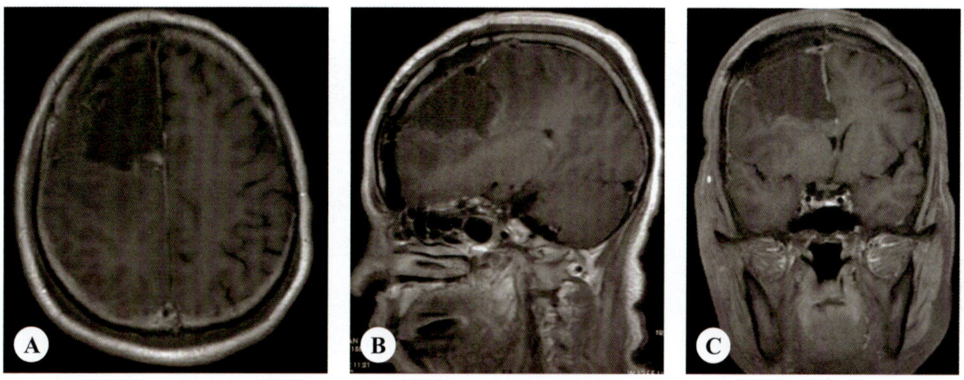

▲ 图 1–9　术后 3 天复查，MRI T_1 增强提示右额肿瘤全部切除，病灶周围未见脑水肿

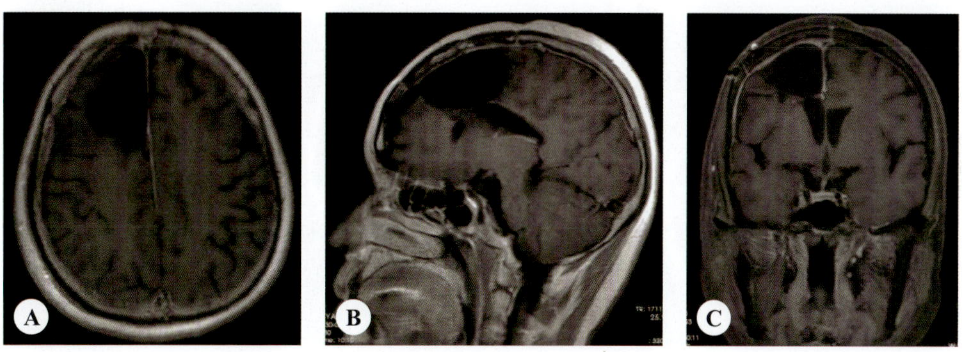

▲ 图 1–10　术后 1 年复查，MRI T_1 增强提示右额术野未见肿瘤复发，病灶周围未见脑水肿

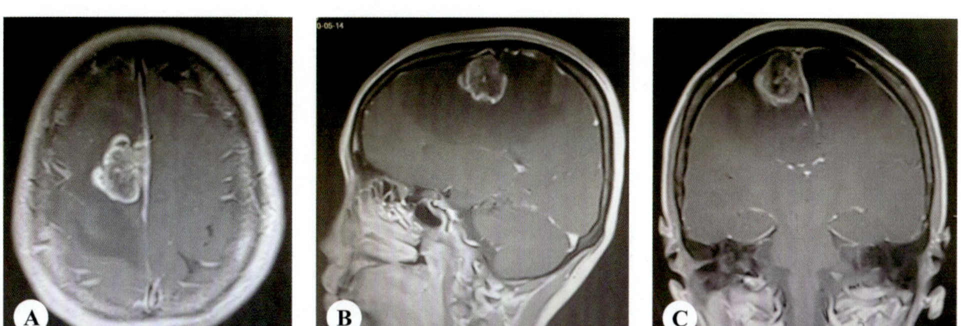

▲ 图 1–11　MRI 右侧额叶占位病变，大小约 33mm×30mm×25mm，周围脑实质可见大片状水肿带，中线向左侧移位

微镜下幕上深部病变切除术，术中唤醒及术中荧光素钠辅助下全切肿瘤，手术顺利。术后病理结果为右额叶转移性低分化癌，结合病史，考虑转移性膀胱癌。免疫组化结果为CK-Pan（+）、CK7（弱+）、CK5/6（-）、CK20（-）、Vimentin（-）、Syn（-）、CgA（-）、P40（-）、TTF-1（-）、PAX-8（-）、GATA3（-）、CDX2（-）、Uroplakin（-）、S100P（+）、S100（-）。患者术后恢复良好，出院时四肢肌张力正常，右侧肢体肌力5级，左侧肢体肌力5-级。3天复查颅脑磁共振提示原右侧额叶占位已切除，周围水肿较前明显缩小（图1-12）。术后1个月予以瘤腔分次立体定向放射治疗，IMRT 6MVX线：25Gy/5F。术后9个月随访病情稳定，患者KPS 100分，颅内未见复发（图1-13）。

（四）病例1-4

43岁女性，患者因头痛20余天于2023年3月入院，专科体查：神志清楚，对答正确，四肢肌力肌张力正常，病理征未引出。既往于2年前诊断为三阴性乳腺癌行左乳腺癌根治性手术，术后未规律复查。因头痛就诊，完善颅脑磁共振结果为右侧额顶叶占位性病变，MRS分析，结合曲线谱示右侧额顶部病灶区NAA降低，Cr降低，Cho峰升高，可见高耸的Lip峰。考虑转移瘤可能性大，胶质瘤待切除？（图1-14）；完善胸部腹部盆腔平扫增强CT等相关检查，未发现颅外病灶。参加脑转移瘤MDT建议：完善术前准备，行颅内病灶手术切除，根据术后病理结果明确后续诊疗方式。在神经电生理监测下，2023年3月22日行显微镜下幕上深部病变切除术，术中B超定位，见右额下回皮层苍白、饱满，电生理监测功能区后，先于右额下回上方穿刺，进针0.5cm后，抽出黄色微混囊液约5ml，随后沿进针点切开，见肿瘤位于右额叶，大小约6cm×5cm×5cm，囊实性，边界较清，实质部分色灰、质地韧，血供丰富，显微镜下黄荧光辅助全切肿瘤，手术顺利，麻醉满意。术后病理结果为右额转移性

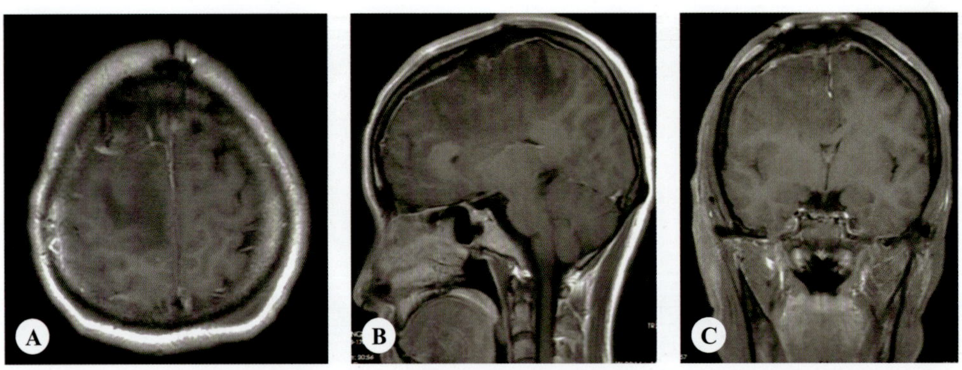

▲ 图1-12　术后3天复查，MRI T_1 增强提示右额肿瘤全部切除，病灶周围仍见脑水肿

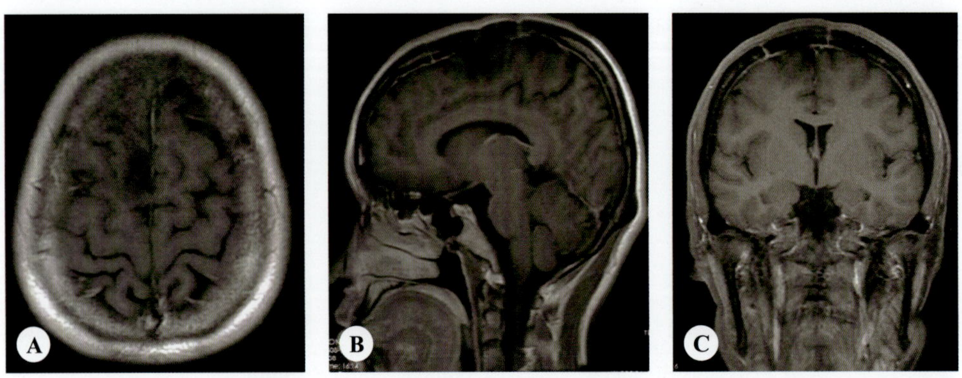

▲ 图1-13　术后9个月复查，MRI T_1 增强提示右额术野未见肿瘤复发，病灶周围未见脑水肿

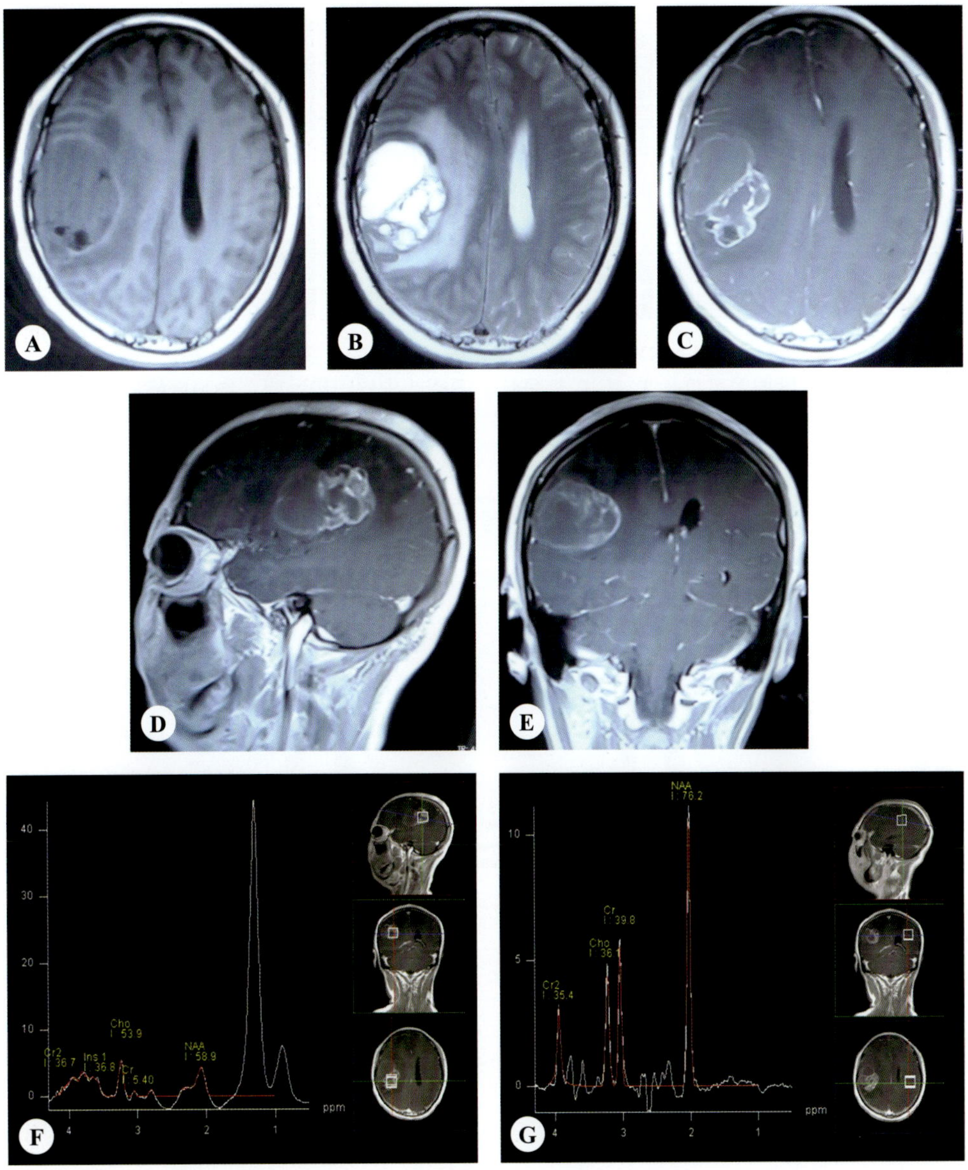

▲ **图 1–14　MRI 右侧额顶叶可见一多囊状长 T_1 长 T_2 信号灶，大小约 53mm×45mm×35mm，增强后囊壁及分隔明显强化，周围脑实质受压，可见大片状长 T_2 水肿信号，右侧侧脑室受压变窄，左侧侧脑室稍扩张积水，中线结构向对侧偏移（A 至 E）**

MRS 取右侧额顶部病灶（F）与对侧正常脑组织（G）为感兴趣区，测得右侧额顶部病灶区 NAA/Cr 比值为 1.81（对侧 1.92），Cho/Cr 比值为 9.39（对侧 0.91）。结合曲线谱示右侧额顶部病灶 NAA 降低，Cr 降低，Cho 峰升高，可见高耸的 Lip 峰

低分化癌，结合病史，考虑乳腺来源。免疫组化结果为 ER（–）、PR（–）、HER2（–）、Ki-67（80%+）、GATA3（弱 +）、CK5/6（+）、E-cadherin（+）、EGFR（+）。3 天后复查颅脑磁共振提示原右额叶占位病变已切除，周围水肿较前缩小（图 1–15）。患者术后恢复良好，出院时神清语利，四肢活动自如。MDT 建议患者辅以瘤腔放疗及药物治疗，患者因个人原因未行术后治疗。术后 9 个月患者再次出现头痛呕吐，门诊查磁共振提示：“右侧颞叶及额顶叶多发占位病变：考虑肿瘤复发可能”（图 1–16）。

二、概述

肺癌脑转移的治疗方式包括手术、全脑放

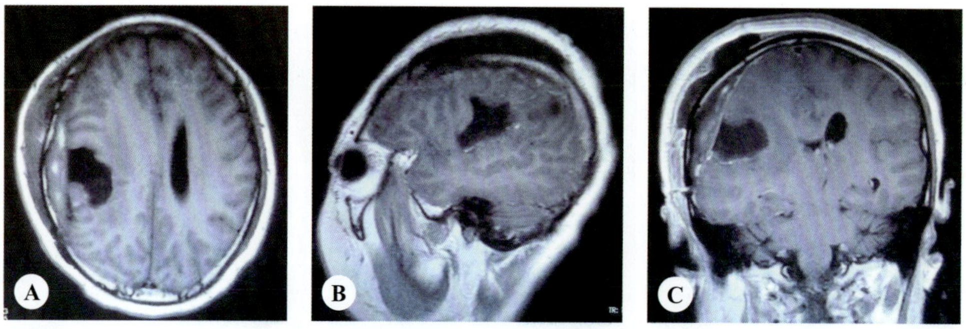

▲ 图 1-15　术后 3 天复查 MRI 示右额顶部呈占位切除术后改变，术区及相应颅板下见积液、积气及积血，术区周围可见长 T_1 长 T_2 信号灶，周围头皮软组织肿胀，增强后颅板下可见斑片状强化，病灶周围脑水肿减轻

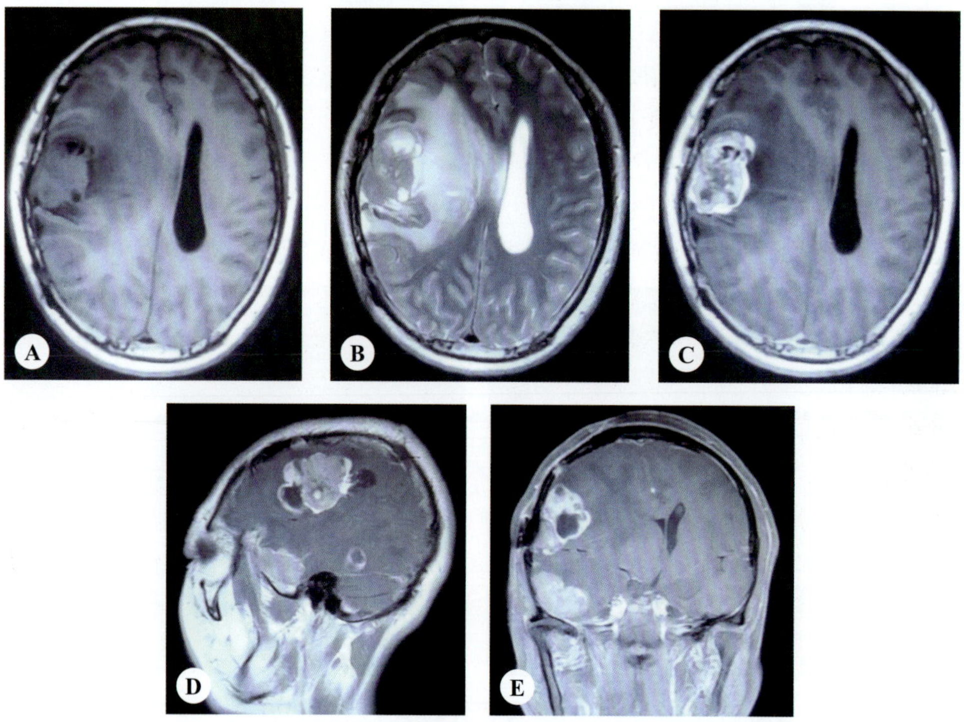

▲ 图 1-16　术后 9 个月复查 MRI 示右侧颞叶新见病变大小约 40mm×25mm（D 和 E），额顶叶新见病变大小约 43mm× 26mm，增强扫描可见明显强化，考虑肿瘤复发（A 至 E）

疗、化疗、靶向治疗及立体定向放射外科等。手术切除适用于单发、位置合适且占位效应严重的患者，可以迅速解除占位，避免颅高压，具有创伤大、恢复比较慢的缺点，重要结构的保护难度大，且不适用于多发分散的患者。脑转移瘤的手术方法：①开颅肿瘤切除术。适应证为单发脑转移瘤；脑转移瘤数目≤3个；多发脑转移瘤，责任病灶占位效应明显，引起高颅压或梗阻性脑积水等。②肿瘤部分切除或活检术。降低肿瘤负荷，为后续治疗提供时机；或者为了明确病理诊断和（或）基因分型；③ Ommaya 囊植入术。适用于占位效应明显的囊性脑转移瘤，或者脑积水或脑膜转移患者，需要释放囊液降低颅内压或方便反复颅内注射药物。

三、循证医学基础

（一）手术指征

根据现有诊疗指南，局限性脑转移瘤手术治疗的指征可以总结为 3 点：①为了控制占位效应及其他颅内症状；②对于可以安全实施手术切除>2cm的肿瘤；③在其他可及肿瘤部位无法取得活检或没有获得病理学依据的。其他因素还包括患者的年龄、KPS评分、神经功能状态、原发肿瘤部位及治疗情况、脑转移瘤的数目、病理及驱动基因突变等。

（二）手术的临床受益

手术可以使脑转移瘤患者获益。①快速降低颅内压，缓解肿瘤占位效应引起的颅高压；②减少类固醇使用时间：脑转移瘤常常伴有严重的脑水肿，类固醇治疗通常是减轻水肿的重要手段，但类固醇仅仅能帮助部分患者缓解症状，需要手术切除病灶才能从根本上解除病症，切除肿瘤的同时也减少了患者使用类固醇的时间，减少类固醇长期使用引起的并发症。③预防脑积水：位于颅后窝的病变（如小脑）或脑室内转移瘤可阻塞脑脊液（cerebro-spinal fluid，CSF）流动，导致脑积水，切除肿瘤可以改善脑脊液循环。④控制症状：脑转移瘤可能会刺激周围皮质而引起癫痫发作、肢体乏力甚至瘫痪等症状，切除病灶有助于症状改善。⑤协助诊断：部分患者发现颅内占位但全身检查无可疑病灶或颅外发现病灶难以获得活检，通过手术切除颅内占位病灶或者对颅内病灶进行立体定向活检可以获得病理诊断（基因分型），对指导患者后续治疗尤其重要[1]。

（三）手术的生存期获益

对于单个脑转移瘤，手术切除明显延长了生存期。由Patchell团队开展的研究将单个脑转移瘤的患者随机分成两组，分别接受肿瘤切除后的全脑放射治疗（whole brain radiotherapy，WBRT；n=25）和单独的WBRT（n=23）[2]。研究发现手术切除组患者的生存时间明显长于单独WBRT治疗组（中位生存时间分别为40周和15周）。手术联合WBRT组的患者局部复发风险（20%）明显低于单独WBRT（52%）。此外，患者在维持功能独立性的时间方面（以KPS评分为>70分），手术联合WBRT患者明显更长（中位数为38周），单独WBRT患者的中位数为8周。Vecht等也开展了一项类似的前瞻性随机研究[3]，主要预后指标为总生存率和功能独立生存率（functional independence survival，FIS）。与单独放疗相比，手术联合放疗明显延长了患者的生存期（P=0.04），也改善了FIS（P=0.06）。其中，颅外疾病稳定的患者生存期延长最为明显（中位生存期，12个月vs.7个月；中位FIS，9个月vs.4个月）。虽然对于单发病灶，现有诊疗模式优先推荐针对局部病灶的立体定向放射治疗，或者手术联合瘤床放射治疗，但这两个历史性的临床研究仍然证实了手术的重要作用。

近年来，针对寡转移病灶，越来越多的患者接受立体定向放射外科治疗（SRS），手术在SRS时代仍然具有重要意义。Prabhu等回顾性地分析了2005—2013年两家机构的213例脑转移瘤患者，所有患者均采用单次SRS治疗或手术联合SRS治疗[4]。在本研究中，纳入的患者要求脑转移灶体积≥4cm^3（直径2cm），且手术实现完整切除。一共有213例患者纳入研究，共有223个脑转移瘤，其中66个脑转移瘤（30%）采用SRS单独治疗，157个脑转移瘤（70%）采用手术联合SRS治疗（术前或术后）。联合治疗组患者的肿瘤体积（中位9.6cm^3）大于单独SRS治疗组（5.9cm^3，P<0.001）。手术联合SRS的患者生存期明显长于单独SRS的患者，中位生存期分别为15.2个月和10个月（P<0.01）。手术联合SRS组的总生存率显著高于对照组（2年总生存率，38.9% vs.19.8%；P=0.01）。此外，手术联合SRS的局部复发率显著降低（1年LR率，20.5% vs. 36.7%；P=0.07）[4]。这项研究同样证明了手术在有限的脑转移瘤中的重要作用。

（四）手术的技巧

手术切除脑转移瘤的整体原则是在安全的情况下尽量全切病灶。一项271例转移瘤患者的回顾性分析发现，脑转移病灶全切除与次全切除相比，延长了患者的中位总生存期（10.6个月vs. 8.7个月）[5]，虽然没有达到统计学意义（P=0.07）。另外一项回顾性研究评估了157例单发脑转移瘤患者的预后，这组病例大多数患者接受了术后放疗，全脑放疗占11%、放射外科占69%。全部患者中位生存期为19.3个月[6]。多因素分析显示，手术切除程度与生存率显著相关。全切患者中位生存期为20.4个月，次全切患者术后仅为15.1个月（P=0.016）。

除了切除范围外，还有研究者探讨了整块切除与分块切除的差异。分块切除通常是先做肿瘤内部减压，然后将肿瘤包膜切成多块切除。而整块切除一般是沿肿瘤与水肿带界面分离，不破坏肿瘤包膜，整块切除病变，这种方法避免了肿瘤内容物溢出到切除腔内。在Patel等的一项具有里程碑意义的研究中，作者评估了未经治疗的单个脑转移瘤切除后局部复发的预测因素。共纳入570例手术病例，其中35%的患者（201例）采用分块切除技术，65%的患者（369例）采用整体切除技术。共有84例患者局部复发，复发率为15%。其中分块切除组的患者局部复发率是整块切除患者组的1.7倍（P=0.03）[7]。同一机构的一项后续研究对1033例单发脑转移瘤患者进行分析，发现整体切除没有增加并发症发生率，即使是在大脑功能区域的肿瘤，整体切除也是有效和安全的[8]。整块切除的另一个优点是降低软脑膜病变（leptomeningeal disease，LMD）的风险。Suki等分析了379例颅后窝转移瘤患者接受SRS（n=119）或开放手术切除（n=260）的生存预后，主要结局指标是LMD的发生。与整块切除（P=0.006）或SRS（P=0.006）相比，局部切除与LMD风险显著升高相关。具体来说，接受整体切除的患者中，只有5.7%的患者发生LMD，而在分块切除的患者中，这一比例为13.9%[9]。在幕上脑转移瘤患者的研究中也有类似的结果[10]。这项研究纳入了827例幕上脑转移瘤患者，他们接受了外科切除（191例分块切除，351例整体切除）或SRS（295例）。研究者发现：与分块切除相比，整块切除与较低的LMD发生率相关。这种差异在黑素瘤脑转移患者中最为明显[10]。

（五）手术治疗局部复发脑转移瘤或放射性坏死

为了避免WBRT带来的认知减弱等不良反应，使用SRS治疗脑转移瘤越来越普遍。据报道，在SRS治疗的脑转移瘤中，约20%发生局部进展和（或）放射性坏死。SRS治疗失败后脑转移瘤如何处理是当前面临的一个重要挑战。这些挑战主要包括3个方面：①放射影像学即使联合功能影像学也难以将放射性坏死与真正的肿瘤进展精准区分，特别是当病灶既有放射性坏死又有活动性进展的肿瘤成分时；②发生放射性坏死患者的症状可能很严重，特别是因为强烈的炎症反应引起广泛的脑水肿，脑水肿常常与肿块本身的大小不成比例；③部分患者的放射性坏死可能是渐进性的，对常规治疗如类固醇疗效欠佳，虽然抗血管靶向药物如贝伐珠单抗，在治疗放射性坏死方面显示出显著的疗效[11]，但仍有部分患者症状反复，无有效药物。手术对于SRS治疗后局部复发或放射性坏死均是有效的治疗手段。有几项研究评估了挽救性手术对复发性转移/SRS失败/放射性坏死的有效性[12-14]。Kano等回顾性分析了58例SRS治疗后需要手术切除患者的结果：SRS与手术切除之间的中位时间为7.1个月，中位随访时间为7.6个月，切除后患者的中位总生存期为7.7个月。术后12个月局部肿瘤控制率为62%，围术期并发症为6.9%。需要引起重视的是，研究显示初始SRS和手术切除之间的短时间间隔（<3个月）与较差的生存率显著相关（P=0.001）。在SRS发生3个月内接受挽救性手术的患者术后存活时间均未超过1年。Mitsuya等[13]也开展了类似的研究，纳入48例手术患者，挽救性手术患者的术后中位生存期为20个月，1年局部控制率为76%，75%的病例在挽救性手术切除病灶后神经功能得到改善。总的来说，在特定的患者中，SRS失败后挽救性手术是一种合理的治疗选择，可以帮助患者实现症状管理，具有合理的局部控制率和较低的手术死亡率。如果由于无法到达的位置或患者不适合进行开颅手术，激光间质热治疗（laser interstitial thermal therapy，LITT）可作为挽救性治疗的选择[15]。

（六）手术在多发性脑转移瘤中的作用

30%～50%的脑转移瘤患者伴有多发病灶。

与单发脑转移瘤相比，尚缺乏高级别循证医学证据表明采用手术治疗多发脑转移瘤能使患者获益。然而，手术治疗能有助于缓解部分脑转移瘤病灶引起的症状、改善 KPS 评分及通过颅内病理组织标本明确诊断。在最近的一项多中心回顾性研究中，作者分析了 750 例手术患者切除后的结果[16]。该研究中纳入的多发性脑转移瘤患者占 39%。研究发现：手术切除后患者功能状态显著改善，术前 KPS 中位数从 80 分增加到术后 90 分（$P<0.0001$）。此外，KPS>70 分的患者可以有更多机会接受全身治疗（$P<0.0001$），这与提高患者生存期有关（16 个月 vs.7 个月；$P<0.0001$）。

尽管前瞻性研究数据有限，但对多发性脑转移瘤的回顾性研究表明，在需要行手术切除的情况下，当所有病灶都切除时，患者可获得最佳的生存结果[17, 18]。Bindal 等评估了 56 例多发性脑转移瘤手术的患者，其中 30 例患者有一个或多个病灶未切除（A 组），26 例患者所有病灶均切除（B 组），同时研究纳入了 26 例单发脑转移瘤手术切除的患者作为比较（C 组）。A 组中有 65% 的患者获得症状改善，B 组则为 83%，所有病变切除的患者的中位生存期为 14 个月，明显长于有残留病变的患者的 6 个月，B 组和 C 组没有显著的生存差异[17]。另外一项回顾性研究分析了 32 例多发脑转移瘤患者（2～3 个病灶）接受手术切除的结果，将这一队列的结果与 30 名接受单个脑转移瘤切除的患者进行了比较。约 60% 的多发脑转移瘤患者在切除后神经系统状态得到改善，多发脑转移瘤患者与单个病灶患者的生存率无显著差异[18]。

（七）手术后瘤腔的放射治疗

脑转移瘤是一个需要多个学科参与，集局部治疗和全身治疗于一体的异质性极大的疾病，为了获得更加疗效，手术切除转移瘤后也需要配合放射治疗、药物治疗等多种治疗方式。如病例 1–4 因术后未遵医嘱行术后治疗，术后 9 个月再次因转移瘤的占位效应出现明显症状就诊。Mahajan 等[19] 在得克萨斯大学 MD 安德森癌症中心开展了一项关于术后放疗对比术后观察的研究，2009—2016 年，1～3 个脑转移瘤完全切除的 128 名患者进行了辅助 SRS 与观察的比较。主要终点是局部无肿瘤复发率。使用 Gamma Knife 单次治疗，放射治疗计划的制订根据 MRI 成像上的手术术腔，外加 1mm 的边缘。SRS 处方剂量为≤10ml、10.1～15ml 和>15ml 的目标体积分别为 16Gy、14Gy 和 12Gy。观察组的 12 个月无肿瘤复发率为 43%，SRS 组为 72%（P=0.015），两组的中位总生存时间分别为 17 个月和 18 个月。采用 SRS 治疗术后转移瘤时，转移瘤大小是局部失败的显著预测因素；最大直径≤2.5cm 的肿瘤患者 12 个月的局部控制率为 91%，直径为 2.5～3.5cm 的肿瘤患者为 40%，直径>3.5cm 的肿瘤患者为 46%。考虑到更大的肿瘤接受了≤14Gy 的放射剂量，提示可能在较大的切除腔中应用放射治疗具有较低的 SRS 剂量，瘤床的生物学有效剂量（假设 α/β 比值为 10Gy）（BED10Gy）<33.6Gy，可能不足以控制疾病。此外，该试验证实了单独的外科切除不足以提供令人满意的局部控制。

在 NCCTG N107C/CEC.3 前瞻性随机试验中，对 194 例切除一个脑转移瘤且切除腔最大尺寸<5cm 的患者随机分配到 SRS（12～20Gy）与 WBRT（30～37.5Gy，10～15 次分割），Brown 等[20] 报道了接受 SRS 治疗的患者神经认知功能和生活质量的更好保护，对生存没有负面影响，尽管与 SRS 相比，辅助性 WBRT 与更好的颅内控制相关。SRS 组和 WBRT 组的中位生存时间分别为 12.2 个月和 11.6 个月，随机分配到 SRS 的患者在 3 个月和 6 个月时的中位认知功能恶化 – 无生存时间更长，对即时记忆（P=0.00062）、延迟记忆（P=0.00054）、处理速度（P=0.023）和执行功能（P=0.015）达到统计学意义。

Prabhu RS 等[22] 研究术前采用单次 15Gy 或术前 3 次 24Gy 照射可切除的脑转移瘤，单次照射的纳入 317 例患者，3 次照射的纳入 87 例患者。发现 2 年局部瘤腔复发率为 16.3% vs. 2.9%，两者有统计学差异，但两个组在软脑膜转移、放疗副反应及整体生存期方面无差异。

该研究显示多次的术前 SRS 可能优于单次的术前 SRS，但仍需要更多数据支持。Jansen CS 等[23]评估了术前立体定向放射外科和围术期地塞米松治疗可切除脑转移瘤，这是一项评价临床结果和免疫学相关性的双臂试点研究。该研究（NCT04895592）将 26 例脑转移瘤患者分配到低剂量（A 组）或高剂量（B 组）围术期地塞米松组，然后进行术前立体定向放射外科治疗和切除术（每组 n=13）。达到主要终点，即 4 个月时的安全性分析。12 个月时总生存期、远处新发脑转移、软脑膜疾病和局部复发的次要临床终点分别为 66%、37.3%、6% 和 0%，组间差异无统计学意义（P=0.7739、P=0.3884、P=0.3469）。同时发现：CD8T 细胞主要由 PD1+TCF1+ 干细胞样细胞和 PD1+TCF1–TIM3+ 效应样细胞组成。即使没有术前 SRS，TCF1+CD8T 细胞与免疫生态位中的抗原呈递细胞聚集也提示更加的局部控制。与未处理的脑转移瘤相比，术前 SRS 后 CD8T 细胞和免疫生态位密度瞬时降低，随后 6 余天反弹，TCF1 效应样细胞的频率增加。最后，作者指出术前 SRS 是安全且治疗有益的，并有可能联合免疫治疗更好地控制脑转移瘤。

综上所述，为了进一步提高局部控制率，需要对手术区域进行术后瘤腔的照射。在靶向及免疫治疗时代，放射治疗何时介入目前仍有较多的探索性研究正在进行。ASCO-SNO-ASTRO 指南的关于放射治疗的推荐方案[21]：术后肿瘤大体靶区（gross tumor volume tumor bed，GTVtb）为术后对比增强 T_1 加权 MRI 图像上的手术腔（通常由切除腔边缘的增强环表示），包括任何残留的结节状增强。临床靶区（clinical target volume，CTV）定义为 GTV 加上 0～1mm 边缘，根据解剖屏障（如颅骨）来进行限制。沿骨瓣 / 脑膜边缘的 GTV 到 CTV 边缘勾画需要外加 5～10mm，对于术前与硬膜接触的肿瘤则使用更大的边缘外加。血管源性水肿和手术通道（深部病变）通常不包括在内。计划靶区（planning target volume，PTV）根据放射技术，通常在 CTV 上增加高达 3mm 的边缘以生成 PTV。对于基于框架的 SRS，不需要额外的安全边缘；对于无框架 SRS 和体位定向放射治疗（stereotactic radiotherapy，SRT），根据机构惯例，GTV 到 PTV 通常应用 1～3mm 的安全边缘。共识推荐进行术后 SRS/HSRT 治疗瘤腔的治疗时机一般是在手术后 4 周内，治疗前 1 周内进行放疗计划的 MRI 扫描。使用单次分割 SRS 一般是 12～18Gy；对于较大的切除腔，使用 HSRT 的 24～27Gy 分为 3 次分割和 30～35Gy 分为 5 次分割；极少的病例使用 30～40Gy 分为 10 次分割。

术前 SRS 是近年来探索的方向。研究显示，与术后 SRS 一样，术前 SRS 不仅能达到良好的局部控制，同时与 WBRT 相比，能明显降低神经认知功能的损伤，同时，它还具有以下优点：①术前 SRS 更容易勾画完整的转移瘤病灶，且不需要外扩靶区；②放射治疗在肿瘤有完整的血液供应和充分氧合的情况下能够更有效地杀灭肿瘤细胞，术前的完整肿瘤所需放疗剂量更低；③降低软脑膜转移风险。因此，手术前的放疗也是未来很有前景的发展方向。

总之，越来越多的研究数据支持手术切除来改善多发脑转移瘤患者的神经功能，并为进一步诊治提供条件。然而，目前大多数研究循证医学证据级别均不高，需要更大样本的多中心前瞻性研究。尤其在有更多诊疗手段的时代，采用药物治疗先行，还是手术治疗或者放射治疗先行，均建议在多学科团队讨论的模式下开展，根据患者病情制订适合患者的最佳方案。

四、结论与建议

随着晚期癌症患者寿命的延长，恶性肿瘤脑转移发生率增加，其诊疗也越来越引起重视。脑转移瘤对患者的生活质量产生重大影响，严重威胁患者生存，需要在多学科诊疗模式下开展个体化治疗，对于有手术治疗指征的患者，即使在全身治疗和放射治疗技术快速发展的今天，手术仍然是一种重要的治疗方式。通过仔细选择患者和注意手术技巧，可以让患者获得最大效益。

五、展望与未来

手术是脑转移瘤治疗中很重要的一种治疗方式，手术切除可以立即缓解肿瘤占位效应和临床症状，并避免长期使用类固醇带来的不良反应。随着神经导航技术、术中超声、术中唤醒和术中电生理监测等开颅新技术的进步和新辅助设备的发展，未来探索的方向可能更聚焦于手术的微创技术、安全方面以及与放射治疗的结合最佳模式，让患者在延长生存期的同时提高患者的生活质量。

（曾 瑜 邓 俍）

参考文献

[1] Ene CI, Ferguson SD. Surgical Management of Brain Metastasis: Challenges and Nuances[J]. *Front Oncol*, 2022,12:847110.

[2] Patchell RA, Tibbs PA, Walsh JW, et al. A randomized trial of surgery in the treatment of single metastases to the brain[J]. *The New England Journal of Medicine*, 1990,322(8):494–500.

[3] Vecht CJ, Haaxma–Reiche H, Noordijk EM, et al. Treatment of single brain metastasis: radiotherapy alone or combined with neurosurgery[J]. *Annals of Neurology*, 1993,33(6):583–590.

[4] Prabhu RS, Press RH, Patel KR, et al. Single–Fraction Stereotactic Radiosurgery (SRS) Alone Versus Surgical Resection and SRS for Large Brain Metastases: A Multi–institutional Analysis[J]. *International Journal of Radiation Oncology, Biology, Physics*, 2017,99(2):459–467.

[5] Tendulkar RD, Liu SW, Barnett GH, et al. RPA classification has prognostic significance for surgically resected single brain metastasis[J]. *International Journal of Radiation Oncology, Biology, Physics,* 2006,66(3):810–817.

[6] Lee C–H, Kim DG, Kim JW, et al. The role of surgical resection in the management of brain metastasis: a 17–year longitudinal study[J]. *Acta Neurochirurgica*, 2013,155(3):389–397.

[7] Patel AJ, Suki D, Hatiboglu MA, et al. Factors influencing the risk of local recurrence after resection of a single brain metastasis[J]. *J Neurosurg*, 2010,113(2):181–189.

[8] Patel AJ, Suki D, Hatiboglu MA, Rao VY, Fox BD, Sawaya R. Impact of surgical methodology on the complication rate and functional outcome of patients with a single brain metastasis[J]. *J Neurosurg*, 2015,122(5):1132–1143.

[9] Suki D, Abouassi H, Patel AJ, Sawaya R, Weinberg JS, Groves MD. Comparative risk of leptomeningeal disease after resection or stereotactic radiosurgery for solid tumor metastasis to the posterior fossa[J]. *Journal of Neurosurgery*, 2008,108(2):248–257.

[10] Suki D, Hatiboglu MA, Patel AJ, et al. Comparative risk of leptomeningeal dissemination of cancer after surgery or stereotactic radiosurgery for a single supratentorial solid tumor metastasis[J]. *Neurosurgery*, 2009,64(4).

[11] Boothe D, Young R, Yamada Y, Prager A, Chan T, Beal K. Bevacizumab as a treatment for radiation necrosis of brain metastases post stereotactic radiosurgery[J]. *Neuro-oncology*, 2013,15(9):1257–1263.

[12] Kano H, Kondziolka D, Zorro O, Lobato–Polo J, Flickinger JC, Lunsford LD. The results of resection after stereotactic radiosurgery for brain metastases[J]. *Journal of Neurosurgery*, 2009,111(4):825–831.

[13] Mitsuya K, Nakasu Y, Hayashi N, et al. Retrospective analysis of salvage surgery for local progression of brain metastasis previously treated with stereotactic irradiation: diagnostic contribution, functional outcome, and prognostic factors[J]. *BMC Cancer*, 2020,20(1):331.

[14] Jeon YS, Koh Y–C, Song SW, Cho J, Lim SD. Palliative Resection of Metastatic Brain Tumors Previously Treated by Stereotactic Radiosurgery[J]. *Brain Tumor Research and Treatment*, 2016,4(2):116–123.

[15] Bastos DCdA, Weinberg J, Kumar VA, et al. Laser Interstitial Thermal Therapy in the treatment of brain metastases and radiation necrosis[J]. *Cancer Letters*, 2020,489.

[16] Schödel P, Jünger ST, Wittersheim M, et al. Surgical resection of symptomatic brain metastases improves the clinical status and facilitates further treatment[J]. *Cancer Medicine*, 2020, 9(20):7503–7510.

[17] Bindal RK, Sawaya R, Leavens ME, Lee JJ. Surgical treatment of multiple brain metastases[J]. *Journal of Neurosurgery*, 1993, 79(2):210–216.

[18] Salvati M, Tropeano MP, Maiola V, et al. Multiple brain metastases: a surgical series and neurosurgical perspective[J]. *Neurological Sciences: Official Journal of the Italian Neurological Society and of the Italian Society of Clinical Neurophysiology*, 2018, 39(4):671–677.

[19] Mahajan A, Ahmed S, McAleer MF, et al. Post–operative stereotactic radiosurgery versus observation for completely resected brain metastases: a single–centre, randomised, controlled, phase 3 trial[J]. *Lancet Oncol*, 2017,18(8):1040–1048.

[20] Brown PD, Ballman KV, Cerhan JH, et al. Postoperative stereotactic radiosurgery compared with whole brain radiotherapy for resected metastatic brain disease (NCCTG N107C/CEC.3): a multicentre, randomised, controlled, phase 3 trial[J]. *Lancet Oncol*, 2017,18(8):1049–1060.

[21] Vogelbaum MA, Brown PD, Messersmith H, et al. Treatment for Brain Metastases: ASCO–SNO–ASTRO Guideline[J]. *J Clin Oncol*, 2022,40(5):492–516.

[22] Prabhu RS, Akinyelu T, Vaslow ZK, et al. Single–Fraction Versus Fractionated Preoperative Radiosurgery for Resected Brain Metastases: A PROPS–BM International Multicenter Cohort Study[J]. *Int J Radiat Oncol Biol Phys*, 2024,118(3):650–661.

[23] Jansen CS, Pagadala MS, Cardenas MA, et al. Pre–operative stereotactic radiosurgery and peri–operative dexamethasone for resectable brain metastases: a two–arm pilot study evaluating clinical outcomes and immunological correlates[J]. *Nat Commun*. Oct 14 2024,15(1):8854.

第 2 章　分次立体定向放射治疗脑转移

一、病例介绍

（一）病例 2-1

39 岁男性，于 2019 年 12 月确诊为原发性支气管肺癌（左上肺低分化腺癌 T1N2M0 ⅢA 期）。2019 年 12 月至 2020 年 4 月行左上肺癌根治术和 4 周期 TC 方案（白蛋白紫杉醇 200mg/m^2+ 卡铂 AUC=5，每 3 周 1 次）联合“纳武利尤单抗 360mg，每 3 周 1 次”免疫检查点抑制剂（immune checkpoint inhibitors，ICI）治疗，后续予以“纳武利尤单抗 360mg，每 3 周 1 次”维持治疗。

2021 年 3 月，患者出现癫痫急诊就诊，门诊完善头部平扫增强 MRI 检查显示双额顶枕叶、右侧小脑半球见多发环形强化灶，部分囊性变，瘤周明显水肿，较大者位于右额叶，大小约 30mm×26mm（图 2-1），考虑转移瘤可能性大。脑转移 MDT 行多学科讨论。多学科讨论意见：①患者既往诊断原发性支气管肺癌（左上肺低分化腺癌 T1N2M0 ⅢA 期）明确，行手术及药物治疗后无病灶残留，此次患者癫痫起病，结合病史及影像学检查考虑颅内转移；

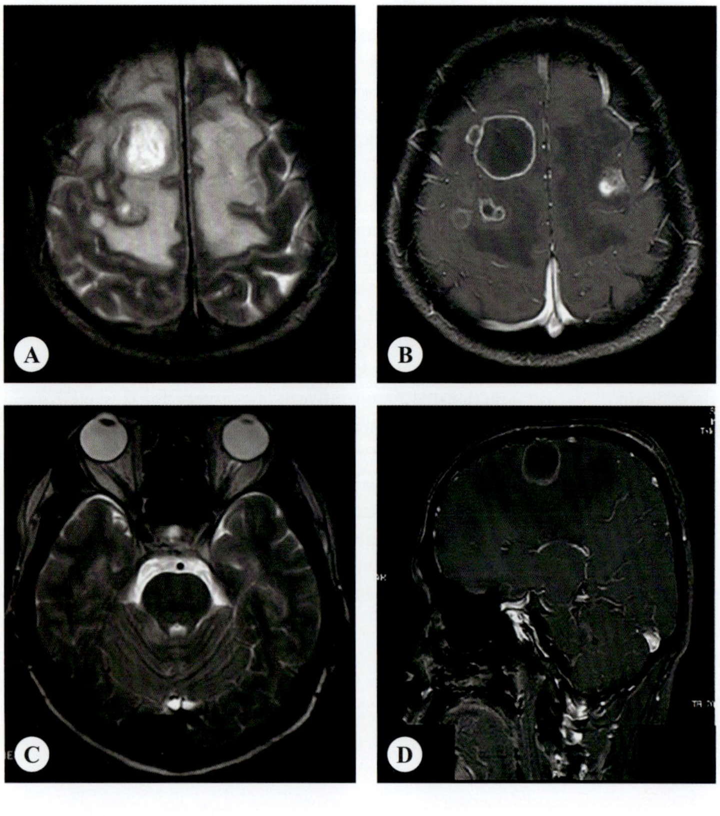

◀ **图 2-1** **（2021 年 3 月 8 日）颅脑 MRI（A. T_2；B. T_1+C；C. T_2；D. T_1）**显示双额顶枕叶、右侧小脑半球多发占位性病变，增强后明显强化，部分囊性变，瘤周水肿明显，最大病灶位于右额叶，大小约 **30mm×26mm**

②患者颅内肿瘤病灶多发（9 个），部分囊性变，总体积 8.8cm³，可直接予以立体定向放射治疗，但囊性病灶可能对射线欠敏感；③目前占位效应最明显且引起症状的为右侧额叶囊性病灶，如患者及家属同意，可考虑行囊性病灶切除术，同时完善基因检测，术后行立体定向放射治疗，全身治疗根据基因检测结果再明确。

经过与患者沟通，患者要求予以手术切除脑转移囊性病变并完善检测后再放射治疗。经神经外科评估后于 2021 年 3 月 9 日予以“显微镜下幕上深部病变切除术 + 显微镜下癫痫灶切除术”，术后病理提示（右额叶）转移性中分化乳头状腺癌，结合临床及免疫组化标记，符合肺来源；免疫组化结果为 MSH2（25D12）(+)、MSH6（+）、MLH1（+）、PMS2（+）、CK7（+）、CK20（–）、CEA（–）、Ki67（10%+）、YAP1（+）、TTF-1（+）、NapsinA（+）、ROS1（弱 +）、PD-1（–）、EGFR（+++）、ALK 对照 x3/ EML4-ALK（ventana）(–)、Villin（–）、CDX-2（–）、SATB2（–）、MOC31（+）、CK-Pan（+）、GFAP（–）、CK5/6（–）。符合肺来源。基因检测结果为 *EGFR* 20 插入。

术后患者接受了放射治疗，考虑患者术后一直接受纳武利尤单抗治疗。放疗增加血脑屏障的通透性，同时免疫检查点抑制剂药物具有良好的放疗增敏效果，且可通过多种机制与脑部放疗相互协同，增强抗肿瘤效应。既往有研究发现 SRS-ICI 联合治疗较单纯 SRS 与放射性坏死（radionecrosis，RN）显著相关（HR=2.56，*P*=0.004），但这项研究混杂了较多黑色素瘤和肾细胞癌来源脑转移（brain metastases，BM）的患者。可见，SRS 联合 ICI 可更快速、更有效地局部控制 NSCLC-BM 病灶，并且可能改善患者的预后，同时也可能增加 RN 风险 [1]。另一项 Meta 分析发现在黑色素瘤脑转移中，与单独使用 SRS 相比，SRS 联合 ICI 治疗引起的治疗相关坏死的发生频率往往高 2.4 倍，且在第一年内发生率较高 [2]。因此我们考虑到联合放射治疗可能引起放射性脑损伤加重，予以降低转移瘤单次放射治疗剂量。具体为：6MV-X 线，IMRT，PTV：40Gy/4.0Gy × 10F（图 2–2），同时予以口服替莫唑胺［75mg /（m² · d）］化疗，并予以“贝伐珠单抗（15mg / kg，每 3 周 1 次）”靶向治疗，以及“纳武利尤单抗 360mg，每 3 周 1 次”免疫治疗。患者更改治疗方案后病情稳定，继续规律复查。

2022 年 5 月患者复查颅脑 MRI 示头部强化病灶较前增大（图 2–3），患者无明显症状。MDT 再次讨论：①结合患者病史，非小细胞肺癌（左上肺低分化腺癌 T1N2M0 ⅢA 期）行手术，术后 4 周期化疗联合 ICI 治疗，ICI 维持治疗期间出现颅内转移，予以局部病灶切除术联

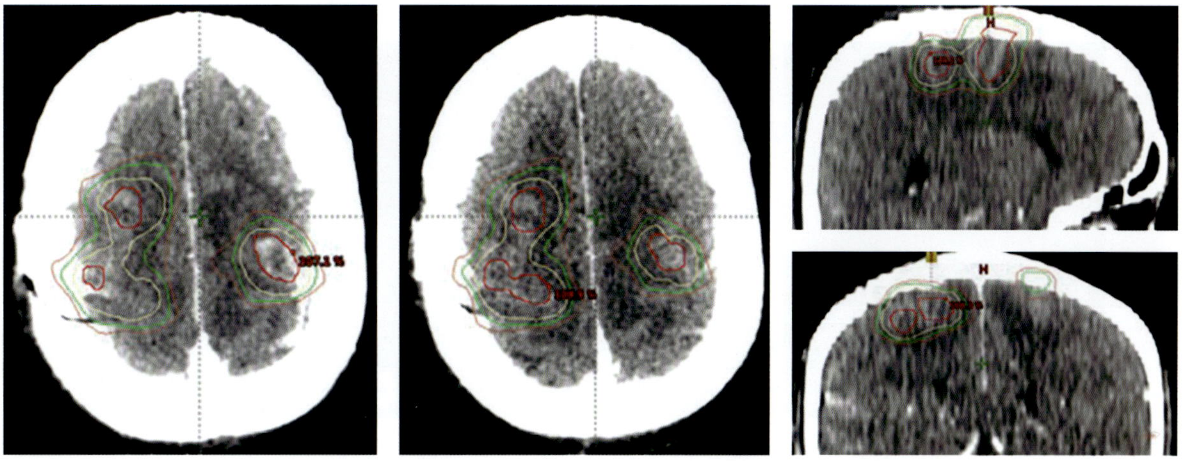

▲ 图 2–2　术后分次立体定向放射治疗

PTV. 40Gy/4.0Gy × 10F。红色. 大体靶区（GTV）；黄色. 100% 等剂量线；绿色. 90% 等剂量线；粉红色. 80% 等剂量线

合免疫治疗 + 贝伐珠单抗治疗，现再次出现颅内原放疗区域强化灶及水肿，余部位病情控制良好；②患者目前 MRI 显示有瘤周水肿，结合 DWI 等功能影像检查及治疗史，考虑放疗后改变可能性大，治疗上可继续恢复贝伐珠单抗治疗，如无症状，治疗后 2 个月复查颅脑 MRI；③根据复查结果及症状调整治疗方案。

此后，患者规律复查，病情稳定。患者放疗后一直予以“贝伐珠单抗（15mg/kg，每 3 周 1 次）”靶向治疗以及“纳武利尤单抗 360mg，每 3 周 1 次”免疫治疗。2022 年 10 月患者因发现肺部新发结节予以 SBRT，放疗计划具体为 PGTV：60Gy/6.0Gy × 10F，治疗完成后患者仍有明显咳嗽，门诊完善肺部 CT 考虑新发转移可能，2023 年 1 月 29 日行肺穿刺活检，病检示：（肺结节活检标本）少量中 – 低分化腺癌。免疫组化结果：TTF-1（+），NapsinA（+），Ki67（20%+），PD-L1（E1L3N，TPS=2%）。

2023 年 2 月至 2023 年 5 月予以 5 个周期 PC 方案化疗（培美曲塞二钠 500mg/m^2 + 卡铂 AUC=5）联合“帕博利珠单抗 200mg，每 3 周 1 次”免疫检查点抑制剂联合“贝伐珠单抗 15mg/kg”靶向治疗。期间规律复查，患者目前颅内外病情均稳定（图 2–4）。2024 年 2 月复查

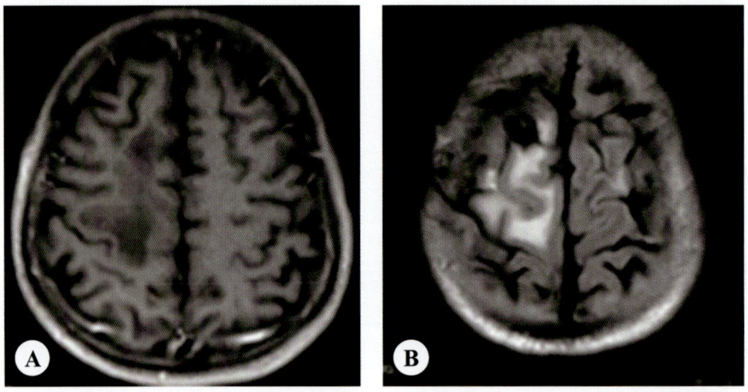

▲ 图 2–3　术后放疗后复查 MRI（A. T_1+C；B. T_2FLAIR），右额叶可见多发环形强化结节，大者大小约 9mm×7mm，相应 DWI 呈高信号，ADC 呈等 – 稍低值，周围见大片状长 T_2 水肿信号

左枕叶 FLAIR 高信号结节直径约 5mm，增强后呈环形强化。原左侧额顶叶环形强化灶及右侧小脑半球桥臂点状强化灶未见明显显示

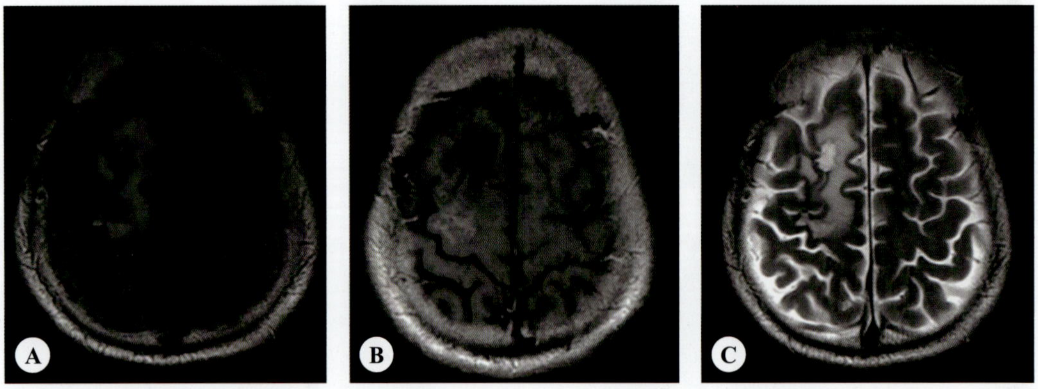

▲ 图 2–4　术后放疗后复查 MRI（A. T_2FLAIR；B. T1+C；C.T_2），右额叶术区残腔较前缩小，现大小约为 12mm×7mm（原大小约为 17mm×15mm）

右额叶环形强化灶较前减小，现大小约为 18mm × 15mm（原 20mm × 19mm），病灶周围见片状长 T_2 水肿信号较前少见少。左枕叶 FLAIR 高信号结节同前，增强后不均匀强化。余况基本同前

发现，肺部病灶进展，颅内病灶稳定。

（二）病例 2-2

64 岁男性，2019 年 7 月确诊为左下肺腺癌（T2N0M1a ⅣA 期，胸膜转移癌 EGFR 21 外显子 L858 突变），确诊后一直口服“奥希替尼 80mg，每天 1 次”靶向治疗，规律复查示病情好转，2021 年 3 月门诊复查胸部 CT 提示，左下肺前内基底段病灶较前增大，考虑靶向药物耐药，遂行支气管镜取活检并送基因检测示，*EGFR 21* 外显子 *L858* 突变 *EGFR* 扩增，PD-L1 80%。随后予以 6 周期 TC 方案（紫杉醇白蛋白 200mg/m^2 + 卡铂 AUC=5）联合“帕博利珠单抗 200mg，每 3 周 1 次”治疗，之后“帕博利珠单抗 200mg，每 3 周 1 次”维持治疗，规律复查未见明显肿瘤残留。

2021 年 12 月行颅脑 MRI 检查示，右额叶、双颞叶、右小脑半球见数个环形、结节状强化灶，大者位于右额叶周围水肿，考虑肺癌脑多发转移（图 2-5）。患者无相关症状。MDT 讨论后建议：①患者诊断明确，结合病史及影像学检查，考虑脑转移瘤；②患者颅外病灶稳定，颅内进展，建议患者继续维持目前全身治疗；头部病灶多发，建议加用放射治疗；③右额叶囊性病灶放疗疗效不明确，患者现无症状，放射治疗优先，但患者如果想重新行基因检测，可考虑手术切除后再放射治疗。

经与患者及家属沟通，患者同意直接行放射治疗。2022 年 1 月开始螺旋断层放射治疗（helical tomotherapy，TOMO）：PGTV1（右侧额叶病灶）：30Gy/6.0Gy × 5F，PGTV2（另外 3 个转移灶）：27Gy/9.0Gy × 3F（图 2-6）。颅内病灶总体积为 19.1cm^3。放疗后复查 MRI 显示右侧额叶及右侧小脑半球病灶范围较前明显缩小，原左颞叶异常强化小结节灶现未见显示（图 2-7）。

患者放疗后予以 2 周期帕博利珠单抗治疗，2022 年 5 月复查颅脑 MRI 提示右侧额叶异常信号灶强化较前稍明显，周围水肿范围较前扩大；右枕叶内新见环形强化结节（图 2-8）。考虑患者病情出现进展，右枕叶新发病灶予以头部伽玛刀治疗（17.0Gy）（图 2-9），并予以 4 周期“贝伐珠单抗 15mg/kg”靶向治疗联合“帕博利珠单抗 200mg，每 3 周 1 次”免疫治疗至 2023 年 4 月。其间规律复查，头部病灶稳定（图 2-10）。

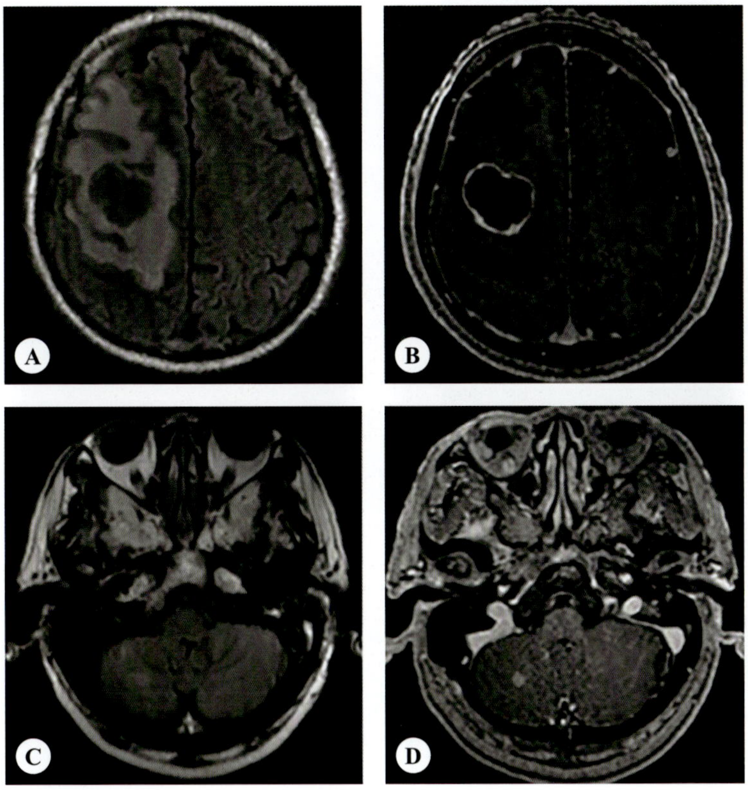

◀ 图 2-5　颅脑磁共振示（A. T$_2$FLAIR；B. T$_1$+C；C. T$_2$FLAIR；D. T$_1$+C）右侧额叶及右侧小脑半球实质内见 5 个类圆形长 T$_1$ 长 T$_2$ 信号灶，大者位于右侧额叶内，大小约 31mm×25mm，增强后呈明显环形强化，周围见水肿带，另可见左颞叶 2 个异常强化小结节灶

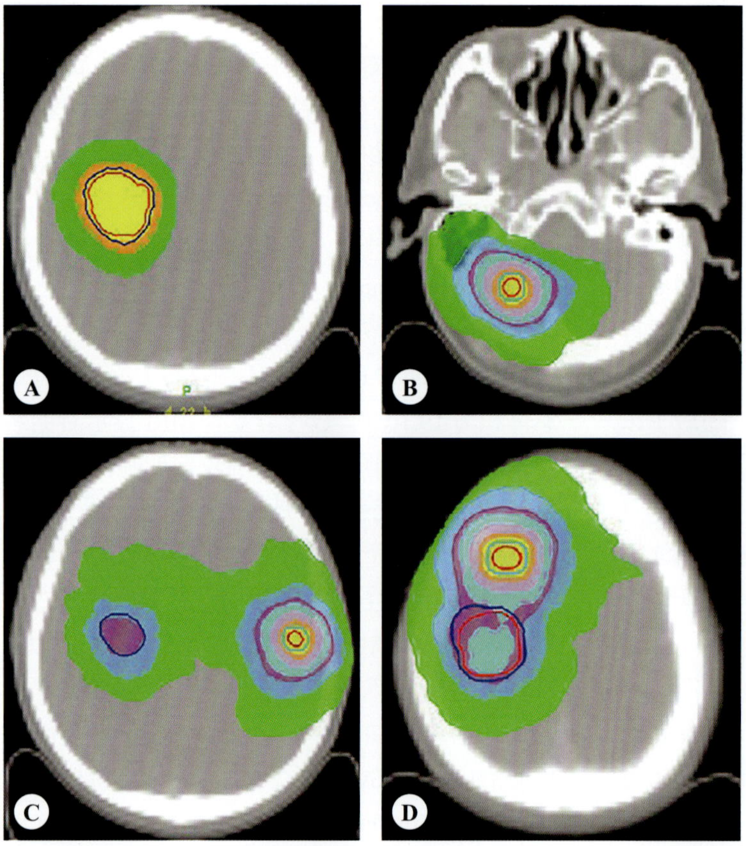

◀ 图 2-6　头部转移灶大分割立体定向放射治疗，**TOMO：PGTV1**（右侧额叶病灶）：**30Gy/6.0Gy×5F，PGTV2**（另外 **3** 个转移灶）：**27Gy/9.0Gy×3F**

A. 红色：大体靶区（GTV）；黄色：100% 等剂量线；橘色：80% 等剂量线；绿色：50% 等剂量线；B 至 D. 红色：大体靶区（GTV）；黄色：100% 等剂量线；橘色：88.9% 等剂量线；淡紫色：66.7% 等剂量线；蓝色：50% 等剂量线；紫红色：44.4% 等剂量线；蓝色：33.3% 等剂量线；绿色：22.2% 等剂量线

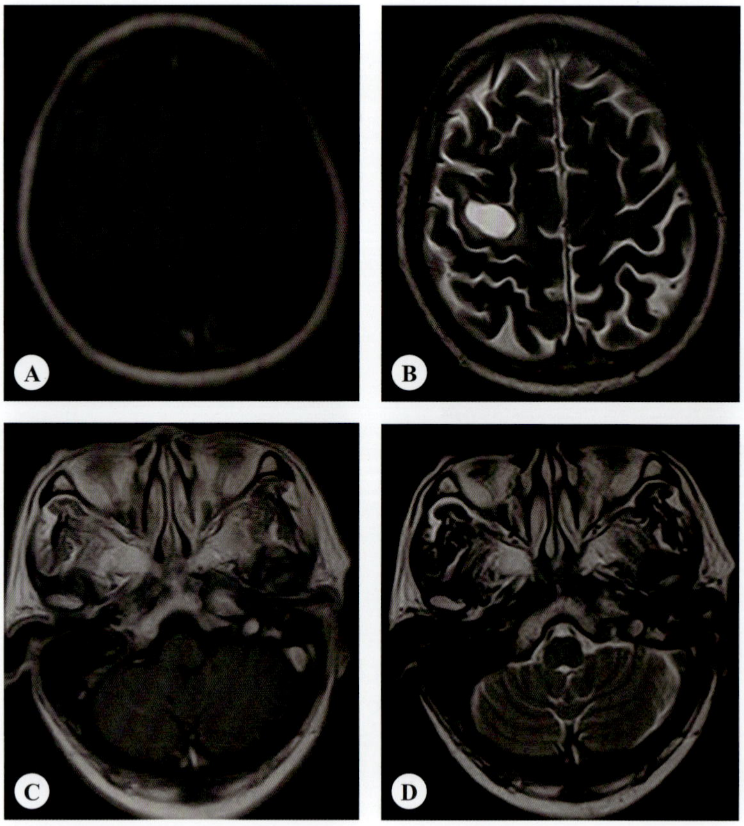

◀ 图 2-7　放疗后复查 **MRI**（**A.** T_1**+C**；**B.** T_2；**C.** T_1**+C**；**D.** T_2）右侧额叶及右侧小脑半球病灶范围较前明显缩小，原左颞叶异常强化小结节灶现未见显示，右颞叶脑回无肿胀

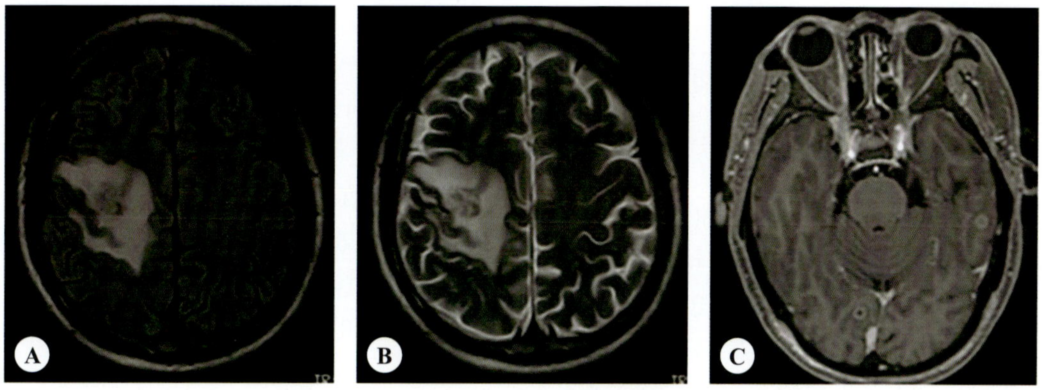

▲ 图 2-8　复查 MRI（A. T_2FLAIR；B. T_2；C. T_1+C）右侧额叶异常信号灶强化较前稍明显，周围水肿范围较前扩大；右枕叶内新见环形强化结节，原右侧小脑半球病灶强化结节未见显示

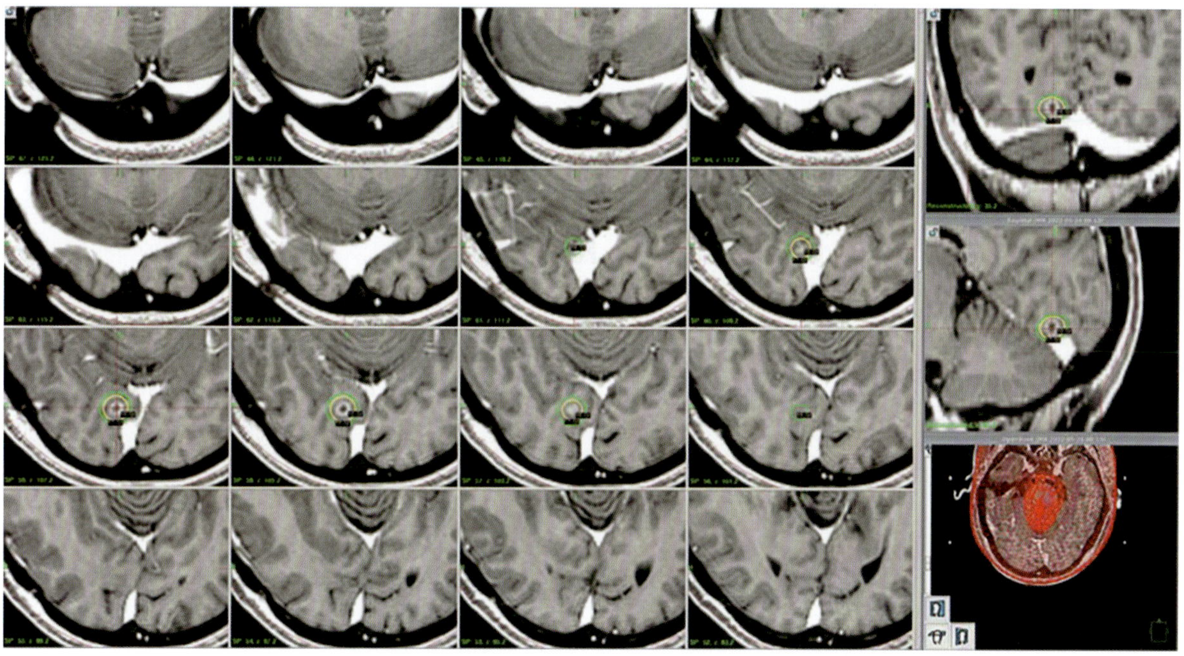

▲ 图 2-9　右枕叶新发病灶予以头部伽玛刀治疗，具体剂量为 17.0Gy

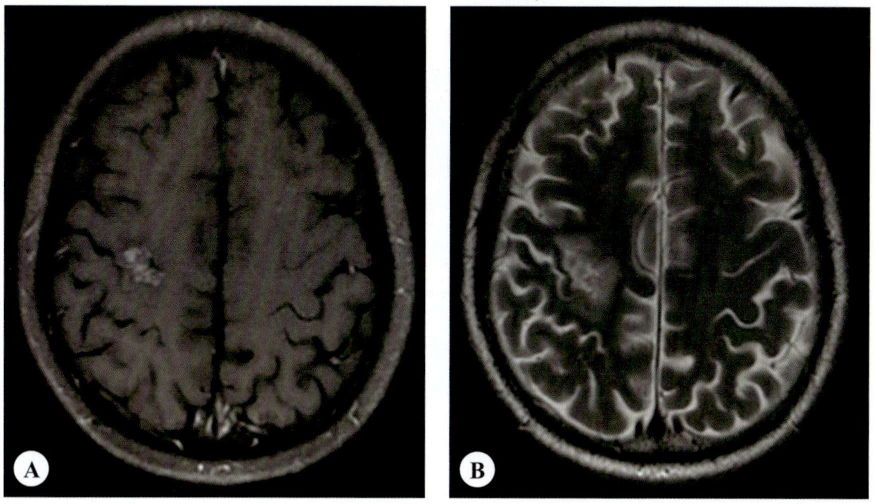

◀ 图 2-10　颅脑磁共振示（A. T_1+C；B. T_2）右侧额叶见短 T_1 稍短 - 长 T_2 灶同前，现大小约 18mm×9mm（原大小约 19mm×9mm），增强后未见明显强化，周围仍见片状水肿带同前；另右额叶皮层仍可见小片状 FLAIR 高信号基本同前，无明显强化；余颅内未见明显异常及异常强化灶

二、概述

脑转移瘤的局部治疗方法包括手术和放射治疗，其中放射治疗方案包括全脑放射治疗（WBRT）和立体定向放射治疗（SRT），SRT 包括立体定向放射外科（SRS）和分次立体定向放射治疗（fractional stereotactic radiotherapy，FSRT）。FSRT 结合了放射治疗中传统的分割技术，以避开关键的神经结构，同时使用立体定向靶向放疗技术来减少暴露在辐射下的正常脑组织体积。采用小野集束、多分次照射，靶区周边剂量梯度变化较大、剂量分布集中，治疗后转移瘤体积缩小明显，而周围脑组织损伤小，能有效避免神经系统的不良反应。由于 FSRT 具有理论上的放射生物学优势和更高的生物有效剂量（biological effective dose，BED），因此对体积较大的脑转移瘤有更好的局部控制并且降低了发生放射性坏死的风险。本章，我们会重点讨论 FSRT 治疗脑转移瘤的时机、最佳剂量和分割方式，以及相关不良反应。

三、循证医学基础

（一）分次立体定向放射治疗的理论基础

分次剂量照射是放射治疗的中心原则，它利用经典放射生物学的 4R 原则（再修复、再增殖、再分布和再氧化）来扩大治疗窗口。针对脑转移瘤由反应敏感的肿瘤细胞组成且周围被反应迟缓的正常脑组织包围的特点，Hall 和 Brenner 提出分次放射治疗可以促进正常组织的修复，并提供了探索肿瘤组织和正常组织对辐射的不同生物学反应和修复机制的可能性[3, 4]。从放射生物学角度来看，较大体积的脑转移瘤含有更多的乏氧肿瘤细胞，因此多分次照射可以增加乏氧肿瘤细胞的再氧合，提高对辐射的敏感性；同时，分次给予辐射剂量也增加了细胞周期中的辐射敏感期的肿瘤细胞受照的可能性，达到最大限度地杀灭肿瘤细胞的目的。此外，采用多次照射的 FSRT 可使单次剂量较低，最大限度地降低了晚反应脑组织的毒性发生率，减少了脑坏死发生的可能性。因此，多分次的 FSRT 可能有一定的生物学优势。

（二）针对于不可切除的脑转移瘤的 FSRT

Minniti 等对脑转移瘤最大直径>2cm 的 SRS 和 FSRT 进行了回顾性分析，共纳入 289 例患者。分析表明，就局部控制率和发生放射性坏死的风险而言，FSRT（27Gy/9.0Gy × 3F）优于单次 SRS，同时 FSRT 发生不良辐射效应（adverse radiation effect，ARE）风险较低（9% vs.18%）。一项回顾性研究比较了 SRS 与 FSRT 在≥3cm 的脑转移瘤的治疗中的应用。结果显示，接受 FSRT 治疗的病灶分 3 次给予 27Gy 的剂量，与使用 SRS 治疗的患者相比，使用 FSRT 治疗的患者病灶局部控制得到了显著改善，并且 FSRT 也显著降低了症状性放射性坏死的发生率[5]。Fokas 等还发现，FSRT（35Gy/5Gy × 7F 或 40Gy/4Gy × 10F）与单次 SRS 的局部控制率相似；但单次 SRS 的 1～3 级毒性反应发生率（14%）明显高于 FSRT 的发生率（35Gy/5.0Gy × 7F 为 6%，40Gy/4.0Gy × 10F 为 2%）[6]。Navarria 等通过纳入 102 例脑转移患者，对于病灶大小为 2.1～3cm 的患者予以 27Gy/ 9.0Gy × 3F 的剂量，病灶大小为 3.1～5cm 的患者予以 32Gy/8.0Gy × 4F 的剂量，结果显示，FSRT 能让无法接受手术切除的脑转移大病灶患者获得生存获益。研究者指出，与其他治疗方式相比，FSRT 有 5 个优点：①与 SRS 相比，可以治疗体积较大的脑转移瘤，产生辐射诱发神经毒性的风险更低；②可以治疗位于关键结构附近的病变；③由于分次照射之间乏氧肿瘤细胞的再氧合，生物学上更具有优势；④与 SRS 相比，脑辐射坏死的风险降低；⑤与全脑放疗相比，治疗时间更短。

（三）针对术腔的 FSRT

手术治疗是脑转移瘤的一种局部控制方式，但仅手术切除 1 年局部控制率也仅为 40% 左右[7-11]。与术后全脑放疗相比，术后进行术腔 SRS 可以改善患者的认知功能，且不会影响总体生存率，现已成为标准治疗方案。很多研究已报道单次 SRS 治疗对小体积转移瘤术腔的效果，其中 1 年局部控制率为 70%～90%。与接受 SRS 治疗的不可切除脑转移瘤相似，术前较大的脑转移瘤（直径≥3cm）在接受 SRS 治疗后，其术腔可能会有更高的局部复发率。此外，术腔的大小与治疗相关毒性呈正相关。延迟进行 SRS 治疗并不能减少靶体积，因为手术后 1 个月内的术腔缩小幅度较小。多项研究表明，与术后大于 1 个月后进行 SRS 相比，手术后 1 月内进行 SRS 可降低局部复发的可能性，延迟放疗可能会影响肿瘤的局部控制效果。针对术腔的 FSRT 已经被证明可以获得良好的局部控制率，即使对于较大的转移病灶也是如此。Minniti 等[12] 研究报道，在接受 9Gy×3F 的术腔放疗后，1 年和 2 年局部控制率分别为 93% 和 84%，有症状的放射性坏死发生率仅为 5%。

（四）FSRT 治疗脑转移瘤的最佳剂量及分割方式

立体定向放射治疗包括 SRS 和 FSRT。SRS 通常单次给予大剂量照射，适用于治疗颅内单发、小体积病变或邻近关键结构的病变，但同时为了避免损伤正常脑组织的情况下，也很难获得较高的肿瘤控制率，因为肿瘤的大小会影响周围正常脑组织的辐射量，随着肿瘤体积的增大，周围脑组织的辐射量也会增加。放射治疗肿瘤协作组（RTOG 90-05）之前就确定了最大直径为≤2cm、2～3cm 和 3～4cm 的肿瘤单次 SRS 最大耐受剂量分别为 24Gy、18Gy 和 15Gy[13, 14]。该研究还发现，当肿瘤直径＞4cm 时，在保证周围组织可接受的毒性范围内给予的 SRS 剂量，无法实现充分的肿瘤局部控制[13, 14]。RTOG 90-05 之后的几项研究进一步支持了这一观点，即利用 SRS 治疗较大的脑转移瘤局部控制率较低[15, 16]。由于 SRS 采用单次照射，在照射过程中正常组织细胞没有亚致死性损伤的修复，不利于正常组织尤其是晚反应组织的保护，肿瘤细胞也没有乏氧细胞和 G_0 期细胞变为放射敏感期的过程。虽然增加辐射剂量可以改善局部控制，但高单次照射的辐射剂量会增加晚反应脑组织的损伤[15, 17]。因此，对于体积较大的或重要结构附近的病变，可应用分次立体定向放射治疗（FSRT）进行治疗。

FSRT 可有效降低颅内转移瘤局部复发率，明显改善患者生存质量。因此，FSRT 被认为是治疗不太适合 SRS 的脑转移瘤的一种安全有效的技术。但是到目前为止，FSRT 的理想剂量和分割方式尚不清晰，已发表的方案在不同机构之间差异很大。Yeon-Joo Kim 研究中，比较 SRS（n=58）和 FSRT（n=40）治疗脑转移瘤的临床疗效，其中 SRS 组的中位剂量为 20Gy，FSRT 组的中位剂量为 36Gy，分 6 次照射；结果显示，SRS、FSRT 组的中位生存期分别为 6 个月、8 个月（P=0.89），6 个月和 1 年的局部无进展生存率分别为 81% vs. 97% 和 71% vs. 69%（P=0.31）；尽管 FSRT 组中脑转移灶位置和大小不利的情况更为常见，但 FSRT 组局部无进展生存率并不逊于 SRS 组，且毒性反应更少（17% vs 5%，P=0.05）。Fahrig 等分析了 150 例患者接受 3 种不同剂量的 FSRT：30～35Gy/5F（n=51），40Gy/10F（n=36）或 35Gy/7F（n=63），每周 3 次。中位生存时间为 16 个月，6 个月和 12 个月生存率分别为 83% 和 66%。10% 的患者出现与脑水肿相关毒性，短疗程比长疗程更容易观察到这种情况（最短疗程到最长疗程分别为 22%、7% 和 0%；P＜0.0001）。因此，该研究者提出在脑转移病灶＞15cm^3（直径＞3cm）的患者中，且考虑放疗毒性的情况下，相对于其他两种短疗程方案，40Gy/4.0Gy×10F 的分割剂量方式可能更能使患者获益。

以上研究结果表明，与接受 SRS 治疗的患者相比，接受 FSRT 治疗的患者表现出相似的生存率和局部无进展生存率，并且毒性风险更低，FSRT 是治疗脑转移瘤的一种有效而安全的治疗方法，有力地支持了分步疗法的潜在生物学优势。但关于 FSRT 的理想剂量和分割方案，目前尚未得到共识，还需要未来更多进一步研究，以确定最佳剂量及分割方式。

（五）FSRT 相关放射性坏死

放射性坏死（radioactive necrosis，RN）的危险因素包括再程照射（既往接受过 WBRT 或 SRS）、处方剂量、靶区体积和位置。之前的研究报道了 SRS 治疗有 10% 的放射性坏死风险。当使用 SRS 治疗时，大的病变（直径＞4cm）出现放射性坏死的风险较高。因此，这类患者最好采用先期手术再行瘤腔照射或分次立体定向放射治疗（FSRT）。多项研究指出（以单次分割形式）接受≥12Gy 的正常脑实质体积超过 $10cm^3$，或当（以 5 次分割形式）接受≥30Gy 受照体积超过 $10cm^3$，RN 的风险增加。

由于 FSRT 剂量分割方式选择的不同，关于 FSRT 引起的放射性坏死的数据相对较少。Minniti 等的回顾性研究报道在 3 次分割放疗方式（27Gy/9.0Gy×3F）中，V18 是放射性坏死最重要的影响因子，放射性坏死的发生率在 V18＜$30.2cm^3$ 的情况下为 5%，V18＞$30.2cm^3$ 的情况下为 14%（P=0.04）。同时，放射性坏死的风险随着 V18 体积的增加而增加，在放疗结束后 1 年，对于 V18＜$22.8cm^3$、22.8～$30.2cm^3$、30.3～$41.2cm^3$ 和＞$41.2cm^3$ 的情况下，放射性坏死的风险分别为 0%、6%、13%、24%。Minniti 等报道的另一个研究结果认为，V18 和 V21 是放射性坏死发生的重要因素（P=0.03），V21≥$20.9cm^3$ 和 V18≥$26.2cm^3$ 时的放射性坏死风险为 14%，而 V21＜$20.9cm^3$ 和 V18＜$26.2cm^3$ 时的风险为 4%。

关于回顾性 FSRT 与 SRS 对比研究，几乎所有 FSRT 组的放射性坏死或并发症发生率较低，尽管照射体积相对更大，而且疗效相似甚至更高。一项研究在单变量分析中发现放射性坏死风险与 BED2 存在很强的相关性（HR=1.02/Gy，P=0.035）。此外，对于直径＜1cm 的病灶，HFSRT 组 12 个月的 RN 率为 0%，而 SRS 组为 9.6%；对于≥1cm 的转移瘤，差异更为明显，两组的 RN 率分别为 3.9% 和 21.2%。

因此，总结多项研究结论，对于单次分割放疗方案，V12 Gy 小于 5～10cc 与 7.1%～22.5% 的放射性坏死率相关。对于 3 次分割放疗方案，V18 Gy＜26～$30cm^3$、V21 Gy＜$21cm^3$ 和 V23 小于 5～$7cm^3$ 与 0%～14%RN 率相关。对于 5 次分割方案，V30 小于 10～$30cm^3$、V28.8Gy 小于 3～$7cm^3$ 和 V25Gy 小于 $16cm^3$ 与 2%～14% 的有症状的放射性坏死发生率相关。我们期待未来有更多的关于探索 FSRT 分割剂量及毒性反应的前瞻性研究。

四、结论与建议

单个病灶＞4cm、多发病灶体积较大时或重要结构附近的脑转移病灶，分次立体定向放疗能最大限度提高脑转移瘤局部控制率的同时将毒性反应降至最低。FSRT 的最佳剂量及分割方式尚未确定，有专家推荐分割模式为 27Gy/9.0Gy×3F；也有研究提出采用 35Gy/5.0Gy×7F、40Gy/4.0Gy×10F 的分割方式也有较好的局部控制率。虽然文献报道 FSRT 可接受的剂量及分割方式各不相同，但均认为生物有效剂量（BED_{10}）需要≥48Gy（相当于 27Gy/3F 进行）才能达到最佳的局部控制率[8, 18]。对于正常脑组织，我们考虑 V12＜$10cm^3$ 和 V14＜$7cm^3$ 为可接受[19]。在临床工作中，需结合患者具体情况，选择合适的剂量分割模式，表 2-1 列举了不同机构和指南关于 FSRT 治疗的推荐剂量及分割方式。

五、展望与未来

随着肿瘤诊疗技术的迅速发展，患者生存期延长，脑转移的发生率也逐年增加。全身系统治疗对于脑转移瘤的疗效有限，放射治疗对于脑转移瘤的患者改善生存尤为重要。考虑肿瘤局部控制及生活质量的改善，FSRT 已成为脑转移瘤患者不可或缺的治疗手段之一。在靶向治疗时代，FSRT 的最佳分割模式，FSRT 与手术治疗在大体积脑转移瘤中的比较，以及 FSRT 与单次 SRS 在小体积脑转移瘤中的应用，都有待进一步研究。

（邓　俍）

表 2-1　多机构关于 FSRT 治疗推荐剂量及分割方式

推荐机构	关于 FSRT 治疗脑转移的推荐内容
肺癌脑转移中国治疗指南(2021 年版)	①对于大体积病灶（通常＞3cm）推荐 FSRT，单次剂量建议 3.5～4Gy, 总剂量 52.5～60Gy。②对于体积巨大的病灶，可采用分段放疗的模式，给予 40～50Gy 以后，休息 1～2 个月，待肿瘤缩小后再进行补量。
美国放射治疗及肿瘤学会（ASTRO）	①对于直径≥2 及＜3cm 的脑转移患者，有条件推荐 18GySRS 或 FSRT（27Gy/9.0Gy × 3F 或 30Gy/6.0Gy × 5F）(有条件推荐，证据等级低)；②对于直径≥3 及＜4cm 的脑转移患者，有条件推荐 FSRT（27Gy/9.0Gy × 3F 或 30Gy/6.0Gy × 5F）(有条件推荐，证据等级低)；③对于直径＞4cm 的脑转移患者，有条件推荐手术，若不可行，建议 FSRT（有条件推荐，证据等级低）。
中国临床肿瘤学会（CSCO）中枢神经系统转移性肿瘤诊疗指南 2024	对于直径＞2cm 的脑转移瘤，通常选择 FSRT。FSRT 常规分割 2～5 次，主要适应证：①脑转移灶较大（直径＞2cm）；②既往 SRS 后复发的患者；③术后肿瘤残留的患者；④病灶毗邻重要结构的患者。根据肿瘤体积推荐 15～24Gy 的最大边际剂量，推荐的分割方案包括 27Gy/3F、30Gy/5F。

参考文献

[1] Martin AM, Cagney DN, Catalano PJ, et al. Immunotherapy and Symptomatic Radiation Necrosis in Patients With Brain Metastases Treated With Stereotactic Radiation[J]. *JAMA Oncol*, 2018,4(8):1123–1124.

[2] Kim PH, Suh CH, Kim HS, et al. Immune checkpoint inhibitor therapy may increase the incidence of treatment–related necrosis after stereotactic radiosurgery for brain metastases: a systematic review and meta–analysis[J]. *Eur Radiol*, 2021,31(6):4114–4129.

[3] Brenner DJ, Martel MK, Hall EJ. Fractionated regimens for stereotactic radiotherapy of recurrent tumors in the brain[J]. *Int J Radiat Oncol Biol Phys*, 1991,21(3):819–824.

[4] Hall EJ, Brenner DJ. The radiobiology of radiosurgery: rationale for different treatment regimes for AVMs and malignancies[J]. *Int J Radiat Oncol Biol Phys*, 1993,25(2):381–385.

[5] Minniti G, Scaringi C, Paolini S, et al. Single–Fraction Versus Multifraction (3 x 9 Gy) Stereotactic Radiosurgery for Large (>2 cm) Brain Metastases: A Comparative Analysis of Local Control and Risk of Radiation–Induced Brain Necrosis[J]. *Int J Radiat Oncol Biol Phys*, 2016,95(4):1142–1148.

[6] Fokas E, Henzel M, Surber G, Kleinert G, Hamm K, Engenhart–Cabillic R. Stereotactic radiosurgery and fractionated stereotactic radiotherapy: comparison of efficacy and toxicity in 260 patients with brain metastases[J]. *J Neurooncol*, 2012,109(1):91–98.

[7] Tokuuye K, Akine Y, Sumi M, et al. Fractionated stereotactic radiotherapy of small intracranial malignancies[J]. *Int J Radiat Oncol Biol Phys*, 1998,42(5):989–994.

[8] Wiggenraad R, Verbeek-de Kanter A, Kal HB, Taphoorn M, Vissers T, Struikmans H. Dose–effect relation in stereotactic radiotherapy for brain metastases. A systematic review[J]. *Radiotherapy and oncology: journal of the European Society for Therapeutic Radiology and Oncology*, 2011,98(3):292–297.

[9] Patchell RA, Tibbs PA, Regine WF, et al. Postoperative radiotherapy in the treatment of single metastases to the brain: a randomized trial[J]. *JAMA*, 1998,280(17):1485–1489.

[10] Kocher M, Soffietti R, Abacioglu U, et al. Adjuvant whole–brain radiotherapy versus observation after radiosurgery or surgical resection of one to three cerebral metastases: results of the EORTC 22952–26001 study[J]. *J Clin Oncol*, 2011,29(2):134–141.

[11] Mahajan A, Ahmed S, McAleer MF, et al. Post–operative stereotactic radiosurgery versus observation for completely resected brain metastases: a single–centre, randomised, controlled, phase 3 trial[J]. *Lancet Oncol*, 2017,18(8):1040–1048.

[12] Minniti G, Esposito V, Clarke E, et al. Multidose stereotactic radiosurgery (9 Gy x 3) of the postoperative resection cavity for treatment of large brain metastases[J]. *Int J Radiat Oncol Biol Phys*, 2013,86(4):623–629.

[13] Shaw E, Scott C, Souhami L, et al. Radiosurgery for the treatment of previously irradiated recurrent primary brain tumors and brain metastases: initial report of radiation therapy oncology group protocol (90–05)[J]. *Int J Radiat Oncol Biol Phys*, 1996,34(3):647–654.

[14] Shaw E, Scott C, Souhami L, et al. Single dose radiosurgical treatment of recurrent previously irradiated primary brain tumors and brain metastases: final report of RTOG protocol 90–05[J]. *Int J Radiat Oncol Biol Phys*, 2000,47(2):291–298.

[15] Vogelbaum MA, Angelov L, Lee SY, Li L, Barnett GH, Suh JH. Local control of brain metastases by stereotactic radiosurgery in relation to dose to the tumor margin[J]. *J Neurosurg*, 2006,104(6):907–912.

[16] Lang S, Nulens A, Briot E, et al. Intercomparison of treatment concepts for MR image assisted brachytherapy of cervical carcinoma based on GYN GEC–ESTRO recommendations[J]. *Radiotherapy and oncology: journal of the European Society for Therapeutic Radiology and Oncology*, 2006,78(2):185–193.

[17] Mohammadi AM, Schroeder JL, Angelov L, et al. Impact of the radiosurgery prescription dose on the local control of small (2 cm or smaller) brain metastases[J]. *J Neurosurg*, 2017,126(3):735–743.

[18] Kumar AMS, Miller J, Hoffer SA, et al. Postoperative hypofractionated stereotactic brain radiation (HSRT) for resected brain metastases: improved local control with higher BED(10)[J]. *J Neurooncol*, 2018,139(2):449–454.

[19] Ferini G, Viola A, Valenti V, et al. Whole Brain Irradiation or Stereotactic RadioSurgery for five or more brain metastases (WHOBI–STER): A prospective comparative study of neurocognitive outcomes, level of autonomy in daily activities and quality of life[J]. *Clin Transl Radiat Oncol*, 2022,32:52–58.

第3章 SRS后行挽救性WBRT的个案解析

一、病例介绍

49岁女性，2019年因“咳嗽1个月”入院，完善检查后诊断为原发性支气管肺癌（左下肺腺癌T3N3M1c ⅣB期肺内转移癌脑转移瘤），基因检测结果待回报。头颅脑磁共振提示，双侧额顶叶、颞叶及右枕部可见多发结节状强化灶，较大者位于左顶叶，大小约16mm×12mm，周围可见片状低信号灶（图3-1）。

患者参加脑转移瘤MDT，建议：①结合患者病史及检查资料，目前诊断为原发性支气管肺癌（左下肺腺癌T3N3M1c ⅣB期肺内转移癌脑转移瘤EGFR20外显子p.S768I错义突变32.72%；18号外显子p.g719S错义突变29.68%，PD-L1 TPS 0%）；②患者肺癌合并肺内及颅内转移，治疗以全身治疗为主，可以考虑靶向治疗或者化疗为主的综合治疗；③颅

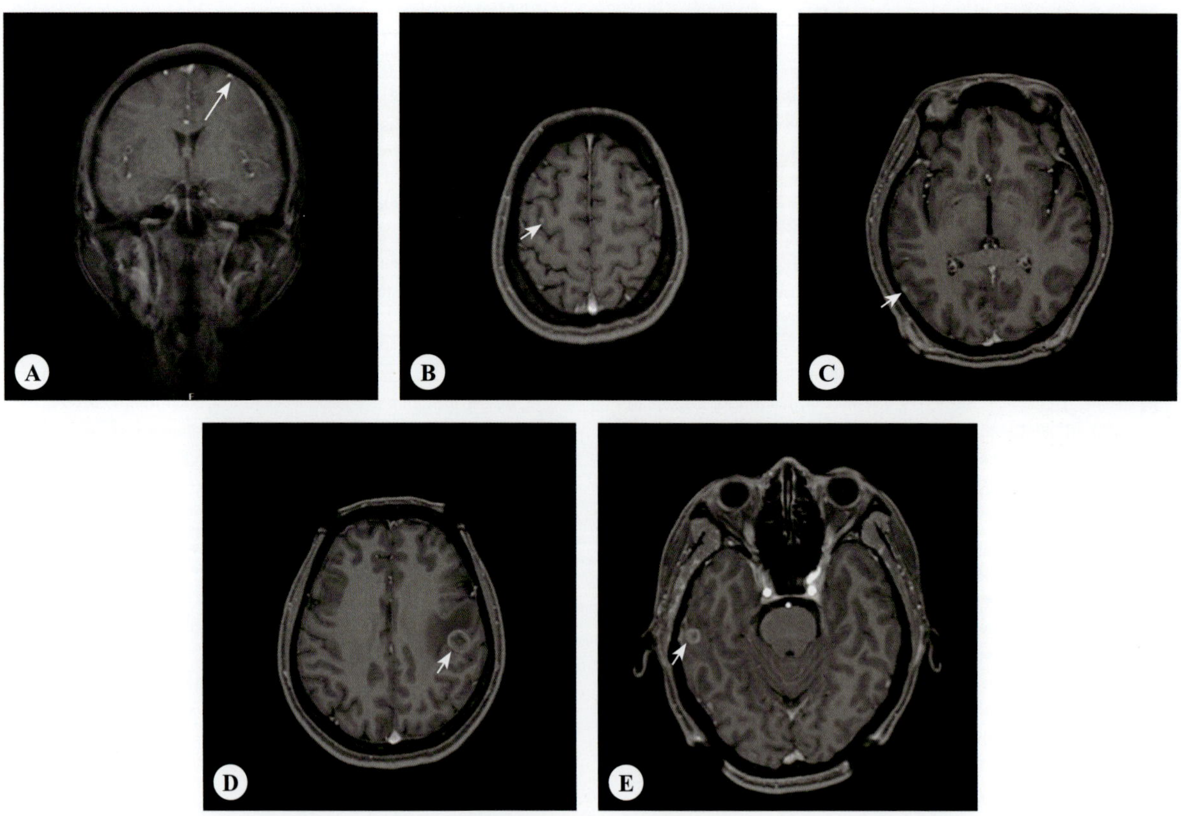

▲ 图3-1 颅脑磁共振（T_1增强）提示，双侧额顶叶、颞叶及右枕部可见多发结节状强化灶，较大者位于左顶叶，大小约16mm×12mm，周围可见片状低信号灶

内病灶建议行放射治疗，优先伽玛刀治疗。遵 MDT 会诊建议于 2019 年 11 月 14 日我院门诊予以伽玛刀治疗（图 3–2），后服用阿法替尼 40mg，每天 1 次治疗并规律复查，病情稳定。

2021 年 2 月 16 日再次复查头颅脑磁共振提示，双侧大脑半球，小脑半球，脑干新见多发异常强化灶，考虑转移（图 3–3），送检血 EGFR 检测无突变。复查肺部 CT 示病情稳定。MDT 讨论：①患者行伽玛刀后颅内进展，脑部转移病灶多，进展迅速，随时有生命危险，告知家属病情晚，预后差；②如患者有治疗意愿，可考虑全脑放疗，注意治疗期间病情变化及治疗相关不良反应。

患者于 2021 年 3 月 29 日入院行全脑放疗：PTV-brain 30Gy/3Gy × 10F。因患者拒绝全身治疗自行回家，2021 年 7 月 13 日复查头颅脑磁共振示双侧大脑半球，小脑半球，脑干多发异常强化灶较前减少。后予以 3 周期药物联合治疗，重组血管内皮抑制素 210mg + 培美曲塞二钠 0.8g + 洛铂 50mg + 阿替利珠单抗 1200mg。2022 年 3 月 15 日复查头颅脑磁共振示双侧大脑半球，小脑半球，脑干新见多发异常强化灶较前进一步减少（图 3–4）。患者于 2022 年 8 月去世，原因不详。

二、概述

脑转移瘤的放射治疗方案包括全脑放射

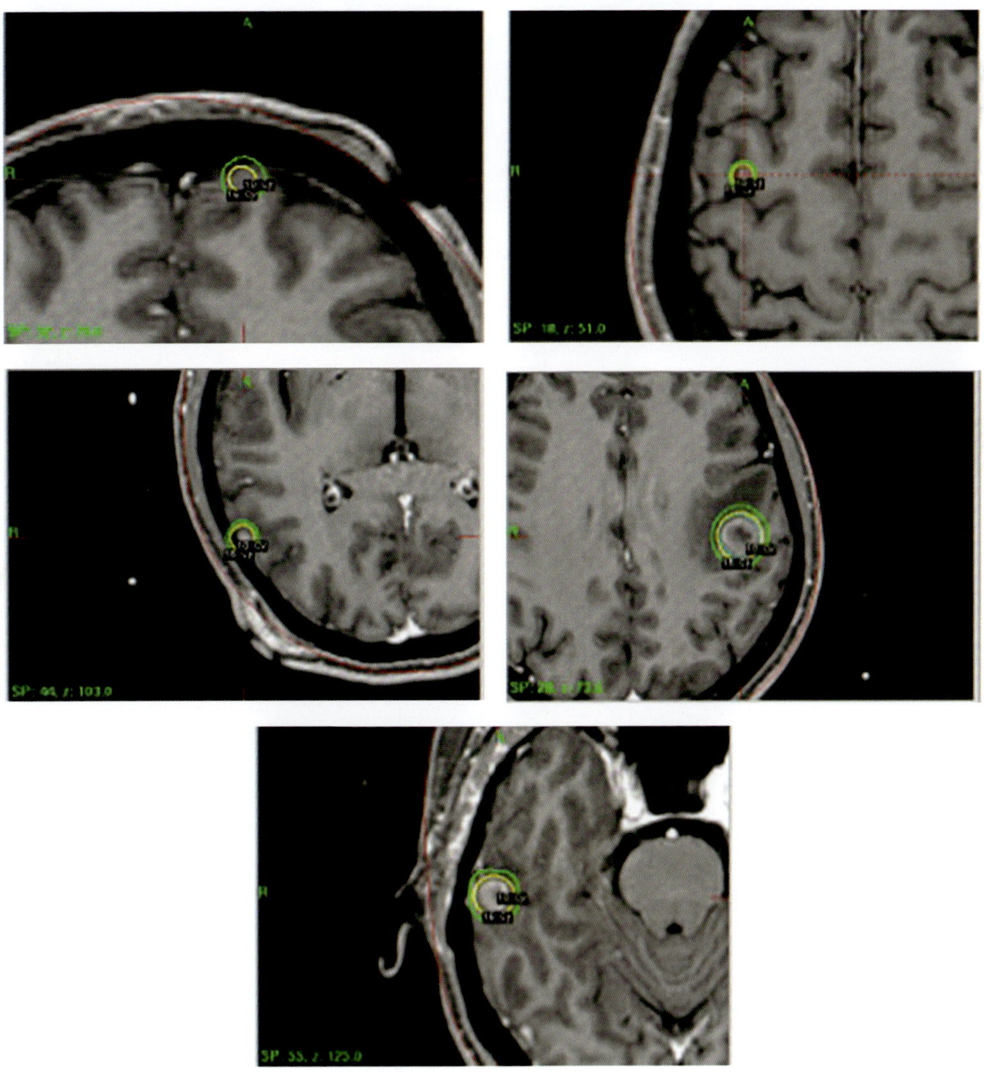

▲ 图 3–2　立体定向放射治疗，处方剂量 15～16Gy，最大剂量 30～32Gy

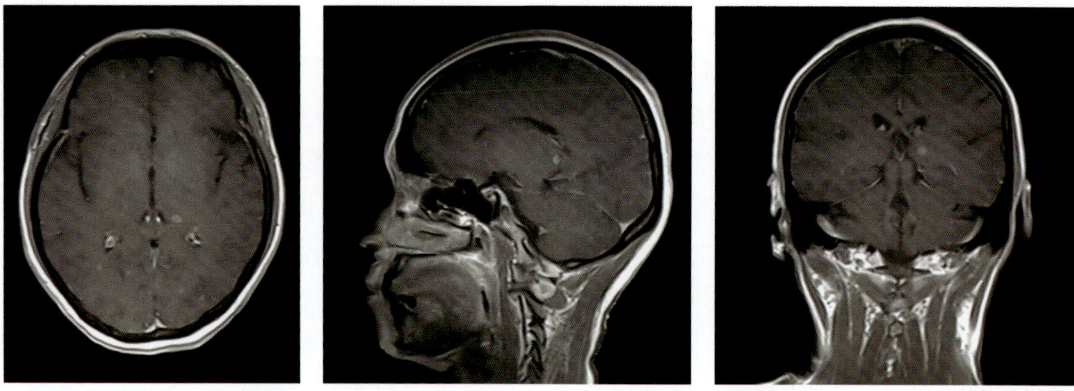

▲ 图 3-3　T_1 增强颅脑磁共振示：双侧大脑半球，小脑半球，脑干新见多发异常强化灶，考虑转移

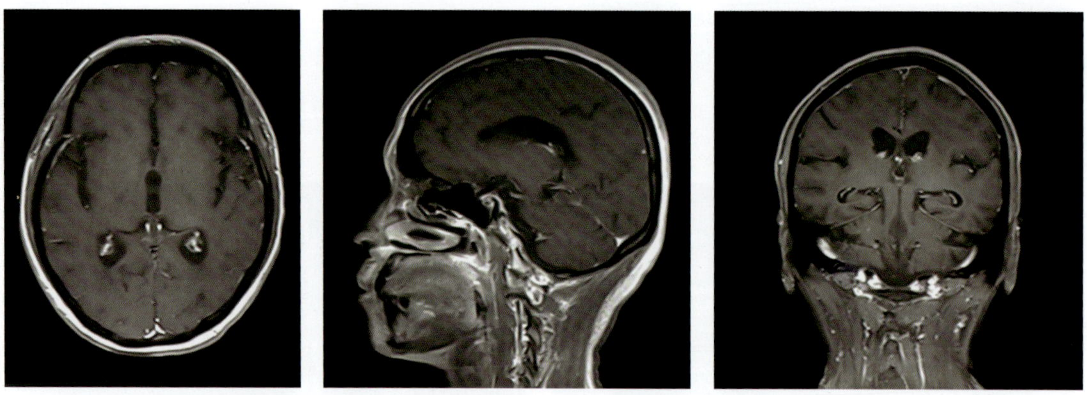

▲ 图 3-4　T_1 增强颅脑磁共振示：双侧大脑半球，小脑半球，脑干新见多发异常强化灶较前减少

治疗（WBRT）和立体定向放射治疗（SRT），SRT 包括立体定向放射外科（SRS）治疗和分次立体定向放射治疗（FSRT）。临床上主要采用 WBRT 来治疗多发脑转移瘤和脑膜转移，然而这种治疗方式在控制病情的同时，会造成下丘脑功能损伤、记忆力下降等脑损伤，导致患者的生活质量下降。SRS 则利用立体定向技术来对患者的颅内病灶进行照射，将不同方向的大剂量电离射线集中射入靶点位置，促使肿瘤坏死从而达到治疗效果，同时通过适形的剂量分布来保护周围正常组织。本章重点讨论了 WBRT 联合 SRS 治疗脑转移瘤的时机及挽救性治疗的选择。

三、循证医学基础

（一）全脑放疗与 SRS 治疗脑转移的概述

目前脑转移瘤治疗的方法主要分为局部治疗如手术、放射治疗和全身治疗如化疗、分子靶向、免疫治疗及对症支持治疗等。如无有效药物治疗，出现症状而就诊的脑转移瘤患者预后差，皮质类固醇对症治疗时中位生存时间仅仅为 1～2 个月 [1]，颅脑放疗可使脑转移瘤患者的中位生存时间延长至 6 个月 [2]。随着药物治疗等综合治疗的进步，脑转移瘤患者目前有更多的治疗方式和更好的预后。全脑放射治疗至今仍是多发脑转移瘤的标准治疗方式，除可以治疗肿瘤之外，也可以控制亚临床病灶，其缺点是难以达到肿瘤的根治剂量，且影响患者的认知功能。当使用 WBRT 时，应考虑使用美金刚或采用海马回避的全脑放疗（hippocampal-avoidance whole brain radiation therapy，HA-WMRT），以最大限度地减少对神经认知功能影响 [3, 4]。SRS 相对 WBRT 可以提供更多的局灶性辐射，治疗时间短，可保护危及器官，但是其缺点是颅内非照射区域控制差。既往研究认为，当脑转移的数目为有限数量（1～4 个）[5]，倾向单纯 SRS 治疗脑转移，以提高局部控制率，减轻不良反应，保护患者的认知功能。当脑转移瘤的数目>4 个时，指南推荐全脑放疗是首选的治疗方式。然而，随着 SRS 在临床上不断发展应用，其微创性和小风险性的优点越来越被人们认可，SRS 已逐步代替 WBRT 成为脑转移瘤的重要治疗手段。有研究认为 SRS 也可以被用于 4 个以上脑转移瘤。与全脑放疗相比，SRS 治疗多发脑转移瘤并没有影响患者的生存，而且保护了患者的认知功能。一项日本的前瞻性研究 [6] 纳入了 1194 例脑转移瘤，发现用 SRS 分别治疗 2～4 个转移瘤和 5～10 个转移瘤，两组的生存没有差异。Hughes 等 [7] 的研究也发现了初始 SRS 治疗 5～15 脑转移瘤与 2～4 个转移瘤的生存率相似，且挽救率与全脑放疗没有差异。虽然这些研究将适用于 SRS 的脑转移瘤病灶个数扩大到≤10 个，甚至≤15 个，但也有学者建议不应仅以脑转移瘤数量来决定使用 SRS 或 WBRT，而根据脑转移瘤的总累积体积（cumulative intracranial tumor volume，CITV）作为参考标准。一般来说，在 SRS 期间可以安全传递的最大辐射剂量与脑转移瘤的体积成反比。因此，在治疗具有较大 CITV 的 BM 时，通常需要剂量降级。2024 年 CSCO 指南认为 SRS 治疗脑转移的 CITV 应<12cm^3 或 13cm^3。这些研究的出现虽然降低了全脑放疗在多发脑转移瘤治疗中的地位，但是仍需要更高级别的循证医学证据来证实。目前，一些研究认为单独接受 SRS 治疗的患者远处脑转移复发率较高而导致的更严重的神经认知能力下降 [10]，需要动态复查磁共振监测脑转移情况。随着脑转移灶的增多，出现脑微转移和颅内衰竭的风险会更高，因此给予 SRS 而不是 WBRT 将意味着需要更多的挽救治疗。

（二）WBRT 联合 SRS 与单用 WBRT、SRS 治疗脑转移瘤的比较

目前脑转移瘤没有统一的放疗模式，单独使用某一种放疗方式患者的获益有限。WBRT 联合 SRS 可能弥补单一放疗方式的缺陷。对于全脑放疗加立体定向放射手术与全脑放疗或立体定向放射手术的比较，大部分研究认为 WBRT+SRS 组和单纯治疗（单纯 WBRT 或者单纯 SRS）组的总生存期（overall survival，OS）没有差异，仅仅可以提高脑转移的局部控制率及患者的 KPS 评分 [2, 8-10]。但是，仍有少部分研究持相反结果（表 3-1）。RTOG9508[8] 试验纳入了 331 例脑转移瘤数目为 1～3 个的患者，提出与单纯 WBRT 相比和单纯 SRS 相比，WBRT 加用 SRS 组患者的局部控制率提高，功能自主性更好，类固醇需求减少，毒性较小，单个脑转移患者的 OS 有所改善，并且也适用于 2～3 个脑转移瘤。ElGantery2014[11] 是一项单中心随机对照试验认为，与 WBRT 相比，WBRT 联合 SRS 可以改善直径小于 3cm、数量为 1～3 个的脑转移瘤以及原发肿瘤控制好的患者的 OS，同时可以改善脑转移瘤的局部控制。Sanghavi[12] 等开展了一项基于 PS 评分，年龄、全身肿瘤情况等预后指数（RPA）的大型回顾性队列研究（n=502），比较了 WBRT 与 WBRT+SRS 的生存结局，认为 WBRT 联合 SRS 的生存结果更好。他们还发现联合治疗组 KPS 评分低（KPS<70）的患者无论脑转移瘤的数量如何都有生存益处。Hyun 等 [13] 进行了一项 Meta 分析，与单纯 WBRT 相比，接受 WBRT+SRS 的患者的生存率相对较高（10.7 个月 vs. 6 个月）。Patil[14] 的研究总结了当肿瘤最大直径<3cm，原发肿瘤得到控制时，递归划分分析（recursive partitioning analysis，RPA）Ⅰ类患者及单一转移的患者中，WBRT + SRS 比单纯 WBRT 延长 OS 且没有增加治疗毒性。Wang[15] 的研究是一项四臂研究，纳入了脑转移数目 1～6 个，直径<4cm、KPS 评分 40～90 的脑转移患者，认为与单纯 SRS 组相比，WBRT+SRS 组可以提高中位生存期（22 个月 vs.16 个月）。

基于 RTOG 9508 的二次分析，将数据根据分级预后评估（graded prognostic assessment，GPA）分层后，研究者发现与单独接受 WBRT 相比，GPA 评分高（3.5～4.0）的患者接受 WBRT+SRS 的生存率更高（21 个月 vs.10.3 个

表 3-1 WBRT 联合 SRS 与单纯 WBRT、单纯 SRS 治疗脑转移瘤的比较

研究者	研究项目	研究目标	患者数	病例数	MS（个月）	*P* 值	LC%	*P* 值
RTOG9508[8]	RCT	WBRT/ WBRT+SRS	167/164	1～3 个脑转移患者	单个脑转移：4.9 vs. 6.5 1～3 个脑转移：6.5 vs. 5.7	单个脑转移：*P* =0.0393 1～3 个脑转移：*P* = 0.1356	71 vs. 82	*P*=0.0132
ElGantery M 等[11]	RCT	WBRT/ WBRT+SRS	21/21	1～3 个脑转移患者	—	没有统计学意义	19 vs. 42.9	*P* =0.04
Sanghavi SN 等[12]	回顾性研究	WBRT/ WBRT+SRS	1200/502	RPA 分级 Ⅰ～Ⅲ	Ⅰ：7.1vs.16.1，Ⅱ：4.2vs.10.3 Ⅲ：2.3vs. 8.7	*P* <0.05	—	—
Hyun MK 等[13]	Meta 分析	单独 WBRT/ WBRT+SRS	861/158	—	6 vs. 10.7	N/A	—	—
Patil CG 等[14]	Meta 分析	WBRT/ WBRT+SRS	358	1～3 个脑转移患者	单个脑转移：4.9 vs. 6.5	*P* = 0.04	—	—
Wang LG 等[15]	回顾性研究	SRS/ WBRT+SRS	130/83	1～6 个脑转移患者	16 vs. 22	*P* = 0.1222	—	—
Aoyama H 等[9]	RCT	SRS/ WBRT+SRS	67/65	1～4 个脑转移患者	8 vs. 7.5	*P* = 0.42	73 vs. 89	*P* = 0.002
Brown PD 等[10]	RCT	SRS/ WBRT+SRS	111/102	1～3 个脑转移患者	10.4 vs. 7.4	*P* = 0.92	72.8 vs. 90.1	*P* = 0.003
Churilla 等[16]	RCT	SRS/ WBRT+SRS	70/57	1～3 个脑转移患者	10.8 vs. 7.5	*P* = 0.92	—	—

RCT. 随机对照研究；WBRT. 全脑放射治疗；SRS. 立体定向放射外科治疗

月）[12]。JROSG 99-1 的诊断特异性 GPA（diagnosis-specific graded prognostic assessment，DS-GPA）二次分析仅限于患有非小细胞肺癌的患者，显示 DS-GPA 2.5～4.0 组接受 WBRT+SRS 的患者与单独 SRS 相比能够更好地生存。

随着 HA-WBRT 的发展，HA-WBRT 联合 SRS 是一种可行的脑转移性疾病放疗技术，但该技术对科室设备和工作人员的时间 / 经验要求相当高。为了通过限制海马剂量和加强颅内肿瘤控制来预防神经认知能力下降，研究人员开发了保留海马并同步整合加量（simultaneous integrated boost，SIB）的 WBRT 复合治疗方案［保护海马 WBRT 技术（hippocampal avoidance WBRT，HA-WBRT）+SIB］。该联合疗法正在进行前瞻性随机 HIPPORAD 试验（NOA14，ARO 2015-3，DRKS00004598）中进行评估（表 3-2）。目前也有一些回顾性研究也报道了这种复合治疗方案。Oehlke 等[17] 的研究收集了 20 例 HA-WBRT 联合 SIB 治疗多发脑转移瘤的患者，认为 HA-WBRT 联合同步 SIB 可进一步改善多发性脑转移瘤的生存结果，也没有影响神经认知功能。Ilinca 等[18] 的研究收集了 66 例行 HA-WBRT+SIB 治疗的多发性脑转移患者，得出 HA-WBRT+SIB 在没有影响肿瘤控制的情况下，可实现完全保护海马体及患者的神经认知功能。在未来，结合使用神经保护剂和海马回避 WBRT 技术，更小剂量的 WBRT 同时增强 SRS 的比例是进一步临床研究的考虑。

综上所述，WBRT 联合 SRS 可提高直径＜3cm、1～3 个脑转移瘤患者的生存率，特别是单个脑转移瘤的患者。除此之外，GPA 评分高或 RPAI 类患者接受联合治疗组的生存率更好。然而，以上的研究均基于数量 10 个以下的脑转移瘤，来对比联合组与单独 SRS 或单独 WBRT 组对患者的影响。未来需要前瞻性研究进一步探讨联合组与单独 SRS 或单独 WBRT 组对 10 个以上脑转移瘤的影响。恰如本例患者行 SRS 后复发出现弥漫性脑转移，在这种情况下，单用 SRS 无法清除弥漫性脑转移病灶，WBRT 的使用控制住了弥漫性脑转移病灶。对于弥漫性的脑转移瘤，可以采取 WBRT 联合 SRS 的方式加强颅内病灶的局部控制。

表 3-2　HA-WBRT 联合同步整合加量，HA-WBRT 治疗多发脑转移瘤的临床实验

研究项目	脑转移数目	研究目标
NCT06557187	≥4	HA-WBRT-SIB
NCT06289023	≥1	HA-WBRT-SIB
HIPPORAD-RS (DRKS00025906)	4～10	SRS vs. HA-WBRT+/–SIB
HipSter (NCT04277403)	4～15	SRS vs. HA-WBRT+SIB
CCTG CE.7(NCT03550391)	≥5	SRS vs. HA-WBRT
NRG Oncology (NCT04804644)	≤10	SRS vs. HA-WBRT
NCT04452084	5～25	HA-WBRT vs. HA-WBRT-SIB

（三）行挽救性 WBRT 和 SRS 的时机

脑转移瘤原发肿瘤的病理学类型，挽救性放疗时的年龄、KPS 是公认的与复发脑转移瘤患者更长生存期相关的预后因素，而其他预后因素包括肿瘤体积，挽救性放疗前的挽救性手术，两次照射之间的间隔等。对于挽救性手术，现有研究未能证明再放疗前手术的有利影响。大多数研究建议两个放疗疗程至少间隔 6 个月[19]。如果肿瘤在 6 个月之内复发，说明肿瘤具有放射抗性，则不考虑行挽救性放疗。国际指南建议，对于体能状态良好的年轻患者，尤其是从放疗结束到复发间隔时间较长的患者，应考虑再次放疗治疗复发性脑转移病灶。

与 WBRT 联合 SRS 相比，单纯 SRS 的颅内局部复发率及远处复发率更高。SRS 后 1 年的颅内局部控制复发率为 5%～30%，远处复发率可高达 60%。挽救性治疗除了改善症状，也可为患者带来生存获益。因此，必要的挽救性治疗非常有必要。对于首次 SRS 治疗后颅内进展，前瞻性试验尚未建立有效的治疗标准。WBRT 挽救性治疗包括 SRS 后 WBRT 挽救性治疗和 WBRT 后重复性 WBRT 挽救性治疗。本例是 SRS 后 WBRT 挽救性治疗，两次放疗的间隔时间为 16 个月，重复放疗后的生存期为 11 个月。对于 SRS 后行挽救性 WBRT 治疗，在 JRSOG 试验中，16% 的 1～4 个脑转移瘤患者（11/67）接受了挽救性 WBRT[9]。在 MDACC 试验中，33% 的 1～3 个脑转移瘤患者（10/30）接受了挽救性 WBRT[20]。2000—2010 年在维克森林大学接受初始 SRS 治疗的 1～13 例脑转移患者的回顾性研究发现，27% 的患者在 SRS 后中位时间 5.6 个月接受了挽救性 WBRT[21]。Liu 等[22]的研究发现，对于初次治疗为 SRS 的 1～4 个脑转移瘤患者，有 27% 的患者接受了挽救性 WBRT，其挽救 WBRT 在首次 SRS 后中位 6 个月进行。Soni 等研究[23]认为预测 SRS 后颅内进展接受挽救性 WBRT 的最强因素是男性和脑转移病灶的局部进展。男性优先选择 WBRT 作为挽救治疗方式的原因可能是男性患者吸烟率高，分期更晚，因此接受 WBRT 更可能获得生存获益。已有多项研究表明男性患者更倾向接受 WBRT 来挽救复发脑转移瘤[24, 25]。除了脑转移灶的局部进展和男性外，当患者有 3 个或更多颅内远处失败部位，也优先接受 WBRT。发生新发脑转移的比率（BMV= 第一次 SRS 治疗以来新发脑转移瘤的总的数目 / 自第一次 SRS 治疗以来的时间，以年为单位）也是选择所用挽救方式的一个因素。BMV 至少为 4 年的患者更有可能接受挽救性 WBRT 而不是挽救性 SRS[23]。

SRS 后挽救性 SRS 相关的最强因素是单一部位的远处转移[23]。而对于局部进展后重复性 SRS 的研究较少，针对同一部位重复性 SRS 会大大增强放射性坏死的概率。Holub 等认为重复性 SRS 后约 20% 的患者出现症状性放射性坏死，一年局部控制率在 80% 左右[26]。Balermpas 等的研究发现仅仅对于体能状态良好的患者，在既往 SRS 后进行第二个 SRS 疗程治疗局部复发性 BM 是可行的[27]。因此，SRS 后脑转移进展是否选择 SRS 与进展部位及转移瘤个数及体积有关。Soni 等[23]认为 KPS 评分与挽救性 WBRT 和 SRS 的选择无显著相关性，但其他研究表明有效的 SRS 挽救治疗可能依赖于较高的 KPS。一项 NRG 肿瘤学发起的Ⅲ期随机试验 NRG-BN 009 研究了在最初 SRS 治疗脑转移治疗后 BMV 为 4 或以上的患者中，在颅内远处转移后单独使用挽救 SRS 与 SRS+HA-WBRT 的效果。这项试验的结果是值得期待的，并可能改变目前脑转移瘤挽救方式的选择。同时，对于 SRS 后局部进展与远处转移失败也应该分别进行额外的前瞻性研究，以分析其对挽救性放射治疗方式的影响。

对于 WBRT 后重复性挽救性 WBRT 治疗，库珀等[28]对因复发性 BM 而接受重复 WBRT 的患者进行了最早的大型回顾性队列研究，总共纳入了 52 例患者。他们认为对于认为总体状况良好但在初始姑息性 WBRT 获得缓解后≥6 个月出现神经系统恶化的患者，WBRT 再照射是一种可行的选择。目前有多项研究认为颅外疾病的稳定的患者行重复性 WBRT 是一项有效的干预措施。Son 等[29]在两次放疗中位间隔时间为 15 个月的 33 例患者报告中发现，6 例颅外疾病稳定的患者重复 WBRT 治疗后的中位生存期为 19.8 个月，而颅外疾病进展患者为 2.5 个月。虽然大多数患者发生了急性不良反应，但严重程度为轻度至中度。除了考虑患者颅外疾病的稳定性外，一些研究表明，在选择患者进行 WBRT 再照射时，良好的体能状态与对再治疗的更好反应相关。Sadikov 等[30]发现在两次放疗中位间隔时间为 9.6 个月的 72 例患者中，东部肿瘤协作组体能状态和放射治疗肿瘤组神经功能分类是 WBRT 再照射后 OS 的预后因素。2014 年，Scharp 等[31]在一项 134 例患者的大型队列中证明，重复性 WBRT 的间隔时间为 13.4 个月，良好体能状态是再照射后延长生存期的关键指标。2015 年，Aktan 等[32]发现，KPS 评分较高（≥70）的患者（初始放疗后中位复发时间为 12.8 个月）接受 WBRT 再照射后的中位生存期显著延长（11.4 个月，KPS 评分为＜70 的患者为 2.2 个月）。因此，对于重复性 WBRT，颅外疾病稳定以及具有良好体能状态的患者可优先选择，但是需要注意 WBRT 再照射的潜在毒性。

四、结论与建议

针对有限的脑转移瘤患者，目前推荐优选 SRS。对于特定患者，如直径小于 3cm、1～3 个脑转移瘤、GPA 评分高或者 RPA Ⅰ类的无靶向治疗药物可选择的患者接受 HA-WBRT+SRS 似乎能获得更好的 OS，但需要根据患者的整体情况等方面来考量。对于单纯 WBRT 或者单纯 SRS 后颅内复发，且复发间隔时间大于 6 个月，患者应积极行挽救性放射治疗。选择 WBRT 还是 SRS 需要结合局部进展情况、性别、颅内远处转移瘤个数、BMV、体能状态等因素来综合考量。

五、展望与未来

随着肿瘤诊疗技术的迅速发展，患者生存期延长，脑转移的发生率也逐年增加。放射治疗对于脑转移瘤的控制尤为重要。SRS 后需对颅内情况进行密切随访，及时行挽救性放射治疗能给患者带来生存获益，但是也需要注意其不良反应。在更多药物治疗选择的时代，多种治疗方式如何排兵布阵，放射治疗如何更好地应用于临床仍需要更高级别的循证医学证据。

（曾　倩）

参考文献

[1] Weissman DE. Glucocorticoid treatment for brain metastases and epidural spinal cord compression: a review., Research Support, Non-U. S. Gov' t, Review[J]. *Journal of clinical oncology: official journal of the American Society of Clinical Oncology*, 1988,6(3):543–51.

[2] Khan M, Lin J, Liao G, et al. Comparison of WBRT alone, SRS alone, and their combination in the treatment of one or more brain metastases: Review and meta-analysis, Review[J]. *Tumor Biology*, 2017,39(7):702903.

[3] Gondi V, Pugh SL, Tome WA, et al. Preservation of Memory With Conformal Avoidance of the Hippocampal Neural Stem-Cell Compartment During Whole-Brain Radiotherapy for Brain Metastases (RTOG 0933): A Phase II Multi-Institutional Trial[J]. *Journal of Clinical Oncology*, 2014,32(34):3810–U198.

[4] Brown PD, Gondi V, Pugh S, et al. Hippocampal Avoidance During Whole-Brain Radiotherapy Plus Memantine for Patients With Brain Metastases: Phase III Trial NRG Oncology CC001[J]. *Journal of Clinical Oncology*, 2020,38(10):1019.

[5] Suh JH. Stereotactic Radiosurgery for the Management of Brain Metastases. Article[J]. *New England Journal of Medicine*, 2010, 362(12):1119–1127.

[6] Serizawa T, Yamamoto M, Higuchi Y, et al. Local tumor progression treated with Gamma Knife radiosurgery: differences between patients with 2–4 versus 5–10 brain metastases based on an update of a multi-institutional prospective observational study (JLGK0901)[J]. *J Neurosurg*, 2019,132(5):1480–1489.

[7] Hughes R, Masters A, McTyre E, et al. Initial SRS for Patients With 5 to 15 Brain Metastases: Results of a Multi-Institutional Experience[J]. *International journal of radiation oncology, biology, physics*, 2019,104(5):1091–1098.

[8] Andrews DW, Scott CB, Sperduto PW, et al. Whole brain radiation therapy with or without stereotactic radiosurgery boost for patients with one to three brain metastases: phase III results of the RTOG 9508 randomised trial[J]. *Lancet*, 2004,363(9422):1665–1672.

[9] Aoyama H, Shirato H, Tago M, et al. Stereotactic radiosurgery plus whole-brain radiation therapy vs stereotactic radiosurgery alone for treatment of brain metastases: a randomized controlled trial[J]. *Jama*, 2006,295(21):2483–2491.

[10] Brown PD, Jaeckle K, Ballman KV, et al. Effect of Radiosurgery Alone vs Radiosurgery With Whole Brain Radiation Therapy on Cognitive Function in Patients With 1 to 3 Brain Metastases: A Randomized Clinical Trial[J]. *Jama*, 2016,316(4):401–409.

[11] El Gantery M, Abd El Baky H, El Hossieny H, et al. Management of brain metastases with stereotactic radiosurgery alone versus whole brain irradiation alone versus both[J]. *Radiation oncology (London, England)*, 2014,9:116.

[12] Sanghavi SN, Miranpuri SS, Chappell R, et al. Radiosurgery for patients with brain metastases: A multiinstitutional analysis, stratified by the RTOG recursive partitioning analysis method[J]. *International Journal of Radiation Oncology Biology Physics*, 2001, 51(2):426–434.

[13] Hyun MK, Hwang JS, Kim JH, et al. Survival outcomes after whole brain radiation therapy and/or stereotactic radiosurgery for cancer patients with metastatic brain tumors in Korea: a systematic review[J]. *Asian Pac J Cancer Prev*, 2013,14(12):7401–7407.

[14] Patil CG, Pricola K, Sarmiento JM, et al. Whole brain radiation therapy (WBRT) alone versus WBRT and radiosurgery for the treatment of brain metastases. Review[J]. *Cochrane Database of Systematic Reviews*, 2017.

[15] Wang LG, Guo Y, Zhang X, et al. Brain metastasis: experience of the Xi-Jing hospital[J]. *Stereotact Funct Neurosurg*, 2002,78(2):70–83.

[16] Churilla TM, Ballman KV, Brown PD, et al. Stereotactic Radiosurgery With or Without Whole-Brain Radiation Therapy for Limited Brain Metastases: A Secondary Analysis of the North Central Cancer Treatment Group N0574 (Alliance) Randomized Controlled Trial. *Int J Radiat Oncol Biol Phys*. Dec 1 2017;99(5):1173–1178. doi:10.1016/j.ijrobp.2017.07.045

[17] Oehlke O, Wucherpfennig D, Fels F, et al. Whole brain irradiation with hippocampal sparing and dose escalation on multiple brain metastases: Local tumour control and survival[J]. *Strahlenther Onkol*, 2015,191(6):461–469.

[18] Popp I, Rau S, Hintz M, et al. Hippocampus-avoidance whole-brain radiation therapy with a simultaneous integrated boost for multiple brain metastases[J]. *Cancer*, 2020,126(11):2694–2703.

[19] Chidambaram S, Pannullo SC, Schwartz TH, et al. Reirradiation of Recurrent Brain Metastases: Where Do We Stand[J]. *World Neurosurg*, 2019,125:156–163.

[20] Chang EL, Wefel JS, Hess KR, et al. Neurocognition in patients with brain metastases treated with radiosurgery or radiosurgery plus whole-brain irradiation: a randomised controlled trial[J]. *Lancet Onco*, 2009,10(11):1037–1044.

[21] Ayala-Peacock DN, Peiffer AM, Lucas JT, et al. A nomogram for predicting distant brain failure in patients treated with gamma knife stereotactic radiosurgery without whole brain radiotherapy[J]. *Neuro Onco*, 2014,16(9):1283–1288.

[22] Liu Y, Alexander BM, Chen YH, et al. Salvage whole brain radiotherapy or stereotactic radiosurgery after initial stereotactic radiosurgery for 1–4 brain metastases[J]. *J Neurooncol*, 2015, 124(3):429–437.

[23] Soni YS, Rich BJ, Kwon D, et al. Factors associated with the use of salvage whole brain radiation therapy versus salvage stereotactic radiosurgery after initial stereotactic radiosurgery for brain metastases[J]. *J Radiosurg SBRT*, 2022,8(2):85–94.

[24] Modh A, Doshi A, Burmeister C, et al. Disparities in the Use of Single-fraction Stereotactic Radiosurgery for the Treatment of Brain Metastases From Non-small Cell Lung Cancer[J]. *Cureus*, 2019,11(2):e4031.

[25] Kann BH, Park HS, Johnson SB, et al. Radiosurgery for Brain Metastases: Changing Practice Patterns and Disparities in the United States[J]. *J Natl Compr Canc Netw*, 2017,15(12):1494–1502.

[26] Holub K, Louvel G. Efficacy of salvage stereotactic radiotherapy (SRT) for locally recurrent brain metastases after initial SRT and characteristics of target population[J]. *Clin Transl Oncol*, 2021,23(7):1463–1473.

[27] Balermpas P, Stera S, Müller von der Grün J, et al. Repeated in-field radiosurgery for locally recurrent brain metastases: Feasibility, results and survival in a heavily treated patient cohort[J]. *PLoS One*, 2018,13(6):e0198692.

[28] Cooper JS, Steinfeld AD, Lerch IA. Cerebral metastases: value of reirradiation in selected patients[J]. *Radiology*, 1990,174(3 Pt 1):883–885.

[29] Son CH, Jimenez R, Niemierko A, et al. Outcomes after whole brain reirradiation in patients with brain metastases[J]. *Int J Radiat Oncol Biol Phys*, 2012,82(2):e167–172.

[30] Sadikov E, Bezjak A, Yi QL, et al. Value of whole brain re-irradiation for brain metastases--single centre experience[J]. *Clin Oncol (R Coll Radiol)*, 2007,19(7):532–538.

[31] Scharp M, Hauswald H, Bischof M, et al.Re-irradiation in the treatment of patients with cerebral metastases of solid tumors: retrospective analysis[J]. *Radiat Oncol*, 2014,9:4.

[32] Aktan M, Koc M, Kanyilmaz G, et al. Outcomes of reirradiation in the treatment of patients with multiple brain metastases of solid tumors: a retrospective analysis[J]. *Ann Transl Med*, 2015, 3(21):325.

第 4 章　不同部位原发肿瘤脑转移诊疗策略探讨

一、病例介绍

（一）病例 4–1

39 岁男性，于 2020 年 12 月 25 日无明显诱因出现头胀感，持续 1 个月余，无明显加重或缓解方式，无头痛、头晕，无发热、抽搐、无偏瘫及肢体活动障碍，无呕吐。外院体检 CT 结果提示肺部占位，建议上级医院进一步完善检查，遂入本院就诊。2021 年 1 月 29 日 PET/CT（图 4–1）提示肺部肿块、横结肠肿块和颅内肿块，考虑结肠癌伴肺转移，脑转移可能性大，不排除肺原发恶性肿瘤。

患者完善术前颅脑 MRI（图 4–2）等相关检查后，脑转移瘤 MDT 行治疗前讨论：①结合患者目前病情，主要考虑为肺部占位性病变，结肠肿块及颅内占位病变，考虑恶性病变伴脑转移可能性大；②结合影像学检查，颅内为单发病灶，占位效应明显，患者有头胀不适，有手术治疗指征，如患者及家属同意，可先行头部肿块切除术；③结合影像学检查，肺部占位病变可考虑支气管纤维镜下活检术，明确肺部病情，肠道肿块行结肠镜下活检术，根据病理结果明确后续治疗方案。患者及家属同意颅内肿块切除术，于 2021 年 2 月 4 日全麻下行开颅探查 + 病灶切除术。

患者术后恢复情况良好，进一步完善术后颅脑 MRI（图 4–3）及病理检查。术后病理提示（右侧小脑）转移性低分化腺癌，免疫组化提示肺来源；免疫组化结果：CK7（+）、CK19（+）、CK20（–）、P40（–）、TTF-1（+）、NapsinA（+）、Ki67（+，约 10%）、syn（–）、CDX-2（–）、PSA（–）、EML4-ALK（ventana，+）。

因 PET/CT 发现存在横结肠肿块，为进一步明确横结肠肿块的性质，于 2021 年 2 月 19 日行肠镜检查并取组织活检，肠镜发现横结肠可见菜花样肿物占据管腔，表面凹凸不平，内镜勉强通过，活检 5 块，质脆，易出血，乙状结肠、直肠可见散在直径 0.2～0.3cm 白色扁平息肉。肠组织活检提示（横结肠）高级别上皮内瘤变、癌变、结合 HE 及免疫组化，考虑肠道原发。免疫组化提示 CK7（–）、CK20（+）、CDX-2（+）、SATB2（+）、TTF-1（–）、NapsinA（–）、Ki67（约 65%+）、P53（野生型）、MSH2（25D12，+）、MSH6（+）、MLH1（+）、PMS2（+）、HER-2（0）。同时为进一步明确肺部占位病灶性质，2021 年 2 月 19 日予以肺穿刺活检提示（右主支气管）低分化腺癌，（4R 淋巴结 EBUS-TBNA 穿刺）见腺癌细胞；免疫组化结果为 EML4-ALK（ventana，+）、CK5/6（–）、P40（–）、TTF-1（+）、NapsinA（+）。根据上述病理检查结果，脑转移考虑为肺癌来源。综合考虑诊断为：①原发性支气管肺癌（右肺中叶腺癌 T1N3M1c 脑转移瘤）；②横结肠癌（分期待定）。

根据颅内转移瘤、肺部病灶及结肠病灶的 PD-L1 和基因检测结果明确后续治疗方案。以下为基因检测结果。

1. 肺标本

ALK 基因重排：EML4-ALK（E13：A20）+

日，行彩超引导下经肛直肠肿块穿刺活检术，左侧精囊腺探及一 14mm × 10mm 低回声结节，经活检诊断为（左侧精囊腺肿块）恶性肿瘤，结合免疫组化，考虑神经内分泌肿瘤（NET G2）。

2023 年 9 月 13 日复查 PET/CT（图 4–4），发现肺部病灶进展。复查胸部 CT，对比 2 个月前结果，右中肺病变较前稍增大，左侧锁骨上窝、左、右上气管旁、右肺门淋巴结增大，双肺部分结节似较前增大。前后更改多次药物治疗方案。2024 年 2 月 27 日，复查 CT 和 MRI 检查发现肺癌脑转移病灶进展（图 4–5）。

- "右肺癌治疗后" CT 复查　①可测量靶病灶（肿瘤病灶）：稳定。②可测量靶病灶（初诊纵隔窗短径大于 1cm 的淋巴结）：右肺门及纵隔内多组淋巴结较前明显增大；③可测量靶病灶（可疑转移灶）未见：双肺多发微小结节基本同前；左侧腋窝淋巴结较前增多、增大；左侧锁骨上窝多发增大淋巴结大致同前。左侧肾上腺结节，肝内多发结节，转移瘤可能。
- "脑转移术后" MRI 复查　新发多个脑转移灶，提示脑转移瘤复发。建议患者行颅内病灶放射治疗，再次更改全身治疗方案，患者

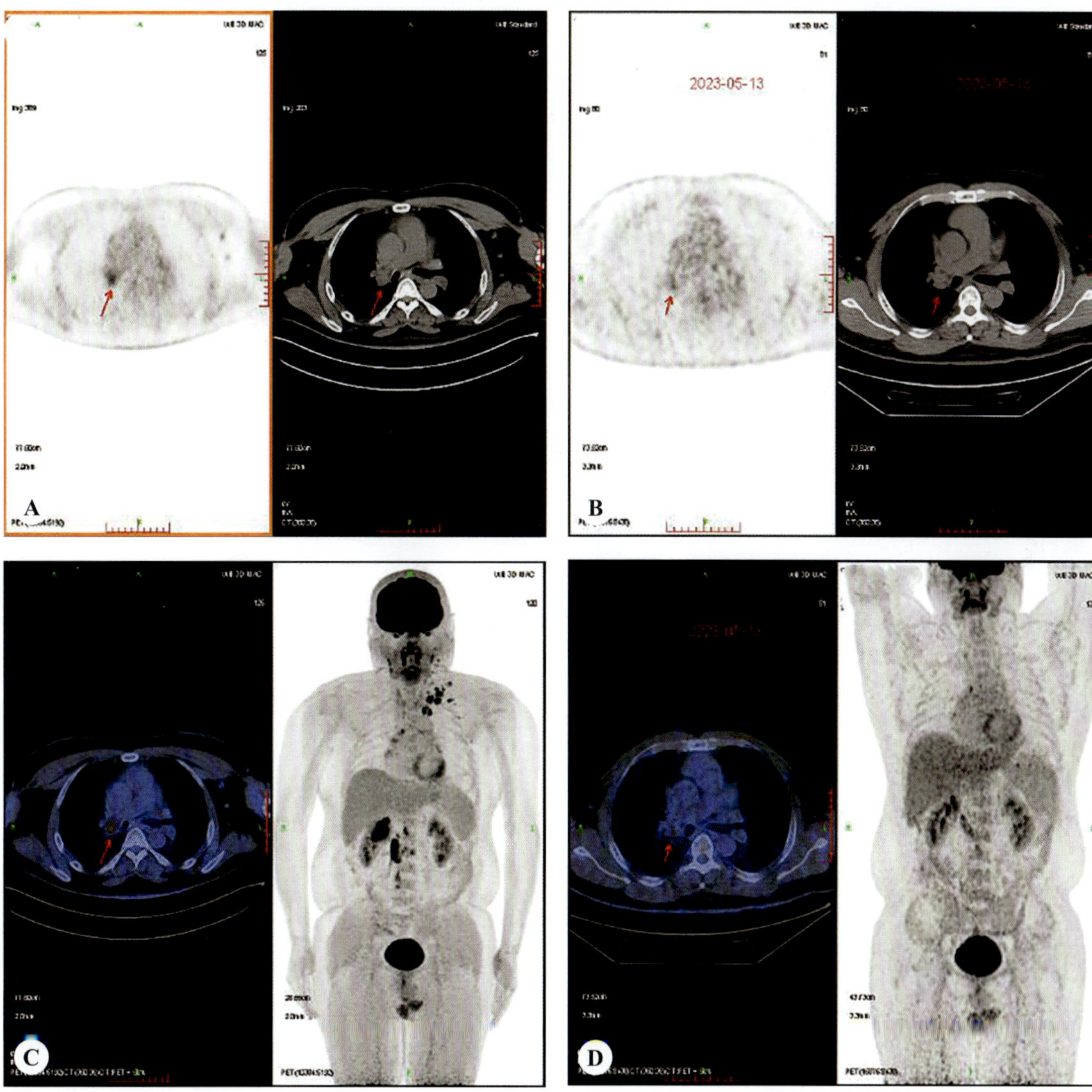

▲ 图 4–4　**PET/CT 示：与 2023 年 5 月 13 日 PET/CT（B 和 D）对比，原右肺门区及纵隔内多发淋巴结部分基本同前，部分较前稍增大，糖代谢较前稍增高（A 和 C）：淋巴结转移瘤治疗后较前进展？淋巴结反应性增生？原右肺中叶结节灶基本同前，未见糖代谢明显增高：符合右肺中叶周围型肺癌治疗后改变，肿瘤活性明显受抑**

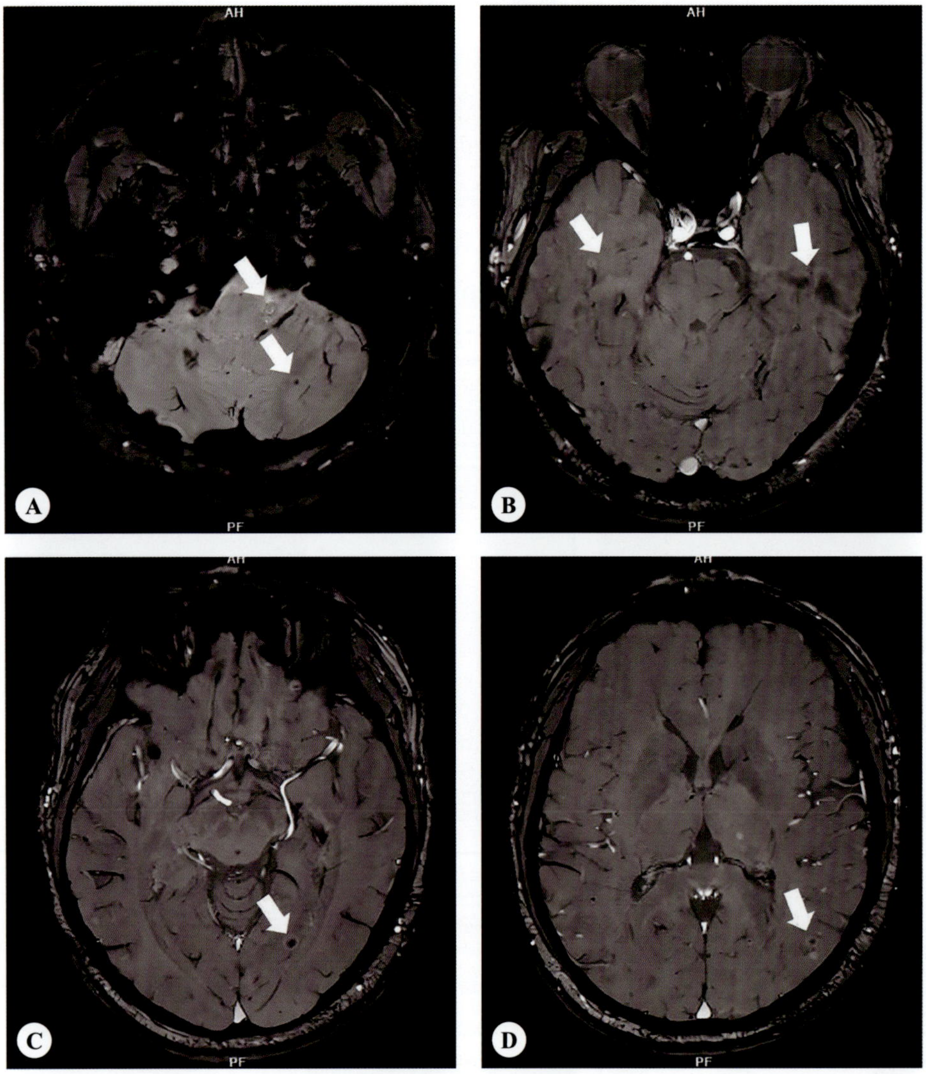

◀ 图 4-5 颅脑 MRI：双侧大脑半球、双侧小脑半球、双侧丘脑及双侧基底节区多发强化灶（以皮层及皮层下分布为主），大部分呈 SWI 低信号：转移？

拒绝行后续治疗。

（二）病例 4-2

患者女，57 岁，于 2024 年 2 月 25 日无明显诱因出现头部胀痛，持续数小时，伴头晕，恶心呕吐及视物模糊，且步态不稳，有脚踩棉花感，伴听力过敏，无肢体运动感觉障碍，为求进一步诊治，于 2024 年 3 月 14 日来本院就诊。颅脑 MRI 结果提示右侧小脑半球占位并小脑扁桃体下疝、幕上脑室扩张积水及间质性脑水肿（图 4-6）；胸部 CT 提示左肺上叶尖后段肿块，性质待定，肺癌可能性大。

考虑肺部病灶难以成功取得病理组织学，且颅内病灶单发，患者症状明显，于 2024 年 3 月 18 日行“显微镜下脑干肿物切除术 + 脑脊液漏修补术”，术后颅脑 MRI 见图 4-7，术后病理提示（右侧小脑半球）转移性低分化腺癌；免疫组化结果为 CK-Pan（+）、TTF-1（–）、TRPS1（–）、NapsinA（–）、PAX-8（–）、WT1（–）、SATB2（+）、GATA3（–）、ER（–）、HER2（–）、PR（–）、INI1（+）、P40（–）、P63（–）、SMARCA4（+）、NUT（–）、CDX2（+）。基因检测结果为 TP53 突变、KRAS p.G13D 突变、TMB-L、微卫星稳定型 MSS。术后复查颅脑 MRI 提示肿瘤已全部切除。术后予以 2 周期“信迪利单抗 + 培美曲塞 + 卡铂”治疗。

2024 年 5 月 23 日患者为求第 3 周期治疗

再次入院，入院后诉腹胀，不排便，予对症治疗无好转，2024 年 5 月 25 日行腹部立位 X 线片提示肠梗阻，对比剂大部分仍位于结肠内。复查 CT：①乙状结肠 – 降结肠肠壁增厚，周围少许渗出，其以上结肠稍扩张积液积气：性质待定，炎性改变？建议结合内镜检查。②盆腔少量积液。完善消化内镜检查提示乙状结肠癌（可能）并狭窄，请胃肠外科会诊后现拟跨科处置行急诊手术。患者于 2024 年 5 月 31 日全麻下行“乙状结肠切除术 + 乙状结肠造口术 + 肠粘连松解术 + 小肠切开减压术”。术后病理检查提示为中分化结肠腺癌，免疫组化结果为 Ki67（40%+）、P53（–，突变型）、EGFR（弱 +）、EBER（原位杂交）（–）、HER2（0）、MSH2（25D12，+）、MSH6（+）、MLH1（+）、PMS2（+）、CDX2（+）、BRAF V600E（–）、D2-40（–）、CD31（–）、E-cadherin（+）、P40（–）。基因检测结果为 PD-L1（TPS＜1%，CPS=2）、*KRAS* 突变、pMMR、TMB-L。结合脑部肿瘤病理组织免疫组化分析综合考虑为结肠癌脑转移。2024 年 6 月 10 日肝脏 MRI 检查提示肝右前叶下段结节，结合病史考虑转移瘤可能性大。脑转移 MDT 讨论：①建议再次完善支气管镜肺部肿瘤及肝脏占位活检，明确病灶性质；②目前诊断结肠癌脑转移明确，完善活检后先予以该诊断的方案进行全身治疗，待肺部及肝脏病理活检明确后再调整后续治疗方案；③头部脑转移瘤术后瘤腔予以放射治疗。

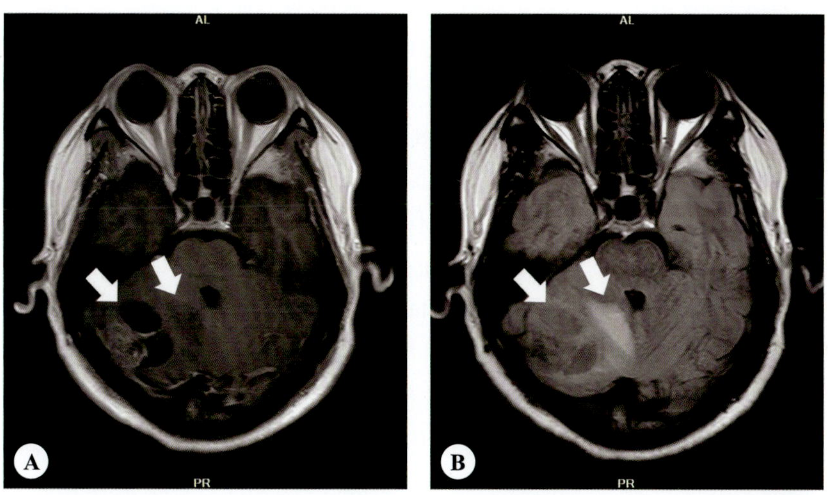

◀ 图 4-6　**颅脑 MRI 提示右侧小脑半球占位并小脑扁桃体下疝、幕上脑室扩张积水及间质性脑水肿**

A. T_1FLAIR 增强相；B. T_2 相

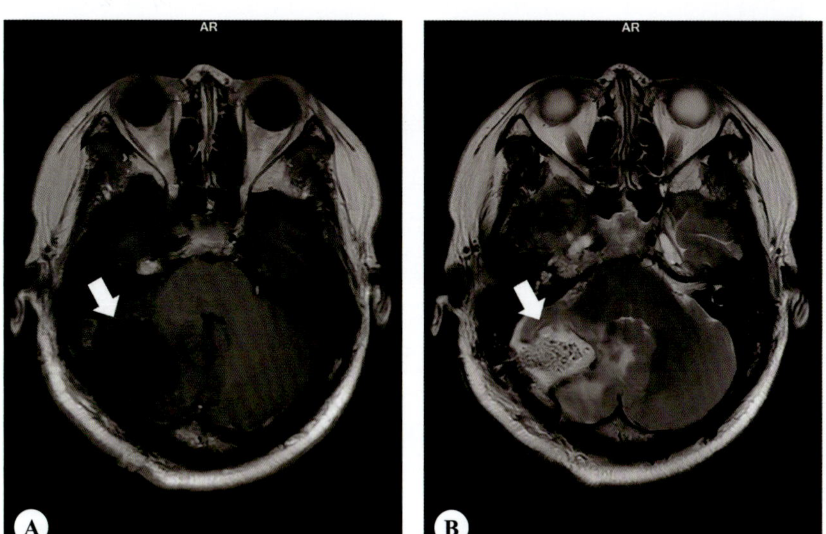

◀ 图 4-7　**颅脑 MRI 提示“右侧小脑半球占位切除术后”改变**

右枕骨部分骨质不连呈术后改变，原右侧小脑半球占位已切除，术区可见大片状长 T_1 长 – 短 T_2 混杂信号灶，周围可见积气积液，邻近小脑半球、小脑蚓部受压移位。双侧幕上深部脑白质内多发斑点状等 T_1 稍长 T_2 信号同前，双侧侧脑室旁可见线样、帽状稍长 T_1 稍长 T_2 信号灶，FLAIR 呈高信号同前。小脑扁桃体下移同前。A. T_1 增强相；B. T_2FSE 相患者及家属拒绝再次完善穿刺活检术，于2024年6月25日、2024年7月17日开始予“奥沙利铂200mg D1+卡培他滨1.5g每天2次D1～14口服”方案化疗。两周期化疗后患者于2024年7月16日再次入院，复查胸腹盆CT显示生肝脏及肺部病灶较前缩小。患者于2024年8月7日和2024年9月24继续予“奥沙利铂200mg D1”+“卡培他滨1.5g每天2次D1～14口服”方案化疗，后返回当地医院继续治疗。

二、讨论

（一）鉴别脑转移瘤的原发灶来源

从临床医学角度可通过以下方法去鉴别脑转移来源于肺腺癌或是结肠腺癌。

1. 流行病学角度

研究表明最常发生脑转移的原发癌分别为肺癌（50%）、乳腺癌（15%）、肾细胞癌（10%）、黑色素瘤（9%）及结直肠癌或胃肠癌（6%）[1]。肺癌是最常发生脑转移的癌种。仅从流行病学角度观察，由肺癌转移至脑的概率更大，但不能作为临床证据，需进一步检查。结合本章所述病例分析，是否由肺部病灶转移仍需要病理学证据明确。

2. 组织学检查

对脑转移病灶进行组织学检查，如活检或手术切除标本的病理学检查，可以确定转移病灶的组织类型。关于本章所述病例，可通过观察脑转移病灶的组织形态和细胞学特征等，将其与肺部病灶和横结肠病灶进行比对，以初步判断其来源于肺腺癌还是横结肠癌，但两种原发肿瘤均为腺癌，故无法仅通过组织形态学判断脑转移的来源。

3. 分子生物学检查

通过分子生物学检查，如免疫组化染色、基因突变检测等，可以检测脑转移病灶中的分子特征，进一步确定其来源。例如，通过检测转移病灶中的基因突变或蛋白表达，可以判断其是否与肺腺癌或肠腺癌相关。结合本章所述病例4–2，根据免疫组化结果分析，脑转移灶的分子特征与结直肠癌原发灶的一致性更高，从而推测结直肠癌来源的可能性更大。

需要注意的是，有时不同原发癌的转移病灶在形态和分子特征上可能存在相似性，因此综合多种检查结果进行判断是更可靠的方式。综合以上方法的分析结果，可以较为准确地判别脑转移瘤的来源。

（二）原发肺癌与配对脑转移瘤基因检测结果的差异

2015年，为探究脑转移是否存在未在原发肿瘤中观察到的基因改变，Brastianos等研究者对86例匹配的脑转移灶、原发肿瘤和正常组织进行了全外显子组测序[2]。发现了部分脑转移中包含临床可用药的突变，而在配对的原发肿瘤样本中未检测到，揭示了脑转移分支进化的规律。2019年Kudo等研究者纳入了39个原发非小细胞肺癌及其配对的脑转移瘤，对其进行热点突变的靶向DNA测序，发现原发性肺癌和脑转移分别包含76个和82个突变，检测到的突变在28例患者（71%）中共享，6例患者（15%）有部分共享突变。与配对的原发性肺癌相比，脑转移瘤中每个共享突变的等位基因突变频率（variant allele frequency，VAF）增加[3]。此外，一项纳入144例脑转移患者的回顾性研究对样本进行了基因组测序，包括85例肺、21例乳腺、14例黑色素瘤、4例肾、4例结肠、3例前列腺、4例其他、9例未知癌，研究发现脑转移相对于原发癌，多个基因的突变频率具有显著差异[4]。综上所述，尽管配对样本中较多突变是一致的，但有部分患者的突变状态具有差异。在病例4–1中，在肺腺癌原发灶中检测到ALK融合突变，而未在脑转移灶中发现该突变，首先需要考虑脑转移病灶非肺部来源可能性，但免疫组织化学检测更倾向来源于肺而非结肠，则应考虑转移病灶与原发病灶的基因变异的异质性。同时，补充ALK分子的免疫组化检测发现EML4-ALK（ventana，+），则不排除肺部基因检测ALK重排假阴性的可能。

经典观点认为远处转移仅在肿瘤进展到晚期时才发生。而最近的研究表明这种转移可能在肿瘤早期即已开始发生。为系统地研究此过程，提出了两个通用的肿瘤进化模型，即“线性进化模式”和“平行进化模式”[5]。脑转移可能遵循的为“平行进化模型”，在肿瘤进化的时间轴上从原发灶“逃离”的时间相对较早，从而导致脑转移与原发灶相比基因组相似性较低，最终让我们在临床上观测到部分肺癌脑转移患者的原发灶与转移灶的基因检测结果会出现差异。此外，临床上也有因不同基因检测方法而导致结果不一致的情况。

驱动突变差异的存在可以解释一些临床现象[6]。有些患者使用靶向药时，会出现原发肿瘤和转移癌的疗效不一致的情况。例如，予以靶向治疗后，原发肺癌灶显著缩小，但相应的脑转移瘤则效果不明显甚至进展，血脑屏障、血肿瘤屏障和跨膜外排泵等因素影响药物功效或肺癌原发灶与脑转移灶驱动突变不一致可能是导致不同病灶间疗效不一致的原因。同时，也有患者原发灶检测驱动突变为阴性，患者仍自愿接受靶向治疗后，意外发现转移灶有缩小，这可能归因于转移灶有相应的基因突变。另外基因检测的假阴性也可能影响药物反应。在病例 4–1 中，原发灶和脑转移灶间基因检测 ALK 重排结果不一致，但免疫组化检测则发现原发灶和脑转移灶均为 ALK 阳性，予以治疗后，颅内外病情同步变化，可能属于驱动基因一致的情况，考虑基因检测可能出现假阴性。

三、结论与建议

综上所述，当患者疑诊断为恶性肿瘤，首先需要完善全身检查（胸部 CT+ 腹部 B 超或者胸腹盆腔 CT+ 骨扫描或者 PET/CT+ 颅脑磁共振）明确分期。当有多处肿瘤，且合并脑转移瘤的情况时，需要根据临床特征，结合免疫组化结果与分子病理，来明确脑转移灶的原发肿瘤部位，从而制定个体化治疗方案。当然，原发灶与脑转移灶的驱动基因突变也可能存在不一致的情况，即原发灶或转移灶中仅有一处病灶为驱动基因突变阳性，从而在临床上不能仅通过原发灶的基因检测来推测转移灶的驱动基因突变情况。针对基因检测结果不一致的肺癌脑转移患者需要制定个体化的治疗方案，临床医生需要同时关注多处病灶的治疗效果，适时调整治疗方案。

四、未来与展望

多个原发部位肿瘤患者出现脑转移瘤的首要治疗原则是明确脑转移原发灶来源，随着分子基因检测技术的进展，这一难题将被逐渐攻克。如出现驱动突变差异，也可以结合更多的分子信息及临床特征来做进一步判断，或者开展 MDT 讨论，明确后续诊疗。

（肖　钢　邓　俍）

参考文献

[1] Suh JH, Kotecha R, Chao ST, et al. Current approaches to the management of brain metastases[J]. *Nat Rev Clin Oncol*, 2020, 17(5):279–299.

[2] Brastianos PK, Carter SL, Santagata S, et al. Genomic Characterization of Brain Metastases Reveals Branched Evolution and Potential Therapeutic Targets[J]. *Cancer Discov*, 2015, 5(11): 1164–1177.

[3] Kudo Y, Haymaker C, Zhang J, et al. Suppressed immune microenvironment and repertoire in brain metastases from patients with resected non–small–cell lung cancer[J]. *Ann Oncol*, 2019, 30(9):1521–1530.

[4] Dono A, Takayasu T, Yan Y, et al. Differences in Genomic Alterations Between Brain Metastases and Primary Tumors[J]. *Neurosurgery*, 2021,88(3):592–602.

[5] Jiang T, Fang Z, Tang S, et al. Mutational Landscape and Evolutionary Pattern of Liver and Brain Metastasis in Lung Adenocarcinoma[J]. *J Thorac Oncol*, 2021,16(2):237–249.

[6] Burel–Vandenbos F, Ambrosetti D, Coutts M, et al. EGFR mutation status in brain metastases of non–small cell lung carcinoma[J]. *J Neurooncol*, 2013,111(1):1–10.

第5章 颅内原发肿瘤与脑转移瘤鉴别诊疗

一、病例介绍

（一）病例 5-1

65岁女性，2021年3月因“阵发性头痛6个月，加重1个月”就诊于当地医院，完善胸部平扫增强CT提示右肺下叶基底段肿块，考虑周围型肺癌可能性大。头部平扫MRI提示右侧额颞部占位，考虑转移可能，建议完善增强MRI。后就诊于我院神经外科，2021年4月行颅脑磁共振平扫增强+T_2FLAIR提示右侧额颞部肿块（大小约42mm×33mm×56mm）及右侧额部结节（15mm×14mm×10mm），右侧额颞骨骨质破坏，结合病史考虑转移性肿瘤可能性大，脑膜瘤待切除（图5-1）。CT胸腹盆腔平扫增强示双肺多发磨玻璃结节及实性肿块，多灶性肺癌可能性大，右肺下叶后基底段，大小约48mm×37mm。右肺上叶前段磨玻璃样改变？（Se/Im：2/97），大小约6mm×5mm（图5-2）。入院诊断考虑：①头痛可能由脑转移瘤或脑膜瘤引起；②肺占位性病变。

患者参加脑转移MDT讨论后建议：①结合患者症状、病史及影像学检查，考虑肺部多原发性肿瘤可能性大，建议完善病理活检明确诊断；②头部额颞部占位病灶无明显脑膜尾征，但合并颅骨骨质破坏，额部病灶体积小，强化明显，考虑转移瘤可能性大，可完善PET/CT或功能影像学予以判断，额颞部颅内病灶引起颅内症状，可考虑手术切除缓解症状并明确诊断；③积极对症支持治疗，根据病理诊断制订后续治疗方案。

因患者剧烈头痛，同患者及家属沟通后，同意行颅内病灶手术切除术。完善相关检查后于2021年4月27日至我院神经外科行颅内肿物切除术，术中切除额上回后部及额颞部肿物，头部术后病理：（右额颞部）脑膜瘤；（右额窦旁占位）脑膜瘤（图5-3）。术后复查颅脑磁共振未见肿瘤残留（图5-4）。

患者术后恢复良好，于2021年8月再次入我院，行PET/CT示：双肺多发团块、结节灶，部分为磨玻璃结节，糖代谢增高：多中心肺癌可能性大（磨玻璃结节为腺癌可能；图5-5）。骶骨左侧骨质密度略减低，糖代谢异常增高：骨转移可能性大。双肺多发微小结节、糖代谢不高：小肺癌转移灶待排，建议肺部CT追踪复查，行CT引导下右下肺后基底段肺肿块穿刺活检。术后病理示肺鳞癌（图5-6），出院诊断：①原发性支气管肺癌（右肺下叶鳞癌T2N0M1 Ⅳ期骨转移癌）；②脑膜瘤（术后右额颞部及右额部WHO Ⅰ级）

（二）病例 5-2

33岁女性，2021年10月无明显诱因出现上腹部隐痛，外院影像学检查发现胰腺占位、右肾实质性占位、小脑囊实性占位，考虑VHL综合征（von Hippel Lindau syndrome）。于外院行肾脏占位穿刺活检，病理示：肾透明细胞癌，行肾占位射频消融及“索拉非尼”靶向治疗联合“卡瑞利珠单抗”免疫治疗3个月。因患者拒绝头部占位手术切除，于湖南航天医院行头部放疗52.5Gy/3.5×15F。患者自觉放疗后症状

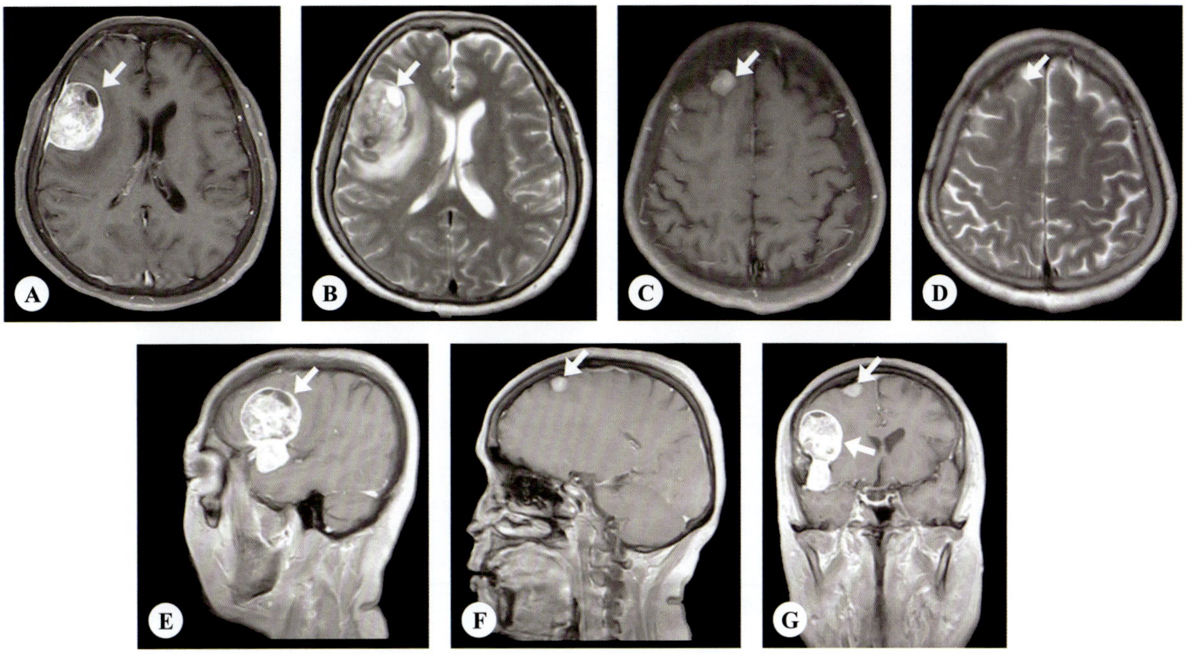

▲ 图 5-1　颅脑磁共振平扫增强 +T_2FLAIR（术前）

右侧额颞部见一不规则肿块灶，大小约 42mm × 33mm × 56mm，呈短 - 等 - 长 T_1 短 - 等 - 长 T_2 混杂信号，T_2FLAIR 呈高低混杂信号，增强后见明显不均匀强化，邻近脑膜见强化，肿块周围可见斑片状长 T_1 长 T_2 信号灶，对应脑实质受压、移位，右侧侧脑室受压变窄并移位，中线结构局限性向左侧移位，右侧额颞骨骨质破坏。另右侧额部见一结节状等 T_1 等 T_2 灶，增强明显均匀强化，大小约 15mm × 14mm × 10mm，邻近脑膜见强化；双侧幕上深部脑白质内见少许斑点状长 T_1 长 T_2 信号灶，FLAIR 呈高信号；双侧侧脑室前角、后角见帽状和侧脑室体旁见线样长 T_1 长 T_2 信号灶，FLAIR 呈高信号；结论为右侧额颞部肿块及右侧额部结节，右侧额颞骨骨质破坏；结合病史考虑转移瘤可能性大，脑膜瘤待切除。A. T_1 FLAIR+C 额颞部病灶；B. T_2 额颞部病灶；C. T_1 FLAIR 额部病灶；D. T_2 额部病灶；E. T_1 FLAIR+C 额颞部病灶（矢状面）；F. 额部病灶（矢状面）；G. 额颞部病灶及额部病灶（冠状面）

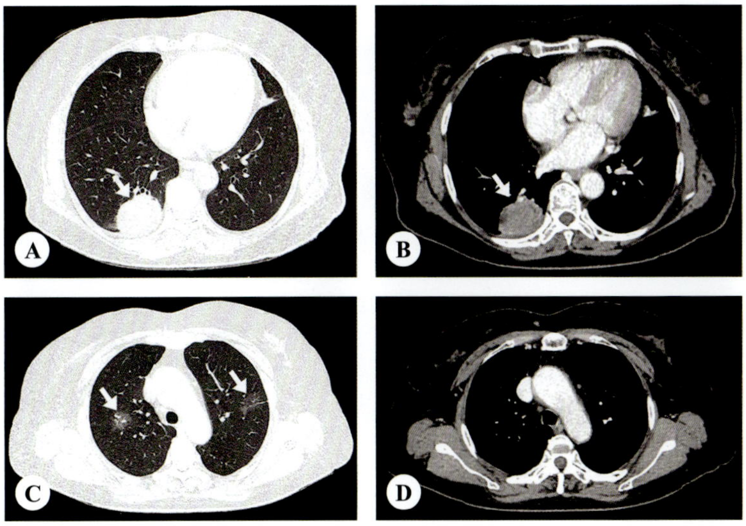

◀ 图 5-2　胸部增强 CT 提示双肺可见多发团块状、结节状高密度灶及多发斑片状磨玻璃密度影，较大者位于右肺下叶后基底段（Se/Im：2/169），大小约 48mm×37mm，余双肺可见多发直径≤6mm 的微小结节，较大者位于右肺上叶前段（Se/Im：2/97），大小约 6mm×5mm；结论为双肺多发磨玻璃结节及实性肿块，多灶性肺癌可能性大；纵隔内多发小淋巴结，意义待定，建议追踪复查

A. 右肺下叶后基底段肿块（肺窗）；B. 右肺下叶后基底段肿块（纵隔窗）；C. 双肺磨玻璃结节（肺窗）；D. 双肺磨玻璃结节（纵隔窗）

无明显缓解，且头晕加重。于 2022 年 3 月 26 日入住我院神经外科。诊断考虑：①颅内占位性病变（小脑）；② VHL 综合征；③肾肿瘤（肾透明细胞癌）。2022 年 3 月 10 日外院病理标本本院会诊示：（右肾肿块穿刺）穿刺少量肾肿瘤细胞，结合免疫组化结果，考虑为肾透明细胞癌，ISUP 分级：G2 级（图 5-7）。2022 年 3 月 27 日完善术前颅脑磁共振示：右侧小脑半球异

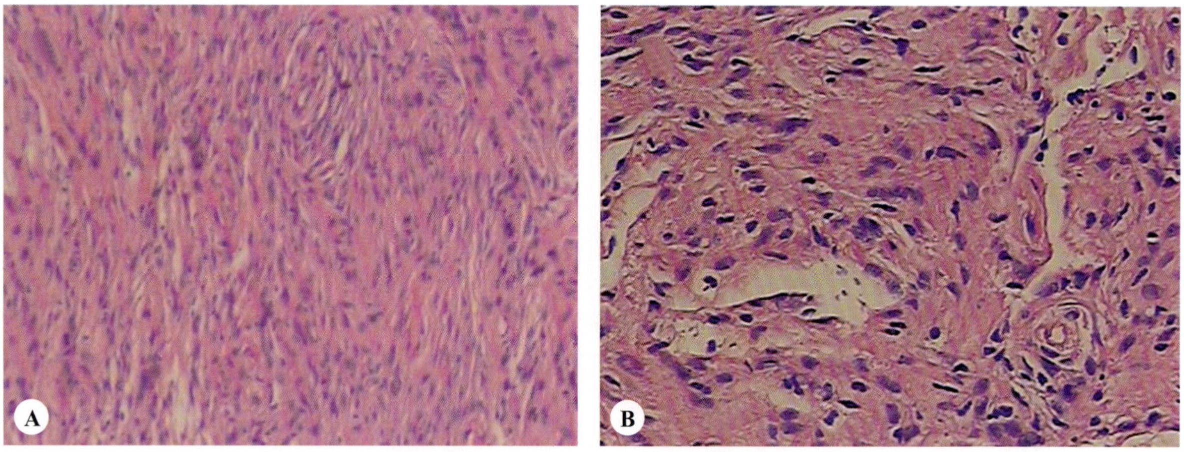

▲ 图 5-3 术后病理提示（右额颞部）脑膜瘤；（右额窦部）脑膜瘤

A. 切除组织 HE 染色；B. 局部病理切片

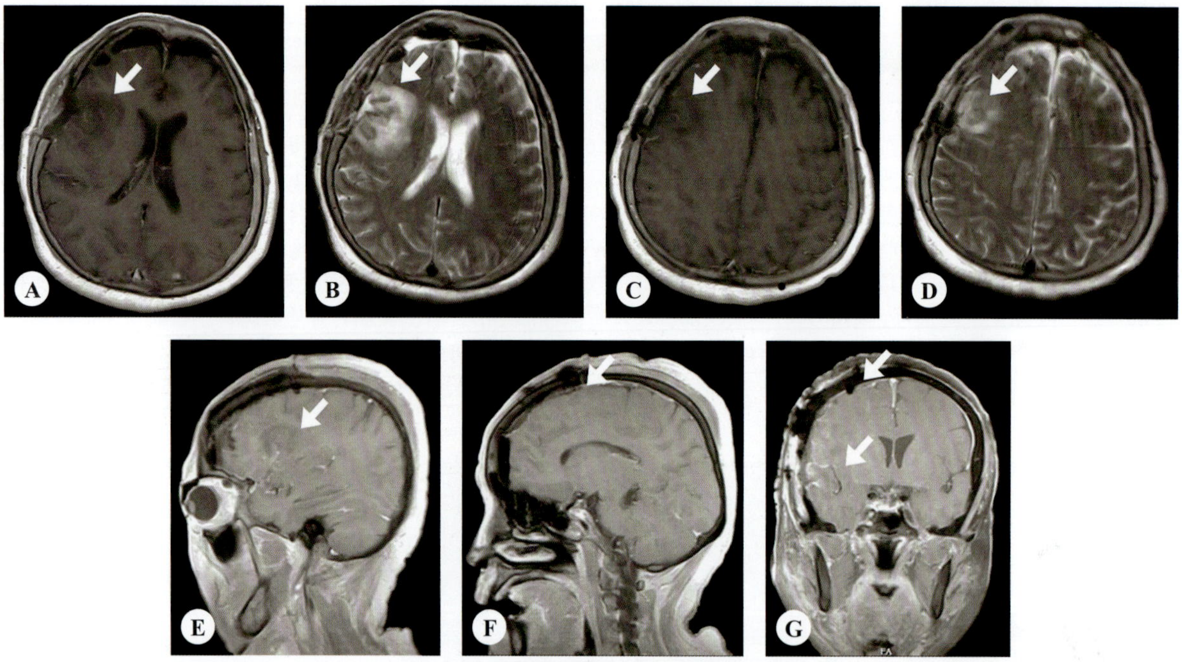

▲ 图 5-4 颅脑磁共振平扫增强（术后）提示“颅内多发占位性病变术后”复查，与之前检查对比，现片提示右侧额、顶、颞部分骨质信号缺失呈术后改变，相应颅板下可见积液、积气及积血信号，原病变呈切除术后改变；术区可见片状长 T_1 长 T_2 信号灶，增强后术区边缘环形强化，邻近脑膜见线样强化，中线结构居中；“颅内多发占位性病变术后”改变

A. T_1 FLAIR+C 额颞部病灶；B. T_2 额颞部病灶；C. T_1 FLAIR 额部病灶；D. T_2 额部病灶；E. T_1 FLAIR+C 额颞部病灶（矢状面）；F. 额部病灶（矢状面）；G. 额颞部病灶及额部病灶（冠状面）

常信号灶（39mm × 31mm），性质待定：血管母细胞瘤可能性大（图 5-8）。

2022 年 3 月 29 日行显微镜下颅底病损切除术，术后病理提示（右小脑）血管母细胞瘤（图 5-9）。术后磁共振提示：“小脑占位性病变术后”改变（图 5-10）。

术后诊断：①颅内占位性病变（小脑血管母细胞瘤）；② VHL 综合征；③肾肿瘤（肾透明细胞癌）。术后 3 个月复查磁共振提示“右侧小脑血管母细胞瘤术后”改变，术区边缘线状强化及右上方结节强化，较前稍缩小；左侧小脑半球点状强化基本同前，建议追踪复查（图 5-11）。

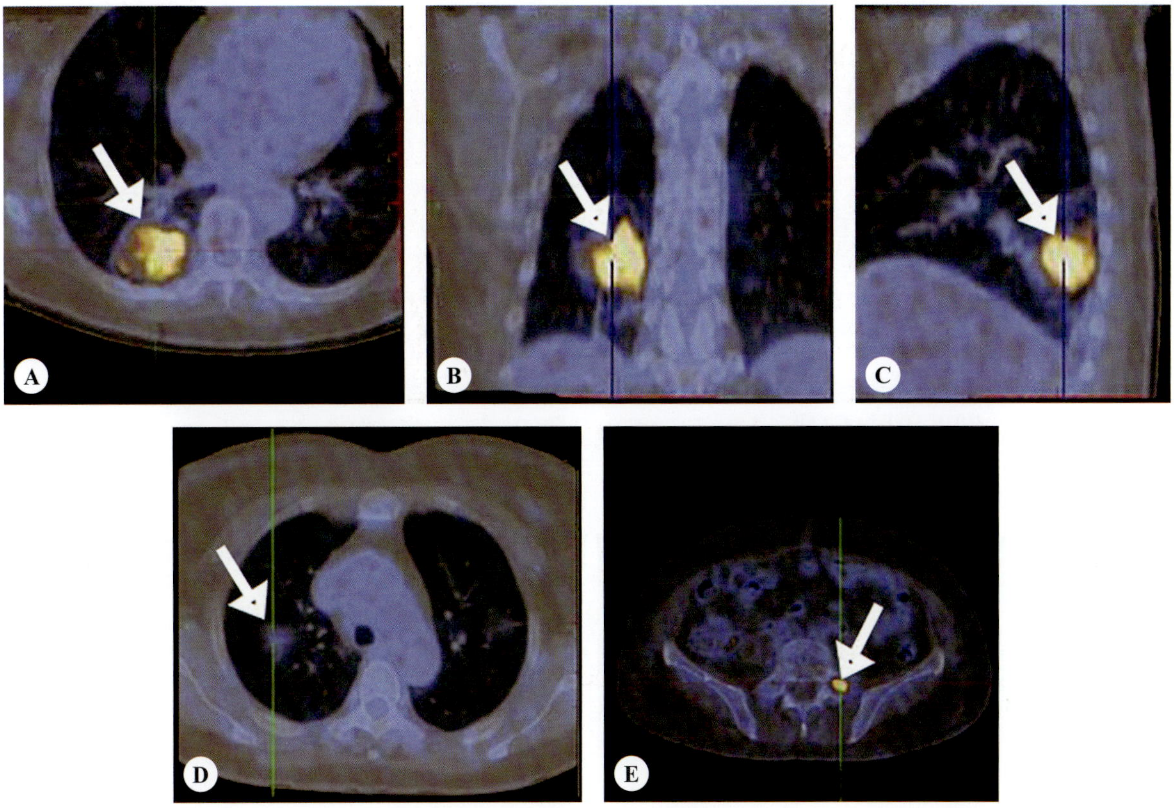

▲ 图 5-5　PET/CT 检查

①双肺多发团块、结节灶，部分为磨玻璃结节，糖代谢增高：多中心肺癌可能性大（磨玻璃结节为腺癌可能）。骶骨左侧骨质密度略减低，糖代谢异常增高：骨转移可能性大。双肺多发微小结节、糖代谢不高：小肺转移灶待排，建议肺 CT 追踪复查。②右额叶结节样糖代谢增高灶：脑转移待排，建议完善脑 MRI 增强检查。"右侧额颞部脑膜瘤术后"改变。甲状腺右侧叶低密度结节、糖代谢不高：腺瘤？建议甲状腺 B 超结节分类。③左侧乳腺外侧小结节样高密度影，糖代谢无异常增高：纤维瘤？建议乳腺 B 超复查。④子宫多发肌瘤。⑤冠脉硬化，脊柱退行性改变。A. 右下肺基底段肿块（水平面）；B. 右下肺基底段肿块（冠状面）；C. 右下肺基底段肿块（矢状面）；D. 右肺磨玻璃结节；E. 骶骨左侧可疑骨转移病灶

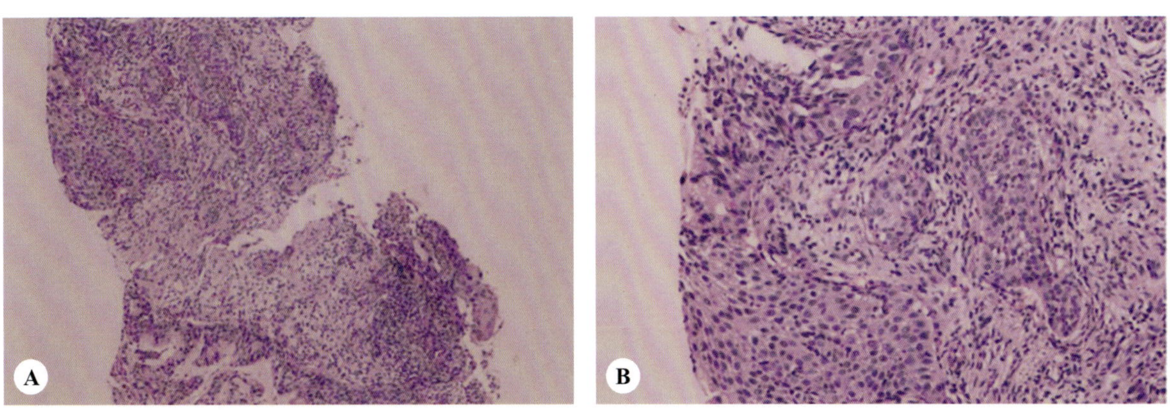

▲ 图 5-6　右下肺肿块穿刺活检病理提示（右肺穿刺组织）送检少量鳞癌变上皮，建议做 ALK 等免疫组化及 EGFR 等基因检测（免疫组化未做）

A. 右下肺肿块穿刺活检 HE 染色；B. 局部病理切片

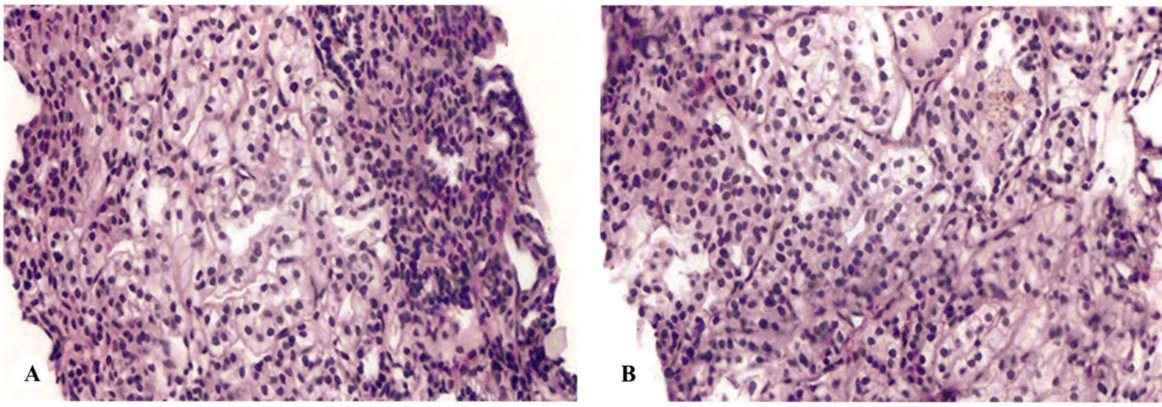

▲ 图 5-7　外院肾脏穿刺病理标本本院会诊结果（右肾肿块穿刺）穿刺少量肾肿瘤细胞，结合免疫组化结果，考虑为肾透明细胞癌，**ISUP** 分级为 **G2** 级

A. 肾脏穿刺组织 HE 染色；B. 局部病理切片

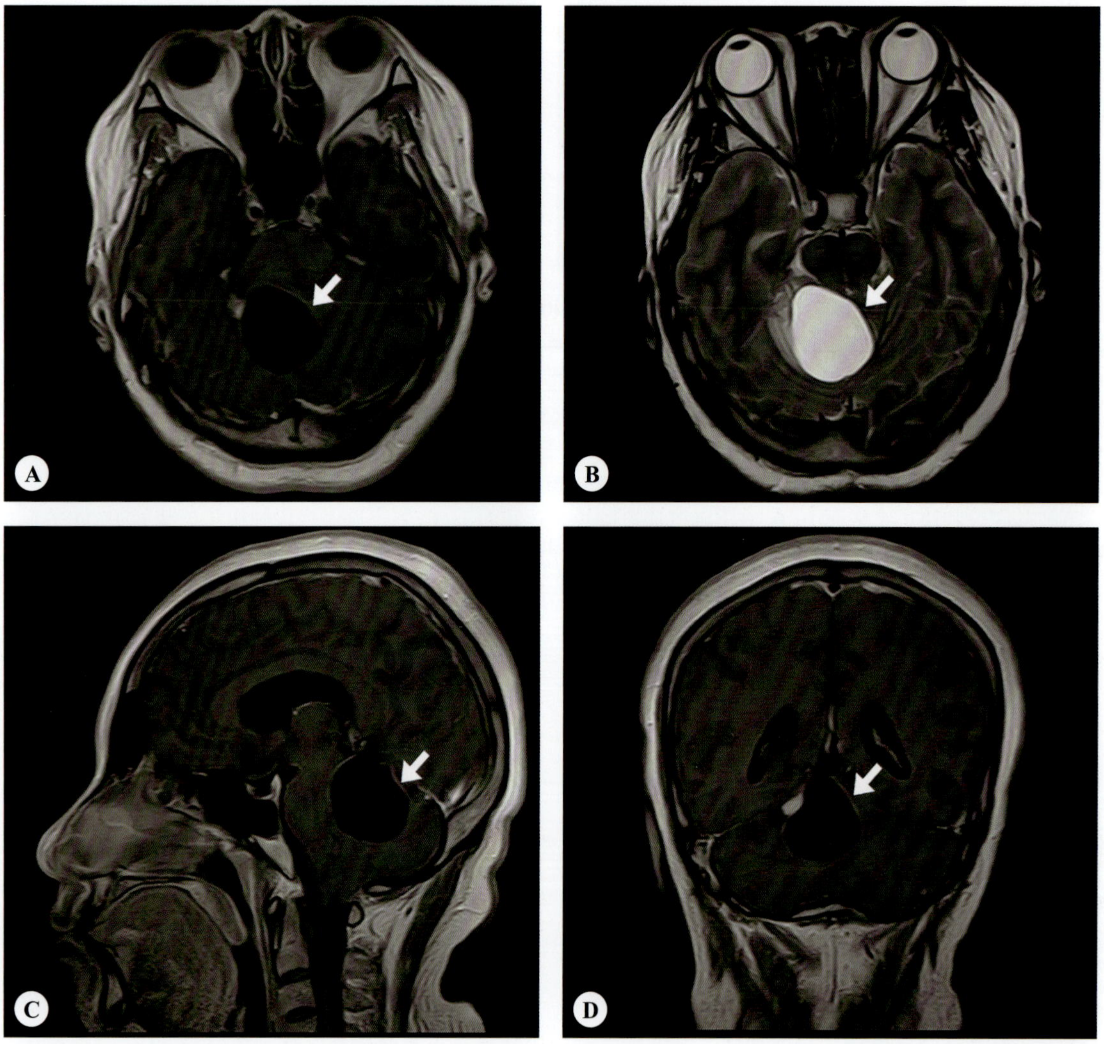

▲ 图 5-8　颅脑磁共振提示右侧小脑半球异常信号灶大小约 **39mm×31mm**，性质待定；血管母细胞瘤可能性大

A. T_1+C 水平面；B. T_2 水平面；C. T_1+C 矢状面；D. T_1+C 冠状面

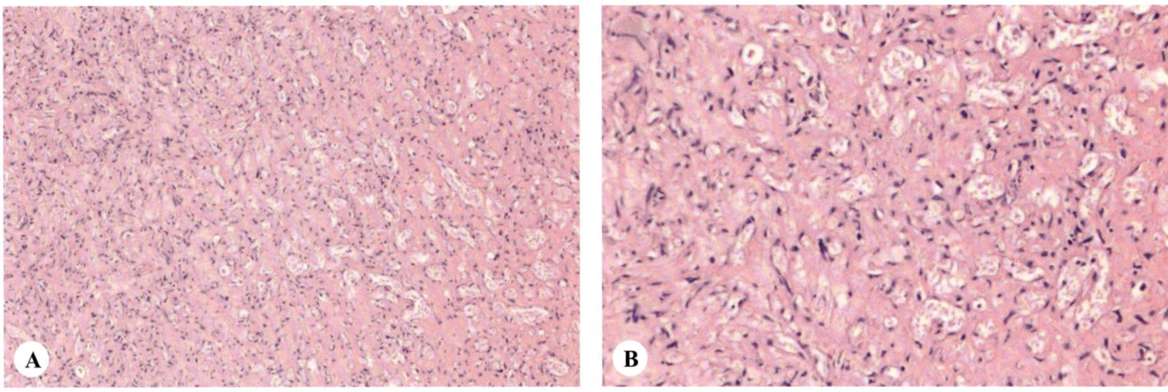

▲ 图 5-9 显微镜下颅底病损切除术后病理提示（右小脑）血管母细胞瘤免疫组化结果为 **CD34**（+）、**CK-Pan**（-）、**inhibin**（-）、**NSE**（-）、**S-100**（-）、**Ki67**（约 **3%+**）

A. 切除组织 HE 染色；B. 局部病理切片

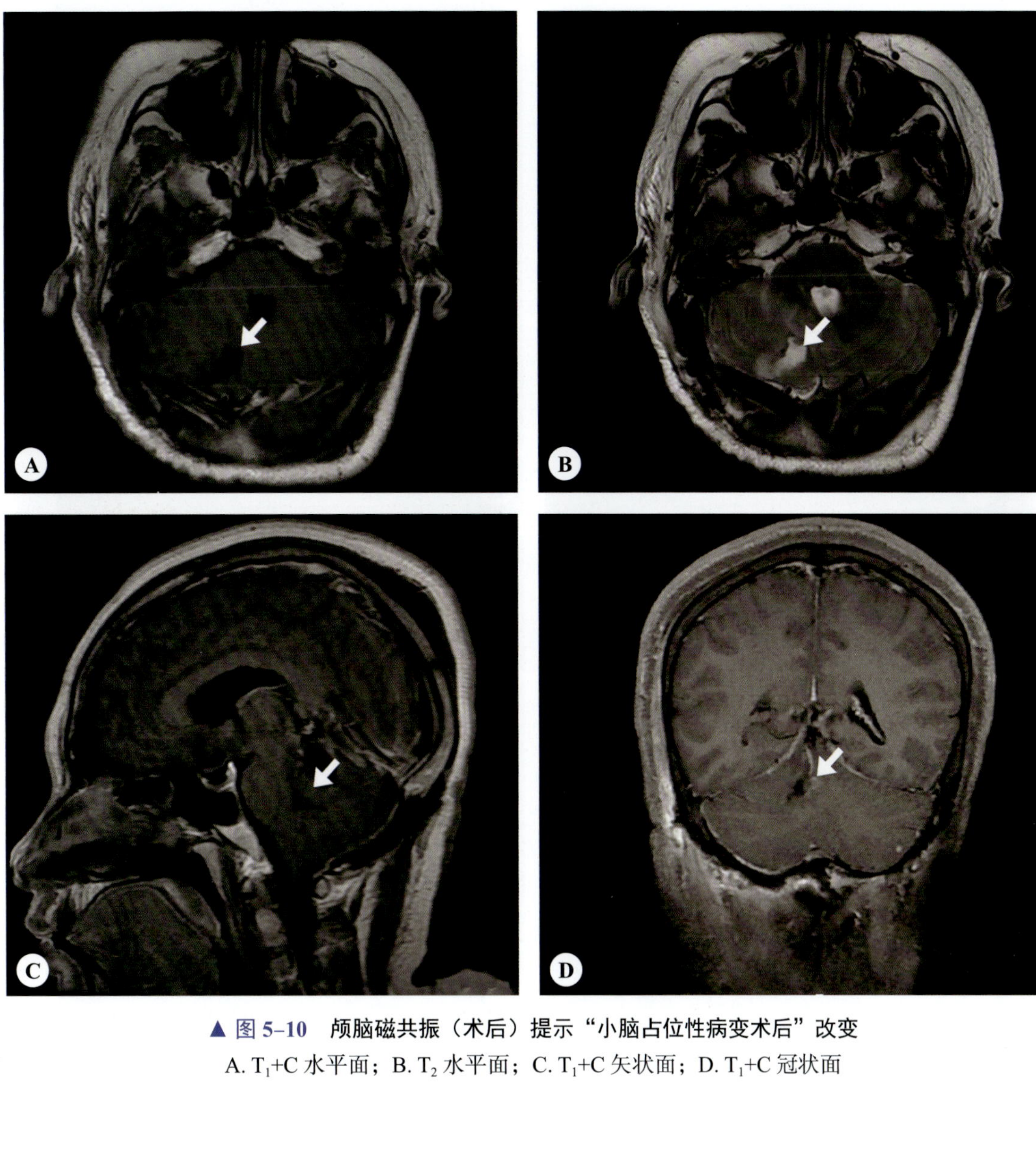

▲ 图 5-10 颅脑磁共振（术后）提示“小脑占位性病变术后”改变

A. T_1+C 水平面；B. T_2 水平面；C. T_1+C 矢状面；D. T_1+C 冠状面

2022年8月CT肾输尿管膀胱平扫增强三维成像提示右肾实质内见类圆形稍高密度灶，直径约20mm，平扫CT值约46HU，增强后无明显强化。左肾实质内见一长径约8mm无强化低密度灶。胰腺实质内见弥漫性类圆形液性密度灶，增强无强化，大者长径约22mm。检查提示胰腺多发囊性灶，双肾囊肿（右肾高密度囊肿），结合患者“小脑血管母细胞瘤”病史，VHL综合征可能，请结合临床（图5-12）。

2022年8月予以全麻下肾肿块切除术，术后病理提示右肾囊肿，囊内为血凝块及坏死组织，未见肿瘤证据（图5-13）。

出院诊断：①右肾囊肿（并囊内出血）；② VHL综合征（小脑血管母细胞瘤，胰腺囊肿，右肾囊肿）；③手术后状态（小脑血管母细胞瘤术后）。

二、概述

多原发肿瘤较为少见，占所有癌症患者的2.4%～8%[1]，所以在临床上仅借助影像学资料易将多原发肿瘤与转移性单原发肿瘤混淆，但由于癌种、肿瘤分期等不同，两者的治疗方案

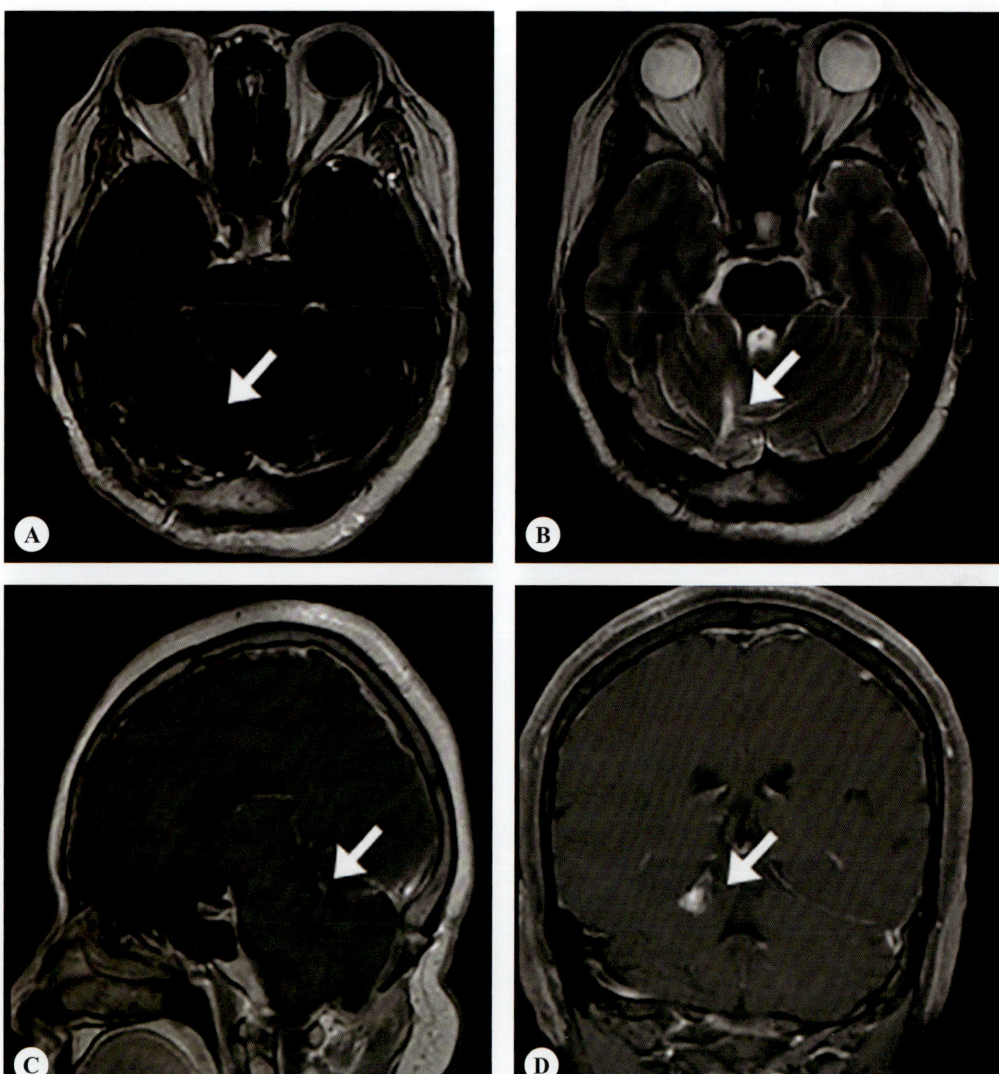

▲图5-11 “右侧小脑血管母细胞瘤术后”改变，术区边缘线状强化及右上方结节强化，较前稍缩小；左侧小脑半球点状强化基本同前，建议追踪复查

A. T_1+C 水平面；B. T_2 水平面；C. T_1+C 矢状面；D. T_1+C 冠状面

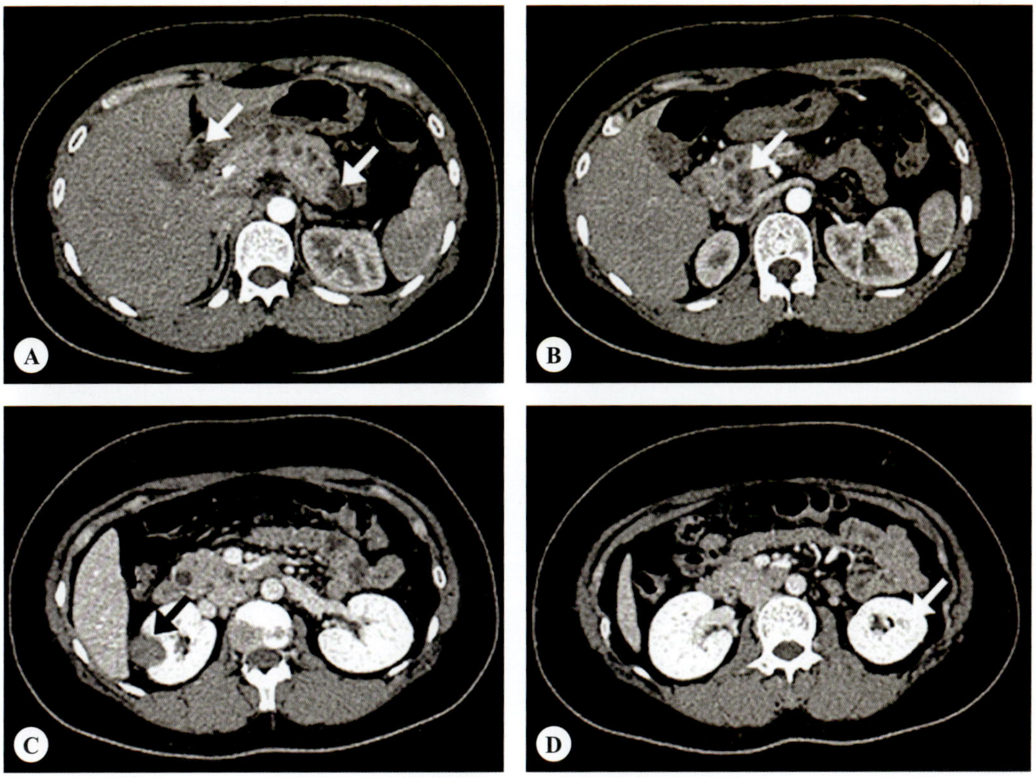

▲ 图 5-12　**CT 肾输尿管膀胱平扫增强三维成像**

右肾实质内见类圆形稍高密度灶，直径约 20mm，平扫 CT 值约 46HU，增强后无明显强化；左肾实质内见一长径约 8mm 无强化低密度灶；胰腺实质内见弥漫性类圆形液性密度灶，增强无强化，大者长径约 22mm；检查提示：胰腺多发囊性灶，双肾囊肿（右肾高密度囊肿），结合患者“小脑血管母细胞瘤”病史，VHL 综合征可能，请结合临床

A. 胰腺占位；B. 胰腺占位；C. 右肾高密度囊肿；D. 左肾低密度灶

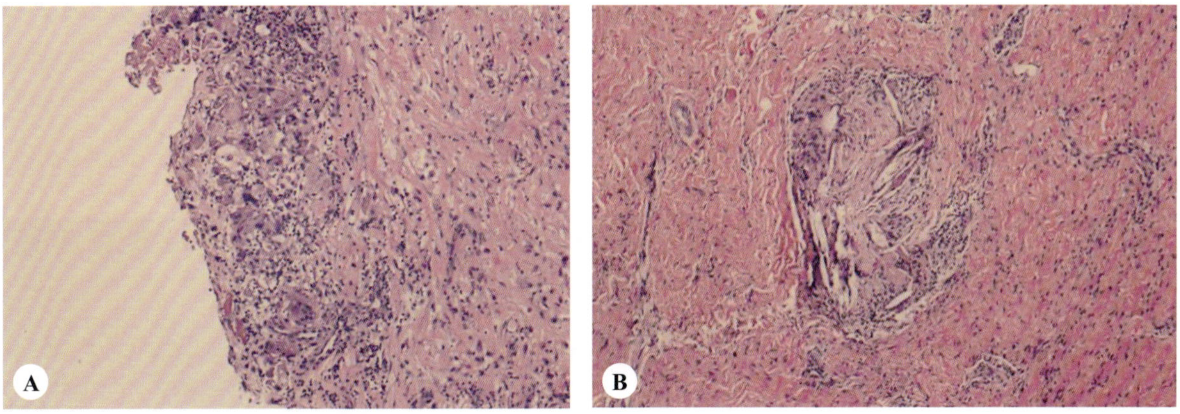

▲ 图 5-13　**全麻下肾恶性肿瘤切除术后病理提示（右肾囊）少许纤维囊壁组织，未见被覆上皮，囊内为血凝块及坏死组织，未见肿瘤证据；（囊肿基底部）炎性病变，多灶肉芽肿形成，未见肿瘤证据**

A. 切除组织 HE 染色；B. 局部病理切片

可能存在巨大差别，因此误诊可能严重延误患者的治疗。Vogt 等 [1] 提出了需要怀疑多原发肿瘤的 10 种情况：①原发肿瘤的不典型部位转移；②肿瘤标志物升高与原发肿瘤不相符；③确诊原发肿瘤多年后出现新的转移；④原发肿瘤的寡转移；⑤先后出现的不典型转移；⑥致

癌物导致的肿瘤复发；⑦既往化疗后怀疑血液系统恶性肿瘤；⑧先前接受过放射治疗的患者怀疑继发性恶性肿瘤（尤其是如果在先前的放射野中复发）；⑨随访中影像学发现可疑病灶；⑩ PET/CT 显示病灶的标准摄取值（standard uptake value，SUV）不同。可见，当恶性肿瘤患者出现脑部病灶时，不能简单地认为颅内病灶为转移病灶，而需要与颅内原发肿瘤相鉴别。此外，对于有颅外多原发肿瘤的患者而言，也应特别注意明确其脑转移来源，以指导下一步治疗。

三、循证医学基础

（一）脑转移瘤与颅内原发肿瘤的鉴别诊断

脑转移瘤需与脑膜瘤相鉴别。一般而言，脑转移瘤常位于灰白质交界区，MRI 上以单发或多发的“小病灶、大水肿”的圆形或类圆形病灶为特点，而脑膜瘤常位于脑外，在 MRI 上可具有“宽基底、邻近蛛网膜下隙增宽、邻近皮质受压”等颅外肿瘤征象，并可出现“脑膜尾征”，如图 5-14 所示；但 MRI 上脑膜瘤有时表现不典型，不易与脑膜转移癌区分，特别是在原发肿瘤较少出现脑转移的情况下，影像学检查易将颅内病灶误诊为脑膜瘤[2]。脑膜瘤可与颅外肿瘤同时出现，也可在原发肿瘤切除后出现，这为脑膜瘤和脑转移瘤的鉴别诊断提出了挑战[2-7]。通常，脑膜转移瘤患者多有明确的原发肿瘤病史，常合并脑内转移或其他部位转移，脑膜转移邻近骨板多有破坏。在一项病例报道中，患者同时存在乳腺癌脑转移和脑膜瘤，两者在 MRI 中均表现为明显的硬脑膜附着和对比度增强，怀疑为脑膜瘤，但在 ^{68}Ga-DOTATOC PET/CT 中乳腺癌脑转移病灶的 SUV 明显低于脑膜瘤病灶，两者性质在术后病理中得到证实[8]，该病例提示，对于怀疑颅内存在不同性质病灶的患者，PET/CT 均有助于协助诊断。此外，脑膜瘤还可以为包括转移性乳腺癌、转移性肾细胞癌在内的多种癌细胞提供生长环境，形成具有不同肿瘤细胞成分的碰撞瘤，进而给诊断和后续治疗造成挑战[9-11]。

胶质瘤是最常见的颅内恶性肿瘤。一般而言，不同级别的胶质瘤有不同的影像学表现：低级别胶质瘤（Ⅰ～Ⅱ级）通常在磁共振上呈 T_1 低信号，T_2 高信号，没有明显占位效应或只有轻度占位效应，一般也无明显强化；而高级别胶质瘤（Ⅲ～Ⅳ级）在 CT 上通常表现为混杂密度，在磁共振上呈高低混杂信号，不均匀强化，有明显占位效应，部分高级别胶质瘤在磁共振上可见“花环状”强化，中间的坏死区没有明显强化，而周围有大片的水肿（图 5-15）。但是，脑转移患者多有原发肿瘤病史，病灶在 CT 上通常表现为圆形、类圆形或不规则的高密度影，在 MRI 上表现为长 T_1、长

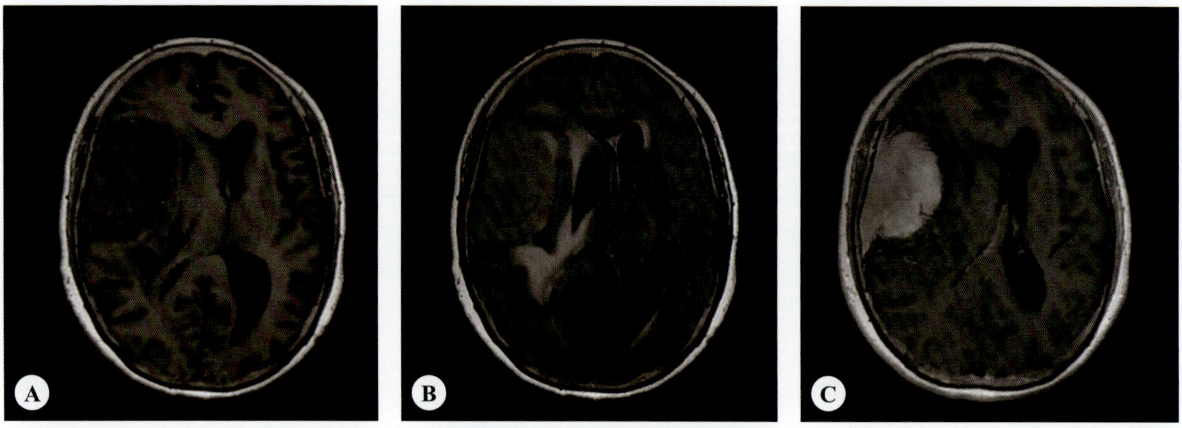

▲ **图 5-14　脑膜瘤 MRI 图像**

A. T_1 WI FLAIR；B. T_2 WI FLAIR；C. T_1 WI 增强像

T_2 信号，与灰质信号相近（来源于胃肠道的转移瘤在 T_2 相通常表现为低信号），部分脑转移也可导致瘤周水肿，出现“小瘤体大水肿”的典型表现（图 5-16）。可见，高级别的胶质母细胞瘤在影像学上常与脑转移瘤有相似的特征，如中心坏死区、不规则强化、瘤周水肿等，但其治疗方法与脑转移瘤有较大差异，因此正确区分脑转移瘤和胶质母细胞瘤对正确制订治疗计划有重要意义。此外，影像学和人工智能有望应用于鉴别颅内肿瘤。一项纳入了 10 项研究的 Meta 分析显示利用 MRI 影像学的方法可以有效区分高级别胶质母细胞瘤和脑转移瘤，敏感性和特异性均达到了 84%[12]。其中 Artzi 等[13]利用 212 例胶质母细胞瘤患者和 227 例脑转移瘤患者的 MRI T_1W 图像，以 80% vs. 20% 的比例区分了训练集和测试集，其模型在实验组中区分脑转移与胶质母细胞瘤的 AUC 达到了 0.96。Qian 等[14]利用 242 例胶质母细胞瘤患者和 170 例脑转移患者的 MRI 图像，使用影像学和机器学习的方法构建模型，该模型在验证集中区分胶质母细胞瘤和脑转移瘤中的 AUC 达到了 0.90。湘雅脑转移瘤团队[15]曾利用 140 例胶质母细胞瘤的患者和 128 例脑转移的 MRI 图像，使用手工影像学和基于深度学习的影像学联用的方法，使利用 T_1 加权像、T_2 加权像和 T_1 增强像进行诊断的 AUC 分别达到了 0.87、0.80、0.97。以上结果表明影像学和人工智能在区分颅内病灶性质中的巨大潜力。

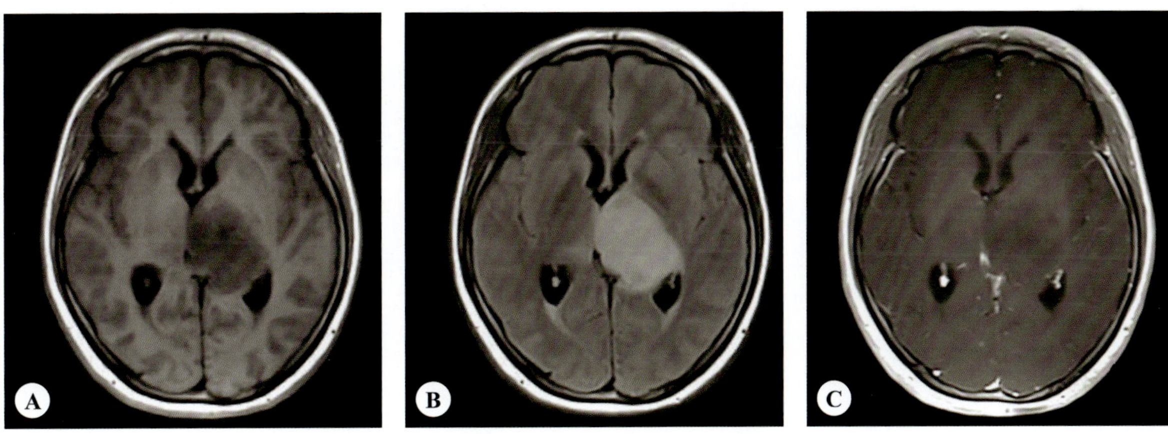

▲ 图 5-15 脑胶质瘤 MRI 图像

A. T_1 WI；B. T_2 WI；C. T_1 WI 增强像

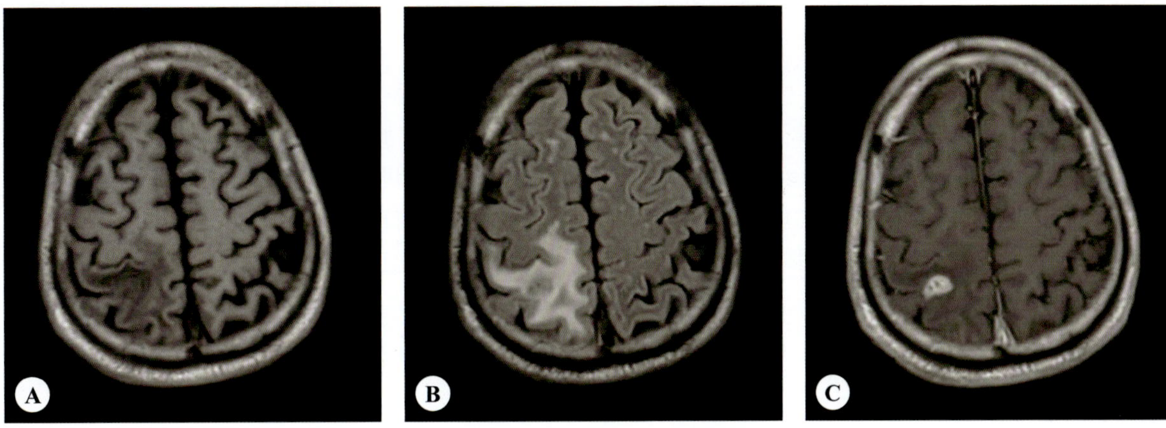

▲ 图 5-16 脑转移 MRI 图像

A. T_1 WI；B. T_2 WI；C. T_1 WI 增强像

（二）多原发恶性肿瘤的脑转移来源鉴别诊断

确定脑转移瘤的病理性质对于制订患者的治疗计划往往有重要意义，特别是伴随着靶向治疗的兴起，为了给脑转移病灶确定有效的靶向治疗药物，脑转移瘤的分子生物学诊断越开越受到重视。然而，多原发肿瘤伴脑转移患者的脑转移病灶性质往往难以确定。

首先，患者的恶性肿瘤病史对于判断脑转移的来源具有重要的价值。一些恶性肿瘤（如肺癌、黑色素瘤、结直肠癌）易发生脑转移，而一些其他类型的恶性肿瘤（如前列腺癌、头颈部鳞癌）很少发生脑转移[16]。因此，若多原发肿瘤患者伴有脑转移，应首先考虑为较易发生脑转移的恶性肿瘤发生了转移。

此外，脑转移灶的病理学检查是确定脑转移瘤病理性质的最有效方法。Bekaert 等[17]总结了脑转移瘤组织病理学诊断的三个步骤：①细胞形态学诊断；②组织化学或免疫组织化学检查；③分子生物学诊断（如荧光原位杂交、高通量测序、PCR 等）。其中，组织切片的形态学检查和组织化学或免疫组织化学检查有利于确定脑转移细胞的组织来源，而分子生物学诊断可以将脑转移瘤进一步分型，以确定有效的靶向治疗药物。除此之外，还可以使用肿瘤的 DNA 甲基化特征鉴别脑转移的来源[18]。这些方法可以用于可切除的脑转移瘤的术后病理诊断，但无法用于不存在手术指征的脑转移患者的颅内病灶的诊断。因此，对于无法获取病灶组织的多元发肿瘤伴脑转移的患者需要采取影像学等其他方法协助诊断。

利用影像学和人工智能有望实现多原发肿瘤脑转移来源的鉴别。Ortiz-Ramón 等[19]27 个肺癌脑转移病灶和 23 个黑色素瘤脑转移病灶的 MRI 图像为基础，成功利用影像学和人工智能的方法以极高的准确性（AUC=0.95）分辨了肺癌脑转移和黑色素瘤脑转移。此后，他们又利用 67 例未经治疗的脑转移患者颅脑 MRI 图像，以脑转移部位的灰度等图片特征为指标，结合随机森林机器学习算法，以较高的准确性（AUC=0.873±0.064）分辨了肺癌、乳腺癌和黑色素瘤的脑转移病灶[20]。Kniep 等[21]同样借助随机森林机器学习算法，成功在 658 个病灶中以较高的准确性（AUC 为 0.64～0.68）分辨了乳腺癌、小细胞肺癌、非小细胞肺癌、胃肠癌或黑色素瘤来源的脑转移瘤，其表现超过了放射科医生通过阅片诊断的准确性。

（三）VHL 综合征的诊断与治疗

VHL 综合征是由抑癌基因 *VHL* 突变引起的一种罕见的遗传性疾病，预后较差。VHL 综合征的患者通常会在大脑、脊髓、眼睛、内耳、肾上腺、胰腺、肾脏和生殖道等部位生长肿瘤，其中大多数为良性的血管错构瘤，这些肿瘤主要由血管内皮细胞和周细胞组成[22]。此外，VHL 综合征还会导致包括肾癌、胰腺癌在内的一些恶性肿瘤风险的增加[22]。

在 2022 年版的 European Reference Network VHL 综合征诊疗指南[23]中提到，对诊断 VHL 有帮助的主要表现为：①中枢神经系统中或视网膜上的血管错构瘤；②肾细胞癌；③嗜铬细胞瘤；④胰腺神经内分泌肿瘤；⑤内淋巴囊肿瘤；患者本人或一级亲属中有 *VHL* 基因突变并伴有以上至少 1 中临床表现的患者，或患者一级亲属中没有 *VHL* 基因突变但患者存在以上两种及以上临床表现且其中一种肿瘤为血管错构瘤，可诊断为 VHL 综合征。作者还建议，对于怀疑 VHL 综合征的患者，应当由 MDT 团队商讨患者的诊断和治疗方案。对 VHL 患者应根据肿瘤部位和种类的不同采取以手术为主的综合治疗方案。

由于 VHL 综合征患者的颅外病灶（如肾透明细胞癌、胰腺神经内分泌癌）与颅内的血管错构瘤可同时存在，所以在诊断时易将颅内病灶误诊为脑转移瘤，如本文病例中患者同时出现小脑、胰腺及右肾占位。值得注意的是，VHL 患者也可以出现颅外恶性肿瘤的脑转移，因此对于存在颅内病灶的 VHL 患者，也应分辨其病灶的性质为血管错构瘤还是脑转移。Ingold 等[24]利用 55 例肾细胞癌脑转移样本和 71 例中枢神经系统血管错构瘤的样本进行两种肾细胞癌标志物的染色，结果发现 50.9% 的肾细胞癌脑转移的样本染色为阳性，而血管错构瘤样本均为阴性。Onishi 等 [25] 利用 12 例脑部血管错构瘤和 16 例脑转移患者的头部 DWI 图像进行对比，发现高 b 值（b=4000）的 DWI 图像中，血管错构瘤的表观扩散系数（apparent diffusion coefficient，ADC）明显高于脑转移病灶的 ADC 值，因此高 b 值下的 DWI 图像可以用于区分脑转移及脑血管错构瘤。相似地，She 等 [26] 利用 21 例脑血管错构瘤及 30 例脑部寡转移患者的 DWI 和 DSC-PWI 图像进行对比，发现脑血管错构瘤患者 DWI 的最小 ADC 值和 ADC 比以及 DSC-PWI 中的脑血容量（cerebral blood volume，CBV）较脑转移明显较高。以上结果表明，在难以获得头部病灶组织的情况下，功能影像学检查如 DWI 及 DSC-PWI 有利于区分脑血管错构瘤及脑转移。

VHL 综合征中枢神经系统病变的治疗根据肿瘤的位置和大小而不同。总的来说，其治疗的目标是防止肿瘤过大压迫大脑或脊髓而产生永久性问题，如视力下降、耳聋等，治疗方式包括手术、伽玛刀等。此外，美国食品药品监督局已经批准贝齐替尼用于治疗中枢神经系统血管外皮瘤和某些不需要立即手术的肿瘤；VHL 患者需要医疗团队的随访和监测。

四、结论与建议

如果出现颅内占位病变合并颅外恶性肿瘤时，在无法获得肿瘤组织病理的情况下，仅凭影像学资料易被误诊为转移性肿瘤。因此，对于先后或同时出现颅外及颅内病灶（或颅外恶性肿瘤术后出现颅内病灶）的患者，不应简单地进行脑转移瘤的诊断，而需要根据病情和影像学特征进行仔细分析，以给出合理的诊断。对于存疑诊断尽早行病理学活检，以指导下一步治疗。

五、展望与未来

目前，已有研究将影像学和人工智能应用于脑转移复发与治疗后反应的鉴别、脑转移来源的预测、脑转移瘤与胶质母细胞瘤的鉴别、预测治疗反应和预测转移灶基因突变类型等 [27]，这些研究中的模型具有较高的敏感性和准确性。然而，大多数影像学研究结论缺乏标准化及统一化数据，难以推广。随着影像学和人工智能技术的发展，有望为脑转移瘤的准确诊断提供帮助。

（杨　磊　田文韬）

参考文献

[1] Vogt A, Schmid S, Heinimann K, et al. Multiple primary tumours: challenges and approaches, a review[J]. *ESMO Open*, 2017, 2(2):e000172.

[2] Son Y, Chialastri P, Scali JT, et al. Metastatic Adenocarcinoma of the Prostate to the Brain Initially Suspected as Meningioma by Magnetic Resonance Imaging[J]. *Cureus*, 2020, 12(12):e12285.

[3] Yashi M, Sasaki M, Ono T. Ring-enhanced malignant meningioma mimicking a brain metastasis from a renal cell carcinoma [J]. *Urol Int*, 2003, 70(1):80–82.

[4] Seckin H, Yigitkanli K, Ilhan O, et al. Breast carcinoma metastasis and meningioma. A case report[J]. *Surg Neurol*, 2006, 66(3):324–327.

[5] Priya RR, Manthri RG, Lakshmi AY, et al. Intracranial meningioma, mimicking brain metastasis on (18)F sodium fluoride bone scan in a case of carcinoma cervix[J]. *Indian J Nucl Med*, 2016, 31(4):295–297.

[6] Harrison CJ, Martin SC, Hofer M, et al. More than meets the MRI: case report of a carcinoid tumour metastasis mimicking a meningioma[J]. *Br J Neurosurg*, 2019, 33(2):229–230.

[7] Campos Paiva AL, Vitorino Araujo JL, Ferraz VR, et al. Simultaneous meningioma and brain metastasis from renal cell carcinoma–a rare presentation[J]. *Sao Paulo Med J*, 2017, 135(3): 296–301.

[8] Unterrainer M, Ruf V, Ilhan H, et al. 68Ga–DOTATOC PET/CT Differentiates Meningioma From Dural Metastases[J]. *Clin Nucl Med*, 2019, 44(5):412–413.

[9] Essibayi MA, Abdallah A, Özek E, et al. Multiple recurrences of unknown primary tumor in a meningioma: A case report[J]. *Neuroradiol J*, 2022:19714009221096836.

[10] Hosseinzadeh M, Ketabchi SM, Ahmadi SA, et al. Meningioma as the host for metastatic breast cancer: A rare occurrence with important therapeutic impact[J]. *Surg Neurol Int*, 2021, 12:314.

[11] Nada A, Abdelrahman A, Cunningham C, et al. Radio–pathological review of a metastatic renal cell carcinoma within a meningioma: A case report of collision tumor[J]. *Radiol Case Rep*, 2020, 15(5):637–640.

[12] Li Y, Liu Y, Liang Y, et al. Radiomics can differentiate high–grade glioma from brain metastasis: a systematic review and meta–analysis[J]. *Eur Radiol*, 2022.

[13] Artzi M, Bressler I, Ben Bashat D. Differentiation between glioblastoma, brain metastasis and subtypes using radiomics analysis[J]. *J Magn Reson Imaging*, 2019, 50(2):519–528.

[14] Qian Z, Li Y, Wang Y, et al. Differentiation of glioblastoma from solitary brain metastases using radiomic machine–learning classifiers[J]. *Cancer Lett*, 2019, 451:128–135.

[15] Liu Z, Jiang Z, Meng L, et al. Handcrafted and Deep Learning–Based Radiomic Models Can Distinguish GBM from Brain Metastasis[J]. *J Oncol*, 2021, 2021:5518717.

[16] Amsbaugh MJ KC. Brain Metastasis, 2022 Jan, https://www.ncbi.nlm.nih.gov/books/NBK470246/. Accessed 12–18, 2022.

[17] Bekaert L, Emery E, Levallet G, et al. Histopathologic diagnosis of brain metastases: current trends in management and future considerations[J]. *Brain Tumor Pathol*, 2017, 34(1):8–19.

[18] Liu H, Chen J, Chen H, et al. Identification of the origin of brain metastases based on the relative methylation orderings of CpG sites[J]. *Epigenetics*, 2021, 16(8):908–916.

[19] Ortiz–Ramon R, Larroza A, Arana E, et al. A radiomics evaluation of 2D and 3D MRI texture features to classify brain metastases from lung cancer and melanoma[J]. *Annu Int Conf IEEE Eng Med Biol Soc*, 2017, 2017:493–496.

[20] Ortiz–Ramon R, Larroza A, Ruiz–Espana S, et al. Classifying brain metastases by their primary site of origin using a radiomics approach based on texture analysis: a feasibility study[J]. *Eur Radiol*, 2018, 28(11):4514–4523.

[21] Kniep HC, Madesta F, Schneider T, et al. Radiomics of Brain MRI: Utility in Prediction of Metastatic Tumor Type[J]. *Radiology*, 2019, 290(2):479–487.

[22] Lonser RR, Glenn GM, Walther M, et al. von Hippel–Lindau disease[J]. *Lancet*, 2003, 361(9374):2059–2067.

[23] Louise M Binderup M, Smerdel M, Borgwadt L, et al. von Hippel–Lindau disease: Updated guideline for diagnosis and surveillance[J]. *European Journal of Medical Genetics*, 2022, 65(8).

[24] Ingold B, Wild PJ, Nocito A, et al. Renal cell carcinoma marker reliably discriminates central nervous system haemangioblastoma from brain metastases of renal cell carcinoma[J]. *Histopathology*, 2008, 52(6):674–681.

[25] Onishi S, Hirose T, Takayasu T, et al. Advantage of High b Value Diffusion–Weighted Imaging for Differentiation of Hemangioblastoma from Brain Metastases in Posterior Fossa[J]. *World Neurosurg*, 2017, 101:643–650.

[26] She D, Yang X, Xing Z, et al. Differentiating Hemangioblastomas from Brain Metastases Using Diffusion–Weighted Imaging and Dynamic Susceptibility Contrast–Enhanced Perfusion–Weighted MR Imaging[J]. *AJNR Am J Neuroradiol*, 2016, 37(10):1844–1850.

[27] Lohmann P, Kocher M, Ruge MI, et al. PET/MRI Radiomics in Patients With Brain Metastases[J]. *Front Neurol*, 2020, 11:1.

第 6 章　脑转移瘤的免疫治疗联合放疗

一、病例介绍

66 岁男性，吸烟史 40 余年，1～2 包 / 天，无酒嗜好，2022 年 7 月初出现头痛，左侧肢体麻木、乏力及步态不稳，入院后完善检查，胸腹盆 CT 提示：①左肺上叶尖后段、前段占位性病变，大小 93mm × 86mm，左上肺动脉及肺静脉受累，左侧胸膜及叶间裂受累，癌性淋巴管炎，纵隔及双肺门淋巴结（4R、4L、5、10R、10L）增大，最大病灶位于主肺动脉窗旁（5 区淋巴结），短径 13mm。②转移灶，左侧第 1、2 肋骨质破坏。磁共振脑转移筛查成像（T_2、T_1、T_2FLAIR+ 增强 DWI，SWI、T_2FLAIR、3DT1）提示右侧额叶占位性病变，大小 21.6mm × 14.4mm，周围脑组织明显水肿，性质待定，考虑转移瘤（图 6–1）。PET/CT 提示：①左肺上叶尖段肿块（93mm × 70mm），糖代谢异常增高：多为恶性病变 – 肺癌并远端阻塞性肺炎、肺不张，左侧胸膜及叶间裂、左侧第 1～2 肋骨受累可能。纵隔 4R、4L、7 区及双肺门区多发淋巴结，糖代谢增高：纵隔及左肺门区淋巴结转移可能，右肺门区多为反应性增生（图 6–2）。②右侧额叶稍高密度结节（长径 11mm），糖代谢异常增高（细胞代谢活跃，提示可能存在恶性肿瘤）。后为明确病理类型行肺穿刺病理提示（左肺穿刺组织）低分化腺癌，免疫组化结果为 BRAF V600E（+）、TTF-1（+）、NapsinA（+）、ALK 对照 x3/EML4-ALK（ventana，–）、Ki67（50%+）、PD-L1（E1L3N；TPS，90%）、P40（–）、CK5/6（–）、CK7（+）。因肺穿刺标本有限，行血液基因检测，未查到驱动基因突变，PD-L1（E1L3N；TPS，90%）。结合检验检查结果，诊断为原发性支气管肺癌（左肺低分化腺癌、T4N2M1 ⅣB、脑转移瘤、骨转移癌）。

门诊脑转移瘤 MDT 讨论建议：①结合患者病史及检查，目前诊断“原发性支气管肺癌（左肺低分化腺癌、T4N2M1 ⅣB、脑转移瘤、骨转移癌）”明确，患者 ECOG 评分 2，PD-L1（E1L3N；TPS，90%），可考虑单纯免疫检查点抑制剂治疗；②患者头痛、左侧肢体麻木及步态不稳等颅内症状明显，建议予以放射治疗；③颅内水肿明显，积极脱水等对症支持治疗。2022 年 7 月 29 日住院期间，患者突发癫痫发作 2 次，牙关紧闭、双眼球上窜，伴意识丧失、呼之不应，持续时间数分钟，予以积极脱水治疗后好转。完善脑电图示中度异常脑电图：①基本节律差；②双侧各区可见普遍较多不对称慢波，偶夹杂少量尖波样波，以右侧明显，以额、中央区稍著。后予以甘露醇 100ml 每天 1 次脱水治疗，2022 年 8 月 5 日复查颅脑磁共振提示右侧额叶结节强化较前减轻（15mm × 15mm）（图 6–1）。考虑患者一般情况欠佳，难以耐受化疗，结合当前诊疗指南，于 2022 年 7 月 30 日予以单用免疫治疗：帕博利珠单抗 200mg。同时予以苯巴比妥后症状好转，遵神经内科会诊意见予以丙戊酸钠静脉维持。患者后出现发热，神志进行性恶化，结合 CT 考虑脑疝，予以脱水、抗感染、维持水电解质平衡等对症支持治

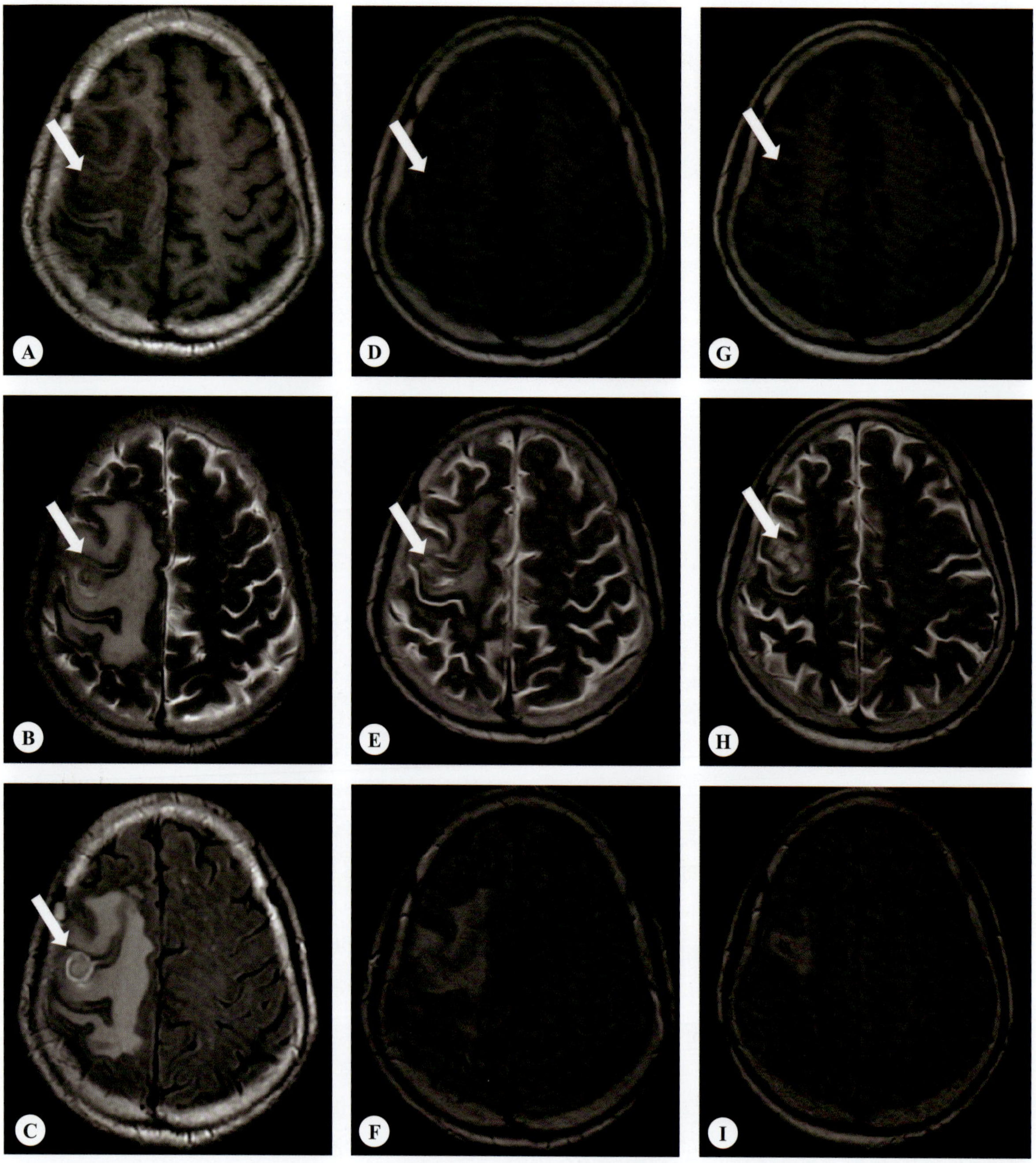

▲ 图 6–1　颅脑磁共振（治疗前后对比）

A 至 C. 治疗前脑部磁共振图像，图 A、B、C 分别为 T_1、T_2、T_2 FLAIR+C，右侧额叶见一结节状大小为 15mm × 15mm 长 - 短 T_1 长 - 短 T_2 信号灶，FLAIR 呈高低混杂信号灶，增强后明显强化，周围见大片状长 T_2 信号水肿带，右侧侧脑室稍受压，中线结构局部稍向左偏，双侧幕上深部脑白质内可见少许斑点状长 T_1 长 T_2 信号，FLAIR 呈高信号，双侧侧脑室旁细线样长 T_1 长 T_2 信号灶，FLAIR 呈高信号。D 至 F. 1 个周期帕博利珠单抗 + 贝伐珠单抗联合局部放疗后复查图像，图 D 至 F 分别为 T_1、T_2、T_2 FLAIR+C，右侧额叶结节较前明显缩小（9mm × 8mm），呈 - 短 T_1 长 - 短 T_2 信号灶，FLAIR 呈高信号，增强后呈结节样强化，强化较前减轻，强化范围较前缩小。周围片状长 T_2 信号水肿带较前缩小，右侧侧脑室受压情况改善，中线结构居中。双侧幕上深部脑白质内可见少许斑点状长 T_1 长 T_2 信号，FLAIR 呈高信号，双侧侧脑室旁细线样长 T_1 长 T_2 信号灶，FLAIR 呈高信号。G 至 I. 3 个周期帕博利珠单抗 + 贝伐珠单抗后复查图像，图 G、H、I 分别为 T_1、T_2、T_2 FLAIR+C，右侧额叶病灶大小同前（9mm × 8mm），FLAIR 呈高信号，增强现未见明显强化，周围脑实质见长 T_1 长 T_2 信号灶较前缩小，FLAIR 呈高信号，双侧幕上深部脑白质内可见少许斑点状长 T_1 长 T_2 信号，FLAIR 呈高信号，双侧侧脑室旁细线样长 T_1 长 T_2 信号灶，FLAIR 呈高信号

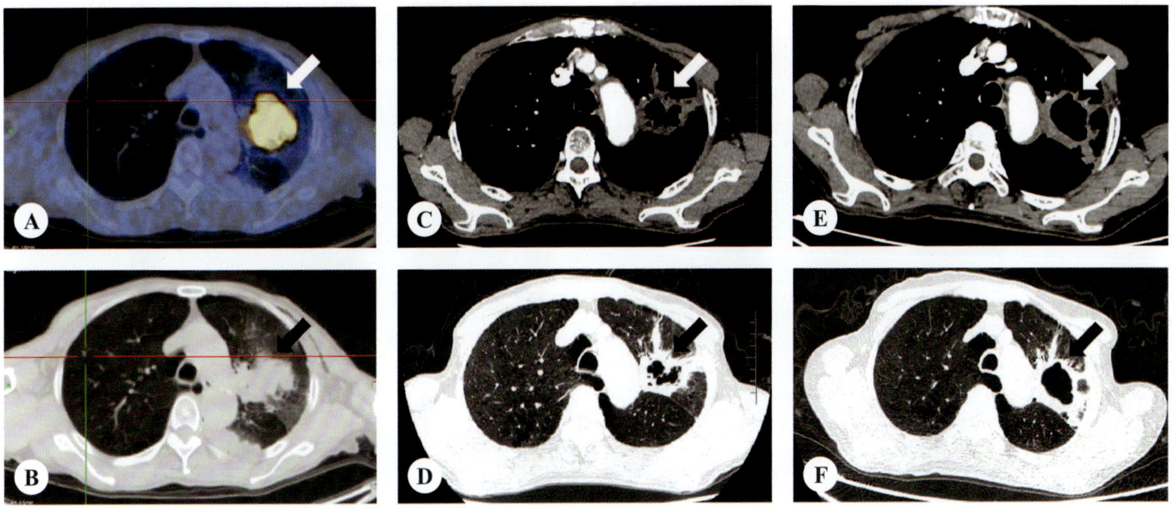

▲ 图 6-2 治疗前后肺部影像对比

A. 治疗前 PET/CT 示左肺上叶尖段肿块（93mm×70mm），糖代谢异常增高，多为恶性病变 - 肺癌并远端阻塞性肺炎、肺不张，左侧胸膜及叶间裂、左侧第 1～2 肋骨受累可能。纵隔 4R、4L、7 区及双肺门区多发淋巴结，糖代谢增高：纵隔及左肺门区淋巴结转移可能，右肺门区多为反应性增生。B. 治疗前 CT 示左肺上叶占位性病变（93mm×86mm），肺癌可能性大，左上肺动脉及肺静脉受累，左侧胸膜及叶间裂受累，癌性淋巴管炎，纵隔及双肺门淋巴结增大，左侧第 1、2 肋骨质破坏。C 和 D. 1 个周期帕博利珠单抗后复查 CT 提示左肺上叶尖后段病灶较前缩小（71mm×52mm），新见空洞，淋巴结转移灶稳定同前，左侧第 1～2 肋骨质破坏同前，癌性淋巴管炎较前改善。E 和 F. 3 个周期帕博利珠单抗后复查 CT 提示左肺上叶尖后段病灶继续缩小（63mm×45mm），空洞内实性部分较前缩小，洞壁较前光滑，周围磨玻璃灶较前增多，淋巴结转移灶稳定同前，左侧第 1～2 肋骨质破坏同前，癌性淋巴管炎较前改善

疗，请神经外科会诊后，考虑手术风险极大，患者家属选择内科治疗。患者有头部放疗指征，2022 年 8 月 5 日给予局部放疗：9Gy/3F（图 6-3）。放疗后头痛基本缓解，神志及定向力均较前改善，左侧肢体肌力恢复至 3 级。出院后患者诉左侧肢体肌力逐渐恢复至正常，可自行行走。放疗后 1 周再次出现头痛，就诊急诊科行脱水治疗后头痛减轻。

2022 年 9 月 2 日复查磁共振颅脑平扫增强 + T2FLAIR 示：右侧额叶结节较前缩小（9mm×8mm）（图 6-1）。CT 提示，肿瘤病灶较前缩小（71mm×52mm），新见空洞。转移灶稳定。患者复查示病灶缩小，治疗有效，后分别于 2022 年 8 月 31 日、2022 年 9 月 24 日、2022 年 11 月 1 日予以帕博利珠单抗 200mg 治疗。后复查肺部 CT 提示肿瘤病灶较前缩小（63mm×45mm）。转移灶稳定（图 6-2）。颅脑 MRI 提示右侧额叶结节现未见明显强化（9mm×8mm），周围脑水肿较前改善（图 6-1）。

二、循证医学基础

放疗是脑转移患者的重要治疗手段，然而放疗起效需要一定时间，且有部分患者对放疗不敏感，也有一部分患者在放疗后出现短期内复发。而且复发的肿瘤对治疗往往有更高的抵抗性，导致患者的死亡风险增加。于是探索不良反应最小的联合治疗是当下脑转移肿瘤治疗的趋势。对于驱动基因突变阳性的患者，应首先考虑使用相应的靶向药作为其系统治疗方案；而对于驱动基因阴性的患者，可以考虑免疫治疗药物。近年来的研究表明，放射治疗和免疫治疗的联合应用能够发挥协同作用，是脑转移治疗的热点问题。

（一）放疗诱发肿瘤细胞免疫原性死亡

免疫原性细胞死亡（immunogenic cell death，ICD）是一种因内质网应激发生的调节性细胞死亡（regulated cell death，RCD），其特征为可以引发机体的一系列免疫反应，包括抗原提呈细胞（antigen-presenting cell，APC）的募集

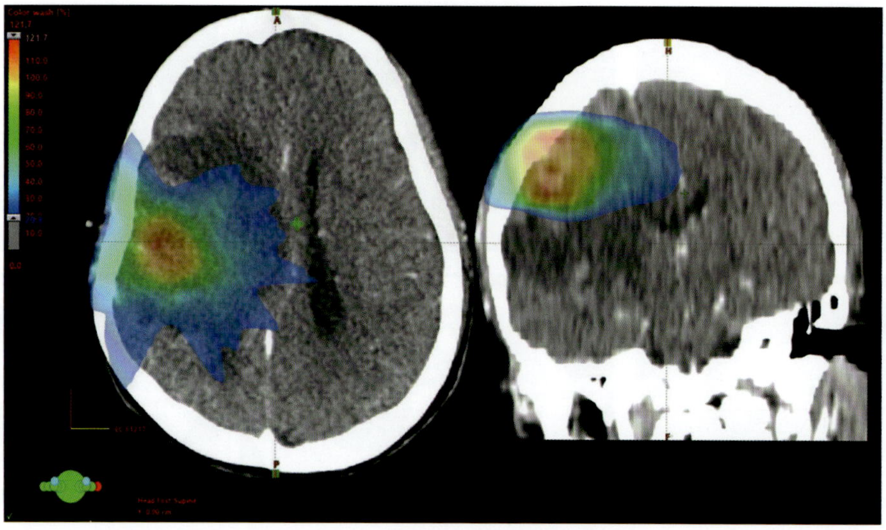

▲ 图 6-3　脑转移瘤局部放疗计划

和激活、抗原提呈、T 细胞募集和激活、肿瘤细胞裂解、记忆性 T 细胞形成等[1]。

由于放疗可以有效诱导肿瘤细胞的 ICD 反应，而免疫治疗旨在加强机体的抗肿瘤免疫以发挥杀伤肿瘤细胞的作用，因此放疗诱导的 ICD 在免疫治疗时代受到了广泛关注。除了通过破坏双链 DNA 直接杀死肿瘤细胞、释放肿瘤相关抗原（tumor-associated antigen，TAA）和肿瘤特异性抗原（tumor-specific antigen，TSA）外，放疗还会导致肿瘤细胞中活性氧的形成和内质网应激，从而导致包括钙网蛋白（calreticulin，CRT），热休克蛋白（heat-shock protein，HSP）、高迁移率族蛋白 1（high mobility group box 1，HMGB1）和三磷酸腺苷（adenosine triphosphate，ATP）在内的损伤相关分子模式（damage-associated molecular pattern，DAMP）的暴露或分泌[2]。DAMP 与其受体的相互作用启动树突状细胞等 APC 的募集和激活，这是将 TAA 和 TSA 呈递给 T 细胞并使其激活的先决条件。此外，胞质受损的 DNA 会激活 DNA 感应 cGAS-STING 通路，从而导致 I 型干扰素（type I interferon，T1IFN）分泌[3]。T1IFN 与增强的 DC 与 CTL 的交叉启动能力、增加的 CTL 肿瘤内浸润和 CTL 的细胞杀伤功能相关[4]。此外，放疗还可以增加 MHC-I 类分子、Fas 死亡受体和肿瘤细胞检查点的表达，从而增加肿瘤对免疫治疗的敏感性[5]。

（二）免疫治疗增加放疗的远隔效应

放疗的远隔效应是指对局部肿瘤的放射治疗可导致放射野外的远处肿瘤的消退，于 1953 年首次提出，“abscopal”来自拉丁语短语“ab-scopus”，意为“远离目标的”。目前关于远隔效应精确的生物学机制尚不清楚，部分研究认为免疫系统可能是远隔效应的关键因素[6]。

如上所述，高剂量的放射治疗可通过免疫原性细胞死亡激活包括细胞毒性 T 淋巴细胞（cytotoxic T lymphocyte，CTL）在内的多种免疫细胞激活，并导致包括 TNF-α 和 IFN-γ 在内的炎性细胞因子及 CCL2、CCL5、CXCL9、CXCL10、CXCL11、CXCL16 等趋化因子的释放。这些炎性细胞因子通过循环迁移到远处的肿瘤和转移部位，一方面促进 T 细胞的瘤内募集，另一方面触发 T 细胞向 CTL 极化，发挥抗肿瘤作用。此外，这些细胞因子还能够抑制调节性 T 细胞和髓源抑制性细胞（myeloid-derived suppressor cell，MDSC），激活巨噬细胞并促进其向 M_1 型巨噬细胞极化，从而抑制肿瘤的免疫逃逸功能。同时，DAMP 的分泌水平与放射剂量呈正相关。然而，过高的剂量会对周围的健康组织和器官造成损害，并且 Vanpouille 等的研究表明，无论癌症类型如何，当放射剂量超过 12～18Gy 的放射剂量时，Trex1 可以通过降解 dsDNA 和随后的 cGAS/STING 激活来关闭 RT 驱动的免疫反应。

但是，远隔效应的总体发生率很低，1969—2014 年，仅仅报道了 46 例单独使用放疗而产生显著远隔效应的临床病例；这种现象可以解释为仅靠放疗不足以克服肿瘤细胞的免疫逃逸，即激活后的 T 细胞在慢性肿瘤抗原的刺激下与免疫检查点受体结合，从而抑制免疫反应。因此将放疗与免疫疗法相结合可以有效克服肿瘤免疫抑制，并提高远隔效应发生率。

（三）放疗增加血脑屏障的通透性

血脑屏障（blood-brain barrier，BBB）由紧密相连的内皮细胞、壁细胞、星形胶质细胞和基底膜组成。原发性或转移性脑肿瘤会破坏 BBB 的紧密连接，使其通透性相对增强，这种情况下 BBB 通常被称为血 – 肿瘤屏障。

BBB/BTB 的通透性有限，通常只允许中小分子渗透，而免疫检查点抑制剂为大分子药物（146～149kDa），因此很难穿过 BBB/BTB。即便如此，Pluim 等[7]在接受过免疫治疗的黑色素瘤软脑膜转移患者的脑脊液中还是检测到了 35～150ng/ml 浓度的抗 PD-1 药物纳武利尤单抗，脑脊液 / 血清比值为 0.88%～1.9%。van Bussel 等[8]提出免疫检查点抑制剂的颅内转运是由血脑脊液屏障上皮层中驻留的巨噬细胞上的 FcRn 受体介导的，它可以与血清中的单抗药物结合，诱导内吞作用，并将其转运和释放到脑脊液中。

由于内皮细胞和少突胶质细胞具有较好的放射敏感性，放疗（尤其是高剂量放疗）可以有效地“打开”BBB/BTB，增加 BBB/BTB 的细胞旁转运和跨细胞转运[9]。BBB 渗透率的波动也与分割剂量相关，单次高剂量照射（15Gy/1F）导致快速变化，而多次分割放疗（5Gy/3F）导致渗透率缓慢变化。然而，最佳分割可能因肿瘤类型和位置而异，应根据每位患者的具体情况进行个体化。尽管 BBB/BTB 渗透性增加可以引起一些中枢神经系统的不良反应，如脑水肿，但也可能为改善药物输送和免疫细胞浸润创造条件。一项 Meta 分析显示放疗对 BBB 通透性的增强作用可达 6 个月以上[10]，但放疗介导的 BBB/BTB 通透性增加是否可以提高免疫检查点抑制剂或携带有免疫检查点抑制剂的免疫细胞在颅内的浓度优待进一步探究。

（四）免疫治疗联合放疗临床实践

根据美国放射肿瘤学学会指南[11]推荐，对于有症状的脑转移患者，应当尽快进行手术、放疗等局部治疗；而对于没有症状的脑转移患者，是否延缓患者的局部治疗应根据患者的实际情况通过多学科讨论得出结论。具体而言，对于使用奥希替尼或埃克替尼治疗 *EGFR* 突变阳性的非小细胞肺癌无症状脑转移患者及使用 Tucatinib+ 曲妥珠单抗 + 卡培他滨治疗 HER-2 阳性的乳腺癌无症状脑转移患者，局部治疗可推迟至脑转移病灶出现进展时再进行，而对于其他无症状脑转移患者，局部治疗不应推迟进行。而对于放疗和免疫治疗的联合，目前尚无指南给出明确推荐方案，但为了使患者取得最好的疗效，免疫治疗联合放疗的时机和次序为应用此联合疗法时需要特别注意的问题。

表 6–1 列举了比较放疗联合免疫治疗的不同时间间隔或次序的临床研究，总的来说，同步放疗联合免疫治疗往往有更好的疗效，且先放疗后免疫治疗的效果优于先免疫治疗后放疗。一项纳入了 9 项研究的 Meta 分析比较了同步立体定向外科（SRS）或全脑放疗（WBRT）联合免疫治疗与序贯 SRS/WBRT 联合免疫治疗在非小细胞肺癌脑转移中的效果，结果表明同步方案显著改善了患者的颅内局部控制率（$P<0.001$），但与序贯治疗相比没有显著延长患者的总生存（$P=0.123$）。然而，将同步 SRS/WBRT 联合免疫治疗的间隔定义为小于 1 个月后，患者的总生存（$P=0.043$）和颅内局部控制率（$P<0.001$）都显著好于序贯治疗[12]。Krummel 等[13]的回顾性研究发现，与先免疫治疗后 SRS 相比，先 SRS 后进行免疫治疗可以有效提高脑转移患者的生存率。Buchwald 等[14]也推荐在免疫治疗之前进行放疗，因为放疗可能会杀灭接受免疫治疗后肿瘤中激活的 T 细胞；相反，放疗会刺激幼稚 T 细胞分化、增敏免疫

表 6-1 比较不同放疗联合免疫治疗间隔或次序的临床试验

研究（作者，发表年份）	肿瘤类型	病例数	实验组	对照组	同步治疗间隔（个月）	主要结果	参考文献
An, 2017	黑色素瘤	99	同步 SRS 联合 ICI	先 ICI 后 SRS	＜5.5	中位颅内控制时间：8.09 个月 vs. 3.63 个月	[17]
Cohen-Inbar, 2017	黑色素瘤	46	同步 SRS 联合 ICI 或先 SRS 后 ICI	先 ICI 后 SRS	＜1	中位无局部复发生存时间：19.6 个月 vs. 3 个月	[18]
Kiess, 2015	黑色素瘤	34	同步 SRS 联合 ICI	先 SRS 后 ICI	＜1	1 年总生存率：65% vs. 56% 1 年局部复发率：69% vs 64%	[19]
		27	同步 SRS 联合 ICI	先 ICI 后 SRS		1 年总生存率：65% vs. 40% 1 年局部复发率：69% vs. 92%	
Qian, 2016	黑色素瘤	55	同步 SRS 联合 ICI	非同步 SRS 联合 ICI	＜1	中位肿瘤体积缩小率：1.5 个月：-63.1% vs. -43.2%；3 个月：-83.0% vs. -52.8%；6 个月：-94.9% vs. -66.2%	[20]
Skrepnik, 2017	黑色素瘤	25	同步 SRS 联合 ICI	非同步 SRS 联合 ICI	＜1	颅内局部控制率：75% vs. 23.5%	[21]
Le,2022	多癌种		同步 SRS 联合 ICI	非同步 SRS 联合 ICI	＜1	局部复发 HR：0.55（0.10～2.94） 颅内远处进展 HR：0.15（0.05～0.47）	[22]
Scoccianti, 2021	非小细胞肺癌	100	非同步 SRS 联合 ICI	同步 SRS 联合 ICI	＜1	局部复发 HR:1.85（0.40～8.61） 颅内远处进展 HR：1.00（0.30～3.30） 总生存 HR：1.70（0.70～4.12）	[23]
Chen, 2018	多癌种	79	同步 SRS 联合 ICI	非同步 SRS 联合 ICI	＜0.5	中位总生存：24.7 个月 vs. 14.5 个月	[24]
Ahmed, 2017	非小细胞肺癌	17	先 ICI 后 SRS	同步 SRS 联合 ICI 或先 SRS 后 ICI	＜1	总生存 HR：3.6（0.74～26.9）	[25]
Schapira, 2018	非小细胞肺癌	13	同步 SRS 联合 ICI	先 ICI 后 SRS	＜1	1 年总生存：87.3% vs. 0% 1 年颅内远处进展：38.5% vs. 100%	[26]
		32		先 SRS 后 ICI		1 年总生存：87.3% vs. 70% 1 年颅内远处进展：38.5% vs. 65.8%	
Kotecha, 2019	多癌种		同步 SRS 联合 ICI	非同步 SRS 联合 ICI	＜1	完全缓解：50% vs. 32% 1 年持续缓解：94% vs. 71%	[27]

治疗，使更多的 T 细胞在后续的免疫治疗中更有效地杀伤肿瘤细胞。总的来说，同步（间隔时间<1 个月）放疗联合免疫治疗或先放疗后进行免疫治疗可增强此联合治疗的疗效。

几项大样本的回顾性研究表明，与单独放疗相比，放疗联合免疫治疗并不会增加脑转移患者的不良反应发生率[24, 27–29]，但放疗联合免疫治疗的间隔长短是否会影响治疗的安全性仍存在争议。一项纳入 260 例脑转移患者、中位随访时间为 9.2 个月的回顾性研究表明，同步放疗联合免疫治疗（间隔<2 周）与非同步治疗相比并不会提高中枢神经系统毒性和免疫相关不良反应的发生率（30% vs. 32%）[27]。然而，一项最长随访时间达到 3 年的回顾性研究表明，与非同步方案相比，同步放疗联合免疫治疗（间隔<4 周）显著提高了脑转移患者放疗不良反应的风险（HR=4.47，95%CI 1.57～12.73，P=0.005）[30]；另一项最长随访时间达到 50 个月的研究表明同步放疗联合免疫治疗会提高 3～4 级不良反应（如脑炎、肺炎、周围神经病变、恶心呕吐）的发生率[31]。2023 年一项纳入了 16 例患者（43 个脑转移病灶）的 I 期临床研究表明，免疫治疗联合降低剂量的 SRS（0～2cm 病灶：18Gy；2.1～3cm 病灶：14Gy；3.1～4cm 病灶：12Gy）明显降低了放射性坏死的发生率（4%），并表现出良好的局部控制率（96%）[32]；而免疫治疗联合常规剂量 SRS 治疗脑转移的放射性坏死发生率可达 20%[30]。该研究表明降低 SRS 剂量可以在不影响疗效的前提下显著改善脑转移治疗中放疗联合免疫治疗的安全性。

三、结论与建议

由于放疗可以介导免疫原性细胞死亡、通过免疫系统的协助发挥远隔效应、打开血脑屏障等，免疫治疗与放疗存在一定的协同作用，因此免疫治疗联合放疗有望使众多脑转移患者从中获益。一般来说，同步放疗联合免疫治疗效果好于非同步治疗，而先放疗后免疫治疗的效果优于先免疫治疗后放疗，但这些结果依然需要临床试验进行进一步的验证。

四、展望与未来

免疫治疗时代，放射治疗如何与免疫治疗联合使用，是否需要降低单次放疗剂量目前已初步尝试探索。除放射治疗外，一些新兴的治疗技术也有望有效克服免疫治疗治疗脑转移的障碍，如纳米药物可以靶向 BBB/BTB、肿瘤细胞、免疫抑制细胞、APC 或 T 细胞，以增强 ICD 和 ICI 的颅内疗效[15]。某些新兴的局部治疗方法（如聚焦超声、肿瘤电场治疗和激光治疗等）也可以调节 BBB/BTB 的通透性，改善颅内肿瘤微环境等，与免疫治疗具有协同作用[16]。这些进展可能为脑转移的免疫治疗提供坚实的后盾。

（牛俐水　田文韬）

参考文献

[1] Galluzzi L, Buque A, Kepp O, et al. Immunogenic cell death in cancer and infectious disease [J]. *Nat Rev Immunol*, 2017, 17(2): 97–111.

[2] Zhu M, Yang M, Zhang J, et al. Immunogenic Cell Death Induction by Ionizing Radiation [J]. *Front Immunol*, 2021, 12: 705361.

[3] Deng L, Liang H, Xu M, et al. STING–Dependent Cytosolic DNA Sensing Promotes Radiation–Induced Type I Interferon–Dependent Antitumor Immunity in Immunogenic Tumors [J]. *Immunity*, 2014, 41(5): 843–852.

[4] Lim JY, Gerber SA, Murphy SP, et al. Type I interferons induced by radiation therapy mediate recruitment and effector function of CD8(+) T cells [J]. *Cancer Immunol Immunother*, 2014, 63(3): 259–271.

[5] Sharabi AB, Lim M, Deweese TL, et al. Radiation and checkpoint blockade immunotherapy: radiosensitisation and potential mechanisms of synergy [J]. *Lancet Oncol*, 2015, 16(13): e498–509.

[6] Liu Y, Dong Y, Kong L, et al. Abscopal effect of radiotherapy combined with immune checkpoint inhibitors [J]. *J Hematol Oncol*, 2018, 11(1): 104.

[7] Pluim D, Ros W, Van Bussel MTJ, et al. Enzyme linked immunosorbent assay for the quantification of nivolumab and pembrolizumab in human serum and cerebrospinal fluid [J]. *J Pharm Biomed Anal*, 2019, 164: 128–134.

[8] Van Bussel MTJ, Beijnen JH, Brandsma D. Intracranial antitumor responses of nivolumab and ipilimumab: a pharmacodynamic and pharmacokinetic perspective, a scoping systematic review [J]. *BMC Cancer*, 2019, 19(1): 519.

[9] Steeg PS. The blood–tumour barrier in cancer biology and therapy [J]. *Nat Rev Clin Oncol*, 2021, 18(11): 696–714.

[10] Hart E, Ode Z, Derieppe MPP, et al. Blood–brain barrier perme-

ability following conventional photon radiotherapy-A systematic review and meta-analysis of clinical and preclinical studies [J]. *Clin Transl Radiat Oncol*, 2022, 35: 44–55.

[11] Vogelbaum MA, Brown PD, Messersmith H, et al. Treatment for Brain Metastases: ASCO–SNO–ASTRO Guideline [J]. *J Clin Oncol*, 2022, 40(5): 492–516.

[12] Yang Y, Deng L, Yang Y, et al. Efficacy and Safety of Combined Brain Radiotherapy and Immunotherapy in Non–Small–Cell Lung Cancer With Brain Metastases: A Systematic Review and Meta–Analysis [J]. *Clin Lung Cancer*, 2022, 23(2): 95–107.

[13] Pomeranz Krummel DA, Nasti TH, Izar B, et al. Impact of Sequencing Radiation Therapy and Immune Checkpoint Inhibitors in the Treatment of Melanoma Brain Metastases [J]. *Int J Radiat Oncol Biol Phys*, 2020, 108(1): 157–163.

[14] Buchwald ZS, Wynne J, Nasti TH, et al. Radiation, Immune Checkpoint Blockade and the Abscopal Effect: A Critical Review on Timing, Dose and Fractionation [J]. *Front Oncol*, 2018, 8: 612.

[15] Qin X, Yang C, Xu H, et al. Cell–Derived Biogenetic Gold Nanoparticles for Sensitizing Radiotherapy and Boosting Immune Response against Cancer [J]. *Small*, 2021, 17(50): e2103984.

[16] Appelboom G, Detappe A, Lopresti M, et al. Stereotactic modulation of blood–brain barrier permeability to enhance drug delivery [J]. *Neuro Oncol*, 2016, 18(12): 1601–1609.

[17] An Y, Jiang W, Kim BYS, et al. Stereotactic radiosurgery of early melanoma brain metastases after initiation of anti–CTLA–4 treatment is associated with improved intracranial control [J]. *Radioteraphy and Oncology*, 2017, 125(1): 80–88.

[18] Cohen–Inbar O, Shih H–H, Xu Z, et al. The effect of timing of stereotactic radiosurgery treatment of melanoma brain metastases treated with ipilimumab [J]. *Journal of Neurosurgery*, 2017, 127(5): 1007–1014.

[19] Kiess A P, Wolchok J D, Barker CA, et al. Stereotactic Radiosurgery for Melanoma Brain Metastases in Patients Receiving Ipilimumab: Safety Profile and Efficacy of Combined Treatment [J]. *International Journal of Radiation Oncology Biology Physics*, 2015, 92(2): 368–375.

[20] Qian JM, Yu J B, Kluger HM, et al. Timing and Type of Immune Checkpoint Therapy Affect the Early Radiographic Response of Melanoma Brain Metastases to Stereotactic Radiosurgery [J]. *Cancer*, 2016, 122(19): 3051–3058.

[21] Skrepnik T, Sundararajan S, Cui H, et al. Improved time to disease progression in the brain in patients with melanoma brain metastases treated with concurrent delivery of radiosurgery and ipilimumab [J]. *Oncoimmunology*, 2017, 6(3): e1283461.

[22] Le A, Mohammadi H, Mohammed T, et al. Local and distant brain control in melanoma and NSCLC brain metastases with concurrent radiosurgery and immune checkpoint inhibition [J]. *J Neurooncol*, 2022, 158(3): 481–488.

[23] Scoccianti S, Olmetto E, Pinzi V, et al. Immunotherapy in association with stereotactic radiotherapy for non–small cell lung cancer brain metastases: results from a multicentric retrospective study on behalf of AIRO [J]. *Neuro Oncol*, 2021, 23(10): 1750–1764.

[24] Chen L, Douglass J, Kleinburg L, et al. Concurrent Immune Checkpoint Inhibitors and Stereotactic Radiosurgery for Brain Metastases in Non–Small Cell Lung Cancer, Melanoma, and Renal Cell Carcinoma [J]. *Int J Radiat Oncol Biol Phys*, 2018, 100(4): 916–925.

[25] Ahmed KA, Kim S, Arrington J, et al. Outcomes targeting the PD–1/PD–L1 axis in conjunction with stereotactic radiation for patients with non–small cell lung cancer brain metastases [J]. *J Neurooncol*, 2017, 133(2): 331–338.

[26] Schapira E, Hubbeling H, Yeap BY, et al. Improved Overall Survival and Locoregional Disease Control With Concurrent PD–1 Pathway Inhibitors and Stereotactic Radiosurgery for Lung Cancer Patients With Brain Metastases [J]. *Int J Radiat Oncol Biol Phys*, 2018, 101(3): 624–629.

[27] Kotecha R, Kim JM, Miller J A, et al. The impact of sequencing PD–1/PD–L1 inhibitors and stereotactic radiosurgery for patients with brain metastasis [J]. *Neuro Oncol*, 2019, 21(8): 1060–1068.

[28] Hubbeling H, Schapira E, Horick N, et al. Safety of Combined PD–1 Pathway Inhibition and Intracranial Radiation Therapy in Non–Small Cell Lung Cancer[J]. *J Thorac Oncol*. 2018, 13(4): 550–558.

[29] Arscott WT, Zhu S, Plastaras JP, Maity A, et al. Acute neurologic toxicity of palliative radiotherapy for brain metastases in patients receiving immune checkpoint blockade[J]. *Neurooncol Pract*, 2019, 6(4):297–304.

[30] Martin AM, Cagney DN, Catalano PJ, et al. Immunotherapy and Symptomatic Radiation Necrosis in Patients With Brain Metastases Treated With Stereotactic Radiation[J]. *JAMA Oncol*, 2018, 4(8):1123–1124.

[31] Koenig JL, Shi S, Sborov K, et al. Adverse Radiation Effect and Disease Control in Patients Undergoing Stereotactic Radiosurgery and Immune Checkpoint Inhibitor Therapy for Brain Metastases[J]. *World Neurosurg*, 2019, 126:e1399–e1411.

[32] Mcclelland S, Lautenschlaeger T, Shiue K,et al.Radiosurgery dose reduction for brain metastases on immunotherapy (RADREMI): Early results from a multicenter phase I trial[J]. *Journal of Clinical Oncology*, 2021, 39(15).

第 7 章　脑转移瘤行海马回避的全脑放疗

一、病例介绍

（一）病例 7–1

57 岁女性，2019 年 3 月 1 日因“咳嗽咳痰、活动后气促 1 个月余”前来我院，入院时胸部 CT 检查提示，左上肺叶尖后段肿块灶，增强后轻中度不均匀强化，双侧肺内、胸膜、双侧肋骨、椎体、骶骨、左侧肱骨头、双侧髂骨、肝、左侧肾上腺多发转移，伴纵隔、双侧锁骨下及左侧腋窝多发淋巴结转移。颅脑磁共振平扫增强 + T_2FLAIR 检查示检查示增强后左枕叶皮层下、左顶叶可见小结节状强化灶（图 7–1A 和 B）。行支气管镜活检，病理提示肺鳞癌，诊断为原发性支气管肺癌（左肺腺鳞癌，T4N3M1c-IVB 期并肺内、脑、骨转移）。据支气管镜活检标本行 *NGS168* 基因检测为 *EGFR* 19 号外显子突变（53.1%）、*TP53* 5 号外显子突变（丰度 13.83%），结合 NEJ009 研究结论，建议选择化疗联合表

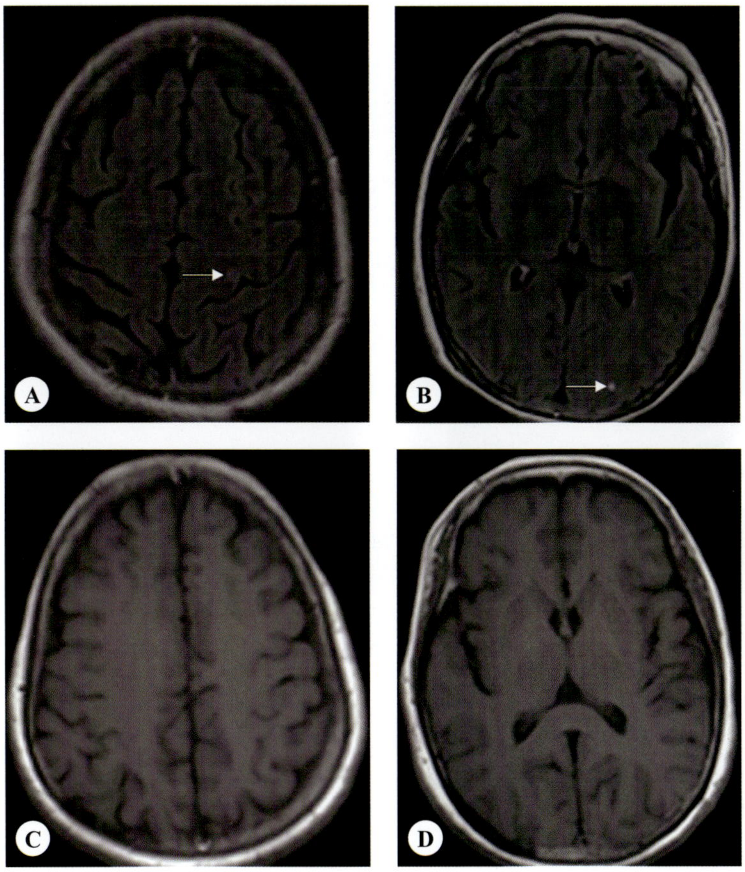

◀ **图 7–1　颅脑磁共振**

A 和 B. 2019 年 3 月 7 日 T_2FLAIR+C：左顶叶皮层下、左枕叶小结节强化灶；C 和 D. 2019 年 6 月 29 日 T_1 增强序列：原强化灶未见

皮生长因子受体酪氨酸激酶抑制剂（epidermal growth factor receptor tyrosine kinase inhibitor，EGFR-TKI）靶向治疗，患者要求化疗联合靶向，口服埃克替尼 100mg 每天 3 次 +PP 方案(培美曲塞 500mg/m²+ 顺铂 75mg/m²，每 3 周 1 次）6 周期。治疗后 2019 年 6 月 29 日复查颅脑磁共振平扫增强提示原强化灶未见（图 7–1C 和 D）。

2020 年 3 月 30 日患者第 8 次治疗入院，复查颅脑磁共振平扫增强示右额叶皮髓交界处长 T_1 稍长 T_2 大小约 17mm × 16mm 信号灶，增强后不均匀强化。复查骨 PET/CT 示颅骨、左肩关节、双侧前肋、左侧股骨等处病灶显像剂分布较前减淡。复查胸腹盆 CT，与 PACS201911108 对比，左侧肾上腺结合部转移灶较前明显增大；余况基本同前。抽血复查 *168NGS* 基因检测检查示：*EGFR* 基因 19 号外显子框内缺失突变，*MET* 基因拷贝数扩增，染色体位置：7q31.2，*TP53* 基因 5 号外显子 p.A161D 错义突变，*EGFR* 基因拷贝数扩增，染色体位置：7p11.2，*MYC* 基因拷贝数扩增，染色体位置：8q24.21。考虑患者口服埃克替尼联合培美曲塞治疗后进展，结合血标本基因检测结果，提示不适合继续应用埃克替尼靶向药物治疗，改用 TP 方案化疗 + 血管靶向治疗重组人血管内皮抑制素针（7.5mg/m² 连续 14 天，每 21 天 1 次）。

2020 年 5 月 19 日患者诉明显头痛头晕，复查颅脑磁共振平扫增强示右额叶皮髓交界处病灶范围较前稍增大，现大小约 20mm × 17mm（原大小约 17mm × 16mm），增强后病灶呈环形强化。2020 年 5 月 21 日行伽玛刀治疗，处方剂量 15Gy，最大剂量 30Gy，治疗后复查右额叶皮髓交界处强化灶较前明显缩小，现大小约 9mm × 7mm（原大小约 20mm × 17mm），周围见片状长 T2 水肿灶较前缩小（图 7–2）。

2020 年 7 月，患者诉左上臂新发肿块并逐渐增大，行病理学检查提示（左上臂）低分化腺癌，免疫组化标记支持肺来源。免疫组化结果为 CK7（+）、TTF-1（++）、NapsinA（+）、CK-Pan（+）、Ki67（+）50%。PD-L1：90%。左肺腺鳞癌疗效评价为 PD，考虑原化疗 + 血管靶向方案未控制原发病灶，结合免疫组化结果，改为免疫 + 血管靶向治疗，使用卡瑞利珠单抗（200mg，每 21 天 1 次）+ 重组人血管内

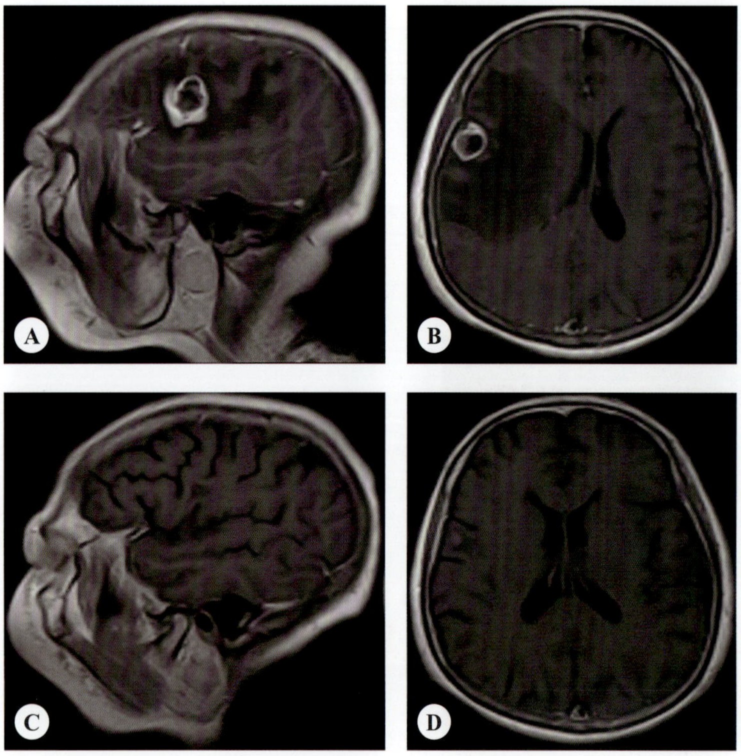

◀ **图 7–2 A 和 B. 2020 年 5 月 20 日，颅脑磁共振平扫增强 T_1 增强序列：右额叶皮髓交接区病灶较前增大，20mm×17mm，增强后呈环形强化，周围见大片长 T_2 水肿灶；右腮腺区强化灶同前，原 17mm×14mm；C 和 D. 2020 年 6 月 12 日颅脑磁共振平扫增强 + DWI T_1 增强序列：右额叶皮髓交接区强化灶较前缩小，9mm×7mm，周围片状长 T_2 水肿灶较前缩小。右腮腺区强化灶较前缩小**

皮抑制素针（用法同前）。2020 年 11 月 3 日复查颅脑 MRI 示左侧额叶、右侧顶叶、双侧小脑半球新见多个长 T_1、长 T_2 信号灶，增强后呈环形强化（图 7–3）。

2021 年 1 月完善颅脑 MRI 检查发现颅内多发结节较前增大、增多（图 7–4），肺部病灶稳定，考虑颅内病灶进展，疗效评价 PD。以下为参加脑转移 MDT 会诊的建议。

①结合患者病史及检查，诊断为：左肺腺鳞癌，T4N3M1c ⅣB 期并肺内、脑、骨转移、皮下转移癌诊断明确。

②根据病理结果使用埃克替尼 +PP 方案治疗后头部病灶完全缓解后复发，再次基因检测（血标本）结果示靶向治疗耐药，患者改用化疗 + 血管靶向治疗方案后头部病灶仍进展，伽玛刀治疗后颅内多出新发病灶，依据左上臂肿块免疫组化结果，改用免疫 + 血管靶向治疗，目前方案原发病灶控制良好，建议仍以该方案全身治疗。

③患者颅内出现六处新发病灶，综合伽玛刀后进展病史考虑，建议使用全脑放疗。颅内多发病灶均距海马区域较远，患者有保护认知需求，可考虑行保护海马的全脑放疗。

2021 年 3 月患者接受了 HA-WBRT，具体为：6MV-X 线，TOMO，30Gy/3.0Gy × 10F，同时予以口服替莫唑胺（75mg/m^2，每天 1 次）化疗，并予以重组人血管内皮抑制素针抗血管靶向治疗以及卡瑞利珠单抗免疫治疗。海马保护全脑放疗前后颅脑 MRI 对比（图 7–5），海马保护全脑放疗前后海马体积与灰白质体积见表 7–1。

（二）病例 7–2

患者 10 余年前检查发现肺结节，2021 年 2 月复查发现肺结节增大，伴有咳嗽、咳痰、偶有咯血。2021 年 3 月 CT 报告左下肺肿块 35mm × 25mm，右上肺结节 16mm × 10mm，双肺多发磨玻璃样病变 5mm × 9mm。2021 年 4

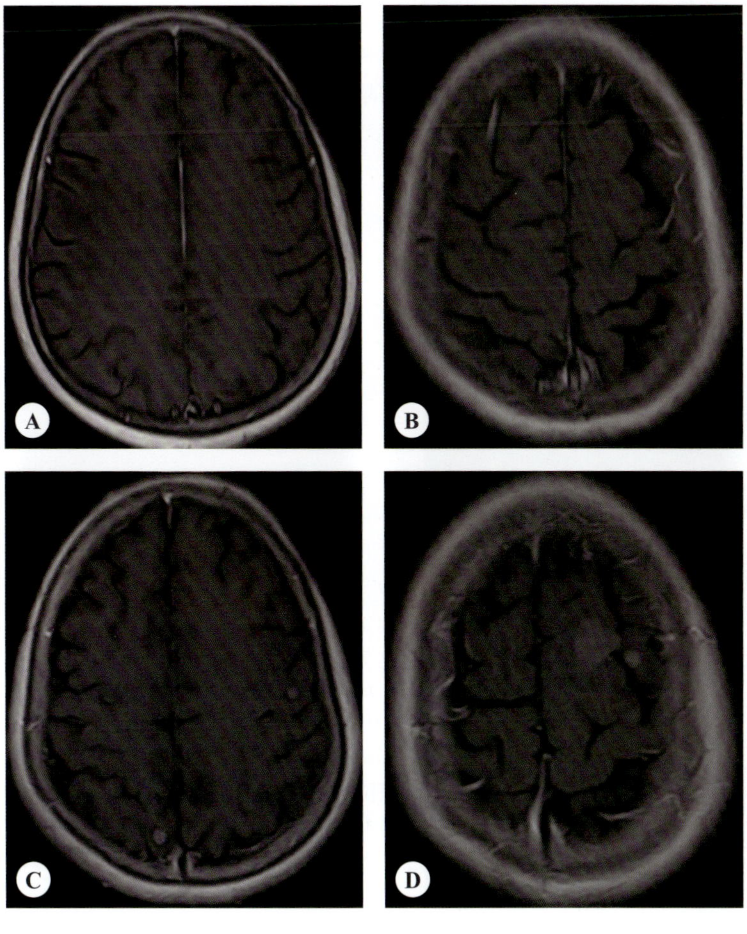

◀ 图 7–3　**A 和 B. 2020 年 6 月 12 日颅脑磁共振平扫增强 T_1 增强序列；C 和 D. 2020 年 11 月 2 日颅脑磁共振平扫增强 T_1 增强序列：左侧额叶、右侧顶叶、双侧小脑半球新见多个长 T_1、长 T_2 信号灶**

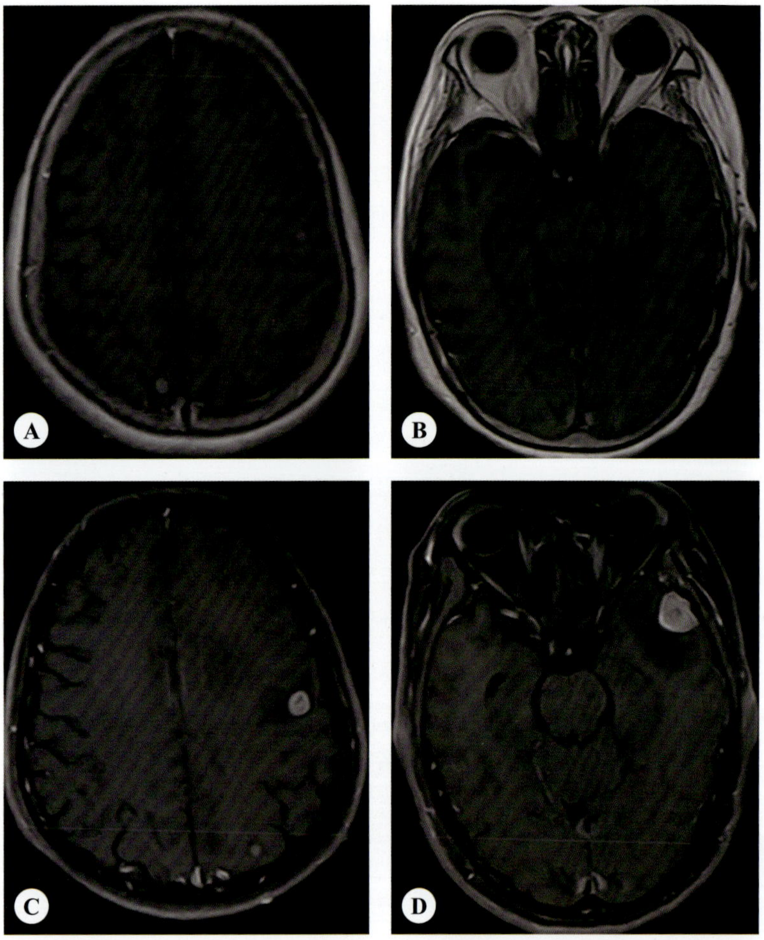

◀ 图 7-4 A 和 B. 2020 年 11 月 2 日颅脑磁共振平扫增强 T_1 增强序列；C 和 D. 2021 年 1 月 30 日颅脑磁共振平扫增强 T_1 增强序列：脑内多发结节较前增大、增多

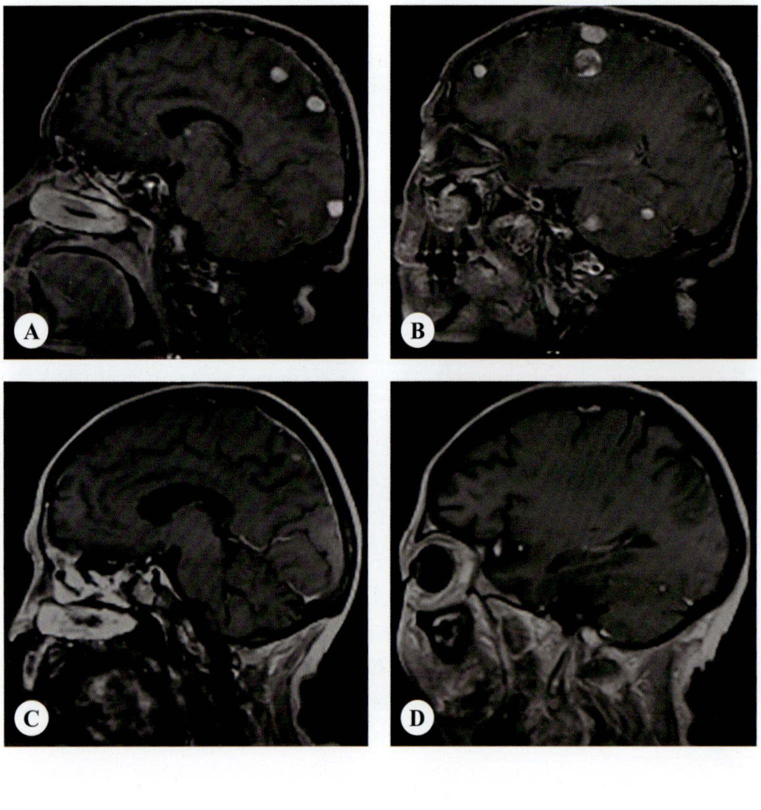

◀ 图 7-5 A 和 B. 2021 年 3 月 31 日 T_1 增强序列：脑内多发长 T_1 长 T_2 结节位于颞叶、额叶、双侧小脑半球；C 和 D. 2021 年 5 月 11 日 T_1 增强序列：原双侧额顶颞枕叶及双侧小脑半球多发异常强化灶范围较浅明显缩小

表 7-1 基于 FreeSurfer 全脑分割工具箱完成全脑分割

	海马	大脑灰质 + 白质
海马回避放疗定位检查	4.70‰	71.2%
海马回避放疗后 1 个月	4.74‰	69.3%

注：值为对应分割体积与颅容积之比。海马回避放疗定位检查（2021 年 3 月 31 日），海马回避放疗后 1 个月（2021 年 5 月 11 日）

月在 CT 引导下行肺穿刺活组织检查病理结果示浸润性中分化腺癌。基因检测提示，*EGFR p.L858R* 第 21 外显子错义突变，*MDM2* 基因扩增。免疫组化示：PD-L1 表达阳性，TPS 1%～49%（TPS=10%）。

完善 PET-CT 检查提示，左下肺背段糖代谢异常增高肿块伴阻塞性肺炎；双侧锁骨区、纵隔区及双肺门区多发糖代谢异常增高淋巴结；双侧顶叶及左侧颞叶多发糖代谢增高结节灶；右侧肾上腺糖代谢增高增粗灶；左侧肩胛骨糖代谢增高灶伴溶骨性骨质破坏：符合周围型肺癌改变并多发淋巴结转移、多发脑转移、肾上腺转移及骨转移可能性大，明确诊断为原发性支气管肺癌（左下肺腺癌 cT2aN3M1c ⅣB 期并多发骨转移、脑转移 *EGFR* 21 号外显子突变 PDL1 TPS10%）。规律服用奥希替尼（80mg，每天 1 次），定期复查。奥希替尼治疗 1 个月后，2021 年 5 月复查颅脑磁共振提示，左枕叶、右颞枕叶交界处、左额叶结节灶，较治疗前无明显变化。考虑奥希替尼靶向治疗对该患者脑转移灶疗效不佳，患者遂于 2021 年 8 月在我院行伽玛刀治疗，左颞叶处方剂量 16Gy，最大剂量 32Gy。其余 3 处病灶处方剂量 18Gy，最大剂量 36Gy。治疗前后对比（图 7-6）。

伽玛刀治疗后，患者继续规律服用奥希替尼，定期复查，2021 年 9 月复查颅脑 MRI 示左侧颞叶、右顶叶、左额叶结节灶同前，脑内新见多发强化结节（图 7-7）。患者于 2021 年 10 月完善脑脊液穿刺未见明显异常。继续予以奥希替尼治疗，等待再次基因检测结果。患者头晕症状未见明显好转，基因检测结果提示，*EGFR p.L858R* 第 21 外显子错义突变，*MDM2* 基因扩增。免疫组化检测提示，PD-L1 表达阳性，TPS 1%～49%（TPS=10%）。

患者参加脑转移 MDT 会诊，以下为专家团队意见。

①结合患者病史及各项检查，目前诊断左下肺腺癌，cT2aN3M1c ⅣB 期，并骨、脑转移瘤明确。

②基因检测示 *EGFR p.L858R* 第 21 外显子错义突变，予以奥希替尼全身靶向治疗，肺部病灶稳定，脑转移灶基因检测仍为 *EGFR* 突变，建议继续以奥希替尼全身治疗。

③靶向治疗期间，颅内病灶进展，已行伽玛刀治疗，且治疗后颅内病灶病情好转，出现多个新发病灶，建议全脑放射治疗，考虑颅内病灶均距海马区域较远，可行保护海马的全脑放疗。

行海马保护全脑放疗：6MV-X 线，TOMO，予以 PTV：30Gy/3Gy × 10F。海马保护全脑放疗前后颅脑 MRI 对比见图 7-8，海马保护全脑放疗前后海马体积与灰白质体积见表 7-2。

海马保护全脑放疗后，患者继续口服奥希替尼靶向治疗 + 替莫唑胺（200mg/m^2 连续 5 天，每 28 天 1 次）化疗，规律复查。2022 年 12 月复查磁共振脑转移筛查成像（T_2、T_1、T_2FLAIR、DWI、SWI、3DT1）示新发脑桥、右侧小脑半球、右侧颞叶、右侧枕叶、左侧额叶强化灶，其余强化灶同前（图 7-9）。复查 CT 胸部 + 腹部盆腔平扫增强双期三维成像示肺部病灶进展。

患者再次参加脑转移 MDT 会诊，以下为

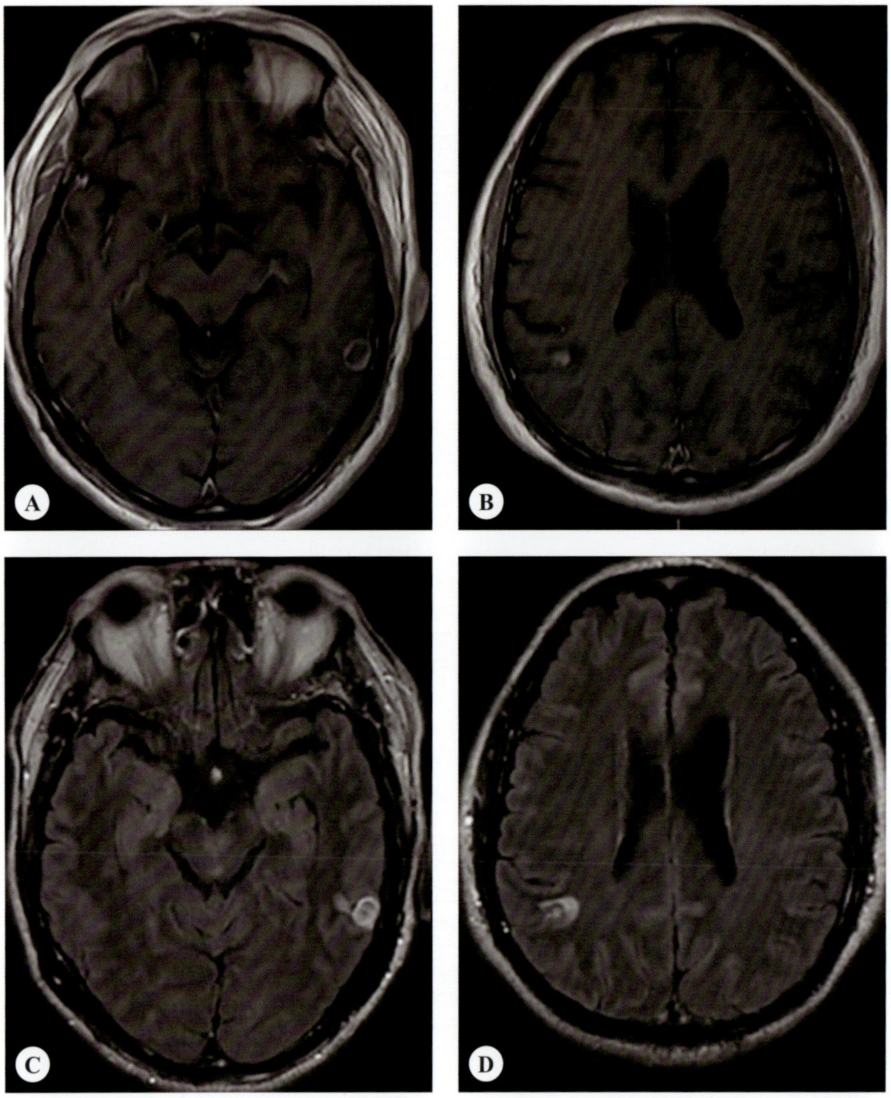

▲ 图7-6 A和B. 2021年8月1日T_1增强序列：脑内多发长T_1长T_2结节位于左侧颞叶、右顶叶、左额叶；C和D. 2021年9月25日T_1增强序列：左侧颞叶、右顶叶、左额叶结节灶同前

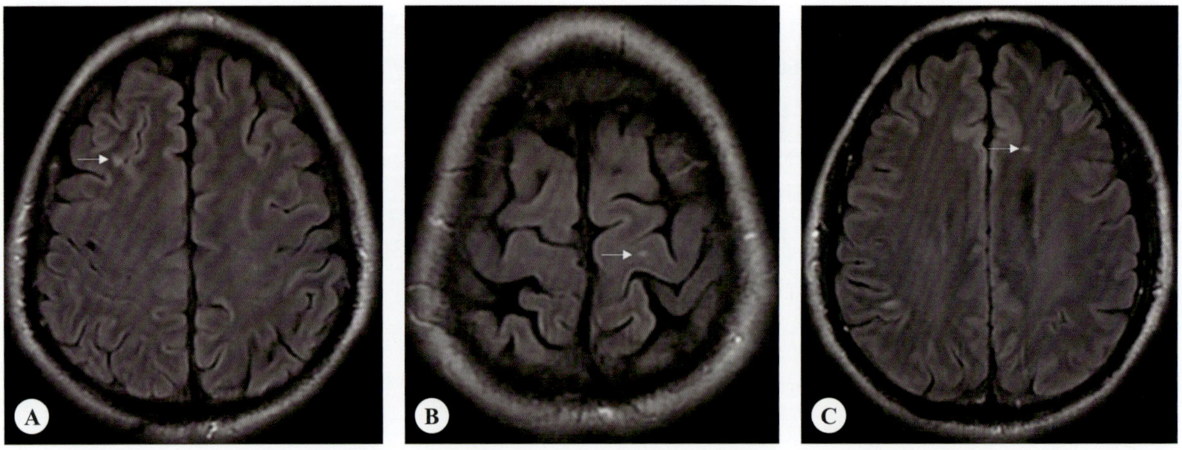

▲ 图7-7 2021年09月25日T_2FLAIR增强序列：脑内新见多发强化结节

表 7-2　基于 FreeSurfer 全脑分割工具箱完成全脑分割

	海马	大脑灰质 + 白质
海马保护放疗定位检查	5.44‰	67.5%
海马保护放疗后 3 个月	5.39‰	67.1%
海马保护放疗后 1 年	5.37‰	66.3%

注：值为对应分割体积与颅容积之比。海马保护放疗定位检查（2021 年 10 月 26 日），海马保护放疗后 3 个月（2022 年 1 月 22 日），海马保护放疗后 1 年（2022 年 10 月 10 日）

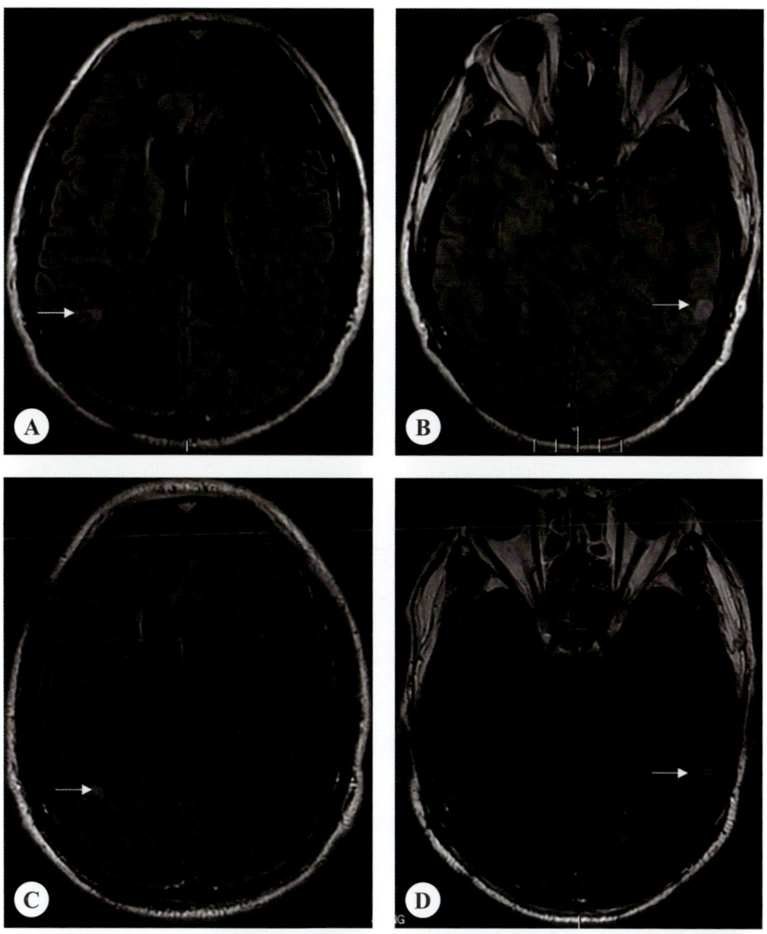

◀ **图 7-8　颅脑磁共振 T_2FLAIR 增强**

A 和 B. 2021 年 10 月 26 日 T_2FLAIR 增强序列：左侧颞叶、右顶叶、左额叶结节灶同前；C 和 D. 2022 年 1 月 18 日脑内多发异常强化灶基本同前

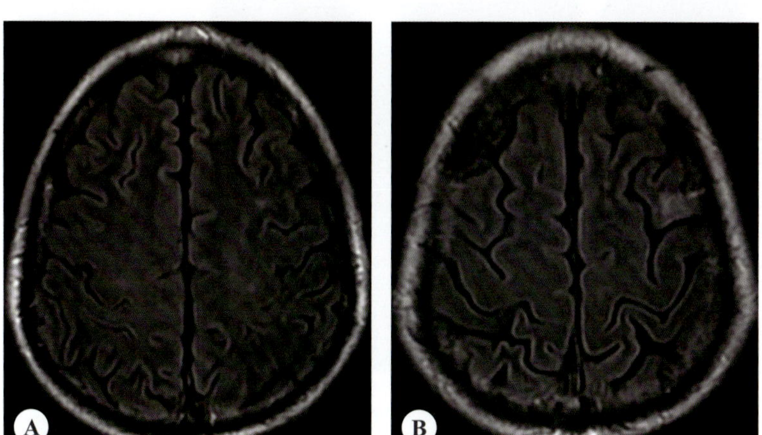

◀ **图 7-9　颅脑磁共振 T_2FLAIR 增强**

2022 年 12 月 25 日 T_2FLAIR 增强序列：新发脑桥、右侧小脑半球、右侧颞叶、右侧枕叶、左侧额叶强化灶

专家意见。

①患者 *EGFR* 靶向药物耐药后颅外病灶稳定，颅内多发转移瘤考虑进展，予以保护海马的放射治疗 + 奥希替尼 1 年后再次出现病情全面进展。

②结合目前病情，需要更改治疗方案，患者两次免疫组化结果提示 PD-L1 表达阳性，TPS 1%～49%（TPS=10%），可使用免疫治疗，建议更改原方案为 ICI 治疗 + 贝伐珠单抗抗血管治疗 +PP 方案化疗。

③暂不考虑局部放射治疗干预，根据病情变化调整治疗方案。

2022 年 12 月，根据 MDT 讨论意见予以洛铂 50mg/m^2+ 培美曲塞 500mg/m^2 化疗联合信迪利单抗 200mg 免疫治疗及贝伐珠单抗 15mg/kg，每 21 天 1 次抗血管靶向治疗。后续随访颅脑 MRI 如图 7–10。

二、概述

脑转移瘤的放射治疗方法包括全脑放射治疗和立体定向放射治疗（SRT），其中，全脑放射治疗照射范围广，对于脑膜转移、潜在转移灶、多发转移有较好的控制作用，但往往受到总剂量限制，而易出现复发或肿瘤未控。由于全脑放疗照射野覆盖几乎所有脑组织，脑中关键神经结构甚至是入脑的免疫细胞均受到辐射，会导致认知障碍及可能的免疫抑制。随着立体定向放疗技术的发展，临床上更倾向于用立体定向放疗控制有限的脑转移。海马是大脑皮层负责记忆、空间定向的结构，在临床实践中发现全脑放疗时降低海马区域剂量可以保护患者认知功能并且海马转移概率极低。保护海马的全脑放疗（hippocampal avoidance，HA-WBRT）广泛应用于广泛脑转移患者的治疗。本章重点讨论了海马保护全脑放疗的理论基础、剂量选择和优势。

三、循证医学基础

（一）HA-WBRT 实践基础

全脑放疗的不良反应之一就是迟发的神经认知功能毒性。有研究指出，放疗对神经干细胞的损伤可导致放疗后认知功能的下降。而侧脑室室下区（subventricular zone，SVZ）和海马齿状回颗粒下区（subgranular zone，SGZ）是目前公认成人神经干细胞最富集的两个区域，其中由海马齿状回颗粒下区产生的神经元参与学习记忆、情绪调控等。目前研究发现放疗对海马区域产生剂量依赖性的神经发生抑制、微血管网络破坏及新生神经元功能结构损伤[1, 2]。因此，放疗时降低海马区域辐射剂量可能减少对海马齿状回颗粒下区正常神经发生的影响，从而保护学习记忆、情绪调控功能。

2014 年发表的Ⅱ期单臂临床试验 RTOG 0933 是首个海马保护全脑放疗的临床试验[3]。

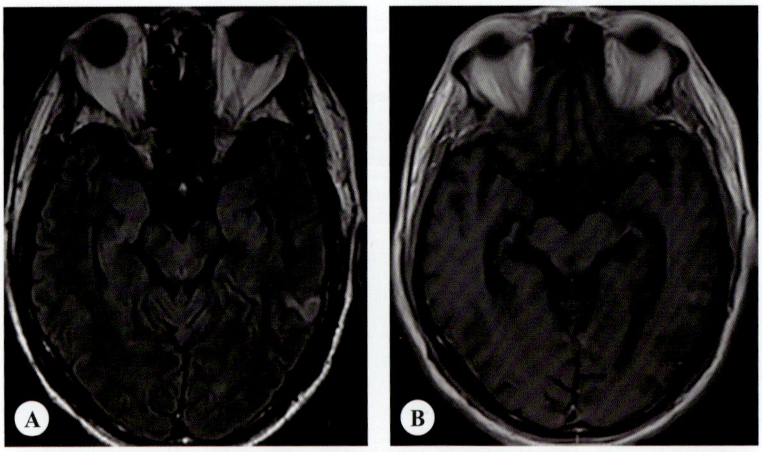

▲ 图 7–10 A. 2022 年 12 月 25 日 T_2FLAIR 增强序列；B. 2023 年 4 月 23 日 T_1 增强序列：左侧颞叶结节灶较前缩小

在该试验中，接受海马保护全脑放疗的患者 6 个月时在霍普金斯语言学习测试修订版（Hopkins verbal learning test-revised，HVLT-R）中延迟回忆相对于基线的下降程度（7%）低于以往全脑放疗患者的统计数据（30%）。后续他们在 2020 年发表的Ⅲ期临床试验 NRGCC 001 对不同原发肿瘤的脑转移患者行海马保护全脑放疗加美金刚治疗，与不使用美金刚的海马保护全脑放疗组相比，神经认知衰竭发生率较低，生活质量更好，总生存期（7.6 个月 vs. 6.3 个月）和无进展生存期（5.3 个月 vs. 5.0 个月）相似，且未发现严重不良反应[4]。NRGCC 001 作者认为，海马保护全脑放疗联合美金刚可能与立体定向放疗的认知结局相近，目前 NCT03075072 在 5～20 个病灶的脑转移患者中对比全脑放疗（首选海马保护）和立体定向放疗的认知结局，这个试验的结果可能会影响到临床上对于多发转移患者放疗方式的选择。但在 2021 年报道的Ⅲ期临床试验 NCT01780675 中，海马保护预防性全脑照射组与预防性全脑照射组在多个认知量表测试上未体现出有统计学意义的差异[5]。目前多个临床研究支持海马保护对患者长期认知功能的保护[6-9]。在行海马保护全脑放疗的同时使用认知保护药物可以增强其认知保护效应，或许除美金刚外更多的认知保护药物可以在海马保护全脑放疗的同时应用，如多奈哌齐。

目前的放疗技术可以在全脑放疗的同时改变划定范围内的辐射剂量，降低海马区域剂量以保护海马的全脑放疗计划得以实现。用于海马保护全脑放疗的技术包括调强放疗（intensity modulated radiation therapy，IMRT）、调容弧线治疗（volumetric-modulated arc therapy，VMAT）和螺旋 CT 治疗（TOMO），均可实现放疗时海马减量，各有优劣[7, 8]。

（二）HA-WBRT 的剂量选择

以往的研究显示，海马齿状回颗粒下区受到剂量高于 2Gy 的辐射便会出现功能受损。但后续的研究发现，海马的放疗损伤存在剂量依赖性。Seibert T. M 等研究了 52 例原发性脑肿瘤患者放疗前后 1 年的颅脑磁共振影像，他们发现海马受到高剂量（高于 40Gy）放疗的影响表现出显著的体积损失，但低剂量（低于 10Gy）放疗时出现剂量依赖性的体积减小（0.13% 体积 /Gy）[9]。此外，有研究指出放疗后海马神经元干细胞的 DNA 损伤随剂量改变，低剂量时表现出更低程度的 DNA 损伤[10]。RTOG 0933 使用的海马保护剂量处方为 D_{Hmax}≤17Gy，$D_{H100\%}$≤10Gy，基于该试验结果，海马区平均推荐放疗平均剂量为<9Gy，D_{max}<16Gy[11]。但有研究指出在更低剂量时，出现海马相关的认知受损。Gondi 等在他们的研究中指出良性或低级别脑肿瘤患者放疗时双侧海马区 40% 体积达到 7.3Gy 与患者 18 个月时延迟回忆受损有关。TM Ma 等研究结果表明在 HA-WBRT 治疗过程中，双侧 100% 海马辐射剂量>5.83Gy（D100%>5.83Gy）和双侧 80% 海马辐射剂量>6.80Gy（D80%>6.80Gy）影响患者认知功能[12]。但脑转移患者中位生存期不长，同时考虑低剂量海马辐射后海马转移导致颅内病灶未控的可能，目前脑转移治疗指南普遍推荐限定海马剂量在 9～16Gy。海马保护全脑放疗剂量靶区图可见图 7-11。

（三）HA-WBRT 的安全性

海马保护全脑放疗的安全性需考虑全脑放疗后出现新发海马区域转移的概率。Gondi V 等在进行 RTOG 0933 试验之前分析了 371 例多发脑转移患者（≤10 个转移灶），共计 1133 个脑转移灶的转移位置，在 8.6% 的患者（32/371）和 3.0% 的脑转移（34/1133）中观察到海马保护区（海马及其边缘 5mm 区域）的转移[13]。这个数据也支撑成为其临床试验 RTOG 0933 的基础，同时在 RTOG 0933 的随访中，113 例脑转移患者中位随访 6.8 个月后有 67 例患者出现颅内进展，仅 3 例出现海马保护区的转移。一项回顾性研究中分析了 42 例行 HS-WBRT（海马保护全脑放疗局部加量）治疗的脑转移患者，中位随访 10 个月后，13 例患者出现颅内进展，仅 1 例多发转移的同时出现海马保护区域内的转移。在针对中国多发脑转移患者的分析中，

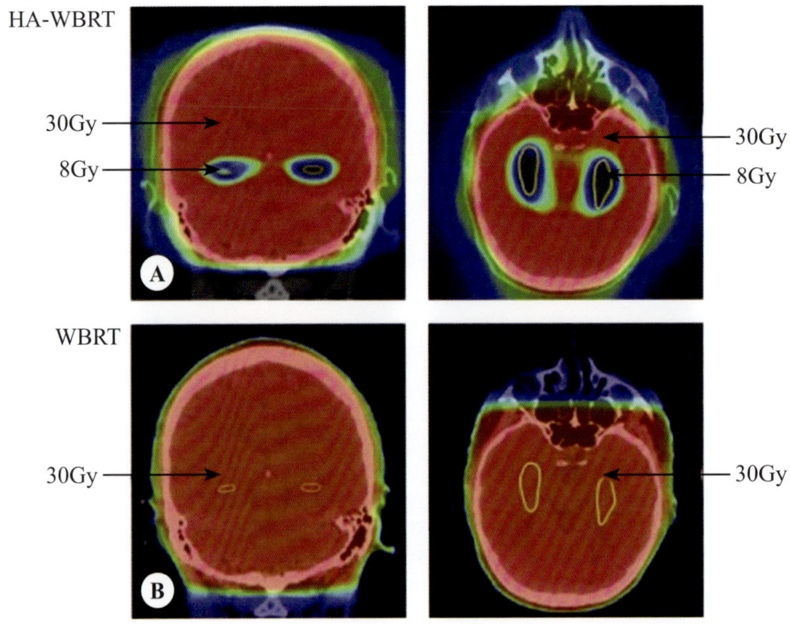

▲ 图 7-11 A. 海马保护全脑放疗剂量靶区图；B. 未保护海马全脑放疗剂量靶区图

发现海马区转移患者为 7.3%，海马及其边缘 5mm 区域转移患者为 16.5%，同时转移灶数量与总体积越大、海马转移可能性越大[14]。而对于海马保护预防性全脑照射，Remond 等的前瞻性临床研究中 20 例小细胞肺癌患者行海马保护预防性全脑照射中位随访 16.7 个月，仅有 1 例出现海马保护区转移[15]。总体来说，脑转移患者孤立出现海马转移的可能性较低，放疗后颅内孤立海马进展尚无数据，行保护海马全脑放疗相对安全且有益于患者生活质量。但对于转移灶数量较多、总体积较大的患者全脑放疗时，应谨慎选择是否保护海马。

（四）靶向和免疫治疗时代的全脑放疗

随着对肿瘤基因层面研究的深入，研究者发现肿瘤发生发展过程中某些基因的突变起重要作用，如 *ALK*、*EGFR*、*RAS*、*FOX* 等，并在细胞和动物实验中发现靶向这些突变基因可以起到很好的抑制肿瘤作用。针对这些基因的靶向药物问世改变了肿瘤治疗的传统范式。在肺癌患者中，*EGFR* 基因突变概率较高，据统计非小细胞肺癌患者肿瘤灶 *EGFR* 基因突变率可达 50%～80%，EGFR-TKI 药物广泛应用于肺癌患者的治疗。从一代 EGFR-TKI 药物吉非替尼和厄洛替尼到三代 EGFR-TKI 药物奥希替尼，药物入脑效率也得到提高。理论上说，相较于单独使用放射治疗，同时应用靶向 + 放射治疗，对于颅内转移灶的控制率应该有明显提高，但目前的研究未发现联合应用给患者生存带来的显著益处。一项 Meta 分析纳入了 2649 例患者，包括单独应用 TKI、单独应用放疗（WBRT 或 SRS）及 TKI+ 放疗，对比各组 OS 及 PFS 发现，存在 EGFR 或 ALK 突变患者应用 TKI 后 OS 及 PFS 高于野生型患者，应用 TKI+RT 的患者相较于单独 TKI 患者有 PFS 的受益，但比较 TKI+RT 和 RT 的患者，无 OS 或 PFS 上的受益[16]。另一项研究指出奥希替尼联合放疗的治疗效果与单独使用奥希替尼在 EGFR 阳性非小细胞肺癌脑转移患者中的治疗效果相似。但对于 EGFR L858R 突变的患者，奥希替尼联合放疗可能比单独使用奥希替尼提供更多的益处[17]。而在最新的一项研究中，在伴有 BM 的 EGFR 突变肺腺癌患者中，在 EGFR 耐药前进行颅脑放疗有利于延长患者 iPFS，但这种延长并不能转化为 OS 的益处[18]。临床上，存在 EGFR 突变的患者往往选择应用 EGFR-TKI 进行全身治疗，当出现脑转移考虑颅内病灶治疗时，联合 WBRT 或 SRS 或有更好的颅内控制率。

肿瘤相对于机体正常细胞存在异质性，正常情况下人体免疫系统可以识别并消除肿瘤细胞。但为了避免免疫系统的无差别杀伤，人体也存在一套免疫系统的自我调节机制，肿瘤细胞可以利用这样的机制达到免疫逃逸的效果。免疫检查点分子是免疫系统中起抑制作用的调节分子，其对于维持自身耐受、防止自身免疫反应，以及通过控制免疫应答的时间和强度而使组织损伤最小化等至关重要。与肿瘤免疫逃逸相关的免疫检查点分子有 PD1、CTLA4、Tim3 和 LAG3 等，目前已有针对 PD1 和 CTLA4 的免疫药物广泛应用。对于 EGFR/ALK 野生型非小细胞肺癌患者，使用 Anti PD-1/PD-L1 免疫治疗是标准的一线治疗方案。目前关于免疫治疗联合放疗的临床研究较少，在非小细胞肺癌患者中，ICI 联合放疗与单独 ICI 相比无生存上的获益，但 ICI 同步放疗患者相对于 ICI 后放疗的患者有更低的新发脑转移风险，同时 SRS 相较于 WBRT 患者有更高的颅内控制率[19]。由于 ICI 通过调动自身免疫系统抑制肿瘤免疫逃逸而不是通过药物直接杀伤肿瘤达到治疗效果，在联合放疗时应考虑放疗时机对颅内免疫的影响，特别是全脑放疗会将整个颅内免疫微环境暴露于辐射，这会杀伤免疫细胞可能抑制 ICI 的疗效。而最新的研究也指出，对于 SCLC-BM 患者，ICI 联合 WBRT 相比单独 WBRT 可以提高生存率，同时，在 ICI 治疗之前应用 WBRT 优于 ICI 治疗之后应用 WBRT[20]。结合过去临床研究结果，我们认为 WBRT 后序贯使用 ICI 或 ICI 同步放疗或使脑转移患者生存获益，但仍需更多研究进一步探索。

（五）海马保护全脑放疗的选择

对于多发脑转移患者，如果患者海马附近无转移病灶，可考虑行海马保护全脑放疗，具体可参考以下指南内容（表 7–3）。

四、结论与建议

当患者出现多发转移病灶或合并脑膜转移需要行全脑放疗，而海马区域周围 5mm 内无转移灶，患者无软脑膜转移，KPS≥70 时，推荐行海马保护全脑放疗。

表 7–3　近年关于脑转移治疗专家共识 / 指南

指南	SRT	WBRT	
		WBRT	HA-WBRT
中国肿瘤整合诊疗指南——脑转移瘤 /2023 年中国抗癌协会神经肿瘤专业委员会[21]	对寡转移瘤，放疗首选 SRT，尽量延迟 WBRT 应用，以更好保护神经认知功能，WBRT 可作为失败后的挽救手段	基于多发脑转移瘤： A. 对一般情况好、颅外控制好、预期生存期较长的患者，推荐采用 WBRT + 病灶同步推量的方式 B. 对一般情况差，或颅外控制差、无随访条件、预期生存期短的患者，可行单纯全脑放疗或 WBRT 序贯病灶推量 C. 对老年或一般情况极差的患者，可考虑行短程姑息 WBRT D. SRT 治疗后失败的多发 BM，可行挽救性	对满足 WBRT 条件 A 且对神经认知功能要求较高的患者，如条件许可，推荐行保护海马的 WBRT

续表

指南	SRT	WBRT	
		WBRT	HA-WBRT
肺癌脑转移中国治疗指南（2021年版）/2021年中国医师协会肿瘤医师分会[22]	A. 单发直径4～5cm以下的转移瘤（SCLC除外）的初程治疗 B.≤4个转移灶的初程治疗 C. WBRT失败后的挽救治疗 D. 颅内转移灶切除术后的辅助治疗 E. 既往接受SRS治疗的患者疗效持续时间超过6个月，且影像学认为肿瘤复发而不是坏死，可再次考虑SRS F. 局限的脑膜转移灶WBRT基础上的局部加量治疗	A. NSCLC脑转移患者立体定向放射外科治疗失败后的挽救治疗 B.>3个病灶的NSCLC脑转移患者的初始治疗，联合SRS局部加量 C. NSCLC脑转移患者颅内转移灶切除术后的辅助治疗 D. 对广泛脑膜转移的肺癌患者综合应用WBRT与椎管内化疗，对有脊膜转移的肺癌患者可行全脑全脊髓放疗 E. 广泛期SCLC伴有脑转移的患者，无论是否有症状，也无论转移病灶多少，均可行WBRT F. SCLC患者既往接受过PCI治疗，之后出现多发脑转移时，可慎重再次选择WBRT	仅提及WBRT的神经认知功能损伤，未作HA-WBRT或联合美金刚的WBRT的推荐
Radiation therapy for brain metastases /2022年ASTRO[23]	A. 对于ECOG评分为0～2分且少于或等于4个脑转移瘤的患者，建议进行SRS B. 对于ECOG评分为0～2分和5～10个脑转移的患者，有条件推荐SRS	A. 对于预后良好和不适合手术和（或）SRS脑转移的患者，建议将WBRT作为主要治疗 B. 对于预后良好且脑转移有限的患者，不建议在SRS中加入常规辅助WBRT	A. 对于预后良好且接受WBRT治疗的脑转移患者，建议避免海马体 B. 在靠近海马体的脑转移或软脑膜转移的情况下，不推荐海马体回避 C. 对于预后良好且接受WBRT或海马回避WBRT的脑转移患者，建议加用美金刚
Treatment for brain metastases /2022年ASCO-SNO-ASTRO[24]	A. 对于有1～4个未切除脑转移瘤的患者（不包括SCLC），应单独使用SRS（或WBRT或WBRT联合SRS） B. 如果手术腔可以耐受治疗，并考虑到其余颅内疾病的程度，则应单独对1～2个经切除脑转移的患者进行SRS C. SRS、WBRT及SRS联合WBRT都是4个以上未切除或2个以上切除脑转移瘤且体能状态较好（KPS≥70）患者的合理选择		对于将接受WBRT且无海马病变且预期生存期为4个月或更长时间的患者，应使用美金刚和HA-WBRT

SRT. 体位定向放射治疗；WBRT. 全脑放射治疗；ECOG. 美国东部肿瘤协作组体力状况；SCLC. 小细胞肺癌；NSCLC. 非小细胞肺癌

五、展望与未来

精准放射治疗时代，更多的探索聚焦于如何更好地改善患者的生活质量。虽然 SRS/FSRT 是目前脑转移瘤的治疗主流，对于 SRS/FSRT 后出现的多发脑转移，弥漫性脑转移瘤以及存在软脑膜转移的患者，WBRT 仍然为一种有效的治疗方式，当选择该治疗方式时，HA-WBRT 应纳入首要考虑。

（王泓霁）

参考文献

[1] Schmal Z, Rübe C E. Region-Specific Effects of Fractionated Low-Dose Versus Single-Dose Radiation on Hippocampal Neurogenesis and Neuroinflammation[J]. *Cancers*, 2022, 14(22): 5477.

[2] Schmal Z, Hammer B, Müller A, et al. Fractionated low-dose radiation induces long-lasting inflammatory responses in the hippocampal stem cell niche[J]. *International Journal of Radiation Oncology Biology Physics*, 2021, 111(5): 1262–1275.

[3] Gondi V, Pugh S L, Tome W A, et al. Preservation of memory with conformal avoidance of the hippocampal neural stem-cell compartment during whole-brain radiotherapy for brain metastases (RTOG 0933): a phase II multi-institutional trial[J]. *Journal of Clinical Oncology*, 2014, 32(34): 3810.

[4] Brown P D, Gondi V, Pugh S, et al. Hippocampal avoidance during whole-brain radiotherapy plus memantine for patients with brain metastases: phase III trial NRG oncology CC001[J]. *Journal of Clinical Oncology*, 2020, 38(10): 1019.

[5] Belderbos J S A, De Ruysscher D K M, De Jaeger K, et al. Phase 3 randomized trial of prophylactic cranial irradiation with or without hippocampus avoidance in SCLC (NCT01780675)[J]. *Journal of Thoracic Oncology*, 2021, 16(5): 840–849.

[6] Yang W C, Chen Y F, Yang C C, et al. Hippocampal avoidance whole-brain radiotherapy without memantine in preserving neurocognitive function for brain metastases: a phase II blinded randomized trial[J]. *Neuro-oncology*, 2021, 23(3): 478–486.

[7] Rong Y, Evans J, Xu-Welliver M, et al. Dosimetric evaluation of intensity-modulated radiotherapy, volumetric modulated arc therapy, and helical tomotherapy for hippocampal-avoidance whole brain radiotherapy[J]. *PloS one*, 2015, 10(4): e0126222.

[8] Jiang A, Sun W, Zhao F, et al. Dosimetric evaluation of four whole brain radiation therapy approaches with hippocampus and inner ear avoidance and simultaneous integrated boost for limited brain metastases[J]. *Radiation Oncology*, 2019, 14(1): 1–8.

[9] Seibert T M, Karunamuni R, Bartsch H, et al. Radiation dose-dependent hippocampal atrophy detected with longitudinal volumetric magnetic resonance imaging[J]. *International Journal of Radiation Oncology Biology Physics*, 2017, 97(2): 263–269.

[10] Mineyeva O A, Bezriadnov D V, Kedrov A V, et al. Radiation induces distinct changes in defined subpopulations of neural stem and progenitor cells in the adult hippocampus[J]. *Frontiers in neuroscience*, 2019, 12: 1013.

[11] Gondi V, Pugh S L, Tome W A, et al. Preservation of memory with conformal avoidance of the hippocampal neural stem-cell compartment during whole-brain radiotherapy for brain metastases (RTOG 0933): a phase II multi-institutional trial[J]. *Journal of Clinical Oncology*, 2014, 32(34): 3810.

[12] Ma T M, Grimm J, McIntyre R, et al. A prospective evaluation of hippocampal radiation dose volume effects and memory deficits following cranial irradiation[J]. *Radiotherapy and Oncology*, 2017, 125(2): 234–240.

[13] Gondi V, Tome W A, Marsh J, et al. Estimated risk of perihippocampal disease progression after hippocampal avoidance during whole-brain radiotherapy: safety profile for RTOG 0933[J]. *Radiotherapy and Oncology*, 2010, 95(3): 327–331.

[14] Xie P, Qiao H, Hu H, et al. The Risk of Hippocampal Metastasis and the Associated High-Risk Factors in 411 Patients With Brain Metastases[J]. *Frontiers in Oncology*, 2022: 391.

[15] Redmond K J, Hales R K, Anderson-Keightly H, et al. Prospective study of hippocampal-sparing prophylactic cranial irradiation in limited-stage small cell lung cancer[J]. *International Journal of Radiation Oncology Biology Physics*, 2017, 98(3): 603–611.

[16] Chu X, Niu L, Xiao G, et al. The long-term and short-term efficacy of immunotherapy in non-small cell lung cancer patients with brain metastases: a systematic review and meta-analysis[J]. *Frontiers in Immunology*, 2022, 13: 875488.

[17] Zhai X, Li W, Li J, et al. Therapeutic effect of osimertinib plus cranial radiotherapy compared to osimertinib alone in NSCLC patients with EGFR-activating mutations and brain metastases: a retrospective study[J]. *Radiation Oncology*, 2021, 16(1): 1–12.

[18] Annals of Oncology, 2023, 34(2): S755–S851. 10.1016/annonc/annonc1331

[19] Chu X, Niu L, Xiao G, et al. The long-term and short-term efficacy of immunotherapy in non-small cell lung cancer patients with brain metastases: a systematic review and meta-analysis[J]. *Frontiers in Immunology*, 2022, 13: 875488.

[20] Annals of Oncology, 2023, 34 (2):S1062–S1079.10.1016/annonc/annonc1314

[21] 肖建平，马玉超，王洁等．中国肿瘤整合诊疗指南——脑转移瘤 [J]. 癌症 ,2023,42(06):304–318.

[22] 石宏伟，皮国良．《肺癌脑转移中国治疗指南 (2021 年版)》更新解读 [J]. 临床内科杂志 ,2021,38(10):710–712.

[23] Gondi V, Bauman G, Bradfield L, et al. Radiation therapy for brain metastases: an ASTRO clinical practice guideline[J]. *Practical radiation oncology*, 2022, 12(4): 265–282.

[24] Vogelbaum M A, Brown P D, Messersmith H, et al. Treatment for brain metastases: ASCO-SNO-ASTRO guideline[J]. *Neuro-Oncology*, 2022.

第8章 肺癌脑转移免疫治疗后应答模式分析

一、病例介绍

（一）病例 8-1

68 岁男性，2021 年 10 月 20 日因“反应迟钝，轻度意识障碍，左侧肢体偏瘫 12 天”前往外院就诊，既往有 40 年吸烟史。胸部 CT（图 8-1）显示左上肺尖后段肿块（35mm × 25mm），可见胸膜凹陷征，增强后不均匀强化，相应支气管节段性闭塞。颅脑 MRI（图 8-2）示右额叶 T_1 和 T_2 高信号囊性病变，伴环状强化（29mm × 22mm）。经左上肺穿刺活检后，病理结果提示为低分化腺癌，免疫组化 CK7（+）、TTF-1（+）、NapsinA（–）、CEA（–）、CK5/6（–）、P40（–）、CK-Pan（+）、Ki67（50%+）。基因检测提示，肿瘤突变负荷（tumor mutational burden，TMB）为 1.92Muts/Mb，未检测到有指导意义的驱动基因突变。免疫组织化学分析显示 PD-L1 肿瘤比例评分（tumor proportion score，TPS）＜1%。患者于 2021 年 10 月诊断为原发性支气管肺癌（左上肺低分化腺癌，T2aN0M1b，Ⅳa 期）脑转移瘤。结合 NCCN 指南，患者使用了帕博利珠单抗（200mg，每 3 周 1 次）联合培美曲塞（500mg/kg，每 3 周 1 次）和卡铂（AUC=5，每 3 周 1 次）作为一线治疗。在免疫检查点抑制剂（immune checkpoint inhibitor，ICI）联合化疗 1 个周期后，患者意识障碍加重。完善肺部 CT 提示（图 8-1），左肺上叶尖后段肿块可见大小约 29mm × 25mm 的团块灶，可见胸膜凹陷征，病灶内新见空洞，相应支气管节段性闭塞。颅脑磁共振提示，右额叶肿块增大（44mm × 33mm），增强后环形强化，病灶周围右侧额顶颞叶见大片状长 T_2 信号，右侧侧脑室受压变窄，中线结构局部左移（图 8-2）。

MDT 讨论意见：①结合患者病史及检查，左上肺低分化腺癌（T2aN0M1b，Ⅳa 期）脑转移瘤诊断明确；②基因检测显示无驱动基因突变，予以一线标准治疗 ICI 联合 PP 方案化疗 1 个周期后肺部病灶明显缩小，该方案对颅外肿瘤有良好的控制，颅内病灶为囊性病灶，治疗后病灶进一步增大，患者使用帕博利珠单抗，不排除 ICI 治疗后出现的假性进展，可完善 PWI 功能影像学来进行区分；③颅内病灶占位效应明显，伴大片状瘤周水肿，合并神经系统症状，首选手术治疗，如患者不接受手术的创伤及相关风险，也可考虑加用大分割放射治疗；④寡转移病灶予以治疗后，系统治疗 4～6 个周期后如达 PR，行肺部肿瘤局部治疗。

2021 年 12 月 10 日，患者接受了头部占位病灶切除术，术中可见肿瘤位于右侧额叶，以额上回为中心，质地韧、色黄、其内可见明显坏死、血供一般，大小约 45mm × 30mm × 33mm。显微镜下全部切除肿瘤。术后病理提示淋巴细胞、泡沫细胞浸润伴坏死，未见肿瘤细胞（图 8-3）。免疫组织化学结果显示坏死区 CK-Pan（–）、EMA（–）、TTF-1（–）。由于手术标本未见肿瘤细胞，因此未行术后放疗。帕博利珠单抗联合化疗治疗 6 个周期后，根据 MDT 会诊意见行肺部病灶手术切除或放疗。结合患者意愿，对肺部病灶进行根治性放射治疗。

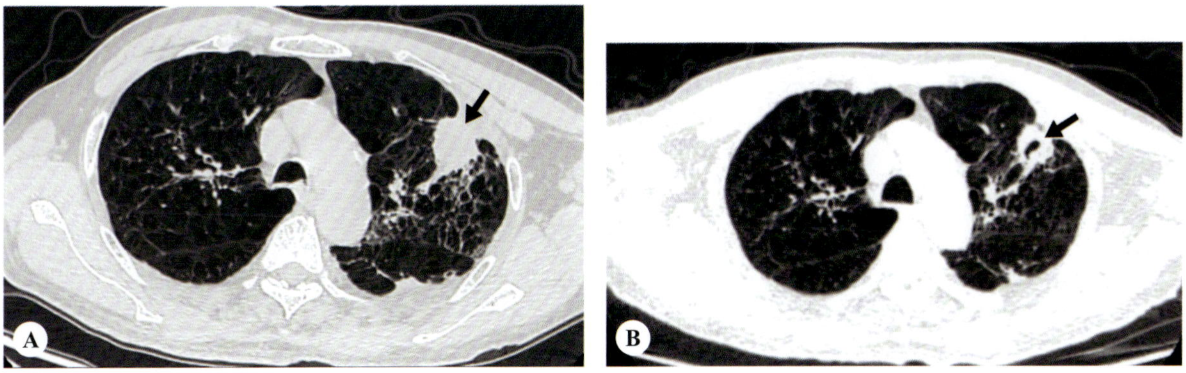

▲ 图 8–1　胸部 CT

胸部 CT 显示 ICI 联合化疗治疗前左上肺尖后段有一个肿块，大小约 35mm × 25mm，可见胸膜凹陷征，增强后不均匀强化，相应支气管节段性闭塞（箭）；B. 系统治疗 1 个周期后，肺部肿块逐渐缩小，大小约 29mm × 25mm 团块灶，可见胸膜凹陷征，病灶内新见空洞，相应支气管节段性闭塞（箭）

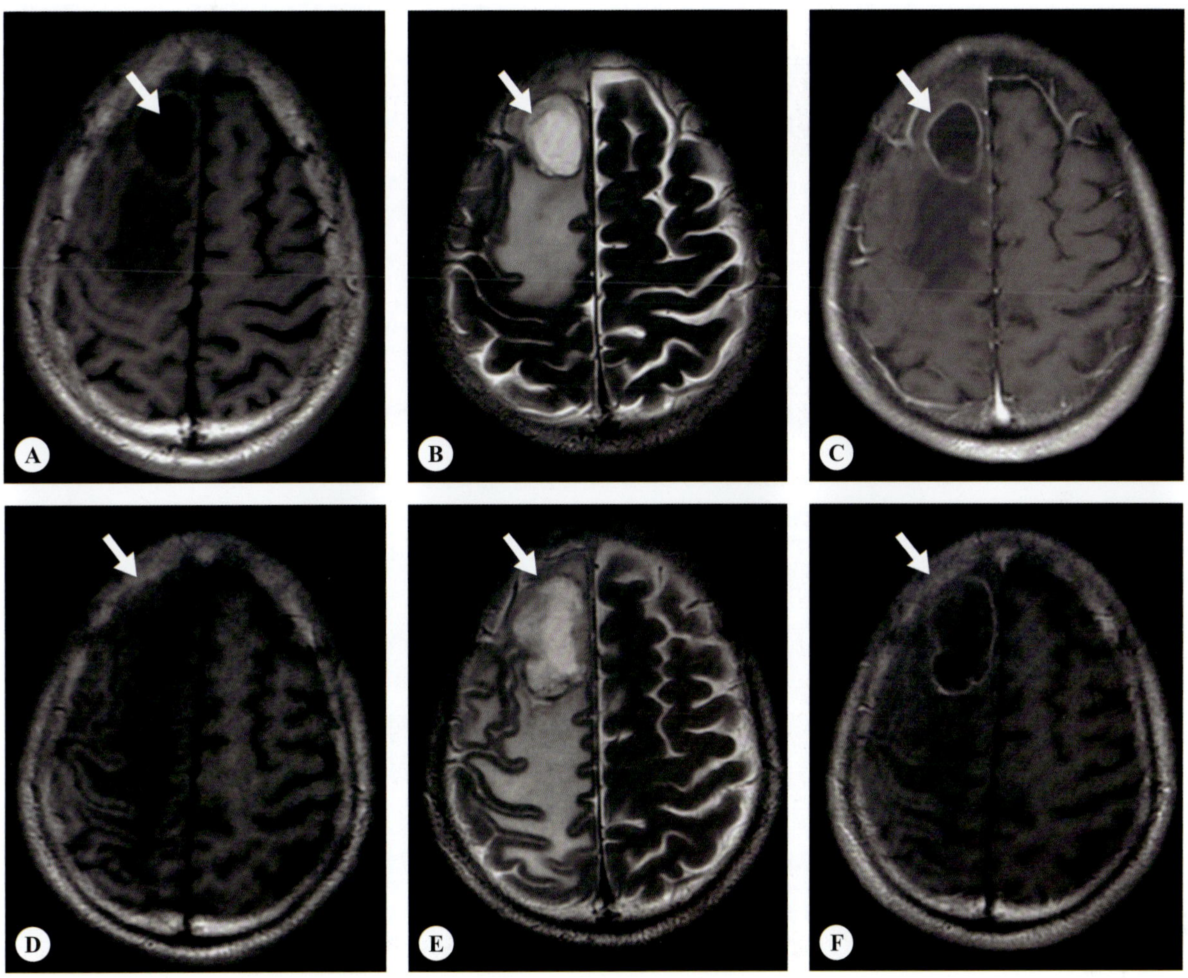

▲ 图 8–2　颅脑磁共振成像

A 至 C. 2021 年 10 月，T_1 加权（A），T_2 加权（B）和 T_1+C（C）MRI 扫描显示右侧额叶占位病变，大小约 29mm × 22mm，伴囊性变和环形强化，瘤周明显水肿（箭）；D 至 F. 在一个周期的 ICI 联合化疗后，T_1 加权（D），T_2 加权（E）和 T_1+C（F）MRI 结果显示右额叶见团块状长 – 等 T_1 长 – 稍长 T_2 信号灶（箭），T_2FLAIR 呈稍高信号，DWI 未见明显高信号，肿块增大，大小约 44mm × 33mm，增强后环形强化，病灶周围右侧额顶颞叶见大片状长 T_2 信号，右侧侧脑室受压变窄，中线结构局部左移

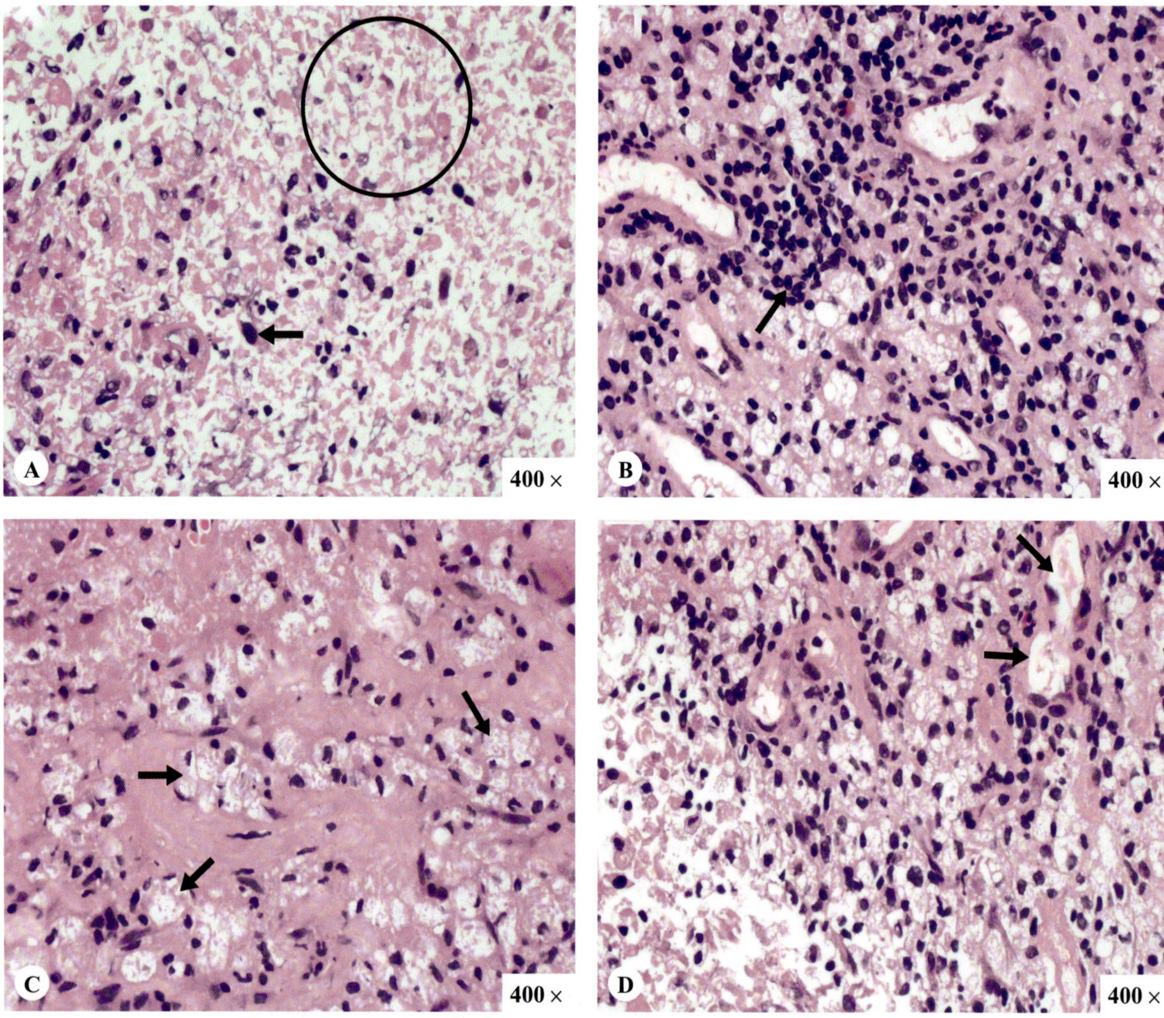

▲ 图 8-3 手术切除脑转移瘤的病理学检查

A. 脑转移瘤广泛坏死（黑圈），可观察到坏死的肿瘤细胞（箭）；B. 淋巴细胞浸润（箭）；C. 视野内可见大量泡沫细胞（箭）；D. 瘤床周围可见新生血管（箭）。原始放大比例：图 A 至 D，苏木精 – 伊红染色，400 ×

患者使用帕博利珠单抗维持治疗 2 年，至今病情稳定。

（二）病例 8–2

74 岁老年男性，因反复咯血 8 个月，于 2020 年 10 月 22 日前往湘雅医院就诊，有乙肝病史 40 年，30 年吸烟史。完善肺部 CT 示左肺上叶尖后段肿块，大小约 79mm × 66mm，增强后不均匀强化，可见支气管截断、远端阻塞性肺炎、胸膜凹陷征。伴左肺门淋巴结肿大，考虑肺癌可能性大，周围癌性淋巴管炎及左肺门淋巴结转移可能，左侧胸腔少量积液（图 8–4）。肺部电子支气管镜活检结果为非角化性鳞状细胞癌。免疫组织化学染色结果为 CK7（–）、TTF-1（–）、NapsinA（–）、CEA（–）、CK5/6（+）、P40（–）、Calretinin（+）。颅脑 MRI 显示右侧额叶病变（21mm × 15mm），伴长 T_1 和长 T_2 信号，病灶周边可见大片状长 T_2 水肿带，右侧侧脑室前角稍受压变窄。脑沟、脑裂稍加深加宽，中线结构局部稍向右侧移位，结合患者肺癌病史，考虑脑转移瘤（图 8–5）。肺组织基因检测未发现阳性驱动基因，PD-L1 检测（TPS）为 90%。诊断为原发性支气管肺癌（左上肺鳞癌，T4N1M1c Ⅳb 期）、脑转移瘤。患者于 2020 年 11 月给予替雷利珠单抗（抗 PD-1 单抗，200mg，每 3 周 1 次）ICI 治疗，患者咯血症状明显好转，2021 年 4 月 30 日复查，胸部 CT 提示肺部肿块缩小至 55mm × 38mm（图 8–4），左侧胸腔积液较前明显吸收减少，左上肺癌性淋巴管炎较前稍好转。颅脑磁共振显示颅内转移灶较前缩小，现大小约 14mm × 13mm，增强后轻度强化，病灶周边大片状长 T_2 水肿带范围较前显著缩小，右侧侧脑室前角受压变窄较前恢复正常。脑沟、脑裂稍加深加宽，中线结构大致居中（图 8–5），疗效评价为部分缓解（partial response，PR）。2021 年 7 月 31 日复查情况同前。然而，在 18 个周期的 ICI 治疗后，2021 年 12 月 20 日复查肺部 CT 示：肿块灶大致同前（53mm × 35mm）。颅脑磁共振提示：右侧额叶环形强化灶较前增大，现大小约 22mm × 17mm，周围脑实质见大片状长 T_2 水肿信号灶，双侧脑室稍增宽，脑沟、脑裂稍加深加宽，中线结构大致居中。综上所述，虽然肺部肿块稳定（图 8–4），但脑部病灶的大小和水肿都有所增加（图 8–5）。

MDT 会诊提示：①患者原发性支气管肺癌（左上肺鳞癌，T4N1M1c Ⅳb 期）合并脑转移瘤诊断明确，PD-L1 TPS 评分 90%，予以 ICI 单药治疗后复查颅内及肺部病灶均缩小，考虑治疗有效；②此次复查示肺部病灶稳定，颅内病灶大小增加，伴周围水肿明显，结合患者治疗史及影像学表现，肺部病灶稳定，右侧额叶环形强化灶较前增大，现大小约 22mm × 17mm，周围脑实质见大片状长 T_2 水肿信号灶，双侧脑室稍增宽，脑沟、脑裂稍加深加宽，中线结构大致居中，不排除 ICI 治疗后假性进展可能，可先行磁共振动脉自旋标记（arterial spin labeling，ASL）检查，根据检查结果决定是否继续用药观察。MDT 后患者于 2021 年 1 月 1 日 ASL 检查提示右额叶病灶灌注较对侧减低，右额叶病灶未见明显高灌注（图 8–6）。考虑假性进展可能性大，建议 3 个月后复查平扫 + 增强磁共振检查，如神经症状明显，尽快返院就诊。

2022 年 4 月 14 日复查颅脑 MRI 显示，颅内肿块继续增大，现大小约 32mm × 19mm，周围脑实质见大片状长 T_2 水肿信号灶增大。双侧

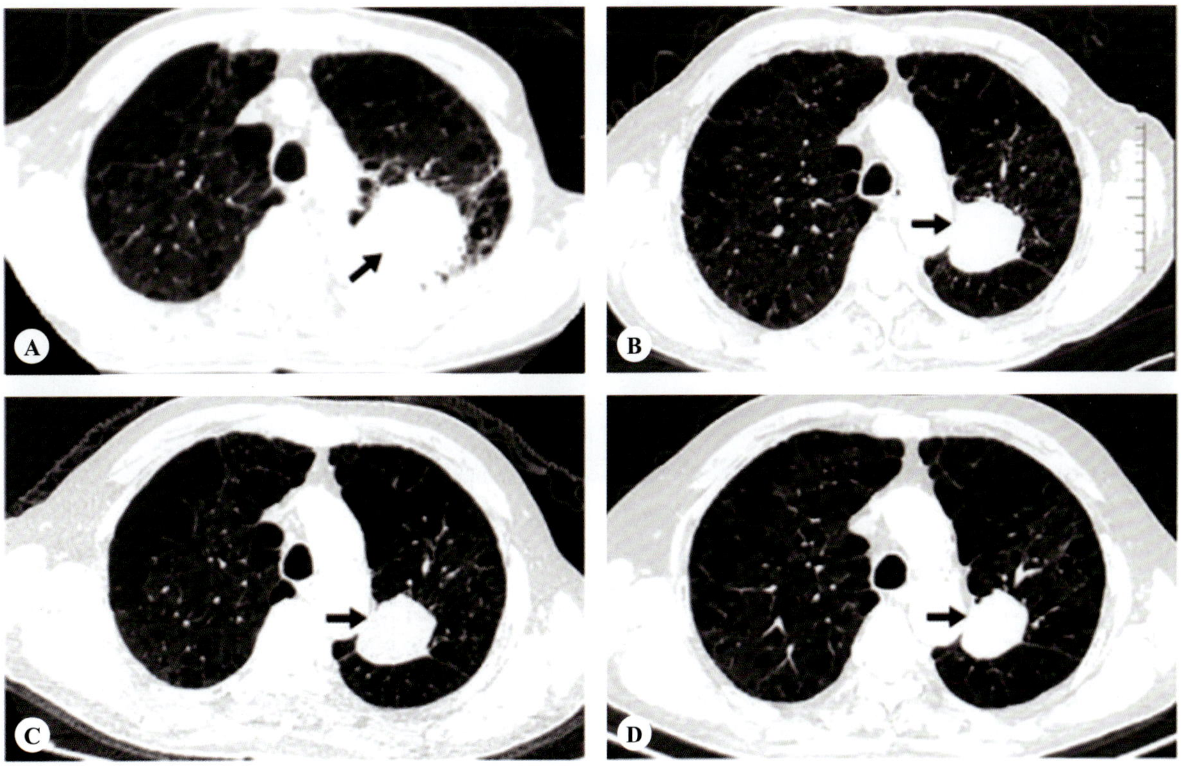

▲ 图 8–4　**胸部 CT**

A 至 D 分别为患者 2020 年 10 月、2021 年 4 月、2021 年 12 月、2022 年 7 月检查结果，肺部肿块先缩小后稳定（箭）

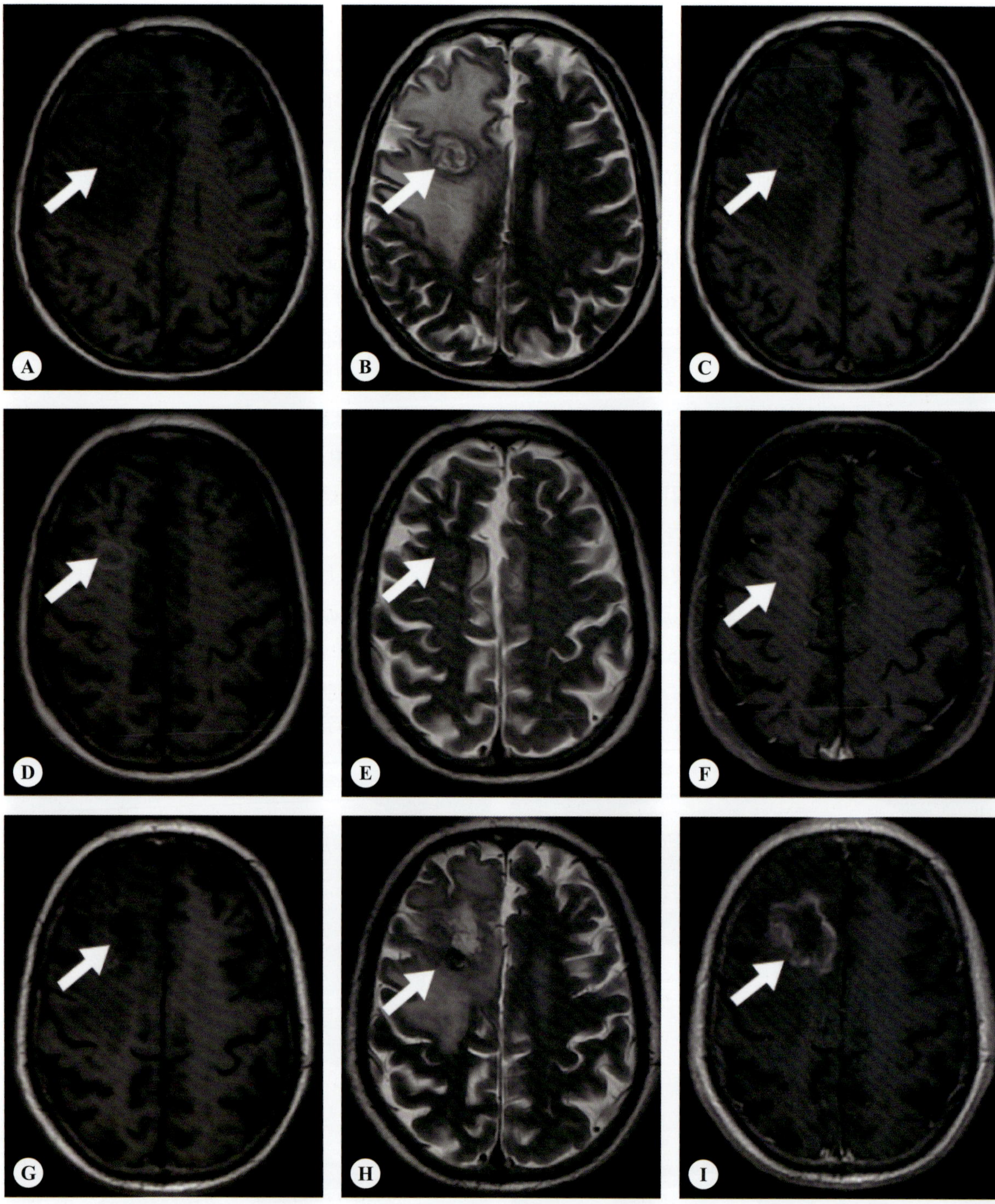

▲ **图 8-5　颅脑磁共振**

A 至 C. 患者 2020 年 10 月检查结果，依次为 T_1、T_2、T_1+C，右侧额叶可见长 T_1、长 T_2 信号灶伴大片水肿带（箭）；D 至 F. 治疗后 6 个月检查结果（2021 年 4 月），肿瘤体积稍缩小，水肿减轻（箭）；G 至 I. 治疗后 14 个月后复查结果（2021 年 12 月），可见肿瘤体积明显增大，水肿加重（箭）

脑室稍增宽，脑沟、脑裂稍加深加宽，中线结构大致居中（图 8-5）。影像科医生会诊后，考虑假性进展可能，建议继续用药观察，3 个月后复查平扫 + 增强 +PWI 磁共振检查，如神经症状明显，尽快返院就诊。2022 年 7 月 26 日复查头部核磁 +PWI 示右侧额叶环形强化较前增大，现大小约 51mm × 35mm，周围见大片状长 T_2 水肿信号灶基本同前，双侧脑室稍增宽，

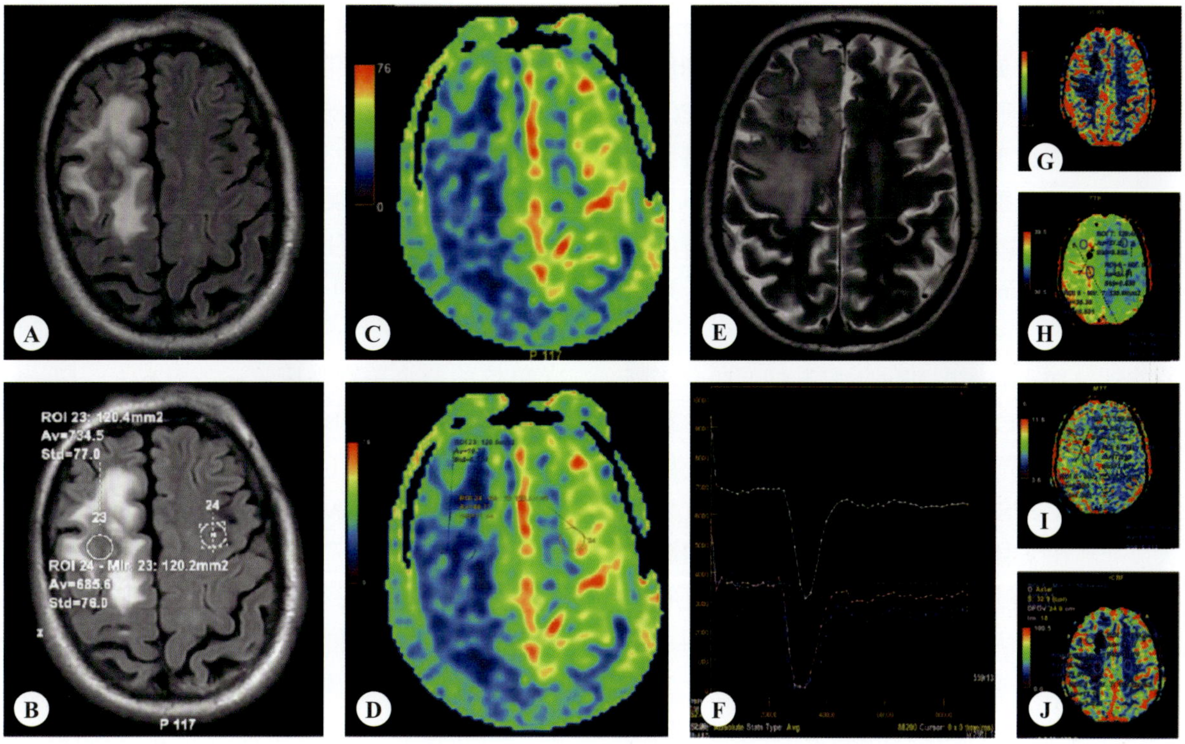

▲ 图 8-6　颅脑磁共振灌注序列

A 至 D.2022 年 1 月，ASL 检查结果示右侧额叶病灶区呈低灌注；CBF=19.70（对侧 =48.77）；E 至 J. 2022 年 7 月 PWI 检查结果示右侧额叶病灶区持续低灌注，CBV=5.772（对侧 =3.441），TTP=35.94（对侧 =34.01），MTT=6.829（对侧 =7.210），CBF=48.94（对侧 =28.47）

脑沟、脑裂稍加深加宽，中线结构大致居中。结合 PWI 右额叶强化区持续低灌注（图 8–5）。患者头部症状无明显进展，肺部 CT 示左上肺肿块大致同前，大小约 50mm × 33mm（图 8–4）。经 MDT 讨论后，建议患者住院进行手术治疗，患者及家属表示理解并拒绝手术。后未行特殊治疗，2023 年 1 月，患者因感染新型冠状病毒死亡。

二、循证医学基础

（一）免疫检查点抑制剂治疗脑转移瘤的原理

非小细胞肺癌（non-small cell lung cancer，NSCLC）占所有肺癌的 85%，约 20% 的患者在初诊时即出现脑转移（BM）。由于血脑屏障（BBB）的存在，大多数大分子抗肿瘤药物难以穿透颅内转移灶。放疗是目前脑转移的标准局部治疗方法。近年来，小分子药物第三代 EGFR-TKI 的出现显著延长了携带 EGFR 敏感突变的 NSCLC 脑转移患者的生存时间，进一步改善了患者的生活质量。然而，目前对于驱动突变阴性的脑转移患者治疗仍然是一个巨大的挑战。免疫治疗的出现可能打破这一僵局，PD-1/PD-L1 通路可能是免疫检查点抑制的有希望的靶标，目前，多种 PD-1 抑制药（帕博利珠单抗、纳武利尤单抗、西米普利单抗、替雷利珠单抗、卡瑞利珠单抗和信迪利单抗）、PD-L1 抑制药（阿替利珠单抗和舒格利单抗）和 CTLA-4 抑制药（依匹木单抗）已被批准用于转移性 NSCLC 的一线治疗。

一直以来，科学家一致认为大脑是免疫豁免器官，直至 2015 年，Virginia 等发现了位于硬脑膜窦周围的功能性淋巴管，这些结构连接到颈深部淋巴结，表达淋巴内皮细胞的所有分子特征，并且能够运输含有免疫细胞（immune cell，IC）的脑脊液 [1]。临床前数据表明，由于 BM 可能会破坏 BBB[2]，ICI 可以穿透原发性脑肿瘤和 BM 中的 BBB[3]。此外，活化的 T 细胞可以穿透 BBB 到达 BM 病变，这是 ICI 在 BM

中起作用的重要途径[4]。与原发性肺癌相比，脑转移病变的免疫相关通路评分和免疫细胞亚群比例较低，而却富集了免疫抑制途径TGF-β途径[5]。因此NSCLC BM和邻近的非癌性脑组织都处于免疫抑制环境中。除此之外，原发NSCLC和BM的PD-L1表达和肿瘤浸润淋巴细胞（tumor-infiltrating lymphocytes，TIL）存在异质性[6]。BM中PD-L1表达水平往往高于原发灶，而TIL密度却低于原发灶。而众多临床试验证明，PD-L1表达与ICI在NSCLC患者（包括BM人群）中的疗效呈正相关。一般来说，PD-L1 TPS≥50%患者获得的ICI益处较大[7-10]。在实体瘤中，高TMB可以增加新抗原，增强免疫原性，使活化的T细胞更有能力识别抗原，从而改善患者对PD-1抑制药的反应，研究表明，原发性肺癌和脑转移之间的TMB不一致，BM中的TMB高于原发性肺癌[11]。但是，MD安德森癌症中心的一项研究表明，TMB-H并不能成为预测所有实体癌ICI反应的生物标志物[12]。因此，TMB是否可以作为生物标志物来预测ICI在BM中的疗效，需要进一步的研究和探索。

（二）免疫检查点抑制剂治疗脑转移瘤的临床应用

由于大多数临床试验都将未经治疗的或不稳定的脑转移患者排除在外，因此免疫治疗对于驱动基因阴性的脑转移患者疗效依旧存在争议。尽管如此，一些亚组分析或小样本研究提供了有意义的数据，提示ICI可能对BM有一定的疗效。

KEYNOTE-189试验（表8–1）显示出帕博利珠单抗能给非鳞状非小细胞肺癌患者带来生存获益，ESMO 2022年会议报道了KEYNOTE-189试验的5年更新数据。据估计，在新诊断的转移性非鳞状非小细胞肺癌患者中，有19.4%存活，而在接受单独化疗的患者中，这一比例为11.3%[13]。更重要的是，在PD-L1阴性人群中，与单独化疗相比，帕博利珠单抗+化疗均延长了无进展生存期（progression-free survival，PFS）（HR=0.67，95%CI 0.49～0.92）和总生存期（overall survival，OS；HR=0.55，95% CI 0.39～0.76）[13]。在对3项随机研究（KEYNOTE-021队列G、KEYNOTE-189和KEYNOTE-407）的数据进行的汇总分析中（表8–1），在东亚PD-L1阴性晚期或转移性NSCLC患者中，与单独化疗相比，帕博利珠单抗+化疗改善了OS（HR=0.55，95%CI 0.35～0.87）和PFS（HR=0.64，95%CI 0.43～0.96）[14]。CheckMate-017和057是纳武利尤单抗的两个关键临床试验（表8–1），CheckMate-017和057中BM患者的比例分别为6.25%（*n*=17）和11.68%（*n*=68）。通过比较纳武利尤单抗和多西他赛的OS，CheckMate-057的中位OS分别为7.61个月和7.33个月（HR=1.04，95%CI 0.62～1.76），CheckMate-017的中位OS分别为4.99个月和3.86个月[8, 15]。在OAK研究中（表8–1），脑转移患者使用抗PD-L1抗体atezolizumab显示出16个月的总生存获益，与多西他赛相比，阿替利珠单抗也增加了无进展生存期[7]。EMPOWER-Lung包括83例稳定的NSCLC脑转移患者（表8–1）。他们将BM患者分为两组，包括西米普利单抗组（*n*=44）和化疗组（*n*=39）。与化疗组相比，西米普利单抗组的OS（HR=0.17，0.04～0.76）和PFS（HR=0.45，0.22～0.92）更长[16]。对有稳定脑转移的NSCLC患者进行的汇总分析也表明，在所有PD-L1亚组中，无论是否存在转移，免疫治疗联合化疗均比单独化疗改善了临床结局[17]。

CTLA-4在早期T细胞增殖阶段抑制免疫应答，而PD-L1在晚期T细胞效应阶段抑制免疫应答[18]。这表明PD-1/PD-L1抑制剂和CTLA-4抑制剂在免疫激活过程的不同阶段起作用。CTLA-4抑制剂可以增加肿瘤中的浸润T细胞，而PD-1/PD-L1抑制剂不能。因此，联合使用这两种药物可能对T细胞浸润很少的NSCLC BM产生协同作用[19]。CheckMate-227研究了依匹木单抗联合纳武利尤单抗在转移性NSCLC患者中一线治疗中的作用。它包括亚组中的81名经过治疗和无症状的BM患者。该研究表明，联合组的OS比化疗组长（中位OS：16.8个月 vs. 13.4个月）（表8–1）。这是双免疫检查点抑制剂在 NSCLC BM 中的首次应用，具有良好的疗效和安全性 [20]。

（三）免疫治疗肿瘤应答模式

许多研究能够在 ICI 治疗后观察到新的反应模式，这是以前在化疗和靶向治疗中尚未发现的，可能与其独特的作用机制有关。目前多存在的非典型应答模式包括：延迟反应、假性进展、超进展和分离反应 [21]。由于实体瘤反应评估标准 1.1 版（response evaluation criteria in solid tumors，RECIST 1.1）中未遇到这些特征，这是肿瘤学反应评估的标准，因此为免疫疗法定义了新标准。这些新的形态学标准中最重要的变化是，首先在进展的情况下需要进行确认性影像学检查，其次新病变的出现不一定被认为是进行性疾病。

1. 延迟反应

由于 ICI 可恢复 T 细胞的主动免疫浸润并刺激癌症特异性免疫应答，因此即使在停止治疗后，肿瘤对于免疫治疗的反应也应该是持久的 [22]。目前还没有延迟反应的标准定义，普遍认为延迟反应是指患者在疾病稳定一段时间后才发生缓解。可能原因是在 ICI 治疗下癌细胞

表 8-1 肺癌脑转移相关临床试验数据汇总

临床试验	总样本数	BM 患者数	实验组	对照组	OS（HR，95% CI）	PFS（HR，95% CI）	BM 亚组 OS（HR，95% CI）	BM 亚组 PFS（HR，95% CI）
KEYNOTE-021	123	15	帕博利珠 + 化疗	化疗	34.5 vs. 21.1（0.71，0.45～1.12）	24.5 vs. 9.9（0.54，0.35～0.83）	NA	NA
KEYNOTE-189	616	108	帕博利珠 + 化疗	化疗	22.0 vs. 10.6（0.56，0.46～0.69）	8.8 vs. 4.9（0.49，0.41～0.59）	19.2 vs. 7.5（0.41，0.24～0.67）	6.9 vs. 4.7（0.42，0.27～0.67）
KEYNOTE-407	559	44	帕博利珠 + 化疗	化疗	17.2 vs. 11.6（0.71，0.59～0.85）	8.3 vs. 4.2（0.62，0.52～0.74）	NA	NA
CheckMate-057	854	68	纳武利尤	化疗	11.1 vs. 8.1（0.68，0.59～0.78）	3.5 vs. 2.5（0.79，0.68～0.92）	7.61 vs. 7.33（1.04，0.62～1.76）	NA
CheckMate-017		17	纳武利尤	化疗			4.99 vs. 3.86（0.60，0.45～0.80）	NA
OAK	850	85	阿替利珠	化疗	13.8 vs. 9.6（0.73，0.62～0.87）	NA	16.0 vs. 11.9（0.74，0.49～1.13）	NA
EMPOWER-Lung	466	83	西米普利	化疗	21.9 vs. 13（0.71，0.53～0.93）	8.2 vs. 5.0（0.56，0.44～0.70）	（0.17，0.04～0.76）	（0.45，0.22～0.92）
CheckMate-227	1739	81	依匹木 + 纳武利尤	化疗	17.1 vs.14.9（0.77，0.66～0.91）	5.1 vs. 5.6（0.79，0.67～0.94）	16.8 vs. 13.4（0.63，0.43～0.92）	8.6 vs. 8.7（0.82，0.52～1.30）

BM. 脑转移；NR. 不可用

的抗原库发生变化，从而导致肿瘤复发或是导致干扰素受体信号传导和抗原呈递缺陷而发生的突变[23, 24]。此外，在严重T细胞耗竭的情况下，如果肿瘤抗原持续存在，单独阻断PD-1通路可能不足以使耗竭的T细胞长期恢复活性化，这些耗竭T细胞可能会形成不同于效应T细胞或记忆T细胞的表观遗特征，从而限制其向记忆T细胞的转化，使其记忆功能极为有限[25]。一项Meta分析纳入了评估ICI的随机Ⅲ期试验，根据药物类别估计了持久缓解率[26]。作者将具有持久缓解的患者定义为PFS超过同一试验中接受相同药物治疗的患者中位PFS的3倍。结果显示与接受化疗或靶向治疗的对照组患者相比，接受ICI治疗的患者出现持久缓解的平均比例高出2.3倍（25% vs. 11%）。然而，对于最佳治疗持续时间和应达到的反应类型（完全或部分）及支持停止治疗的时间尚无共识。在没有随机数据的情况下，是否停止免疫治疗应由医生和与患者充分讨论后再决定。在治疗完成后疾病进展的情况下，患者是否应该再次使用同一药物进行再激发仍有待确定[21]。免疫治疗疗效评价标准（immune response evaluation criteria in solid tumors，iRECIST）中要求4～12周进行适当的反应评估，然而实体瘤内免疫治疗的反应标准（intratumoral immunotherapy response evaluation criteria in solid tumors，itRECIST）却建议需要37～38周，在itRECIST中，免疫治疗反应评估的时间点选择稍后，以便有足够的时间让治疗发挥其效果[27]。

2. 假性进展

假性进展指的是患者治疗后病灶短暂增大，随后才会出现缓解。在接受伊匹木单抗治疗的晚期黑色素瘤患者中，最先描述了这种新的反应模式。这种非典型反应模式的可能生物学解释为肿瘤持续生长，直到发生有效的抗肿瘤免疫反应，以及肿瘤中短暂免疫细胞浸润导致肿瘤负荷的增加。后一种假设已被接受伊匹木单抗治疗的黑色素瘤患者的肿瘤活检所证实（活检显示急性炎症反应）[28]。基于这些在晚期黑色素瘤患者中的首次临床观察，在大多数评估ICI的试验中迅速探索了在RECIST定义的疾病进展后进行免疫治疗的可能性，并扩展到其他肿瘤类型，使仍能从治疗中获益的患者在疾病进展后可继续接受免疫治疗。目前，不存在明确的假性进展预测因子。循环肿瘤DNA（circulating tumor DNA，ctDNA）的早期评估可能有助于区分假进展与真实的进展[29–31]。在一项研究中，经历单独或与伊匹单抗组合的抗PD-1疗法的125名黑素瘤患者中，假进展的所有9名患者在基线时具有不可检测的ctDNA或在基线时具有可检测的ctDNA但随后降低＞10倍[57]。ctDNA预测假进展的敏感性为90%，特异性为100%。ctDNA的实时评估可能有助于区分假进展和真实进展，但这需要在更大的患者队列中进行验证。在免疫治疗过程中，由于免疫系统的激活和随后的肿瘤内淋巴细胞浸润而引起的炎症作用的存在可能会影响使用^{18}F-FDG-PET/CT进行肿瘤反应的评估。众所周知，炎症表现通常表现出高糖酵解活性。此外，在接受ICI治疗的患者中，由抗PD-1激活引起的TME中葡萄糖转运蛋白mRNA和蛋白质的上调可导致^{18}F-FDG吸收[32]。因此，它们可能被报告为假进展[33]。在非小细胞肺癌患者人群中，中期PET/CT（帕博利珠单抗或纳武利尤单抗抗PD1单抗治疗开始后7周）显示符合实体瘤PET应答标准（positron emission tomography response criteria in solid tumors，PERCIST）的PD患者中，超过50%继续ICI治疗后的后续PET/CT显示缓解或疾病稳定（stable disease，SD），这定义为假性进展[34]。然而目前假性进展仍然是一种罕见事件，大多数有疾病进展的患者都有真正的进展，因此只有在经过仔细挑选的具有临床益处且未出现严重毒性的患者中，才应做出假性进展的治疗决定。

3. 超进展

超进展的概念首先在接受ICI治疗的患者的回顾性研究中报告，超进展被定义为根据RECIST标准，第一次评估时出现进展且肿瘤生长速率增加≥2倍。该研究基于对患者的临床观察，这些患者的疾病似乎在开始免疫治疗后增长更快[35, 36]。这一概念得到了来自随机试验的 OS 数据的支持，这些数据显示曲线在 3 个月时交叉，这意味着在一个患者亚组中免疫治疗比标准治疗更差[15, 37]。为了解决这个问题，几个团队比较了免疫治疗前和免疫治疗期间的肿瘤生长动力学。一部分研究根据 RECIST 评估了肿瘤最大直径总和随时间的变化[36, 38]，另一部分研究则评估了肿瘤体积的演变[39]。单位时间内大小或体积的增加范围为 1.2～2 定义为超进展[35, 36, 38, 39]。一些研究也提出治疗失败时间＜2 个月也可被认为是超进展[38]。Kato 等将进展速度增加 >2 倍作为诊断超进展的标准的一部分[38]。很少有数据描述这种现象背后的生物学原理。有人提出可能是先天免疫的潜在作用[40]。抗 PD1 抗体可通过 ICI 的片段可结晶结构域与肿瘤相关巨噬细胞相互作用，重新编程为具有免疫抑制作用并促进肿瘤生长的 M2 样巨噬细胞，并最终诱导疾病扩散[40]。且在几项研究中，超进展往往与较低的生存率相关[35, 36]。在头颈部鳞状细胞癌患者中，在放射野局部区域复发的患者中出现超进展更常见[36]。因此，我们强烈建议在临床进展迅速的情况下中断免疫治疗，特别是如果它与临床恶化有关。应重新评估患者的临床情况并迅速进行影像学检查，以准确选择最佳治疗策略。同时也帮助临床状况仍然良好的患者及时更改治疗方案。几项针对 NSCLC 和头颈鳞状细胞癌（head and neck squamous cell carcinoma，HNSCC）患者的回顾性研究报道，挽救性化疗的总缓解率高于对照组[41-44]。这些初步数据表明，化疗是一种有价值的挽救性治疗选择，在 ICI 治疗真正进展的情况下，应重视以化疗为主的综合治疗作为挽救疗法的效用。

4. 分离反应

分离反应是指在同一患者体内的不同肿瘤病灶出现不同的反应类型。当一些肿瘤生长而另一些肿瘤消退时，会出现分离反应。这种反应模式类似于化疗和靶向治疗的混合反应。肿瘤和免疫微环境异质性可能是造成分离反应和免疫治疗差异反应的主要原因。一项纳入 360 例联合免疫治疗患者的回顾性研究显示，3.3% 的患者出现分离反应；2.8% 的患者出现假性进展[45, 46]。目前，不同文献报道的分离反应发生率存在差异，这可能与肿瘤类型有关，肾细胞癌发生率 30.3%、子宫内膜癌发生率 14.3%、非小细胞肺癌发生率 13.2%、间皮瘤发生率 12.5%[47]。在包含 4 项回顾性研究及一项前瞻性研究的 Meta 分析中，分离反应的发生率为 4.7%～22.1%[45, 46]。近期的一项前瞻性研究中，肾细胞癌患者约 50% 会出现分离反应。综上数据，分离反应在临床报道中的发生率差异较大，为 3.3%～47.8%。传统的影像学检查，包括 CT、MR、PET 等，都可以用来评估分离反应，基于 PET 和 CT 手段检出率分别为 10.0%～47.8% 和 3.3%～22.1%[48]。

（四）免疫治疗反应评估

由于病理和影像对于免疫相关反应评估存在不一致性，因此传统的 RECIST1.1 不足以评估非典型免疫治疗反应，并可能低估免疫治疗的临床获益，因此在这种情况下，研究人员在 RECIST1.1 之外制订了特定的免疫相关反应标准。到目前为止，已经开发了五种评价标准，包括免疫相关缓解评价标准（immune-related response criteria，irRC），免疫相关评价标准（immune-related response evaluation criteria in solid tumors，irRECIST）、免疫治疗疗效评价标准（iRECIST）、实体瘤的免疫治疗疗效评价标准（immune-modified response evaluation criteria in solid tumors，imRECIST）和肿瘤内 RECIST（itRECIST）标准，以准确评估目标病变大小的变化，同时考虑到免疫治疗后的特定反应模式[49]。

irRC 是首个基于适用于评估免疫治疗反应的 WHO 改进标准制订的免疫特异性标准[50]。irRC 是根据 ipilimumab 在晚期黑色素瘤患者中的临床试验数据制订的，该试验显示一部分患者的临床反应延迟但持久[51]。在 irRC 中，完全缓解（complete response，CR）定义为所有靶病变完全消失，PR 定义为与基线相比目标病变总和减少≥50%。疾病进展（progressive disease，PD）定义为目标病变的总和与最低点和（或）新可测量病变的外观（肿瘤病变长轴测量≥25mm 和淋巴结短轴测量≥10mm）相比增加15%。当反应不符合 PR 或 PD 条件时，则考虑 SD[50]。

irRECIST 是基于 RECIST 1.1 开发的，并使用单维测量[52]。irRECIST 更适合临床实践，并已证明可提供高度一致的反应评估，测量变异性低，因此与 irRC 相比具有更高的可重复性[52]。此外，它还具有与 RECIST 1.1 直接比较的优点，从而允许在临床试验中进行比较。irRECIST 将 PR 定义为与基线相比，目标病变总和减少≥30%，PD 定义为与最低点和（或）新的可测量病变相比，目标病变总和增加>20%。SD 定义为与基线相比，目标病变总和增加<20% 或减少<30%。2017 年，RECIST 工作组提出了另一个针对免疫疗法的 RECIST 1.1 的修改版本 iRECIST[53]。iRECIST 引入了“未经证实的进展性疾病”（immune unconfirmed progressive disease，iuPD）这一新概念，如果肿瘤达到 PD（肿瘤病变的总和与最低点相比增加≥20%，非靶病变进展，出现新的病变），但在 4～8 周内的下一次影像学检查中未得到证实，可以记录为 iuPD，则应继续治疗。在 iRECIST 中，确诊 PD（icPD）则要在 iuPD 后 4～8 周成像随访时达到以下条件：①病变进一步增加（≥5mm 额外增加）；②先前被归类为 iuPD 的非靶病变显著增加；③先前新病变的大小增加（≥5mm）；④新病变的出现。

imRECIST 最初是为阿替利珠单抗治疗非小细胞肺癌、黑色素瘤、转移性尿路上皮癌和肾细胞癌的临床试验而开发的[54]。除了使用单维测量和修改 PFS 评估外，这些标准与 irRC 非常相似。在 imPFS 评估中，PD 或死亡仍被视为一种事件。但是，如果后续随访影像（≥4 周）显示 SD、PR 或 CR，则初始 PD 不被视为 imPFS 事件。如果没有后续影像学评估，PD 则被视为 imPFS 事件。与 irRC 类似，新的可测量病变被纳入目标病变的总和中。此外，最低点目标病变总和增加≥20% 及新的可测量病变被认为是 PD，不过这还需要在≥4 周影像学随访中进行确认。

itRECIST 反应评估原则与 iRECIST 类似，不同之处在于，在 itRECIST 中 1～5 个可测量的病灶被指定为 T-I，用于评估注射的病灶反应。1～5 个可测量的病灶被指定为 T-NI，并尽可能长时间地保持非注射状态，以便评估最大的非注射病灶反应。计算所有目标病灶的直径总和，并分别计算 T-I 和 T-NI 病灶的直径总和。在反映评估时，分别评估总体反应（与 RECIST 1.1 完全相同）、非注射反应和注射反应。非注射反应完全基于 T-NI 病变。将每个时间点这些病变的目标病灶的直径总和与基线和最低点的目标病灶的直径总和进行比较，类似于 RECIST 1.1 中的目标病灶反应评估。在评估注射反应时，选择注射的病变可能会在每次治疗就诊时发生变化，因此没有稳定的基线进行比较。因此，在治疗期间，注射病变的反应评估是迭代的。在每次评估中，应将前一次治疗访视期间注射的所有目标病灶（无论是最初分类还是重新分类为 T-I）的当前目标病灶的直径总和与其在上一次评估时的目标病灶的直径总和进行比较[55]。

（五）影像学多序列检查对于评价脑转移瘤反应的重要性

据报道，仅根据常规影像学检查结果诊断脑坏死的不确定性高达 15%。随着免疫疗法的广泛使用，这种不确定性预计将会增加，因为免疫应答相关的假性进展往往会诱发类似的病变对比增强。高级脑肿瘤成像（advanced brain tumor imaging，ABTI）是一组先进的 MRI 序列和功能成像技术，可以表征特定的组织表型特征，并有助于区分肿瘤细胞增殖和治疗相关变化。除了标准 MRI 外，ABTI 方案还包括弥散加权成像、药敏加权成像、灌注加权成像（动态敏感性对比和假连续动脉自旋标记）、弥散张量成像和 MR 光谱。其他先进的成像技术，如正电子发射断层扫描（positron emission tomography，PET）和单光子发射计算机断层扫描（single photon emission computed tomography，

SPECT）也可以提供有价值的功能信息，但是在日常临床实践中并不常规使用他们。

1. 弥散加权成像

弥散加权成像（DWI）是一种 MRI 技术，它利用体素内水分子的随机布朗运动来表征正常组织和病理组织。DWI 能够以表观扩散系数（ADC）的形式测量扩散率，可用于帮助区分脑部的放射性坏死与肿瘤进展。肿瘤细胞的快速增殖会增加给定体素中的细胞群密度和半透性细胞膜，导致水扩散率线性降低，从而降低测量的 ADC 值[56]。坏死、水肿和任何病理过程都会破坏半透膜，从而降低细胞密度并使 ADC 值增加[57-59]。弥漫张量成像（diffusion tensor imaging,DTI）是 DWI 的一种变体，它以分数各向异性（fractional anisotropy，FA）的形式捕获有关体素内水运动方向的其他信息[60]。坏死导致细胞结构和正常纤维的损失，进而破坏水扩散，产生低 FA 值。有趣的是，由于周围实质的破坏，生长中的肿瘤中也会出现低 FA 值[61]。然而目前，关于 FA 在鉴别原发性和转移性脑肿瘤中脑放射性坏死与肿瘤进展的效用的数据非常有限。

2. 灌注加权成像

灌注加权成像（perfusion-weighted imaging，PWI）由一组 MRI 技术组成，可以定量评估不同的脑血流动力学变量，如相对脑血容量（relative cerebral blood volume，rCBV）、脑血流量（cerebral blood flow，CBF）、毛细血管通透性、平均通过时间（mean transit time，MTT）等。rCBV 是新血管生成的影像学标志物，在脑放射性坏死病灶中降低。从靶病变和对侧正常组织获得的 CBV 值的比值可用于估计组织微血管密度并区分脑放射性坏死和肿瘤进展。一般而言，复发性肿瘤的 rCBV 比值为 2.5 或更高，rCBV 比值为<0.6则与脑放射性坏死有关[62]。研究发现，rCBV 比值为 2.1 在区分肿瘤进展与脑放射性坏死方面具有的敏感性为 90%，特异性为 80%，而比值为 3.69 时，敏感性和特异性均提升至 100%[63, 64]。在日常临床实践中常用的有三种不同的 MR 灌注技术：动态敏感性对比剂（dynamic susceptibility contrast，DSC）、动态对比增强（dynamic contrast enhanced，DCE）和动脉自旋标记（ASL），每种技术都有自己的优点和缺点。DSC 在临床实践中使用广泛，在快速静脉注射对比剂后，可在 T2 加权像上获得 DSC，并提供有关的肿瘤血流动力学信息；然而，这种技术特别容易产生来自金属、血液和空气的敏感性伪影。DCE 是一种在 T1 加权图像上获得的对比增强灌注技术，使其不易出现敏感性伪影。但是，它需要先进的后处理软件，因此尚未广泛使用。ASL 是一种 MR 灌注技术，不需要静脉注射钆，但其空间分辨率较低。综上所述，DSC 是最常用的 PWI 技术，适用于绝大多数情况。

3. MR 光谱

MR 光谱是一种非解剖成像技术，可确定先前选择的大脑区域中各种代谢物的存在和浓度。在正常大脑中，代谢物如 N- 乙酰天冬氨酸（N-Acetyl-L-aspartic acid，NAA，正常神经元功能的标志物）和胆碱（choline，Cho，细胞膜的成分）是光谱图中的主要峰。因此，脑内代谢组成（神经元损伤、神经元可塑性等）的改变会改变这些化合物的相对浓度[65, 66]。MRS 还可以检测脂质（lipid,LIP，代表损伤 / 坏死）。MRS 峰的比率有助于准确诊断和区分脑放射性坏死与肿瘤进展[67]。与肿瘤进展相比，脑放射性坏死患者的 NAA/ 肌酐（creatinine，Cr，细胞能量储备标志物）比值更高，而复发性肿瘤的 Cho/NAA 和 Cho/Cr 比值则高于坏死病变[60]。然而，MRS 需要很长的扫描时间，因为需要大量的采集才能进行准确的评估，并且是一种昂贵的诊断方式。新型 MRS 代谢物标志物（如 2- 羟基戊二酸）正在深入研究中，其临床应用仍然有限[68]。

4. 正电子发射断层扫描

正电子发射断层扫描（PET）是一种核成像方式，涉及静脉内施用放射性标记的葡萄糖［fluorodeoxyglucose（^{18}F），FDG］，具有高葡萄糖代谢需求的组织会摄取较高的 FDG。由于坏死组织的葡萄糖代谢较低，因此 FDG 的摄取较低。但是，某些肿瘤（如低级别胶质瘤）也表现出低 FDG 摄取，与坏死组织重叠[69]。这导致脑放射性坏死诊断的假阳性率很高，而在混合病变（脑放射性坏死与肿瘤进展混合）的情况下，假阴性率很高。除 FDG 外，现已研究多种 PET 放射性示踪剂以解决这一问题，如氨基酸类似物、^{18}F-FDOPA、^{18}F-FET 和 11C-MET[69, 70]。因为氨基酸在正常皮层中的摄取量低于葡萄糖，因此氨基酸比 FDG 有更好的对比度，从而更准确地检测生长中的肿瘤。值得注意的是，PET/CT 目标病变的最小尺寸为 1cm^3，这被认为是基于正电子在湮灭前行进的距离的足够诊断空间分辨率的阈值。除病变大小外，PET/CT 的其他局限性包括空间分辨率低、由于潜在的炎症或感染过程导致的示踪剂摄取假阳性增加，或病变位置接近固有的高度代谢结构等。单光子发射计算机断层扫描（SPECT）通过从多个角度对目标器官进行成像来提供三维信息。SPECT 中使用了各种放射性示踪剂，其中大多数是锝示踪剂，具有高光子通量，可以在较低的辐射剂量下提供更好的空间分辨率[69]。不过，SPECT 也有缺点，例如空间分辨率相对较差，无法准确定位放射性示踪剂的摄取，以及信噪比低。将 SPECT 与 CT 相结合被认为可以弥补 SPECT 的缺点。然而，SPECT/CT 由于其成本高、电离辐射剂量大、速度慢等原因尚未被普及。

三、结论与建议

以上两个病例均是在未行放疗的情况下，仅接受 ICI 治疗或联合化疗后发生脑转移灶坏死（病理证实、影像证实）。这为支持抗 PD-1 ICI 治疗 NSCLC 脑转移患者的疗效提供了直接证据。同时，ICI 的非典型应答模式，如假性进展、坏死、超进展等，都可能是疗效评估的主要挑战。因此，在临床实践中，灌注成像、病理学和临床症状学的综合评估对于鉴别免疫相关性颅内坏死和肿瘤进展是至关重要的。

四、展望与未来

未来需要更多循证医学证据证明 ICI 对与脑转移瘤的疗效，并进一步探索 ICI 导致脑转移瘤坏死的相关分子机制。此外，未来在临床实践中也应考虑 ICI 的非典型反应模式，在免疫治疗患者的管理中，局部治疗前进行多种成像技术结合评估肿瘤反应是必要的。

（牛俐水）

参考文献

[1] Louveau A, T H Harris, J Kipnis. Revisiting the Mechanisms of CNS Immune Privilege[J]. *Trends Immunol*, 2015. 36(10): 569-577.

[2] Zhang R D, et al. Differential permeability of the blood-brain barrier in experimental brain metastases produced by human neoplasms implanted into nude mice[J]. *Am J Pathol*, 1992. 141(5): 1115-1124.

[3] Cohen J V, Kluger H M. Systemic Immunotherapy for the Treatment of Brain Metastases[J]. *Front Oncol*, 2016. 6: 49.

[4] Prins R M, et al. NK and CD4 cells collaborate to protect against melanoma tumor formation in the brain[J]. *J Immunol*, 2006. 177(12): 8448-8455.

[5] Song S G, et al. Comparative analysis of the tumor immune-microenvironment of primary and brain metastases of non-small-cell lung cancer reveals organ-specific and EGFR mutation-dependent unique immune landscape[J]. *Cancer Immunol Immunother*, 2021. 70(7): 2035-2048.

[6] Pinato D J, et al. Intra-tumoral heterogeneity in the expression of programmed-death (PD) ligands in isogeneic primary and metastatic lung cancer: Implications for immunotherapy[J]. *Oncoimmunology*, 2016. 5(9): e1213934.

[7] Rittmeyer A, et al. Atezolizumab versus docetaxel in patients with previously treated non-small-cell lung cancer (OAK): a phase 3, open-label, multicentre randomised controlled trial[J]. *Lancet*, 2017. 389(10066): 255-265.

[8] Brahmer J, et al. Nivolumab versus Docetaxel in Advanced Squamous-Cell Non-Small-Cell Lung Cancer[J]. *N Engl J Med*, 2015. 373(2): 123-135.

[9] Paz-Ares L, et al. Pembrolizumab plus Chemotherapy for Squamous Non-Small-Cell Lung Cancer[J]. *N Engl J Med*, 2018. 379(21): 2040-2051.

[10] Gandhi L, et al. Pembrolizumab plus Chemotherapy in Metastatic Non-Small-Cell Lung Cancer[J]. *N Engl J Med*, 2018. 378(22): 2078-2092.

[11] Rizvi N A, et al. Cancer immunology. Mutational landscape determines sensitivity to PD-1 blockade in non-small cell lung cancer[J]. *Science*, 2015. 348(6230): 124-128.

[12] McGrail D J, et al. High tumor mutation burden fails to predict immune checkpoint blockade response across all cancer types[J]. *Ann Oncol*, 2021. 32(5): 661-672.

[13] Garassino M C, et al. 973MO KEYNOTE-189 5-year update: First-line pembrolizumab (pembro) + pemetrexed (pem) and platinum vs placebo (pbo) + pem and platinum for metastatic nonsquamous NSCLC[J]. *Annals of Oncology*, 2022. 33: S992-S993.

[14] Cheng Y, et al. 6P Pembrolizumab plus chemotherapy vs chemotherapy in Asian patients with PD-L1 negative advanced NSCLC: Pooled analysis of KN021G, KN189 and KN407[J].

Annals of Oncology, 2021, 32: S1376–S1377.
[15] Borghaei H, et al. Nivolumab versus Docetaxel in Advanced Nonsquamous Non–Small–Cell Lung Cancer[J]. *N Engl J Med*, 2015, 373(17): 1627–1639.
[16] Powell S F, et al. Outcomes With Pembrolizumab Plus Platinum–Based Chemotherapy for Patients With NSCLC and Stable Brain Metastases: Pooled Analysis of KEYNOTE–021, –189, and –407[J]. *J Thorac Oncol*, 2021, 16(11): 1883–1892.
[17] Sezer A, et al. Cemiplimab monotherapy for first–line treatment of advanced non–small–cell lung cancer with PD–L1 of at least 50%: a multicentre, open–label, global, phase 3, randomised, controlled trial[J]. *Lancet*, 2021, 397(10274): 592–604.
[18] Chen D S, Mellman I. Oncology meets immunology: the cancer–immunity cycle[J]. *Immunity*, 2013, 39(1): 1–10.
[19] Teglasi V, et al. Evaluating the significance of density, localization, and PD–1/PD–L1 immunopositivity of mononuclear cells in the clinical course of lung adenocarcinoma patients with brain metastasis[J]. *Neuro Oncol*, 2017, 19(8): 1058–1067.
[20] Hellmann M D, et al. Nivolumab plus Ipilimumab in Lung Cancer with a High Tumor Mutational Burden[J]. *N Engl J Med*, 2018, 378(22): 2093–2104.
[21] Borcoman E, et al. Novel patterns of response under immunotherapy[J]. *Ann Onco*l, 2019, 30(3): 385–396.
[22] Kim P S, Ahmed R. Features of responding T cells in cancer and chronic infection[J]. *Curr Opin Immunol*, 2010, 22(2): 223–230.
[23] Reiman J M, et al. Tumor immunoediting and immunosculpting pathways to cancer progression[J]. *Semin Cancer Biol*, 2007, 17(4): 275–287.
[24] Zaretsky J M, et al. Mutations Associated with Acquired Resistance to PD–1 Blockade in Melanoma[J]. *N Engl J Med*, 2016, 375(9): 819–829.
[25] Pauken K E, et al. Epigenetic stability of exhausted T cells limits durability of reinvigoration by PD–1 blockade[J]. *Science*, 2016, 354(6316): 1160–1165.
[26] Pons–Tostivint E, et al. Comparative Analysis of Durable Responses on Immune Checkpoint Inhibitors Versus Other Systemic Therapies: A Pooled Analysis of Phase III Trials[J]. *JCO Precis Oncol*, 2019, 3: 1–10.
[27] Goldmacher G V, et al. Response Criteria for Intratumoral Immunotherapy in Solid Tumors: itRECIST[J]. *J Clin Oncol*, 2020, 38(23): 2667–2676.
[28] Di Giacomo A M, et al. Therapeutic efficacy of ipilimumab, an anti–CTLA–4 monoclonal antibody, in patients with metastatic melanoma unresponsive to prior systemic treatments: clinical and immunological evidence from three patient cases[J]. *Cancer Immunol Immunother*, 2009, 58(8): 1297–1306.
[29] Lee J H, et al. Circulating tumour DNA predicts response to anti–PD1 antibodies in metastatic melanoma[J]. *Ann Oncol*, 2017, 28(5): 1130–1136.
[30] Lee J H, et al. Association Between Circulating Tumor DNA and Pseudoprogression in Patients With Metastatic Melanoma Treated With Anti–Programmed Cell Death 1 Antibodies[J]. *JAMA Oncol*, 2018, 4(5): 717–721.
[31] Cabel L, et al. Circulating tumor DNA changes for early monitoring of anti–PD1 immunotherapy: a proof–of–concept study[J]. *Ann Oncol*, 2017, 28(8): 1996–2001.
[32] Maratou E, et al. Glucose transporter expression on the plasma membrane of resting and activated white blood cells[J]. *Eur J Clin Invest*, 2007, 37(4): 282–290.
[33] Evangelista L, Sepulcri M, Pasello G. PET/CT and the Response to Immunotherapy in Lung Cancer[J]. *Curr Radiopharm*, 2020, 13(3): 177–184.
[34] Humbert O, et al. (18)FDG PET/CT in the early assessment of non–small cell lung cancer response to immunotherapy: frequency and clinical significance of atypical evolutive patterns[J]. *Eur J Nucl Med Mol Imaging*, 2020, 47(5): 1158–1167.
[35] Champiat S, et al. Hyperprogressive Disease Is a New Pattern of Progression in Cancer Patients Treated by Anti–PD–1/PD–L1[J]. *Clin Cancer Res*, 2017, 23(8): 1920–1928.
[36] Saada–Bouzid E, et al. Hyperprogression during anti–PD–1/PD–L1 therapy in patients with recurrent and/or metastatic head and neck squamous cell carcinoma[J]. *Ann Oncol*, 2017, 28(7): 1605–1611.
[37] Bellmunt J, et al. Pembrolizumab as Second–Line Therapy for Advanced Urothelial Carcinoma[J]. *N Engl J Med*, 2017, 376(11): 1015–1026.
[38] Kato S, et al. Hyperprogressors after Immunotherapy: Analysis of Genomic Alterations Associated with Accelerated Growth Rate[J]. *Clin Cancer Res*, 2017, 23(15): 4242–4250.
[39] Ferrara R, et al. Hyperprogressive Disease in Patients With Advanced Non–Small Cell Lung Cancer Treated With PD–1/PD–L1 Inhibitors or With Single–Agent Chemotherapy[J]. *JAMA Oncol*, 2018, 4(11): 1543–1552.
[40] Lo Russo G, et al. Antibody–Fc/FcR Interaction on Macrophages as a Mechanism for Hyperprogressive Disease in Non–small Cell Lung Cancer Subsequent to PD–1/PD–L1 Blockade[J]. *Clin Cancer Res*, 2019, 25(3): 989–999.
[41] Schvartsman G, et al. Response rates to single–agent chemotherapy after exposure to immune checkpoint inhibitors in advanced non–small cell lung cancer[J]. *Lung Cancer*, 2017, 112: 90–95.
[42] Ogawara D, et al. Remarkable response of nivolumab–refractory lung cancer to salvage chemotherapy[J]. *Thorac Cancer*, 2018, 9(1): 175–180.
[43] Park SE, et al. Increased Response Rates to Salvage Chemotherapy Administered after PD–1/PD–L1 Inhibitors in Patients with Non–Small Cell Lung Cancer[J]. *J Thorac Oncol*, 2018, 13(1): 106–111.
[44] Girard N, et al. Third–line chemotherapy in advanced non–small cell lung cancer: identifying the candidates for routine practice[J]. *J Thorac Oncol*, 2009, 4(12): 1544–1549.
[45] Wong A, et al. Atypical Response Patterns in Renal Cell Carcinoma Treated with Immune Checkpoint Inhibitors–Navigating the Radiologic Potpourri[J]. *Cancers (Basel)*, 2021, 13(7).
[46] Bernard–Tessier A, et al. Patterns of progression in patients treated for immuno–oncology antibodies combination[J]. *Cancer Immunol Immunother*, 2021, 70(1): 221–232.
[47] Guan Y, et al. Immune–related dissociated response as a specific atypical response pattern in solid tumors with immune checkpoint blockade[J]. *Ther Adv Med Oncol*, 2022, 14: 17588359221096877.
[48] Leger MA, Routy B, Juneau D. FDG PET/CT for Evaluation of Immunotherapy Response in Lung Cancer Patients[J]. *Semin Nucl Med*, 2022, 52(6): 707–719.
[49] Berz AM, et al. Tumor response assessment on imaging following immunotherapy[J]. *Front Oncol*, 2022, 12: 982983.
[50] Miller AB, et al. Reporting results of cancer treatment[J]. *Cancer*, 1981, 47(1): 207–214.
[51] Wolchok JD, et al. Guidelines for the evaluation of immune therapy activity in solid tumors: immune–related response criteria [J]. *Clin Cancer Res*, 2009, 15(23): 7412–7420.
[52] Nishino M, et al. Developing a common language for tumor response to immunotherapy: immune–related response criteria using unidimensional measurements[J]. *Clin Cancer Res*, 2013, 19(14): 3936–3943.
[53] Seymour L, et al. iRECIST: guidelines for response criteria for use in trials testing immunotherapeutics[J]. *Lancet Oncol*, 2017, 18(3): e143–e152.

[54] Hodi FS, et al. Immune-Modified Response Evaluation Criteria In Solid Tumors (imRECIST): Refining Guidelines to Assess the Clinical Benefit of Cancer Immunotherapy[J]. *J Clin Oncol*, 2018, 36(9): 850–858.

[55] Goldmacher GV, Khilnani AD, Andtbacka RHI, et al. Response Criteria for Intratumoral Immunotherapy in Solid Tumors: itRECIST[J]. *J Clin Oncol*, 2020, 38(23):2667–2676.

[56] Sundgren PC, et al. Differentiation of recurrent brain tumor versus radiation injury using diffusion tensor imaging in patients with new contrast-enhancing lesions[J]. *Magn Reson Imaging*, 2006, 24(9): 1131–1142.

[57] Hein PA, et al. Diffusion-weighted imaging in the follow-up of treated high-grade gliomas: tumor recurrence versus radiation injury[J]. *AJNR Am J Neuroradiol*, 2004, 25(2): 201–209.

[58] Rock JP, et al. Associations among magnetic resonance spectroscopy, apparent diffusion coefficients, and image-guided histopathology with special attention to radiation necrosis[J]. *Neurosurgery*, 2004, 54(5): 1111–1117.

[59] Sinha S, et al. Diffusion tensor MR imaging of high-grade cerebral gliomas[J]. *AJNR Am J Neuroradiol*, 2002, 23(4): 520-527.

[60] Degaonkar MN, Pomper MG, Barker PB. Quantitative proton magnetic resonance spectroscopic imaging: regional variations in the corpus callosum and cortical gray matter[J]. *J Magn Reson Imaging*, 2005, 22(2): 175–179.

[61] Nazem-Zadeh MR, et al. Response-driven imaging biomarkers for predicting radiation necrosis of the brain[J]. *Phys Med Biol*, 2014, 59(10): 2535–2547.

[62] Rahmathulla G, Marko NF, Weil RG. Cerebral radiation necrosis: a review of the pathobiology, diagnosis and management considerations[J]. *J Clin Neurosci*, 2013, 20(4): 485–502.

[63] Kim YH, et al. Differentiating radiation necrosis from tumor recurrence in high-grade gliomas: assessing the efficacy of 18F-FDG PET, 11C-methionine PET and perfusion MRI[J]. *Clin Neurol Neurosurg*, 2010, 112(9): 758–765.

[64] Mitsuya K, et al. Perfusion weighted magnetic resonance imaging to distinguish the recurrence of metastatic brain tumors from radiation necrosis after stereotactic radiosurgery[J]. *J Neurooncol*, 2010, 99(1): 81–88.

[65] Birken DL, Oldendorf WH. N-acetyl-L-aspartic acid: a literature review of a compound prominent in 1H-NMR spectroscopic studies of brain[J]. *Neurosci Biobehav Rev*, 1989, 13(1): 23–31.

[66] Verma N, et al. Differentiating tumor recurrence from treatment necrosis: a review of neuro-oncologic imaging strategies[J]. *Neuro Oncol*, 2013, 15(5): 515–534.

[67] Mayer R, Sminia. Reirradiation tolerance of the human brain[J]. *Int J Radiat Oncol Biol Phys*, 2008, 70(5): 1350–1360.

[68] Chan YL, et al. Proton magnetic resonance spectroscopy of late delayed radiation-induced injury of the brain[J]. *J Magn Reson Imaging*, 1999, 10(2): 130–137.

[69] Meyer MA, Frey KA, Schwaiger M. Discordance between F-18 fluorodeoxyglucose uptake and contrast enhancement in a brain abscess[J]. *Clin Nucl Med*, 1993, 18(8):682–684.

[70] Witte OD, Goldberg I, Wikler D, et al. Positron emission tomography with injection of methionine as a prognostic factor in glioma[J]. *J Neurosurg*, 2001,95(5):746–750.

[71] Lee JM, Tsuboi M, Brunelli A. Surgical Perspective on Neoadjuvant Immunotherapy in Non-Small Cell Lung Cancer[J]. *Ann Thorac Surg*, 2021.

第 9 章　脑转移瘤的靶向治疗

一、病例介绍

（一）病例 9-1

54 岁中年女性，2021 年 3 月因“发现颅骨肿物 4 个月余”入住我院。颅脑 MRI 检查示右额顶部交界区见一大小约 41mm × 25mm 长 T_1 稍长 T_2 信号灶，增强后肿块实性部分明显强化，肿块向内压迫硬脑膜，向外压迫颅骨外膜，呈“双凸征”（图 9-1）。考虑骨组织源性可能性大：嗜酸性肉芽肿？

患者肺部 CT 提示右肺下叶不规则肿块灶伴纵隔内多发肿大淋巴结（图 9-2），PET/CT 提示右下肺周围型肺癌并颅骨、肋骨、肾上腺转移可能性大。

完善肺穿刺及基因检测后诊断为原发性支气管肺癌（右下肺中分化腺癌 TxNxM1 Ⅳ期

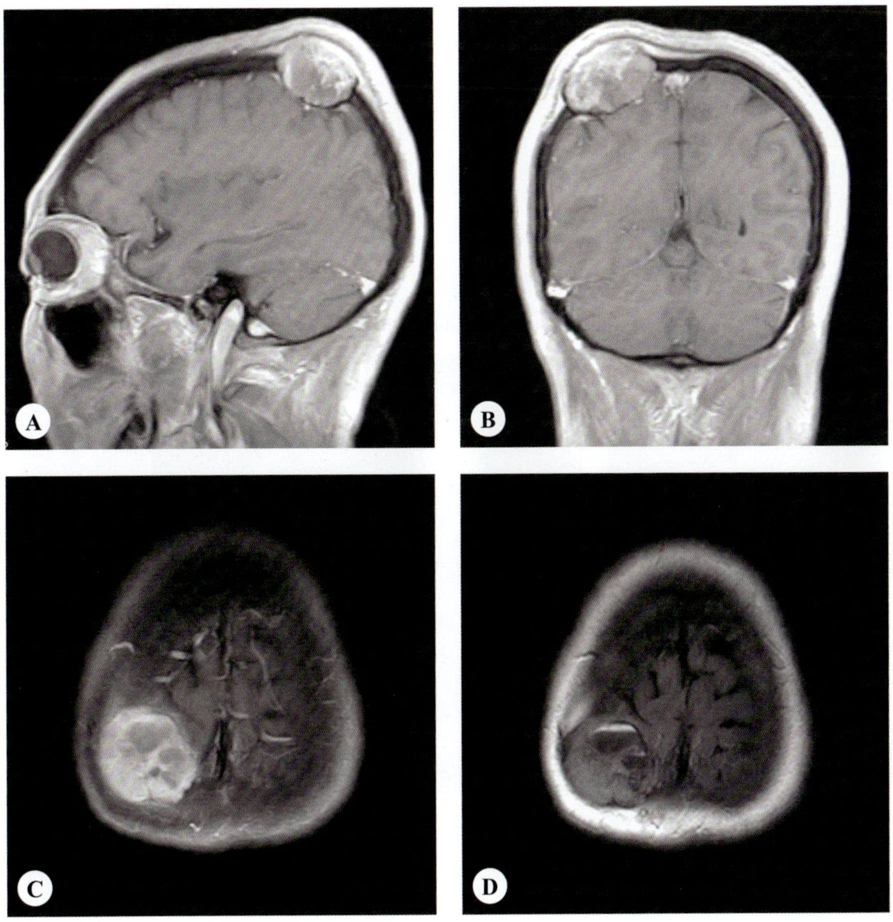

◀ **图 9-1　颅脑磁共振提示：右额顶部交界区见一大小约 41mm×25mm 肿块**

A 至 C. T_1 FLAIR+C；D. T_2 FLAIR+C

Exon-21 L858R 突变），确诊后开始予以奥希替尼口服治疗，于1个月、3个月、6个月、1年、1年半时规律复查，颅脑磁共振示头皮结节较前明显缩小，顶骨强化灶范围较前稍缩小，病情稳定（图9-3至图9-5）。治疗期间除咽喉部偶有紧绷感，无其他特殊不适。我院脑转移瘤MDT会诊意见：颅内残留病灶及肺部病灶建议行局部治疗，患者拒绝，继续行靶向治疗。

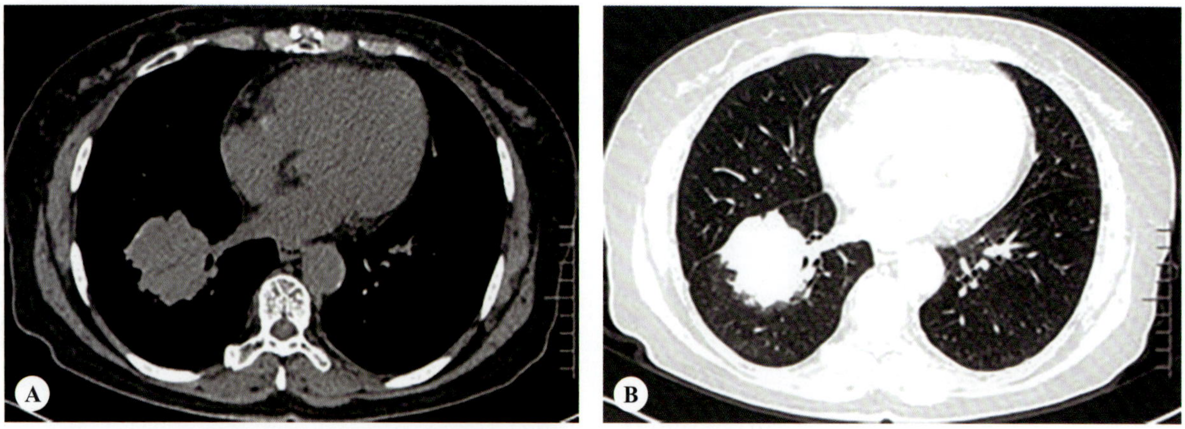

▲ 图 9-2 肺部 CT 示病灶位于右肺下叶，较大层面约 62mm×50mm

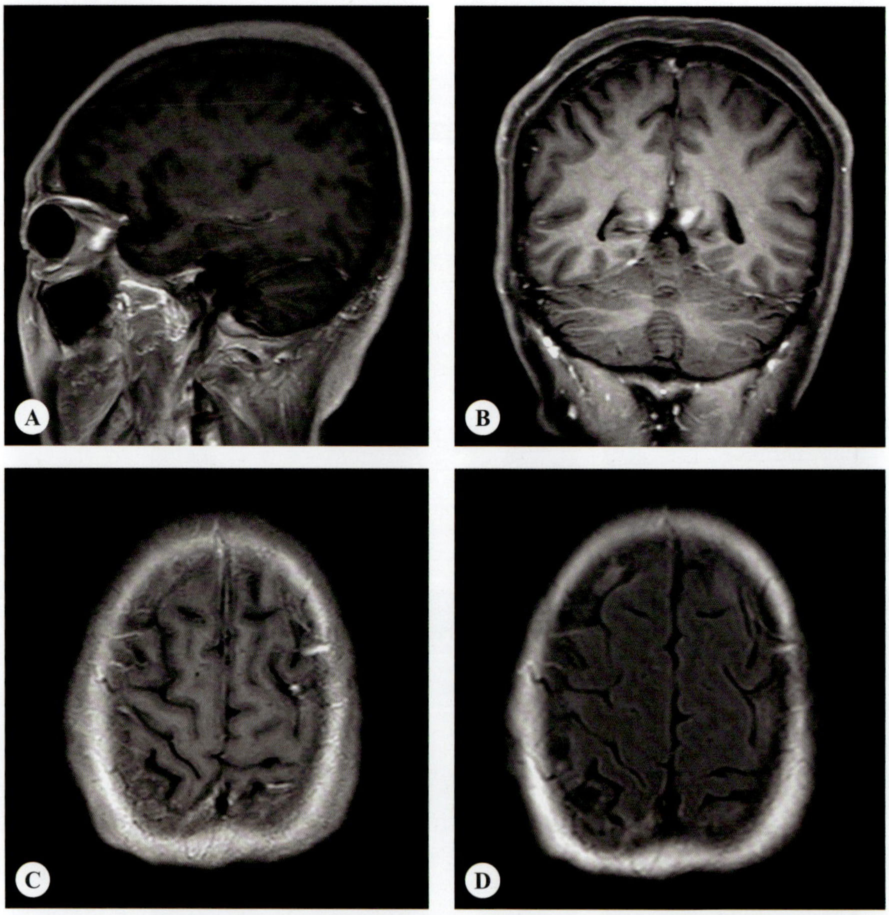

▲ 图 9-3 服用奥希替尼 1 年 4 个月复查颅脑磁共振示头皮结节较前明显缩小（原大小 41mm×25mm），顶骨强化灶范围较前稍缩小，现最大层面范围约 14mm×3mm

A 至 C. T_1+C；D. T_2 FLAIR+C

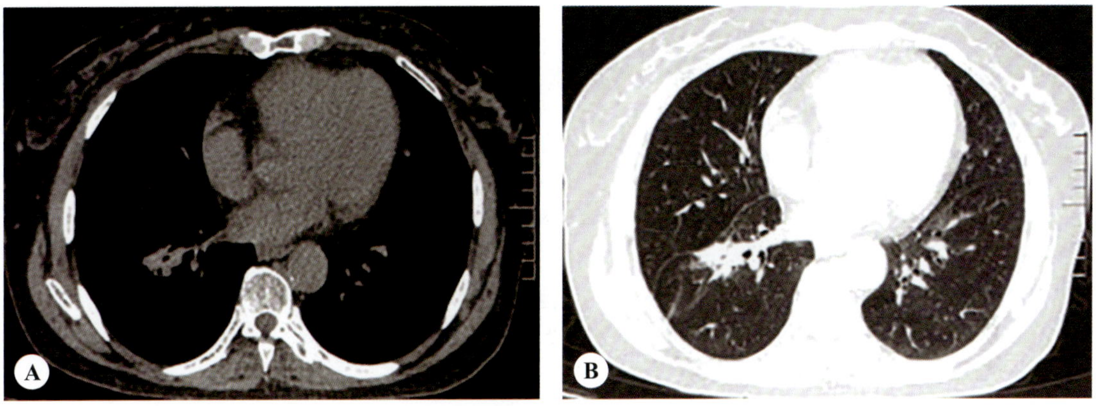

▲ 图 9-4　治疗后肿块较前缩小，大小约 27mm×17mm

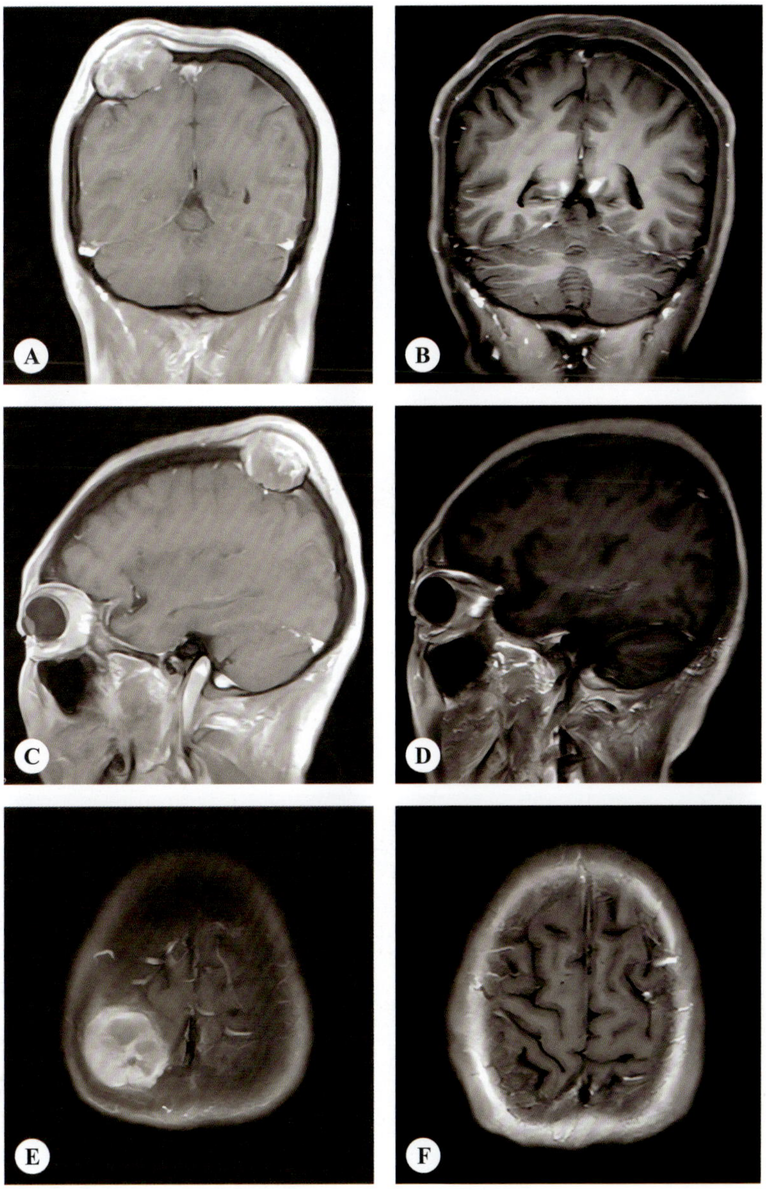

▲ 图 9-5　治疗前后对比

A、C、E. 治疗前（2021 年 3 月）；B、D、F. 治疗后 1 年（2022 年 6 月）

（二）病例 9–2

53 岁男性，2021 年 1 月因“咳嗽、咳痰 2 个月”就诊我院，完善胸部增强 CT 提示左下肺背段可见一肿块影，大小约 68mm × 43mm × 35mm（图 9–6），左肺下叶部分支气管管腔狭窄，左肺门、心包隐窝淋巴结增大，纵隔可见多发肿大、融合淋巴结，较大者短径 20mm。

患者 EBUS-TBNA 下完善 4R 组淋巴结，左下叶内前基底段活检，病理提示（左下叶内前基底支）非小细胞癌，鳞癌。完善基因检测示 ALK（+）。患者彩超提示双侧锁骨上窝多发淋巴结肿大，行右侧锁骨上淋巴结活检术，结果提示淋巴结转移。患者颅脑磁共振未见异常，骨扫描可见多发骨代谢异常，考虑转移。因此诊断为原发性支气管肺癌［左下肺鳞癌 T3N3M1b ALK（+）ⅣA 期］。确诊后开始予以口服“恩沙替尼 225mg，每天 1 次”靶向治疗，随后定期复查 CT 提示肺部靶病灶及锁骨上淋巴结均较前缩小。

患者在恩沙替尼治疗后 14 个月后诉头痛，完善颅脑磁共振提示左侧枕叶及左侧额叶分别可见一大小为 12mm × 13mm、4mm × 3mm 结节状长 T_1 长 T_2 信号灶，考虑转移瘤（图 9–7）。胸部 CT 提示左下肺病灶范围较前增大。疗效评估为疾病进展（progressive disease，PD）。故改用口服“洛拉替尼 100mg，每天 1 次”靶向治疗，建议患者 1 个月后返院复查评估治疗疗效。

患者未遵医嘱，口服洛拉替尼后 5 个月再次于我院门诊就诊，复查胸部 CT 提示双肺新见多发大小不一实性结节，原左上肺结节较前进一步增大，符合转移瘤。颅脑磁共振提示左侧枕叶结节范围较前增大，原大小为 12mm × 13mm，现大小约 22mm × 16mm，左侧额叶结节较前缩小。左顶叶结节同前（图 9–8）。疗效评估为 PD。

患者再次参加脑转移瘤 MDT，建议：①患者 1 年前诊断为原发性支气管肺癌［左下肺鳞癌 T3N3M1b ALK（+）ⅣA 期］，予以多线靶向治疗后病情进展，考虑药物耐药，建议患者再次完善基因检测，根据基因检测结果决定后续诊疗方案；②如患者及家属拒绝再次行基因检测，可考虑更改全身治疗方案为免疫联合化疗，头部病灶予以 SRS 放射治疗。综合会诊意见，患者要求直接予以全身系统，方案为“紫杉醇脂质体 + 卡铂 + 替雷利珠单抗”，头部左顶叶、右额叶 2 处病灶行伽玛刀治疗，处方剂量分别为 15～17Gy，最大剂量 30～34Gy（图 9–9）。

伽玛刀治疗后 1 个月复查磁共振提示，“脑转移瘤伽玛刀治疗后”改变，左枕叶结节边缘线样强化，建议追踪复查；左颞叶新发结节，考虑转移瘤可能性大；左额叶转移瘤待排；左顶叶结节未见明确显示（图 9–10）。

患者头部症状不明显，针对新发病灶暂缓头部伽玛刀治疗，继续原治疗方案“紫杉醇脂质体 + 卡铂 + 替雷利珠单抗”治疗。4 周期全身治疗后复查 CT 提示肺部病灶较前缩小，锁

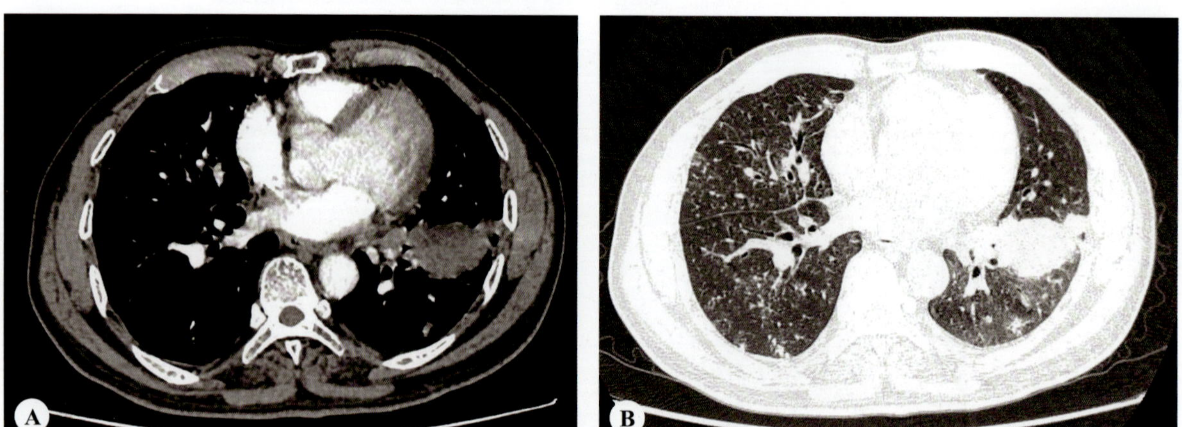

▲ 图 9–6　肺部 CT 示病灶位于左下肺，大小约 68mm × 43mm × 35mm

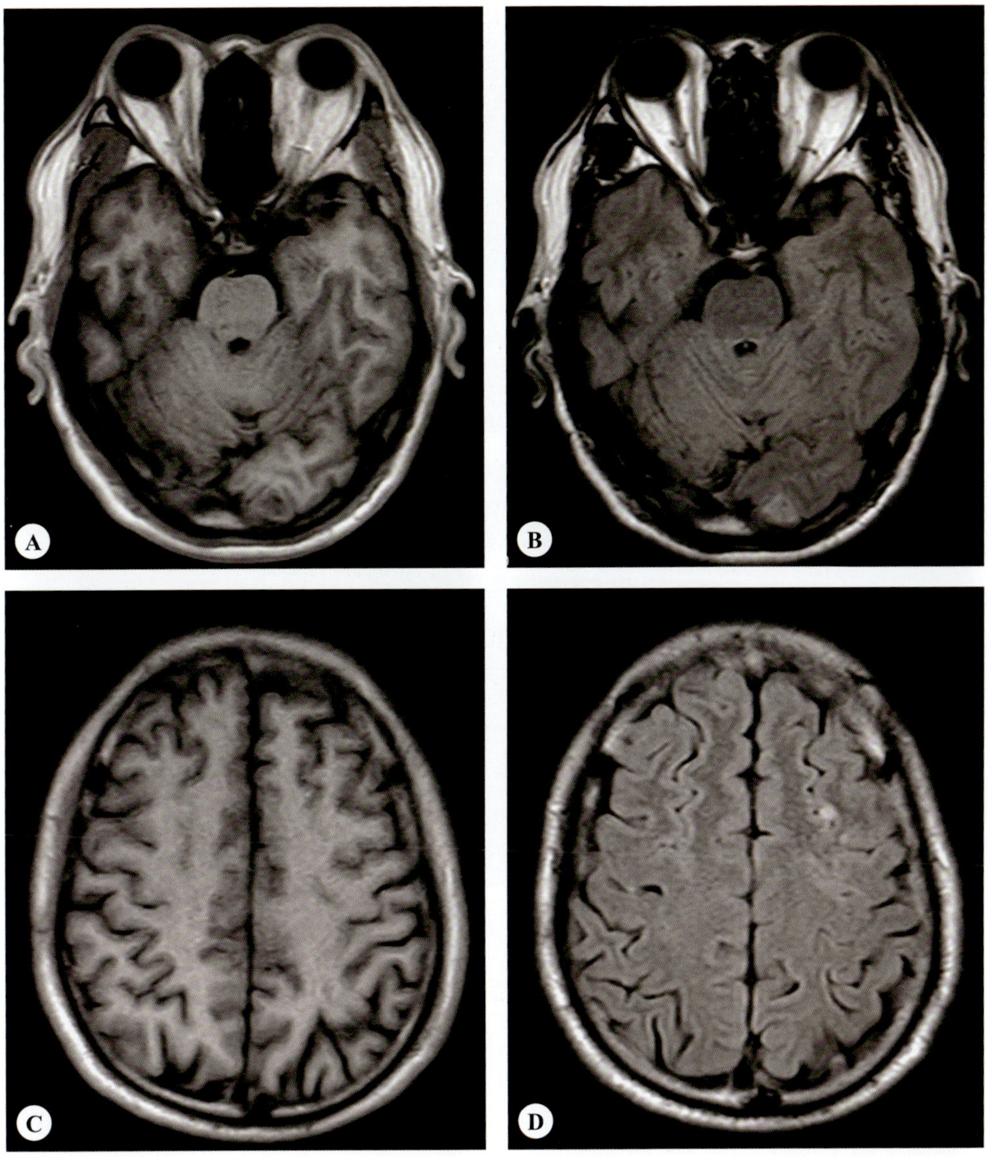

◀ 图 9-7　第 14 个月颅脑磁共振提示头部新发病灶，考虑脑转移瘤

A 和 C. T_1 FLAIR；B 和 D. T_2 FLAIR

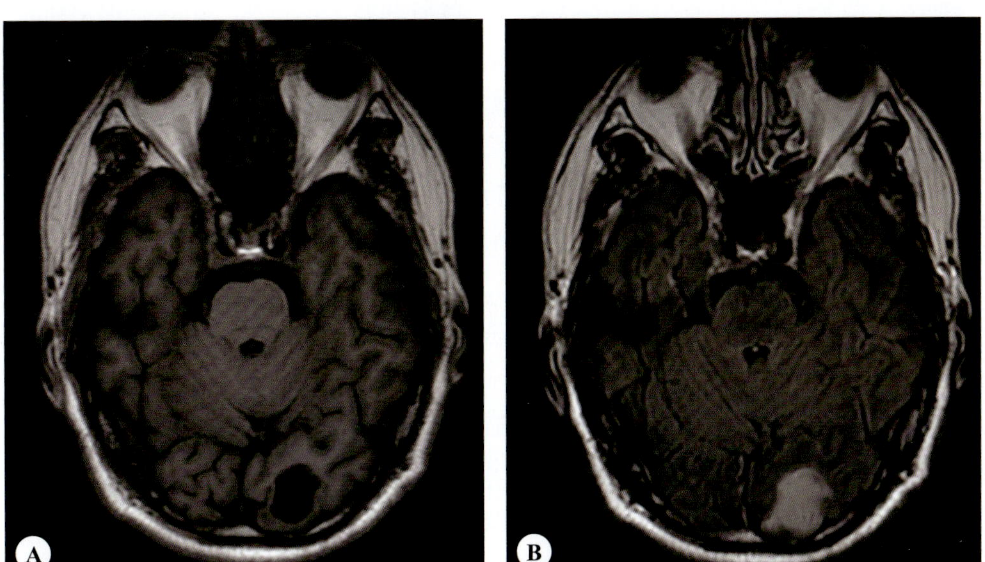

◀ 图 9-8　治疗第 22 个月，口服洛拉替尼后 5 个月，复查颅脑磁共振示左侧枕叶结节范围较前增大，原大小为 12mm×13mm，现大小约 22mm×16mm

A. T_1 FLAIR；B. T_2 FLAIR+C

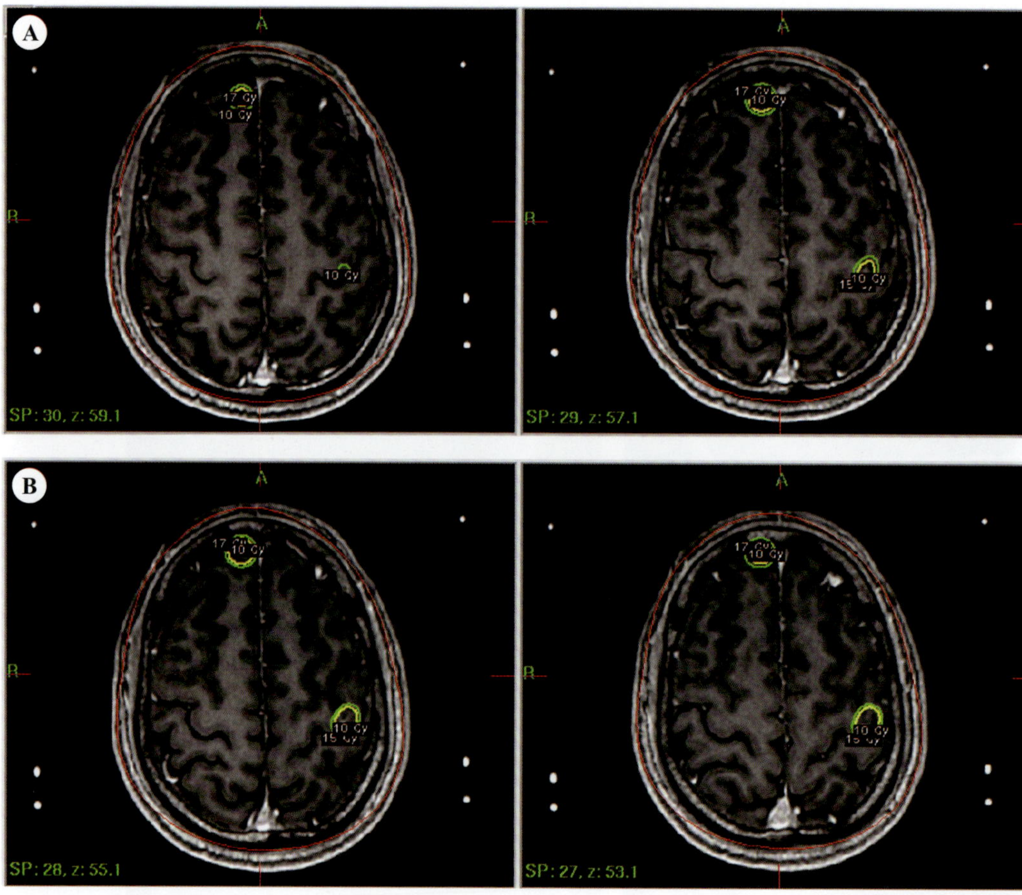

▲ **图 9–9** 头部左顶叶、右额叶 2 处病灶行伽玛刀治疗，处方剂量分别为 15～17Gy，最大剂量 30～34Gy

骨上淋巴结较前缩小（图 9–11）。颅脑磁共振提示：①左枕叶结节大致同前，增强后未见明显强化，建议追踪复查。②左颞叶结节较前缩小，双侧额颞叶、双侧小脑半球强化结节较前增多，转移瘤可能性大（图 9–12）。患者后续完成全脑放疗。

（三）病例 9–3

23 岁女性，2023 年 4 月因“发现左肺占位 3 周余，确诊肺癌 1 周余”就诊我院，外院病理会诊提示（左肺上叶）癌，约 50% 表达鳞癌标记，50% 表达腺癌标记，倾向腺鳞癌。完善胸部增强 CT 提示左肺上叶尖后段可见一大小约 60mm × 51mm 不规则实性肿块，纵隔见多发淋巴结肿大，最大者短径约 10mm，左锁骨区淋巴结肿大，短径 13mm（图 9–13）。

患者完善基因检测提示，*EML4-ALK*（E6：A20）基因重排（融合）。病理补充报告：（左肺上叶）癌，结合免疫组化，倾向腺癌。PD-L1（E1L13N；TPS 40%）。患者颅脑磁共振及骨扫描未见明显异常。因此完善诊断为原发性支气管肺癌［左上肺倾向腺癌 T3N3M0 ⅢC 期 ALK（+）］确诊后开始予以口服“洛拉替尼 100mg，每天 1 次”靶向治疗。

服用洛拉替尼后患者出现 1 级情绪改变，表现为话多、言语夸张，起初症状为自限性，可自行好转，1 个月后患者症状加重，至外院住院治疗，主要表现为妄想、易怒，诉自己是菩萨转世，是当代文豪；日常生活无法自理，无自杀倾向。在住院期间，患者完善动态脑电图提示异常脑电图；颅脑磁共振未见明显异常；腰穿脑脊液压力为 180mmH_2O，脑脊液常规、生化、涂片检查正常，未培养出细菌及真菌。结合检验检查结果，排除了其他可导致精神病原因（如败血症、电解质紊乱），综合患者无家族性

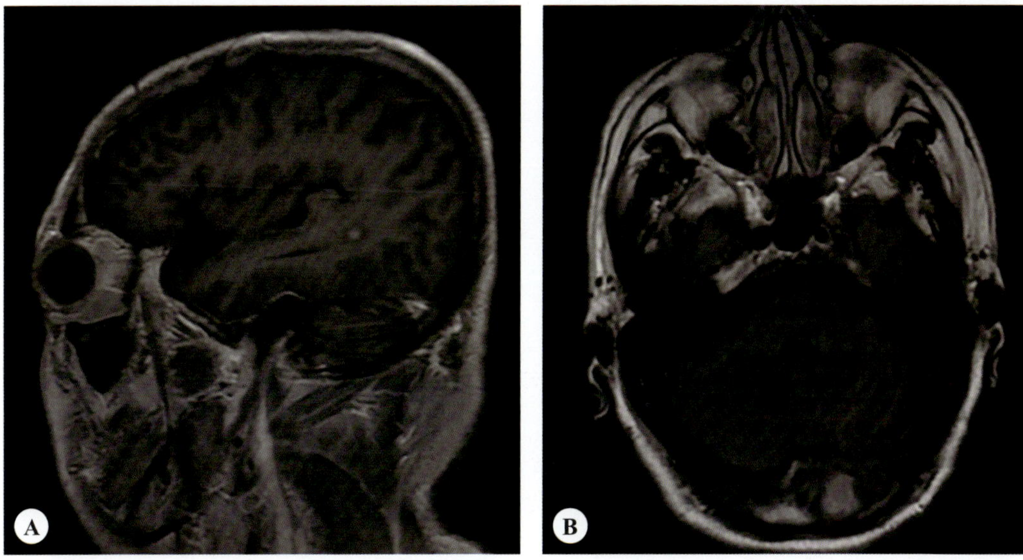

▲ 图 9-10　伽玛刀治疗后 1 个月复查，左枕叶长 T_1 长 T_2 结节较前缩小，大小约 21mm×14mm，增强后边缘呈线样强化。左颞叶新见一稍长 T_1 稍长 T_2 信号灶，增强后可见强化，大小约 6mm×5mm

A. T_1 FLAIR+C；B. T_2 FLAIR+C

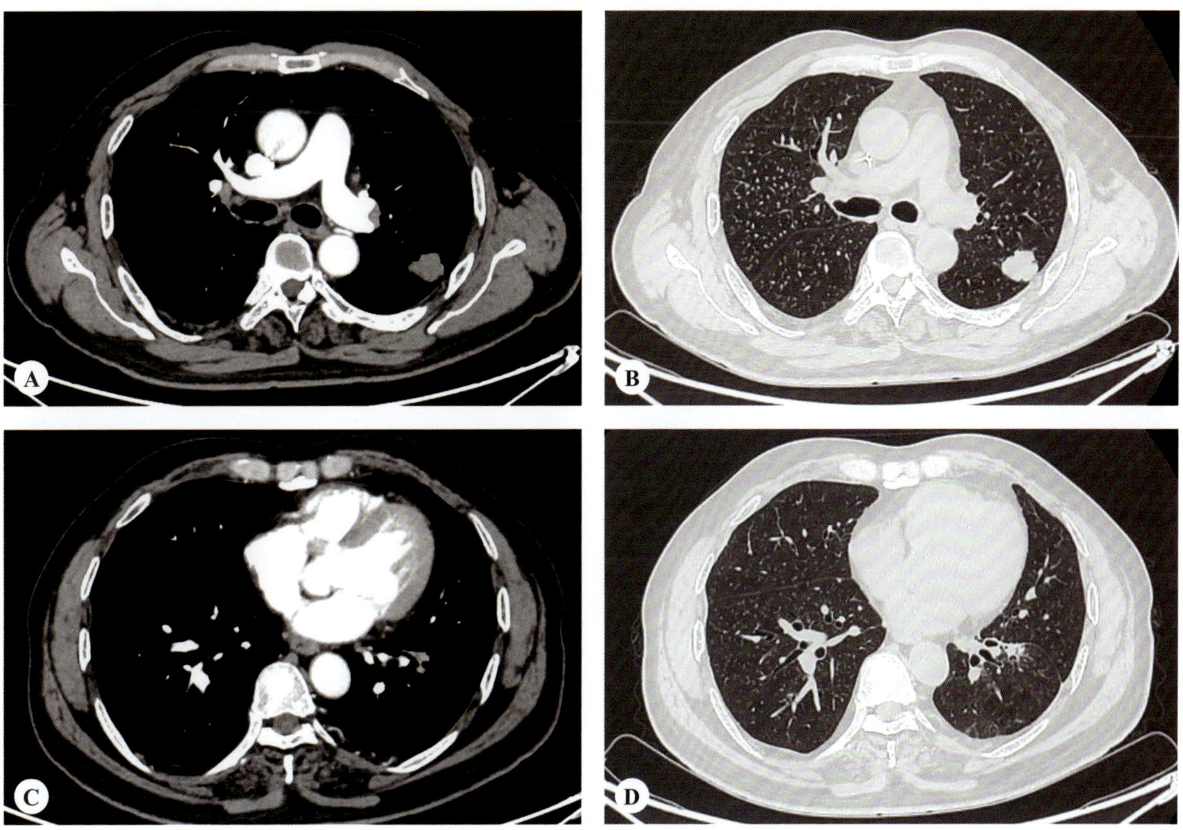

▲ 图 9-11　4 个周期系统治疗后，伽玛刀治疗后。肺部病灶较前缩小

及既往精神问题病史，无神经调节药物使用史，无药物滥用史，无既往中枢神经系统放疗史等危险因素。考虑与靶向药物洛拉替尼相关，精神科医生建议患者停用洛拉替尼，并予以奥氮平、氟哌啶醇、碳酸锂及丙戊酸镁片治疗。停药后患者症状好转。

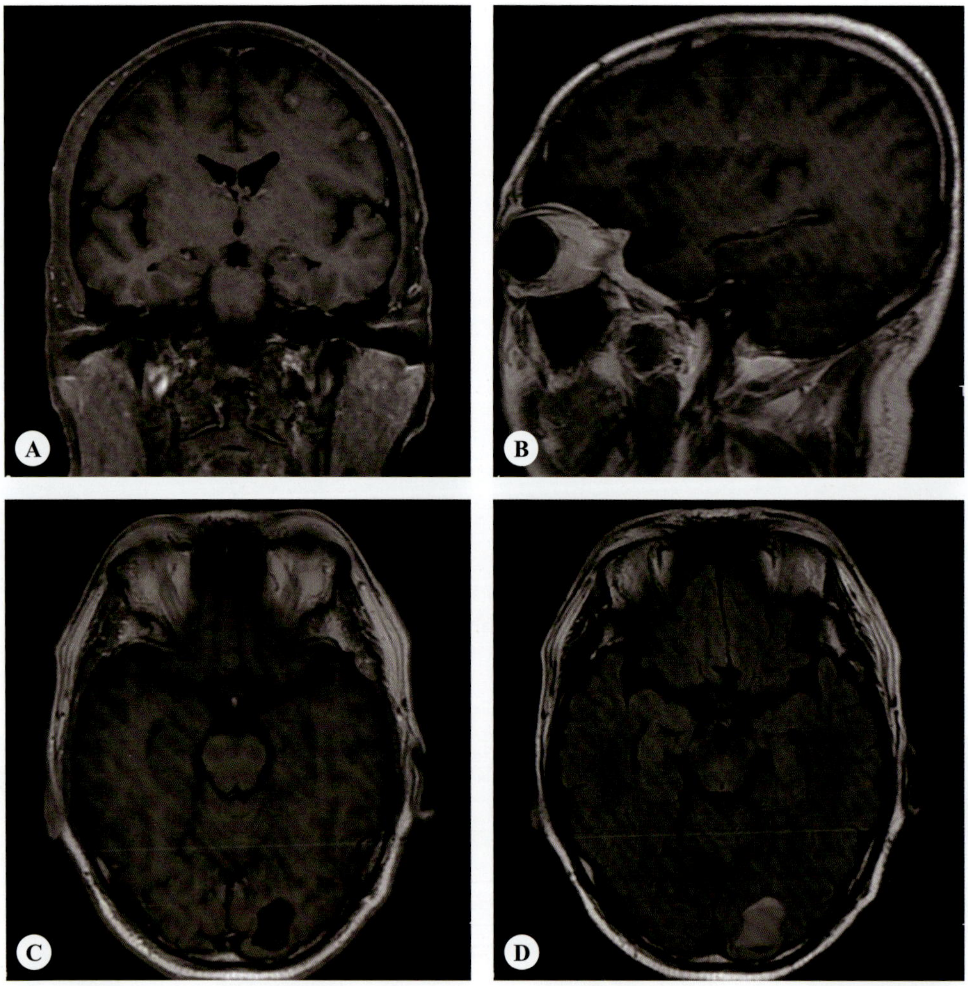

▲ 图 9-12 **4 个周期系统治疗后，伽玛刀治疗后。双侧额颞叶、双侧小脑半球强化结节较前增多**

A 至 C. T_1+C；D.T_2 FLAIR

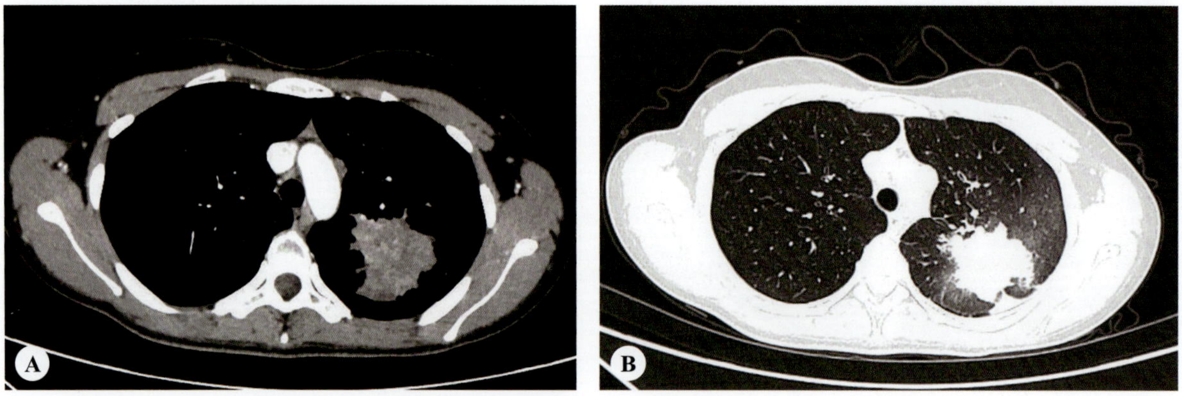

▲ 图 9-13 **肺部 CT 示肿块位于左肺上叶，大小约 60mm×51mm**

后患者就诊我院门诊，复查胸部 CT 提示肺部原发灶及淋巴结均较前缩小（图 9-14），考虑既往精神症状可能为洛拉替尼相关，遂改为“阿来替尼 600mg，每天 2 次”治疗，患者未再次出现精神症状。3 个月后再次复查，胸部增强 CT 提示原发灶、纵隔及左锁骨区域淋巴结较前缩小（图 9–15）。

患者服用阿来替尼 2 个月后因难以耐受消化道反应自行停药，5 个月后再次至我院门诊复查胸部 CT 提示肺部病灶较前增大（图 9–16），遂于我科行 4 周期“培美曲塞＋卡铂”方案化疗，复查 CT 提示肺部病灶较前缩小（图 9–17），患者要求再次使用靶向药物，并拒绝再次活检，遂予以口服“恩沙替尼 225mg，每天 1 次”靶向治疗（图 9–18）。

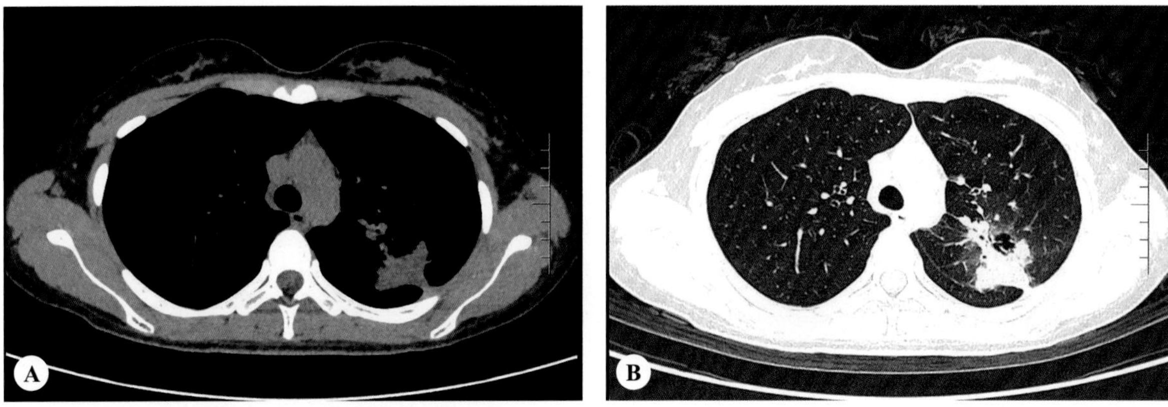

▲ 图 9–14 服用洛拉替尼 1 个月后，复查肺部 CT 提示左肺上叶尖后段肿块较前稍缩小，肺窗测量大小约为 55mm×35mm（原大小约 60mm×51mm）

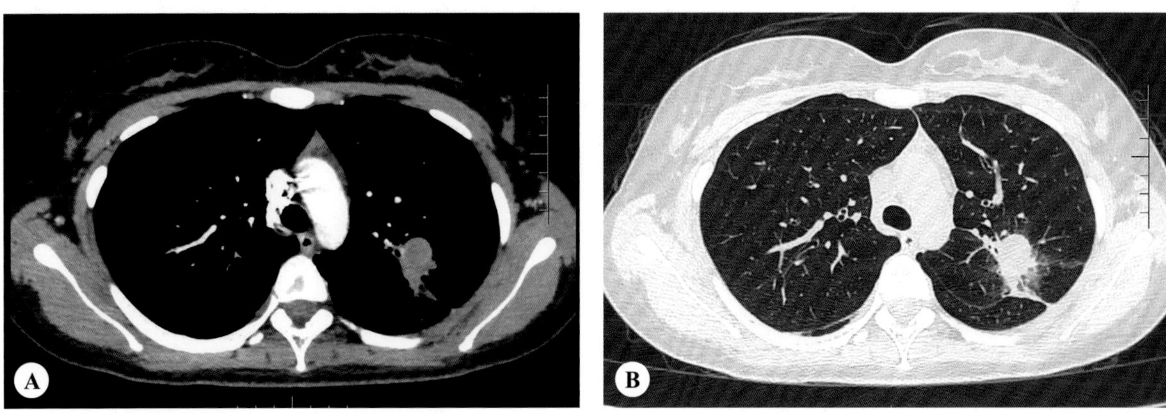

▲ 图 9–15 服用阿来替尼 3 个月后，复查胸部 CT 提示左肺上叶尖后段肿块较前稍缩小，肺窗测量大小约为 31mm×19mm（原大小约 55mm×35mm）

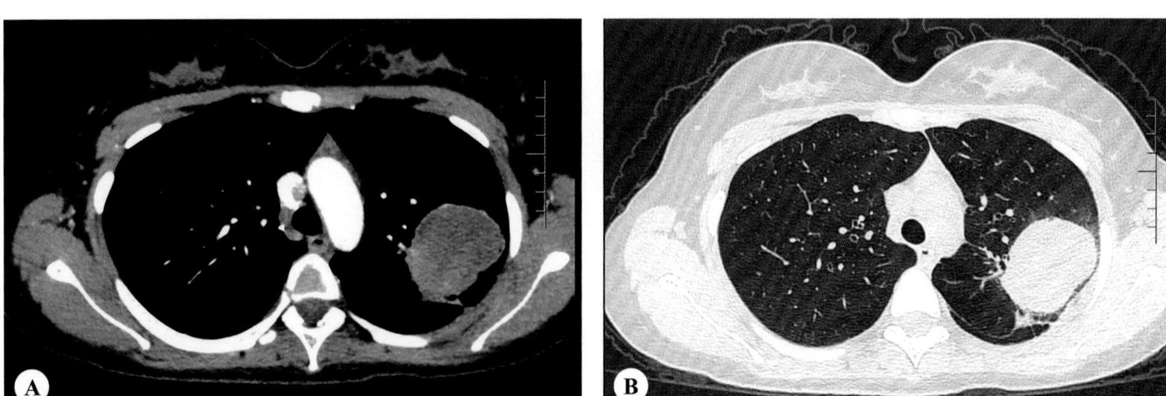

▲ 图 9–16 自行停用阿来替尼 5 个月后，复查肺部 CT 提示左肺上叶尖后段肿块较前明显增大，肺窗测量大小为 57mm×46mm

患者服用恩沙替尼4个月后于我院门诊复查，CT提示肺部病灶较前增大（图9-19），遂停用靶向药物，行胸部放疗PGTV 60.2Gy/2.15Gy×28F，PTV 50.4Gy/1.8Gy×25F。

二、概述

肿瘤分子生物学研究的进展推动了靶向药物的发展，其中表皮生长因子受体（epidermal growth factor receptor，EGFR）基因激活突变的发现开启了非小细胞肺癌（NSCLC）患者个体化治疗的新时代。EGFR突变与对EGFR酪氨酸激酶抑制剂（tyrosine kinase inhibitors，TKI）的显著敏感性密切相关，这可以显著改善患者的治疗效果。此外，其他常见突变还包括间变性淋巴瘤激酶（anaplastic lymphoma kinase，ALK）基因重排、ROS原癌基因1（ROS proto-oncogene 1，ROS1）基因重排等。由于ROS1激酶活性区域与ALK具有较高的结构相

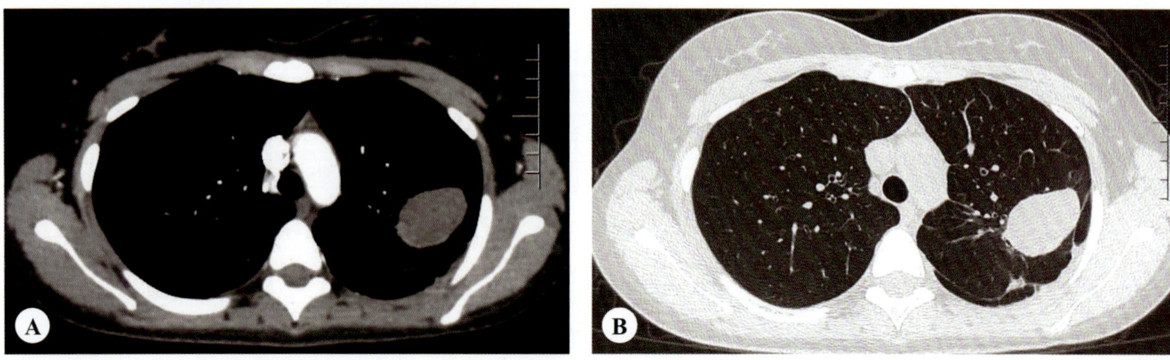

▲ 图9-17　4个周期化疗后复查肺部CT提示左肺上叶尖后段肿块较前缩小，肺窗测量大小为46mm×32mm

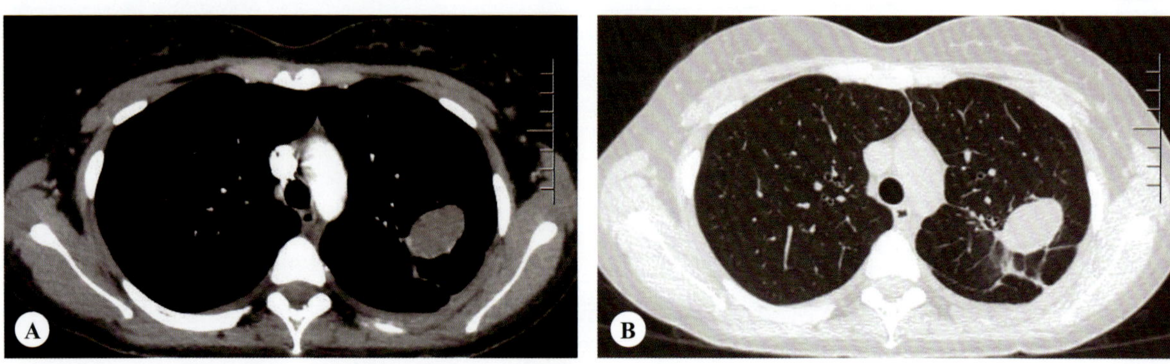

▲ 图9-18　服用恩沙替尼1个月后复查肺部CT示左肺上叶尖后段肿块较前缩小，肺窗测量大小为37mm×25mm

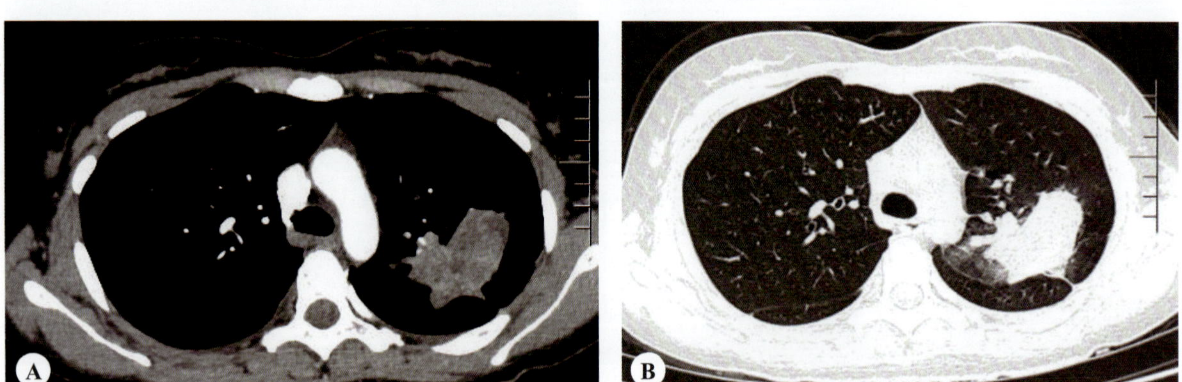

▲ 图9-19　服用恩沙替尼4个月后复查肺部CT示左肺上叶尖后段肿块较前增大，肺窗测量大小为51mm×49mm

似性，因此临床中许多 ALK 抑制剂也可用于 ROS1 突变患者的治疗。与 EGFR-TKI 耐药相关的突变包括间质 - 上皮转化因子（mesenchymal-epithelial transition factor，MET）扩增等。此外，还有一些罕见突变类型，如 B-Raf 原癌基因（B-Raf proto-oncogene，BRAF）基因点突变、转染重排原癌基因（rearranged during transfection proto-oncogene，RET）重排、人表皮生长因子 -2（human epidermal growth factor receptor 2，HER2）突变和扩增，以及 KRAS 原癌基因（KRAS proto-oncogene）点突变等。

脑转移（BM）在 NSCLC 中十分常见。越来越多的证据表明，BM 最常见于肺腺癌，尤其是携带驱动基因突变的 NSCLC 患者。对于具有驱动基因突变的 NSCLC 转移患者，标准治疗包括靶向特定基因突变的 TKI 药物，如 EGFR-TKI、ALK-TKI 等。尽管靶向治疗、放疗和化疗是目前治疗 NSCLC BM 患者的有效方法，但关于其联合使用的治疗策略仍存在争议。本章重点讨论了靶向药物治疗脑转移瘤的时机、靶向耐药后的治疗选择，以及放疗的介入时机。

三、循证医学

（一）靶向治疗

在 EGFR 突变阳性的 NSCLC 患者中，第一代和第二代 EGFR-TKI 已被证实对中枢神经系统（central nervous system，CNS）有效 [1, 2]。然而，由于其穿透血脑屏障能力有限，导致其在脑脊液中的浓度远低于血浆中的浓度，从而限制了其对 BM 的疗效。随着奥希替尼等第三代 EGFR-TKI 的问世，凭借着其良好的血脑屏障穿透性及安全性，第三代 EGFR-TKI 在 NSCLC 治疗中的地位日益提升，成为 EGFR 突变阳性患者的重要治疗选择。

具有更好 CNS 通透性的新型 TKI 的设计改变了治疗前期全脑放疗（WBRT）的传统概念，为患者提供了更好的疗效和耐受性。第三代 EGFR-TKI 在临床前和早期临床研究中已被证明比上一代 EGFR-TKI 更有效地穿透血脑屏障，并能克服最常见的耐药机制。在小鼠模型中，奥希替尼在脑实质中的浓度可达血浆水平的 5～25 倍。与之前的 EGFR-TKI 相比，这种良好的药代动力学特性有望转化为更好的颅内疗效。两项Ⅱ期试验的综合分析显示，奥希替尼在 T790M 突变患者中的颅内客观缓解率（objective response rate，ORR）为 54%，颅内疾病控制率（disease control rate，DCR）为 92%，无进展生存时间（PFS）未达到（not reached，NR）（12 个月时为 56%）[3]。在 AURA 3 研究中，纳入了 144 例 CNS 受累患者，结果显示奥希替尼与化疗相比显著延长了 PFS（8.5 个月 vs. 4.2 个月）[4]。此外，奥希替尼二线治疗中国患者的真实世界研究——ASTRIS 中国队列数据结果显示，基线伴有脑转移的中国人群接受奥希替尼二线治疗的临床缓解率为 58.2%，中位 PFS 为 11.0 个月 [5]。

在 FLAURA 研究中，奥希替尼在 EGFR 突变阳性 NSCLC 患者的一线治疗中显示出优于标准 EGFR-TKI 的疗效 [6]。奥希替尼显著降低了患者 CNS 进展或死亡的风险（CNS 中位 PFS：NR vs. 13.9 个月，HR=0.48），并减少了新发 CNS 病灶的出现（30% vs. 12%），表明奥希替尼一线治疗可显著延长 CNS PFS 并降低 CNS 进展风险 [7]。为了进一步探索奥希替尼在中国人群中的获益，研究者开展了 FLAURA 中国队列研究。该研究共纳入 136 例中国患者，随机分配至接受奥希替尼治疗或一代 EGFR-TKI 治疗。最终分析结果显示，与一代 EGFR-TKI 相比，在中国 EGFR 突变阳性晚期 NSCLC 人群中，一线奥希替尼治疗可获得有临床指导意义的无进展生存时间和总生存时间（overall survival，OS）获益，且安全性与全球队列一致 [8]。FLOURISH 研究进一步探索了在中国真实世界中，奥希替尼一线治疗 EGFR 突变阳性晚期 NSCLC 患者的疗效和安全性。在基线伴脑转移的人群中，ORR 和 DCR 分别为 63.8% 和 95.0%，中位 PFS 为 21.8 个月，1 年 PFS 率为 78.9%，1 年 OS 率为 90.1%，提示奥希替尼可作为 CNS 转移患者的一线治疗优选药物 [9]。奥希替尼在治疗 EGFR 突变阳性的NSCLC软脑膜转移中也显示出显著疗效。BLOOM研究纳入41例EGFR-TKI治疗进展、确诊EGFR突变的NSCLC软脑膜转移患者，接受每日160mg奥希替尼治疗，结果显示中位PFS为8.6个月，中位OS为11.0个月[10]。

阿美替尼一线治疗EGFR突变NSCLC患者的中国多中心Ⅲ期AENEAS研究结果显示，阿美替尼一线治疗的疗效显著优于吉非替尼，阿美替尼组中位PFS达到19.3个月，而吉非替尼组仅为9.9个月（HR=0.46，$P<0.0001$）。在基线伴CNS转移的患者中，阿美替尼一线治疗较吉非替尼显著延长中位PFS，分别为15.3个月vs. 8.2个月（HR=0.38，$P<0.0001$）；CNS中位PFS更是达到29.0个月vs. 8.3个月（HR=0.319，$P<0.0001$）[11]。此外，Ⅱ期APOLLO研究评估了阿美替尼二线治疗EGFR T790M突变的NSCLC患者的疗效，结果显示ORR为68.9%，中位PFS为12.4个月；在伴CNS转移患者中，中位PFS为11.8个月，CNS ORR为60.9%[12]。

第三代EGFR-TKI的临床优势在伏美替尼相关研究中进一步得到验证（表9-1）。Ⅲ期FURLONG研究探索了伏美替尼一线治疗EGFR突变的晚期NSCLC的疗效。结果显示，与吉非替尼相比，伏美替尼显著延长中位PFS（20.8个月vs. 11.1个月，$P<0.0001$），疾病进展或死亡风险降低56%。CNS转移亚组数据显示，伏美替尼组中位PFS为18.0个月vs. 12.4个月（HR=0.50，$P=0.0028$），CNS中位PFS达20.8个月vs. 9.8个月（HR=0.40，$P=0.0011$）[13]。ALSC003研究评估了伏美替尼治疗经一/二代EGFR-TKI治疗后进展后出现T790M突变NSCLC患者的疗效。结果显示，T790M阳性患者的ORR为74%，中位PFS为9.6个月。在CNS可评估反应集中，ORR为66%，DCR达100%。在CNS全分析集中，ORR为34%，DCR为98%，中位PFS为11.6个月[14]。

作为ALK抑制剂的先驱，克唑替尼的疗效通过Ⅲ期临床试验PROFILE 1014得到验证[15]。然而，约1/3的ALK阳性患者在克唑替尼治疗的第一年出现CNS进展，且在大多数患者中，这是疾病进展的唯一部位。在PROFILE 1014试验中，克唑替尼组的颅内DCR在治疗3个月和6个月时显著高于化疗组（85% vs. 45%，$P<0.001$；56% vs. 25%，$P=0.006$），中位PFS显著延长（9.0个月vs. 4.0个月，HR=0.40，$P<0.001$）[16]。值得注意的是，克唑替尼组更

表9-1 三代EGFR-TKI（基线脑转移亚组）

研究	TKI	研究类型	ORR	DCR	PFS	OS
AURA extension 和 AURA 2[3]	奥希替尼	汇总研究	54%	92%	NR	
AURA3[4]	奥希替尼	Ⅲ期			8.5个月	
ASTRIS 中国队列[5]	奥希替尼	真实世界研究	58.2%		11.0个月	
BLOOM[10]	奥希替尼	Ⅰ期			8.6个月	11.0个月
FLAURA[7]	奥希替尼	Ⅲ期	66%		NR	
FLOURISH[9]	奥希替尼	真实世界研究	63.8%	95%	21.8个月；1年78.9%	1年90.1%
AENEAS[11]	阿美替尼	Ⅲ期			15.3个月	
APOLLO[12]	阿美替尼	Ⅱ期	60.9%		11.8个月	
FURLONG[13]	伏美替尼	Ⅲ期			18.0个月	
ALSC003[14]	伏美替尼	Ⅱ期	34%	98%	11.6个月	

DCR. 疾病控制率；NR. 未达到；ORR. 客观缓解率；OS. 总生存期；PFS. 无进展生存期；TKI. 酪氨酸激酶抑制药

易出现孤立性 CNS 进展，而化疗组则更以颅外进展为主。对单臂Ⅱ期 PROFILE 1005 试验和随机Ⅲ期 1007 试验的联合分析显示，在基线脑转移患者中，既往未接受头部放疗组和已接受放疗组接受克唑替尼后的中位颅内进展时间（time to progression，TTP）分别为 7.0 个月和 13.2 个月，颅内 DCR 分别为 56% 和 62%，颅内 ORR 分别为 18% 和 33%，中位 PFS 分别为 5.9 个月和 6.0 个月。而在基线无脑转移的患者中，中位 PFS 为 8.8 个月，约 20% 的患者在中位随访 29.9 周后出现新发脑转移，其中大多数患者的颅外病灶保持稳定，进一步支持了克唑替尼在 CNS 浓度可能不足的假设 [17]。阿来替尼作为第二代 ALK-TKI 的代表，是目前晚期 ALK 阳性 NSCLC 患者的一线治疗优选方案。ALESIA 研究评估了阿来替尼一线治疗晚期 ALK 阳性 NSCLC 亚洲患者的疗效和安全性。在基线伴脑转移患者中，阿来替尼组中位 PFS 达 42.3 个月（95% CI 27.8～60.7），克唑替尼组为 9.2 个月（95% CI 5.5～12.2），两组 5 年 OS 率分别为 63.6% 和 39.3%[18]。此外，恩沙替尼在克唑替尼难治性 ALK 阳性晚期 NSCLC 患者中亦表现出良好的抗肿瘤活性和耐受性 [19]。第三代 ALK-TKI 洛拉替尼则以其卓越的 CNS 渗透性脱颖而出。全球Ⅲ期 CROWN 研究了评估洛拉替尼与克唑替尼在未经治疗的晚期 ALK 阳性 NSCLC 患者中的疗效和安全性。在基线伴脑转移患者中，洛拉替尼组相较于克唑替尼组显著改善中位 PFS（NR vs. 6.0 个月），并大幅提高颅内 ORR（60% vs. 11%），5 年 PFS 率达 53%[20]。

克唑替尼在 ROS1 融合基因阳性晚期 NSCLC 的治疗效果主要基于 OO12-01 研究 [21]。然而，由于其穿越血脑屏障的能力有限，约 47% 的 ROS1 融合阳性晚期 NSCLC 患者在接受克唑替尼治疗后，首次疾病进展部位出现在 CNS，且成为唯一的进展部位 [22]。第二代 ROS1-TKI 恩曲替尼在 ROS1 融合阳性患者的治疗中展现出显著优势（表 9-2）。一项针对恩曲替尼治疗 ROS1 融合阳性 NSCLC 的长期疗效综合分析显示，在 25 例基线存在可测量脑转移患者中，颅内 ORR 达 80%，中位颅内缓解持续时间（duration of response，DoR）为 12.9 个月，中位颅内 PFS 为 8.8 个月 [23]。第三代 TKI 洛拉替尼同样对 ROS1 靶点具有活性。一

表 9-2 ALK/ROS1-TKI

研究	靶点	TKI	研究类型	ORR	DCR	PFS	OS
PROFILE 1014[15]	ALK	克唑替尼	Ⅲ期		12 周：85%； 24 周：56%	9.0 个月	NR
ALESIA[18]	ALK	阿来替尼	Ⅲ期			42.3 个月	5 年： 63.6%
Yang, Yunpeng 等 [19]	ALK	恩沙替尼	Ⅱ期	70%	98%		
CROWN[20]	ALK	洛拉替尼	Ⅲ期	60%		NR； 5 年：53%	
OO12–01[21]	ROS1	克唑替尼	Ⅱ期	73.9%		10.2 个月	
Drilon, Alexander 等 [23]	ROS1	恩曲替尼	汇总研究	80%		8.8 个月	
Shaw, Alice T 等 [24]	ROS1	洛拉替尼	Ⅰ/Ⅱ期	未接受 TKI：64% 克唑替尼经治：50%			

ALK. 间变性淋巴瘤受体酪氨酸激酶；DCR. 疾病控制率；NR. 未达到；ORR. 客观缓解率；OS. 总生存期；PFS. 无进展生存期；ROS1. ROS 原癌基因 1；TKI. 酪氨酸激酶抑制药

项Ⅰ/Ⅱ期临床试验数据显示，在基线伴脑转移的ROS1融合阳性NSCLC患者中，未接受TKI治疗组与克唑替尼经治组的颅内ORR分别为64%和50%，中位颅内DoR未达到[24]。此外，新型靶向药物如他雷替尼（Taletrectinib）、瑞普替尼（Repotrectinib）、卡博替尼（Cabozantinib）等，也已观察到良好的中枢神经渗透性，相关临床疗效的试验正在进行中。

（二）靶向耐药后治疗

尽管EGFR-TKI能够为患者带来显著且持久的治疗反应，但大多数患者在治疗1年内仍会出现疾病进展。2010年，Jackman等基于实体瘤疗效评估标准（Response Evaluation Criteria in Solid Tumors，RECIST）提出了EGFR-TKI获得性耐药的临床标准[25]。获得性耐药是指EGFR突变型NSCLC患者在接受靶向治疗获得缓解或持续临床获益（持续≥6个月），但在后续继续治疗过程中发生疾病进展，未接受其他系统性治疗。获得性耐药机制的复杂性严重限制了EGFR-TKI的长期疗效。目前已明确的获得性耐药机制可分为三类：①EGFR依赖性耐药机制：以EGFR T790M突变和C797S突变为代表；②旁路信号激活：包括MET扩增、*HER2*基因扩增和突变等；③组织学转化：如向小细胞肺癌转化。值得注意的是，不同代际EGFR-TKI的耐药机制存在显著差异。对于使用第一代或第二代EGFR-TKI的患者，最常见的耐药机制是EGFR T790M突变的出现。而第三代EGFR-TKI（如奥希替尼）一线治疗时，MET扩增和C797S突变是主要耐药机制，而二线治疗中C797S突变发生率显著升高[26, 27]。

针对T790M突变，第二代EGFR-TKI（如阿法替尼、达克替尼）虽在体外实验中能够抑制T790M突变阳性细胞增殖，但其临床疗效因治疗窗窄及剂量限制性毒性而受限。相比之下，第三代EGFR-TKI对T790M突变具有更高选择性，且安全性显著改善。

日本Nishie等回顾性分析了一/二线使用EGFR-TKI发生PD后的NSCLC患者，结果表明，与改用细胞毒性化疗相比，继续使用EGFR-TKI可能有助于延长患者的OS（32.2个月 vs. 23.0个月，*P*=0.005）[28]。然而，这一结论与Ⅲ期IMPRESS试验结果存在差异。IMPRESS研究纳入了265例吉非替尼耐药后进展的EGFR突变阳性晚期NSCLC患者，随机分为铂类化疗联合吉非替尼组与单纯化疗组，结果显示，联合组并未在PFS上取得获益。联合组的中位OS为13.4个月，而对照组为19.5个月（HR=1.44，*P*=0.016）。此外，联合组的不良反应较多，其中3级或更严重的不良反应发生率较高[29]。根据IMPRESS试验结果，获得EGFR-TKI耐药后继续使用第一代EGFR-TKI联合化疗不被认为是标准治疗。第一/第二代EGFR-TKI治疗失败后T790M阳性患者，改用第三代EGFR-TKI已经成为目前的标准治疗方案[4, 14, 30]。

对于经第三代EGFR-TKI治疗耐药后出现寡进展的患者，推荐在原有EGFR-TKI基础上联合局部治疗（如手术或立体定向放射治疗）。对于颅内进展的患者，应根据肿瘤位置、大小及患者身体状况等综合评估，联合手术和（或）放疗治疗。对于脑膜受累的患者，可考虑加倍剂量的第三代EGFR-TKI治疗[31, 32]。对于出现广泛进展的患者，应根据耐药机制选择相应的联合治疗方案，如根据新的突变位点选择联合靶向治疗，其中第三代EGFR-TKI与其他靶向药物（如MET抑制剂和HER2抑制剂）的联合使用已显示出有效的治疗潜力。如果没有可靶向的致癌驱动突变或旁路途径及相应的靶向药物，化疗仍然是EGFR-TKI耐药后的标准治疗方案，如靶向联合化疗/抗血管治疗，或免疫联合化疗/抗血管治疗。ORIENT-31研究的四药联合方案也已初见成效[33]。除此之外，鼓励符合条件的患者参与新一代EGFR-TKI及新型疗法（如ADC药物）的临床试验。

（三）放疗介入及介入的时机

机制为放疗通过不同阶段的作用改变血脑屏障的通透性，发挥协同作用。早期，放疗通过内皮细胞凋亡破坏血脑屏障；晚期，放疗通过基因表达改变、微环境变化进一步破坏血脑屏障，增加药物通透性，从而增加EGFR-TKI

在 CNS 的浓度。

1. 放疗序贯 TKI

Magnuson 等进行的一项多中心回顾性研究分析了 351 例 EGFR 突变伴脑转移 NSCLC 患者，研究了不同治疗顺序对患者预后的影响。根据患者接受脑放疗与 EGFR-TKI 治疗的时机不同，研究将患者分为 3 组，即 SRS 序贯 EGFR-TKI、WBRT 序贯 EGFR-TKI，以及 EGFR-TKI 治疗后进展再进行 SRS/WBRT。研究发现，前期接受放疗的患者中位 OS 和颅内 PFS 均显著优于前期 EGFR-TKI 治疗组。在亚组分析中，SRS 序贯 EGFR-TKI 治疗组的 OS 显著优于前期 EGFR-TKI 组。该研究表明，对于合并脑转移的 EGFR 突变患者，先行 SRS 治疗再开始 EGFR-TKI 治疗，能够显著延长患者的 OS，并避免 WBRT 对神经功能的潜在损害[34]。

国外一项研究探索了 EGFR 突变阳性 NSCLC 伴 BM 患者的 TKI 与局部治疗的先后顺序。结果显示，对于 1～4 个脑转移灶的患者，放疗序贯 TKI 相比 TKI 序贯放疗显著改善患者预后。而≥5 个脑转移灶时，两种治疗顺序的预后效果相似[35]。

复旦大学附属肿瘤医院和上海胸科医院的一项研究纳入了 205 例 EGFR 突变并接受奥希替尼治疗的患者。对于发生脑部寡转移的患者，先进行放疗再序贯 TKI 治疗，OS、PFS 和颅内进展发生率均得到改善。但对于多发脑转移，放疗序贯 TKI 仅能延长疾病控制率，OS 未得到改善；其中 SRS 序贯 TKI 显著改善了脑部寡转移患者的生存，WBRT 序贯 TKI 可延迟多发脑转移患者的疾病进展[36]。

此外，复旦大学上海肿瘤中心一项研究纳入了 367 例 EGFR 突变阳性 NSCLC 伴 BM 患者，其中 265 例接受一线一代 TKI 治疗，102 例接受一线奥希替尼治疗。探究了前期颅脑局部治疗在未经治疗的 EGFR 突变 NSCLC 伴 BM 患者中的临床价值。在一代 TKI 患者中，前期接受颅脑局部治疗与 OS 延长相关，尤其是 SRS/手术，而在一线奥希替尼治疗患者中，接受或未接受前期颅脑局部治疗的患者之间的 OS 无显著差异[37]。

一项 Meta 分析比较了伴 BM 和 EGFR 突变的 NSCLC 接受前期放疗序贯 TKI 与单纯 TKI 治疗的临床结果。结果显示，与单纯 TKI 相比，前期接受放疗序贯 TKI 具有更好的颅内 PFS 和 OS，特别是对于脑转移瘤数量有限的患者[38]。

2. TKI 序贯放疗

Ⅲ期临床试验 BRAIN 研究评估了埃克替尼与 WBRT 治疗 EGFR 突变的晚期 NSCLC 伴多发 BM 患者的疗效和安全性，结果显示，对于 EGFR 突变患者，先行 EGFR-TKI 再行放疗组在 PFS 及颅内 PFS 均取得明显获益[39]。Langston 等的研究纳入了 12 例 EGFR 突变、ALK 突变、ROS1 突变的 NSCLC 广泛 BM 患者，探索在广泛 BM 患者中，是否通过接受新一代 CNS 活性 TKI 治疗并进行密切 MRI 监测，能够避免 WBRT。结论表明，使用新一代 CNS 活性 TKI 与密切 MRI 监测能够避免前期 WBRT 及其相关毒性，并将部分患者转化为接受 SRS 治疗[40]。

3. TKI 同步放疗

两项Ⅱ期临床试验结果显示，厄洛替尼联合同步 WBRT 显示出良好的 ORR，并改善了 NSCLC 伴 BM 患者的中位 OS 和 CNS PFS[41, 42]。但随后开展的一项多中心、开放标签、随机对照的Ⅲ期临床试验表明，与单独使用 WBRT 相比，联合使用厄洛替尼的 WBRT 未能显示出 CNS PFS、PFS 和 OS 的显著改善。此外，在 EGFR 突变亚组中，联合组也未显著改善 CNS PFS、PFS 和 OS[43]。而对于软脑膜转移患者，一项回顾性研究表明 EGFR-TKI 联合 WBRT 并未较 EGFR-TKI 治疗带来 OS 显著改善。

结合理论与实践，关于 TKI 和放疗的使用策略，国内外多项临床研究结果表明，脑部转移灶的数量可能是一个重要的影响因素：对于脑部寡转移，患者更易从放疗序贯 TKI 治疗中获益；而对于多发脑转移患者，先行 TKI 治疗可降低肿瘤负荷，有效避免 WBRT 及其相关毒性。

（四）靶向药物与其他治疗方式的联合

近年来，对 EGFR-TKI 一线联合治疗策略的探索如火如荼。FLAURA2研究开创了EGFR-TKI联合治疗的新模式，证实EGFR-TKI联合方案对比EGFR-TKI单药可带来显著大幅PFS获益。在CNS转移亚组中，联合组的中位PFS长达近25个月（24.9个月 vs 13.8个月，HR=0.47）[44]。此外，一些正在进行的研究值得期待，包括一线阿美替尼联合化疗研究（NCT04923906）和一线伏美替尼联合化疗研究（FOCUS-C）。

（五）TKI不良反应

EGFR-TKI临床试验中报道的最常见的不良事件（adverse events，AE）为皮肤和胃肠道毒性。一代EGFR-TKI最常见的AE为皮疹及腹泻，此外还包括疲劳及食欲减退等[45-47]。二代EGFR-TKI常引起皮肤黏膜毒性，包括痤疮样皮疹、毛囊炎、甲沟炎、黏膜炎和口腔炎等[48, 49]。值得注意的是，与一代和二代EGFR-TKI相比，三代EGFR-TKI毒性更小，耐受性更好[50]。然而，联合使用EGFR-TKI和放疗可能增加重叠毒性风险，导致肺炎/放射性肺炎的发生比例升高[51, 52]。

三代EGFR-TKI包括奥希替尼、阿美替尼和伏美替尼。总体来看，这些药物的不良反应谱相似，包括皮疹、腹泻、肝功能异常和血液系统毒性等，但在发生频率和严重程度上存在差异。例如，奥希替尼引起皮疹、腹泻、白细胞减少、血小板减少等类型的AE发生率相对较高。在FLAURA研究中，奥希替尼最常见的AE是腹泻（24%）、皮疹或痤疮（37%），且大部分为轻度不良反应，对患者的其他身体机能及生活质量影响较小，且易于管理[6]。相比之下，阿美替尼、伏美替尼则以谷丙转氨酶和谷草转氨酶升高的肝损伤为主[11, 13]。

ALK-TKI因其作用长效，患者在后期可能会出现不良反应，甚至严重的药物毒性，可能需要调整剂量或停止治疗。胃肠道不良反应是ALK-TKI最常见的AE。使用一代ALK-TKI克唑替尼以及二代ALK-TKI的患者具有更高的风险。此外，常见的不良反应还包括药物性肝损伤和心血管功能障碍等[53]。

洛拉替尼是第三代ALK-TKI，具有广谱抗ALK耐药突变的活性。临床数据显示，大约40%接受洛拉替尼治疗的NSCLC患者会出现CNS不良反应[54]，包括癫痫发作、意识改变和认知功能障碍。在CROWN研究中，21%接受洛拉替尼治疗的患者出现认知障碍，16%出现情绪障碍[55]。当出现此类这些不良反应时，应及时进行分级评估。对于1级CNS AE，建议继续使用当前剂量或暂停治疗，待症状恢复至基线水平后，恢复原剂量或减少剂量重新开始治疗。对于2级或3级CNS AE，应暂停治疗直到症状恢复至1级或以下，然后减量重新开始治疗。对于4级CNS AE，应永久停用洛拉替尼[56]。

在临床诊疗过程中，选择靶向治疗药物时需兼顾疗效、安全性、耐药后可选方案及患者意愿等因素来综合决策。规范化管理不良反应，减轻患者的痛苦，从而提高患者依从性，改善生活质量，延长生存时间，这在靶向治疗时代显得尤为重要。

四、结论和建议

对于晚期NSCLC患者，针对不同基因突变位点的靶向药物的问世是肿瘤治疗史上的里程碑，推动了“个体化”和“精准化”治疗的发展，展现出显著的治疗潜力和临床效益。然而，当靶向药物出现耐药或患者出现局部进展时，后续治疗方案的选择仍是临床面临的重要挑战。特别是在未发现新的驱动基因的情况下，如何权衡药物治疗、靶向治疗与化疗的联合应用，明确放射治疗的适应证、最佳时机、放疗剂量和分割模式等，仍需更多高质量研究的数据支持，以为临床决策提供指导。

五、展望与未来

目前，靶向治疗的耐药机制及相应的治疗策略仍在不断探索之中，未来的研究有望进一步揭示耐药机制，为耐药后的治疗方案提供更为清晰的指导。随着分子诊断技术的不断进步，越来越多的罕见基因突变位点被成功识别，如携带EGFR E709–T710delinsX突变的NSCLC

患者，其分子特征及对治疗的临床反应是一个值得深入研究的方向。对这些新型突变的持续探索，有望为患者提供更加个性化的治疗策略，进一步推动肺癌治疗向更加精准、高效的方向发展。

（陈　柳）

参考文献

[1] Wu YL, Zhou C, Cheng Y, et al. Erlotinib as second-line treatment in patients with advanced non-small-cell lung cancer and asymptomatic brain metastases: a phase II study (CTONG-0803)[J]. *Ann Oncol*, 2013, 24(4): 993-999.

[2] Ceresoli GL, Cappuzzo F, Gregorc V, et al. Gefitinib in patients with brain metastases from non-small-cell lung cancer: a prospective trial[J]. *Ann Oncol*, 2004, 15(7): 1042-1047.

[3] Goss G, Tsai CM, Shepherd FA, et al. CNS response to osimertinib in patients with T790M-positive advanced NSCLC: pooled data from two phase II trials[J]. *Ann Oncol*, 2018, 29(3): 687-693.

[4] Mok TS, Wu YL, Ahn MJ, et al. Osimertinib or Platinum-Pemetrexed in EGFR T790M-Positive Lung Cancer[J]. *N Engl J Med*, 2017, 376(7): 629-640.

[5] Zhou Q, Zhang HL, Jiang LY, et al. Real-world evidence of osimertinib in Chinese patients with EGFR T790M-positive non-small cell lung cancer: a subgroup analysis from ASTRIS study[J]. *J Cancer Res Clin Oncol*, 2023, 149(12): 10771-10780.

[6] Soria JC, Ohe Y, Vansteenkiste J, et al. Osimertinib in Untreated EGFR-Mutated Advanced Non-Small-Cell Lung Cancer[J]. *N Engl J Med*, 2018, 378(2): 113-125.

[7] Reungwetwattana T, Nakagawa K, Cho BC, et al. CNS Response to Osimertinib Versus Standard Epidermal Growth Factor Receptor Tyrosine Kinase Inhibitors in Patients With Untreated EGFR-Mutated Advanced Non-Small-Cell Lung Cancer[J]. *J Clin Oncol*, 2018: JCO2018783118.

[8] Cheng Y, He Y, Li W, et al. Osimertinib Versus Comparator EGFR TKI as First-Line Treatment for EGFR-Mutated Advanced NSCLC: FLAURA China, A Randomized Study[J]. *Targeted oncology*, 2021, 16(2): 165-176.

[9] Zhou J, Zheng J, Wang K, et al. 1123P Real-world outcomes of first-line osimertinib for EGFR mutated advanced NSCLC patients in China: Interim analysis of the FLOURISH study[J]. *Annals of Oncology*, 2022, 33: S1065.

[10] Yang JCH, Kim SW, Kim DW, et al. Osimertinib in Patients With Epidermal Growth Factor Receptor Mutation-Positive Non-Small-Cell Lung Cancer and Leptomeningeal Metastases: The BLOOM Study[J]. *J Clin Oncol*, 2020, 38(6): 538-547.

[11] Lu S, Dong X, Jian H, et al. AENEAS: A Randomized Phase Ⅲ Trial of Aumolertinib Versus Gefitinib as First-Line Therapy for Locally Advanced or MetastaticNon-Small-Cell Lung Cancer With EGFR Exon 19 Deletion or L858R Mutations[J]. *J Clin Oncol*, 2022, 40(27): 3162-3171.

[12] Lu S, Wang Q, Zhang G, et al. Efficacy of Aumolertinib (HS-10296) in Patients With Advanced EGFR T790M+ NSCLC: Updated Post-National Medical Products Administration Approval Results From the APOLLO Registrational Trial[J]. *J Thorac Oncol*, 2022, 17(3): 411-422.

[13] Shi Y, Chen G, Wang X, et al. Furmonertinib (AST2818) versus gefitinib as first-line therapy for Chinese patients with locally advanced or metastatic EGFR mutation-positive non-small-cell lung cancer (FURLONG): a multicentre, double-blind, randomised phase 3 study[J]. *The Lancet Respiratory medicine*, 2022, 10(11): 1019-1028.

[14] Shi Y, Hu X, Zhang S, et al. Efficacy, safety, and genetic analysis of furmonertinib (AST2818) in patients with EGFR T790M mutated non-small-cell lung cancer: a phase 2b, multicentre, single-arm, open-label study[J]. *The Lancet Respiratory medicine*, 2021, 9(8): 829-839.

[15] Solomon BJ, Mok T, Kim DW, et al. First-line crizotinib versus chemotherapy in ALK-positive lung cancer[J]. *N Engl J Med*, 2014, 371(23): 2167-2177.

[16] Solomon BJ, Cappuzzo F, Felip E, et al. Intracranial Efficacy of Crizotinib Versus Chemotherapy in Patients With Advanced ALK-Positive Non-Small-Cell Lung Cancer: Results From PROFILE 1014[J]. *J Clin Oncol*, 2016, 34(24): 2858-2865.

[17] Costa DB, Shaw AT, Ou SH, et al. Clinical Experience With Crizotinib in Patients With Advanced ALK-Rearranged Non-Small-Cell Lung Cancer and Brain Metastases[J]. *J Clin Oncol*, 2015, 33(17): 1881-1888.

[18] Zhou C, Lu Y, Kim SW, et al. Alectinib Versus Crizotinib in Asian Patients With Treatment-Naive Advanced ALK-Positive NSCLC: Five-Year Update From the Phase 3 ALESIA Study[J]. *JTO clinical and research reports*, 2024, 5(9): 100700.

[19] Yang Y, Zhou J, Zhou J, et al. Efficacy, safety, and biomarker analysis of ensartinib in crizotinib-resistant, ALK-positive non-small-cell lung cancer: a multicentre, phase 2 trial[J]. *The Lancet Respiratory medicine*, 2020, 8(1): 45-53.

[20] Solomon BJ, Liu G, Felip E, et al. Lorlatinib Versus Crizotinib in Patients With Advanced ALK-Positive Non-Small Cell Lung Cancer: 5-Year Outcomes From the Phase Ⅲ CROWN Study[J]. *J Clin Oncol*, 2024, 42(29): 3400-3409.

[21] Wu YL, Yang JC, Kim DW, et al. Phase Ⅱ Study of Crizotinib in East Asian Patients With ROS1-Positive Advanced Non-Small-Cell Lung Cancer[J]. *J Clin Oncol*, 2018, 36(14): 1405-1411.

[22] Patil T, Smith DE, Bunn PA, et al. The Incidence of Brain Metastases in Stage IV ROS1-Rearranged Non-Small Cell Lung Cancer and Rate of Central Nervous System Progression on Crizotinib[J]. *J Thorac Oncol*, 2018, 13(11): 1717-1726.

[23] Drilon A, Chiu CH, Fan Y, et al. Long-Term Efficacy and Safety of Entrectinib in ROS1 Fusion-Positive NSCLC[J]. *JTO clinical and research reports*, 2022, 3(6): 100332.

[24] Shaw AT, Solomon BJ, Chiari R, et al. Lorlatinib in advanced ROS1-positive non-small-cell lung cancer: a multicentre, open-label, single-arm, phase 1-2 trial[J]. *The Lancet Oncology*, 2019, 20(12): 1691-1701.

[25] Jackman D, Pao W, Riely GJ, et al. Clinical definition of acquired resistance to epidermal growth factor receptor tyrosine kinase inhibitors in non-small-cell lung cancer[J]. *J Clin Oncol*, 2010, 28(2): 357-360.

[26] Passaro A, Jänne PA, Mok T, Peters S. Overcoming therapy resistance in EGFR-mutant lung cancer[J]. *Nature cancer*, 2021, 2(4): 377-391.

[27] Niederst MJ, Hu H, Mulvey HE, et al. The Allelic Context of the C797S Mutation Acquired upon Treatment with Third-Generation EGFR Inhibitors Impacts Sensitivity to Subsequent Treatment Strategies[J]. *Clinical cancer research : an official journal of the American Association for Cancer Research*, 2015, 21(17): 3924-3933.

[28] Nishie K, Kawaguchi T, Tamiya A, et al. Epidermal growth factor receptor tyrosine kinase inhibitors beyond progressive disease: a

4个周期化疗后复查颅脑磁共振平扫增强+T_2FLAIR（图10-3）提示，硬脑膜增厚较前缓解，强化较前减轻，但患者仍诉头部胀痛，腰穿脑脊液压力320mmH_2O。故考虑予以全脑放疗（图10-4），具体为6MV-X线，IMRT，PTV：30Gy/2.5Gy×12F。

放疗后患者症状好转，其余未诉特殊不适。2019年4月（全脑放疗后4个月）复查脑脊液细胞学检查：未见异型细胞。脑脊液基因检测示ERBB2第20号外显子插入（p.Y772_A775dup）、AURKA扩增。同月颅脑磁共振平扫增强+T_2FLAIR（图10-5）提示：①小脑幕增厚、强化，软脑膜强化较前明显，请结合临床。②双侧乳突仍见积液。③左侧乙状窦及横窦显影欠佳，局部未见显示同前。影像学考虑脑膜转移进展，曲妥珠单抗耐药。更改治疗方案为吡咯替尼400mg，每天1次。

2019年6月（吡咯替尼治疗2个月后）复查颅脑磁共振平扫增强+T_2FLAIR提示（图10-6A至C）：①双侧小脑及枕叶软脑膜强化较前明显。②双侧乳突积液较前吸收。脑脊液细胞学提示胞体大、染色深，包膜可见不规则突起（图10-6D至F）。影像学和脑脊液细胞学皆考虑脑膜转移进展，吡咯替尼耐药。故更改治疗方案为10mg/kg贝伐珠单抗+500mg/m^2培美曲塞+75mg/m^2顺铂方案。脑脊液基因检测仍为

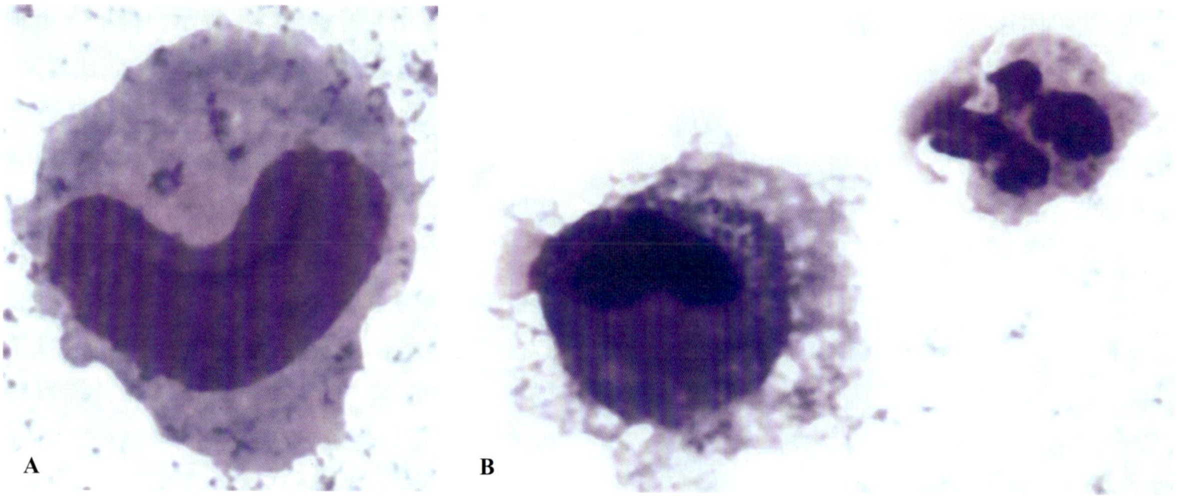

▲ 图10-2　患者脑脊液细胞学检查可见可疑恶性细胞，胞质深染，胞核畸形

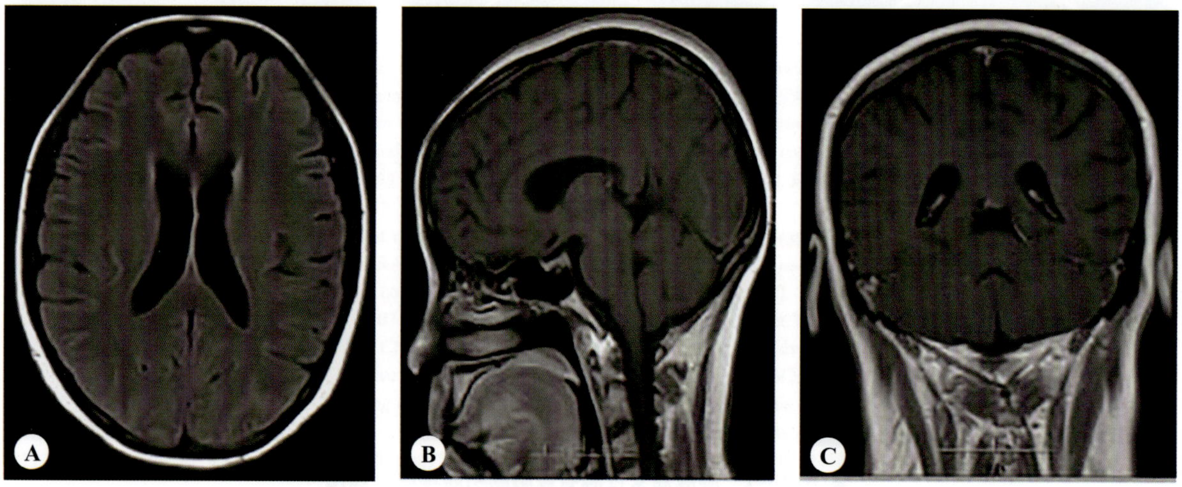

▲ 图10-3　4个周期化疗后患者颅脑磁共振复查，硬脑膜增厚较前缓解，强化较前减轻

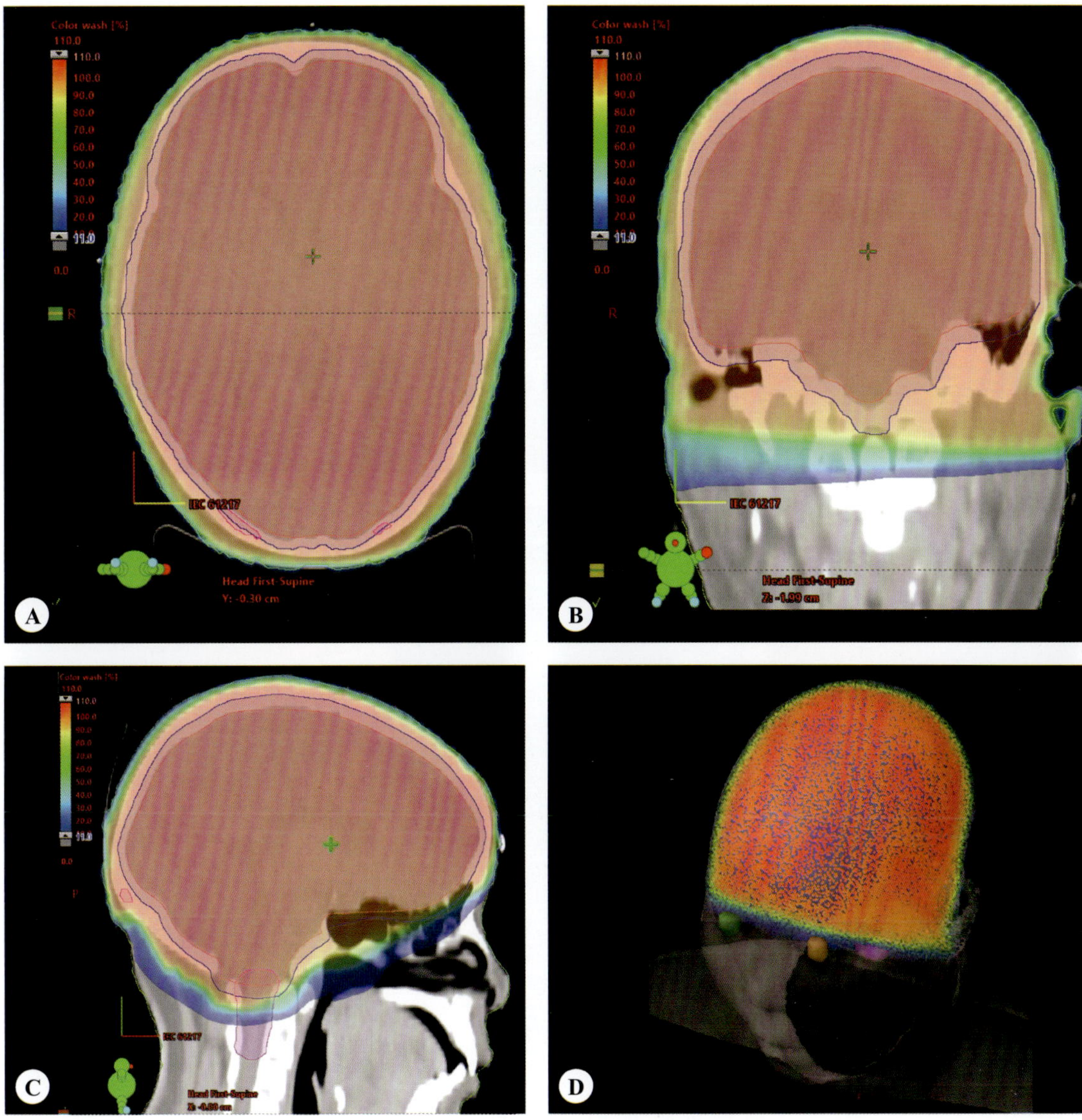

▲ 图 10-4　患者全脑放疗计划图

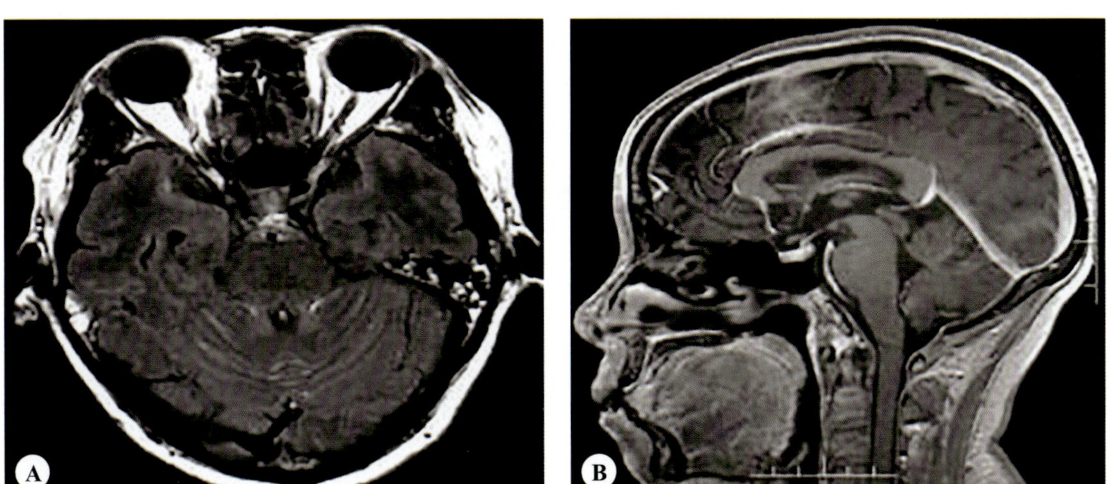

▲ 图 10-5　磁共振成像 T_2FLAIR 序列小脑幕增厚、强化，软脑膜强化较前明显，考虑脑膜进展

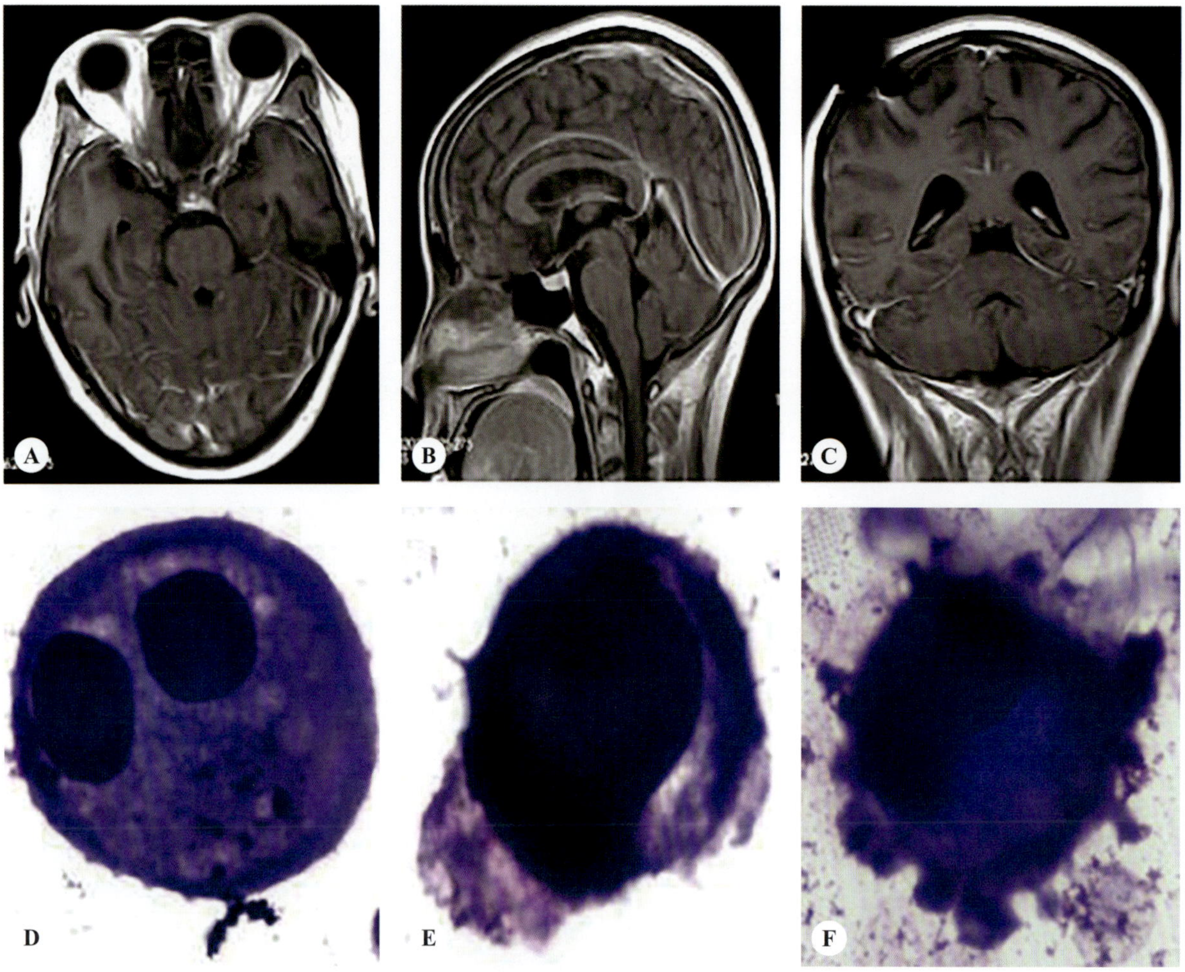

▲ 图 10-6　患者脑膜转移影像学进展，镜下可见恶性细胞

ERBB2 第 20 号外显子插入（p.Y772_A775dup）。

2019 年 11 月，予以贝伐珠单抗联合 PP 方案治疗 4 周期后复查颅脑磁共振平扫增强 + T_2FLAIR 提示（图 10-7）：①脑膜增厚较前明显；②双侧视神经形态及大小正常，未见明显异常信号，增强后双侧视神经周围鞘膜明显强化；③前庭蜗神经未见明显异常。增强后双侧内听道可见条片状强化；④双侧三叉神经纤维束脑池段形态、信号、走行正常，未见明显血管与神经接触征象。增强后双侧三叉神经周围鞘膜强化明显；⑤双侧基底节出现异常信号灶。疗效评估 PD，治疗方案修改为安罗替尼 12mg + 吡咯替尼 400mg，每天 1 次。2019 年 11 月疾病再次进展去世。

（二）病例 10-2

29 岁年轻女性，因“右眉间黑斑增大 1 年”就诊于我院皮肤科门诊。2021 年 9 月行手术切除，术后确诊为皮肤肿瘤（右眉结节型黑色素瘤，$T_3bN_3M_1c$，ⅣB 期，右侧腮腺区及颈部Ⅱ区多发淋巴结，左肝外叶下段及胆囊内转移）。基因检测结果示患者为 BRAF V600E 突变，故予以口服曲美替尼片 2mg，每天 1 次、达拉非尼胶囊 150mg，每天 2 次。规律治疗 10 个月后，复查 PET/CT（图 10-8），全身转移灶较前好转，左侧额顶叶及左侧顶枕叶交界处新增两枚稍高密度结节灶，糖代谢增高，结合病史，考虑脑转移瘤。

2022 年 7 月同时完善磁共振颅脑平扫增强提示双侧顶叶、左侧枕叶、左侧颞叶异常结节灶（图 10-9）；结合病史考虑黑色素瘤脑转移可能。故住院接受进一步治疗。

2022 年 8 月 19 日开始针对脑转移病灶行放射治疗，照射 6MV-X 线、SBRT、PTV

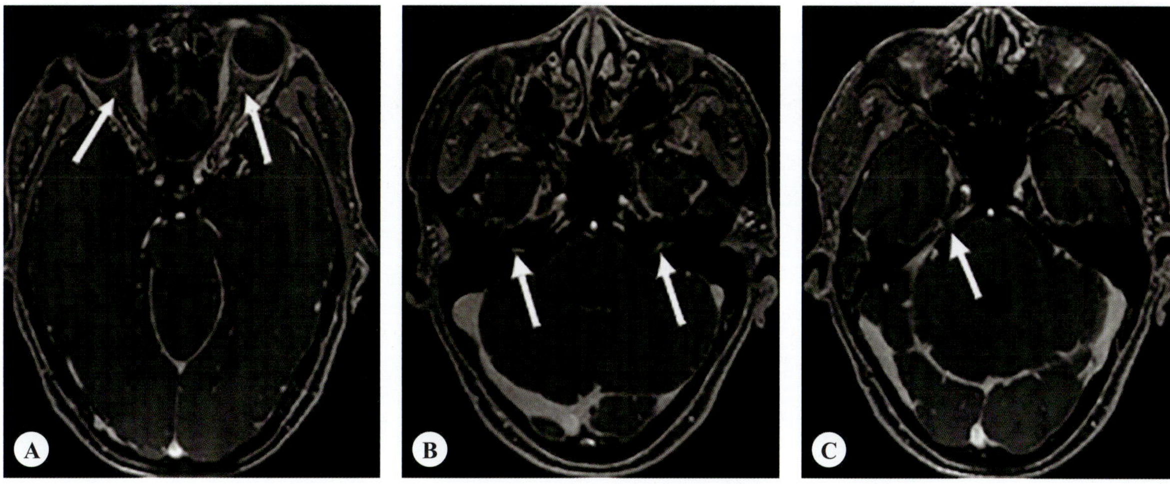

▲ 图 10-7　脑膜进展脑神经受累

A. 双侧视神经周围鞘膜明显强化；B. 增强后双侧内听道可见条片状强化；C. 增强后双侧三叉神经周围鞘膜强化明显

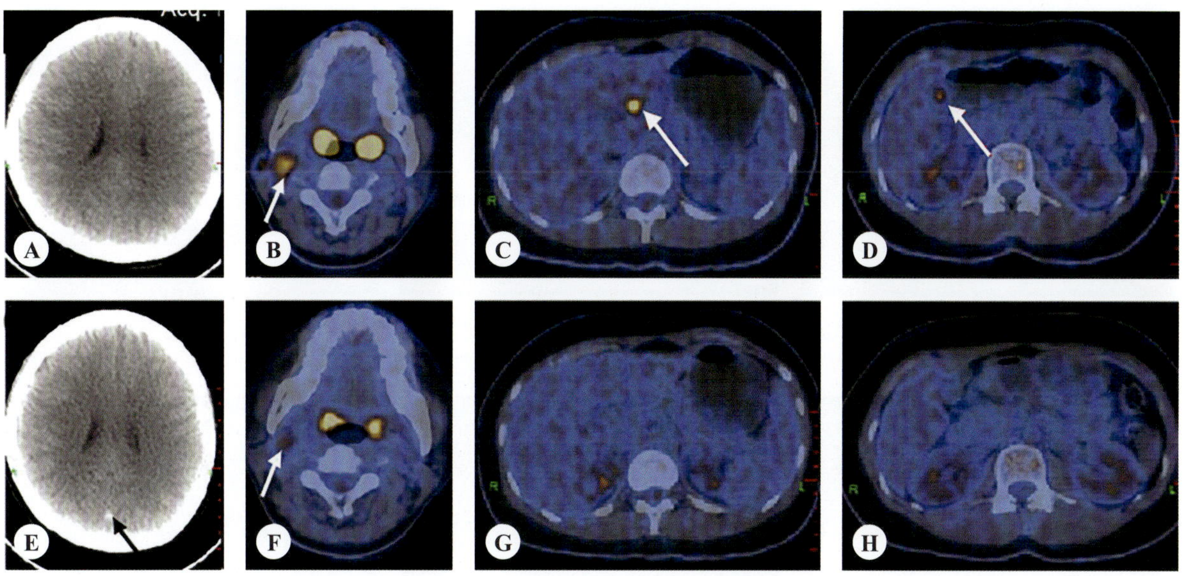

▲ 图 10-8　靶向治疗前后的 PET/CT 对比

A 至 D. 治疗前于 2021 年 9 月拍摄的基线 PET/CT；E 至 H. 治疗后于 2022 年 7 月拍摄的治疗后 PET/CT

35Gy/5.0Gy × 7F。同时期，患者自行规律服用曲美替尼片、达拉非尼胶囊，并辅以脱水、止呕、增强免疫等对症支持治疗。2022 年 10 月复查颅脑磁共振（图 10-10），与 2022 年 8 月放射治疗前的老片对比，双侧顶叶、左侧枕叶、左侧颞叶、脑桥腹侧多发结节同前。

2023 年 2 月患者在外突发呕吐，非喷射状，呕吐胃内容物非宿食，随后抽搐 10 余分钟，四肢僵硬抖动，双眼上吊，口吐白沫，呼之不应，后自行恢复意识。家属呼叫急救车送入院。完善颅脑磁共振（图 10-11），结果提示，原脑实质转移灶较前增大（其内病变部分出血），硬脑膜、软脑膜新发多发线样、结节样转移灶。腰穿脑脊液压力 250mmH_2O，脑脊液生化检测：微量蛋白 0.86g/L，葡萄糖 5.32mmol/L，氯 130.1mmol/L；脑脊液细胞学（图 10-12）：可见个别胞体大，胞质嗜碱，染色质粗糙，核分裂的异型细胞。患者诉头痛难以忍受，结合病

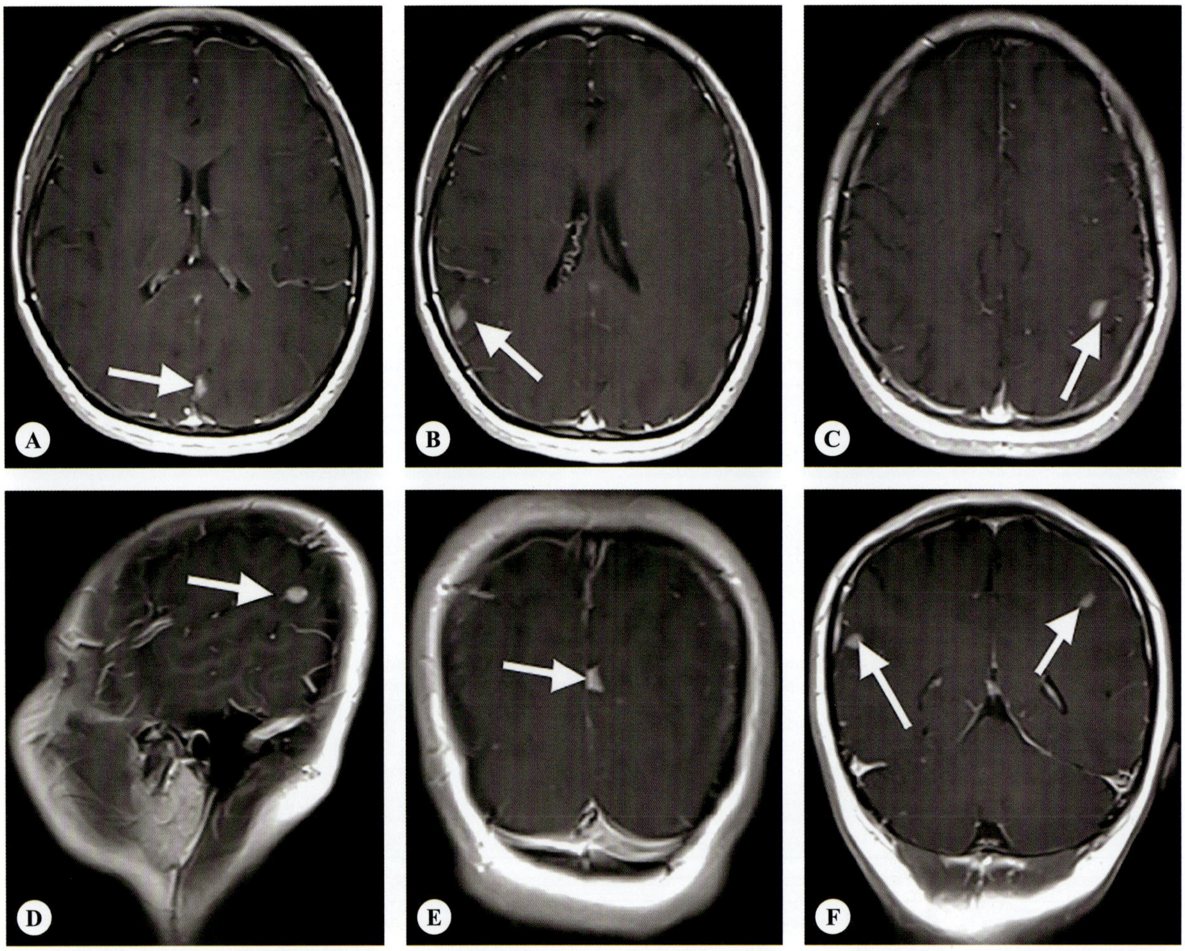

▲ 图 10-9 靶向治疗 10 个月后，颅脑磁共振显示双侧顶叶、左侧枕叶、左侧颞叶异常结节灶

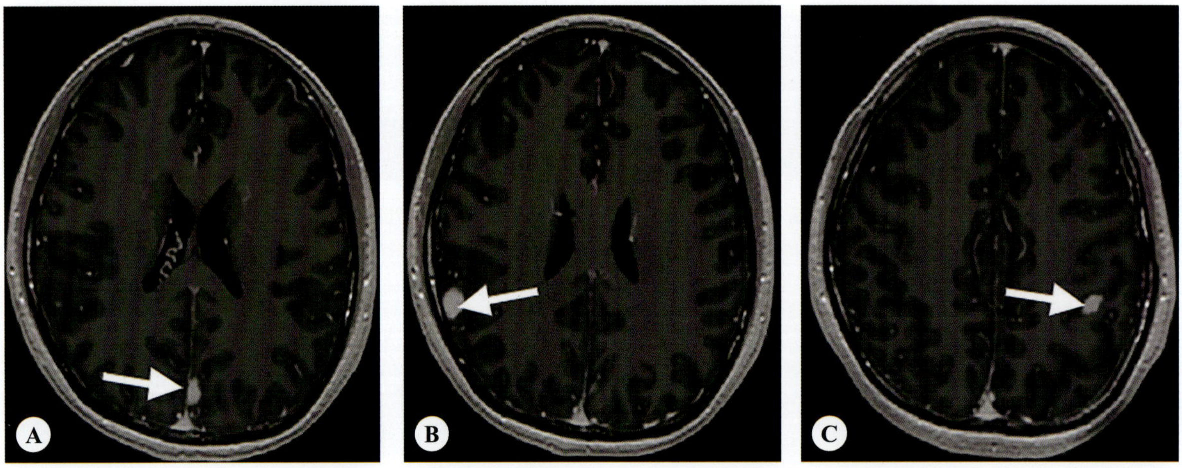

▲ 图 10-10 放疗 1 个月后的颅脑磁共振：双侧顶叶、左侧枕叶、左侧颞叶、脑桥腹侧多发结节同前

史考虑癌性脑膜病，予以曲马多注射液、吗啡注射液、地佐辛注射液镇痛治疗，左乙拉西坦片抗癫痫治疗，止呕、降颅压等对症支持治疗。2023 年 2 月 21 日行全麻下脑室－腹腔分流术（右侧）。2023 年 2 月 22 日行特瑞普利单抗 240mg 治疗。2023 年 2 月 23 日再次放疗：6MV-X 线，IMRT，拟予以 PTV 30Gy/3.0Gy × 10F。放疗 1 次后因突发脑疝，患者出现躁动，双侧瞳孔散

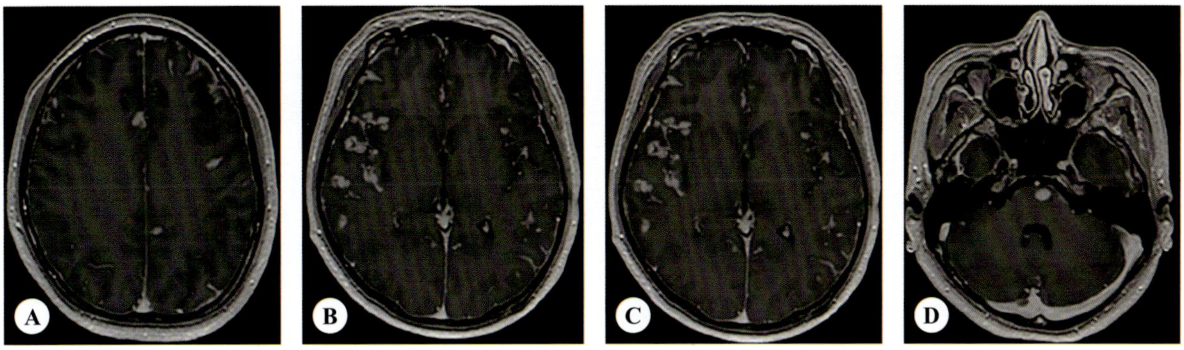

▲ 图 10-11　硬脑膜、软脑膜新发多发线样、结节样转移灶

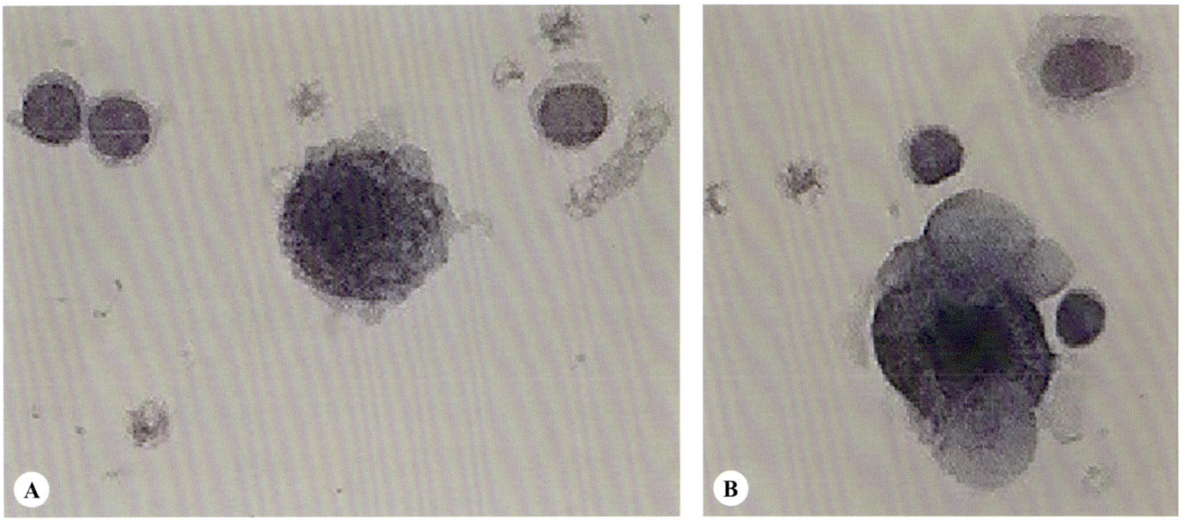

▲ 图 10-12　脑脊液细胞学可见个别胞体大，胞质嗜碱，染色质粗糙，核分裂的异型细胞

大，右侧对光反射消失。立即予以 20% 甘露醇 100ml 快速静脉滴注脱水。患者症状稍好转后，患者家属拒绝行急诊 CT，放弃后续放疗，要求出院。出院时患者间有躁动，神志浅昏迷，双侧瞳孔散大，右侧约 8mm，对光反射消失，左侧约 6mm，对光反射迟钝。

二、概述

脑膜转移（leptomeningeal metastases，LM）也称肿瘤性脑膜病，是晚期癌症中一种罕见但严重的并发症，其发病率从实体肿瘤患者的 5%～8% 到血液恶性肿瘤患者的 15%[1]，近年来发病逐渐增加。此外，在每个原发性恶性肿瘤中，特定的亚型与 LM 倾向的增加有关。比如在非小细胞肺癌（non-small cell lung cancer，NSCLC）患者中，那些拥有表皮生长因子受体（epidermal growth factor receptor，EGFR）突变的患者患脑膜转移的风险更高；携带 EGFR 突变患者的发病率为 9.4%，而不携带突变的患者为 1.7%[2]。目前研究表明，脑膜转移的发病率正在逐步上升，同时脑膜转移可能在临床诊疗中被普遍忽视。对表现出神经系统症状的癌症患者的尸检分析显示，约 18% 的患者有脑膜浸润的证据[3]。脑膜转移患者的预后极差，如果不进行治疗中位生存时间仅 4～6 周，然而，即使有可用的治疗方案，预后仍然较差[4]。由于可累及全脑和全脊髓的多个部位，患者可表现出多种症状和体征，因此临床上对脑膜转移的诊疗仍然充满挑战。

三、循证医学基础

（一）脑膜转移的分型

2017 年欧洲神经肿瘤协会（European Associaion of Neuro-Ocology，EANO）和欧洲肿瘤内科学会（European Society For Medical Oncology，ESMO）联合发布了LM的诊断、治疗及随访临床实践指南。指南中根据脑膜转移的影像学形态将其分为4类：A型，线状增厚型（脑膜的弥漫性增厚呈线状）；B型，结节型（脑膜转移瘤呈圆形、结节状或肿块状）；C型，混合型（A型和B型混合）；D型，没有影像证据（不包括脑水肿）。根据是否有阳性脑脊液细胞学结果又可细分为Ⅰ型和Ⅱ型。不同的脑膜转移分型可能推荐不同的治疗方案。比如，对于大多数B/C型LM患者，应首先考虑肺癌全身系统治疗联合全脑放疗，而IA型LM患者优先考虑鞘内注射方案。

（二）脑膜转移的诊断

根据我国肺癌脑膜转移的专家诊断治疗共识，基于目前的临床证据想提高脑转移及脑膜转移诊断的准确性，需要综合考虑患者的临床神经症状、神经影像学以及脑脊液细胞学信息。

1. 典型临床神经表现

一项纳入150例实体瘤LM患者的病例系列研究发现，最常见的主诉症状和体征是头痛（39%）、恶心和呕吐（25%）、下肢无力（21%）、小脑功能障碍（17%）、意识状态改变（16%）、复视（14%）和面肌无力（13%）。该研究还发现，34%的患者症状局限于单部位（大脑、颅后窝或脊柱），39%的患者症状局限于2个部位，25%的患者症状限于3个部位。只有2例（1%）实体瘤LM患者在诊断时无症状[4, 5]。

头痛是LM最常见的首发症状，见于30%～50%的患者[4]。头痛可由颅内压增高或脑膜刺激引起，有时需要询问头痛伴随的其他症状去明确病因。如果头痛伴随恶心、呕吐和头晕常常提示颅内压增高，伴或不伴相关脑积水。这些症状通常由体位改变（如从坐位转为站立）诱发，可能间歇性加重，甚至可能诱发意识丧失。眼底检查可能显示视盘水肿。如果头痛伴有颈痛或颈僵硬且头部运动会加重头痛，则提示脑膜刺激。此外，直腿抬高试验出现疼痛也提示脊膜刺激。

部分患者会出现意识模糊、健忘、定向障碍、细微人格变化和（或）嗜睡症状，统称为脑病或意识障碍，可继发于弥漫性脑功能障碍、脑积水、癫痫发作或其组合。当蛛网膜下腔内的脑神经受累可引起一系列脑神经病变[5, 6]。比如，任何支配眼外肌的脑神经[即动眼神经（第Ⅲ对脑神经）、滑车神经（第Ⅳ对脑神经）或展神经（第Ⅵ对脑神经）]功能障碍均可导致复视。复视是LM最常见的脑神经症状[5, 7]。面神经受累可能导致面肌无力，具体表现为闭眼困难、眉毛抬高减弱和面下部肌无力。约20%的患者因为小脑累及，在诊断时存在步态不稳定、行走困难、头晕和跌倒等症状[4]。

这些症状虽然不具有特异性，但在一定程度上提醒了临床医生需要考虑脑膜转移的可能性。除此之外，多灶性受累是脑膜转移的一个特征。所以虽然患者可能呈现单一症状，但需要仔细的神经系统评估发现是否存在其他部位的神经功能障碍。

2. 影像学特征

增强的脑和脊柱MRI常为脑膜转移的诊断提供重要证据，利用影像学检查对脑膜转移的早期诊断至关重要。

脑膜转移的典型脑部MRI表现包括沿脑回和脑沟轮廓分布的薄层、弥漫性脑膜对比强化或蛛网膜下腔多个结节状沉积。异常脑膜强化的常见部位是小脑（通常在对比增强后冠状位图像最清晰）、皮质表面和基底池，尤其是沿着脑干腹侧面。此外，脑神经的池段可能表现为异常增厚和强化。高分辨率对比增强颅底MRI有时显示脑神经异常，这在常规MRI中无法见到。T_2 FLAIR可能通过发现脑脊液中蛋白质含量变化，显示蛛网膜下腔内的信号变化，是检测脑膜病变最敏感的磁共振序列。当蛛网膜下腔内呈高信号，提示蛋白含量增高[8]。偶尔，MRI上未见明确脑膜强化，但若存在室管膜下大肿块病变或多发性脑沟小转移瘤，也可提示诊断。值得注意的是，在接受抗血管生成剂贝伐珠单抗治疗的患者中，诊断可能更加困难，因为神经影像学特征可能改变[9]。脑膜强化可能很轻微或无强化，并且观察到的异常可能提示血管炎或小血管病变。值得关注的是，脑膜转移癌影像学一经确诊提示预后极差[10]。

3. 脑脊液检查

有研究表明，脑脊液检测对于脑膜转移诊断的敏感性及特异性均高于神经影像学（90.5%）及神经功能症状的提示（57.1%）[11, 12]。适当提前 CSF 检测时机，将有效提高脑膜转移的诊断效率，同时对患者的预后及治疗措施产生更为积极的影响[13]。

脑膜转移的典型脑脊液表现包括高蛋白浓度[4]、低葡萄糖浓度、淋巴细胞增多[13]和恶性肿瘤细胞的细胞学阳性。虽然大多数患者没有所有这些特征，但完全正常的脑脊液检查结果并不常见[14]。在一项大型病例系列研究中，104 例 LM 患者中只有 5 例患者的基本 CSF 参数完全正常[15]。

脑膜转移的确诊依据是脑脊液细胞学检查发现恶性肿瘤细胞，几乎没有假阳性结果。但其灵敏度仅 80%，所以可能需要重复进行腰椎穿刺减少假阴性结果。尽可能减少假阴性结果的具体推荐包括以下内容。

- 为避免或减少血液混入对脑脊液细胞计数及分类造成影响，一般采用第 3 管脑脊液用于细胞计数及细胞形态学检查。标本量不少于 2ml 为宜。
- 推荐使用腰穿包内带盖的无菌塑料试管作为采集容器，避免使用未经消毒的普通试管、含促凝剂或分离胶的真空采血管或痰杯等容器送检。
- 脑脊液标本采集后，应在室温条件下尽快送检，一般不超过 1h。如标本不能及时送检或需长途外送检验，可置 4～8℃冷藏保存，2～4h 内送达。送检时避免高温、冷冻和剧烈震荡。冷冻后解冻的标本不可用于细胞计数和细胞形态学检验。
- 常见的标本不合格原因：标本容器选择错误、标本量小于 1ml、送检不及时等情况。标本接收后应及时进行检验，久置可致细胞破坏，细菌自溶或死亡，影响细胞计数及分类，影响细菌检出。
- 如果初始细胞学检查结果呈阴性，但临床怀疑度高，尤其是基本指标异常（例如，脑脊液低葡萄糖浓度、高蛋白或细胞增多），则应重复腰椎穿刺。

即使采取了上述措施，约 20% 的临床或影像学诊断脑膜转移患者仍持续脑脊液细胞学阴性。这些患者脑脊液细胞学阴性的原因尚不清楚，推测是恶性肿瘤细胞黏附在脑膜上，而不是漂浮在脑脊液中。在这种情况下，可单独行神经影像学检查进行诊断[16]。

最近，基于 ctDNA 技术的液体活检技术已成为一种前沿的脑膜转移诊断方法。ctDNA 技术可以在患者的血液或脑脊液中检测到脑膜转移相关的基因突变或融合[17]，其灵敏度和特异性都已经超过了传统的脑脊液细胞计数和蛋白质含量的检测方法。同时，相比于传统的组织活检方法，ctDNA 液体活检的创伤更小[18]，对患者的身体几乎没有太大的损伤。而且它还具有检测到更早期的肿瘤病变、监测治疗反应等作用[19]。在一项对非小细胞肺癌脑膜转移患者的研究中，对 72 个匹配的脑脊液和血浆样本进行了测序。脑脊液的突变检测率为 81%，而血浆中仅为 62%。此外，血浆中的平均最大等位基因频率为 4.6%，而脑脊液为 44%，这表明脑脊液在脑膜转移的突变识别和基因组分析方面优于血浆[20]。目前，研究报道 ctDNA 中检测到的肿瘤特异性基因组异常与恶性组织的基因组特征非常一致，一致性高达 90.9%[20, 21]。而且 CSF 中 CEA 水平也可用于评估 LM 的治疗反应及监测进展。目前，脑脊液 ctDNA 已成为指导 EGFR 突变 NSCLC LM 诊治的重要方式。

分级预后评估（Graded Prognostic Assessment, GPA）在 LM 的诊疗过程中也起着至关重要的作用[22]。根据《中国肺癌脑（膜）转移诊断治疗共识（2018 年版）》，一旦诊断确立，推荐采用 GPA 对患者进行分级分型。GPA 通过 4 个加权因素为每位患者构建一个累积评分，这些因素包括年龄、KPS 评分、脑转移瘤的数量，以及是否存在颅外转移。这些评分现在通常被用于对患者进行分层，以便纳入临床试验[23]。2019年，广东省人民医院通过整合KPS评分、EGFR/ALK基因改变和颅外转移情况，成功开发并验证了一个LM-molGPA模型。该模型将LM患者分为高危、中危和低危三个预后组。高危组的患者没有基因突变，身体状况较差，且合并颅外转移。针对这一组患者，治疗主要以传统化疗为主，预后较差，中位生存期仅为0.3个月。中危组的患者部分具有基因突变，部分无颅外转移或者身体状况较好，中位生存期为3.5个月。低危组的患者身体状况较好，同时具有基因突变或者不伴有颅外转移。这一组患者可以接受如靶向治疗、放疗等更为积极的治疗手段，预后较好，中位生存期可达15.9个月[24]。LM-molGPA模型强调了身体状况、颅外病变情况和驱动基因状况对LM患者诊疗预后的影响，未来或可帮助临床医生根据LM患者的预后风险进行精细化管理。

综上所述，临床医生在诊断脑膜转移时应综合考虑患者的症状、影像学表现以及脑脊液检查结果，并积极采用前沿的检查技术，如ctDNA技术等，以更早、更准确地发现和诊断脑膜转移，从而为患者提供更好的治疗和预后。

（三）脑膜转移局部治疗

脑膜转移患者的治疗策略旨在改善神经系统功能，延长生存期并防止进一步的神经系统恶化。多学科会诊对于决定个人治疗策略至关重要。目前，治疗方案大致分为全身化疗药物、靶向疗法、免疫疗法、放射疗法（radiotherapy，RT）和鞘内疗法（intrathecal therapy，IT）。鞘内注射化疗药物的优势是通过将药物直接注射到脑脊液中，使得脑脊液中存在高浓度的药物[25]，从而提高治疗效果。

鞘内注射的两种主要途径包括腰椎穿刺或通过Ommaya囊。与腰椎穿刺相比，Ommaya囊的优势在于药物在整个脑脊液中分布得更好，药物浓度可达到同等剂量经腰椎穿刺给药的10倍，而且可以避免重复的腰椎穿刺，从而更容易给药[26]。此外，腰椎穿刺引流脑脊液风险极大，可能会诱发脑疝至死亡，但通过Ommaya囊引流脑脊液减压非常安全，能迅速缓解剧烈头痛、呕吐和视神经损害等症状[27]。但是同样Ommaya囊增加了导管错位、尖端闭塞、无菌性、化学性或化脓性脑膜炎等额外的风险。为了控制这些并发症，可能需要在移除Ommaya囊后停止治疗。近期研究报告称，用于癌症患者疼痛管理的腰椎鞘内输液港是鞘内注射的潜在安全替代方案[28]。

目前在鞘内注射化疗药物治疗脑膜转移中，常用的药物有甲氨蝶呤、培美曲塞和阿糖胞苷等。

甲氨蝶呤是目前治疗脑膜转移癌经验最丰富的药物。在一组乳腺癌脑膜转移的患者中，采用放疗与鞘内注射甲氨蝶呤和阿糖胞苷的组合方案治疗后，鞘内治疗可使患者的生存期延长至7.5个月[29]。在另一个非小细胞肺癌脑膜转移患者子集中，采用同样的组合方案，中位生存期为5.0个月[30]。然而，有研究显示鞘内注射甲氨蝶呤和全身化疗相比，两组患者的生存率没有差异[31]。鞘内化疗同时还增加了神经毒性风险，包括认知障碍、尿失禁、癫痫发作和步态改变。与放疗联合使用时，不良反应风险进一步增加，这也是建议放疗和鞘内甲氨蝶呤至少间隔2～3周的依据。在一项甲氨蝶呤鞘内注射剂量探索的前瞻性研究中发现15mg的甲氨蝶呤并没有延长总生存期，但可缓解临床症状，且不增加不良反应的发生。目前推荐的甲氨蝶呤鞘内化疗剂量大多波动于10～15mg，每周2次，持续4～6周，一旦脑脊液细胞学检查转为阴性，转入维持治疗，每个月给药1次。对于细胞学检查未清除但临床结局稳定或改善的患者，在转入维持治疗之前，建议持续诱导治疗1个月[32]。

脂质体阿糖胞苷是一种持续释放的药物，需要每2周给药1次，与非脂质体阿糖胞苷相比，可以实现更均匀的脑脊液分布。然而，与鞘内甲氨蝶呤相比，它并没有显示出生存率或反应率的提高[33, 34]。此外，使用脂质体阿糖胞苷会发生锥体综合征并伴有蛛网膜炎，通过间隔鞘内注射和全身化疗，并给予皮质类固醇，可以在一定程度上预防这种情况。

使用上述细胞毒性药物时，发生骨髓抑制是很常见的，建议在使用甲氨蝶呤后使用亚叶酸抢救[34]。最后，急性骨髓病是典型的与使用甲氨蝶呤有关的严重并发症，可表现为四肢瘫痪或锁定综合征。诊断性的脊柱 MRI 检查可以发现正常的结果或的 T_2 高信号病变。它也可能是由使用阿糖胞苷引起的，可以通过测量脑脊液中的髓鞘碱性蛋白与肿瘤进展引起的骨髓病相鉴别，在药物引起的骨髓病中髓鞘碱性蛋白会升高。

培美曲塞联合铂类是晚期 NSCLC 的一线治疗方法。在 Chi CTR1800016615 试验中，50mg 培美曲塞鞘内注射在多线 TKI 靶向治疗失败的肺癌脑膜转移癌中取得很好的疗效（客观有效率超过 80%），中位生存时间超过 9 个月，安全性也明显好于传统药物，自此证明了培美曲塞在鞘内注射中的治疗潜力[35]。潘振宇教授等报道的 NCT03101579，是全球首个培美曲塞鞘内化疗用于 NSCLC-LM 挽救性治疗的 I 期临床研究。研究结果显示，10mg 培美曲塞鞘内化疗的临床反应率为 31%（4/13），疾病控制率为 54%（7/13），同时具有良好的耐受性[36]。随后，他们还进行了 10mg 培美曲塞鞘内化疗联合同步放疗治疗实体瘤 LM 的Ⅰ/Ⅱ期临床研究（NCT03507244），显示临床反应率为 68%（23/34）。中位总生存期为 5.5（0.3～16.6）个月。研究结果提示培美曲塞鞘内化疗联合放疗对 LM 治疗有效[37]。

遗憾的是，由于迄今为止进行的头对头临床试验太少，很难得出一种药物比另一种药物更有优势的明确结论[38]。除了传统的化疗药物外，近来一些临床试验探究了鞘注靶向药物和免疫药物的疗效。

一项针对 HER-2 阳性癌症患者脑膜转移的鞘内注射曲妥珠单抗Ⅰ/Ⅱ期研究结果显示，任何 HER-2 阳性组织学患者的中位 OS 为 8.3 个月，HER-2 阳性乳腺癌疗效最佳为 10.5 个月。药代动力学研究表明，曲妥珠单抗的 CSF 浓度稳定，表明未来该领域的研究很有希望[39]。

黑色素瘤是最常发生脑膜转移的恶性肿瘤之一，10%～15% 的患者在病程中发生脑膜转移。由于缺乏有效的入脑药物，且放疗不敏感，黑色素瘤脑膜转移在临床上治疗难度极大，中位 OS 仅为 4～6 周。局部治疗和免疫治疗可能可以改善黑色素瘤脑膜转移的预后。Huppert 等率先报道了 2 名接受纳武单抗鞘内注射治疗黑色素瘤脑膜转移患者，显示出一定的疗效和安全性。MD 安德森癌症中心也在开展一项针对黑色素瘤脑膜转移和 NSCLC-LM 患者同时进行静脉内（240mg）和鞘内注射（20mg）纳武单抗的 I/Ib 期研究（NCT03025256），中位总生存时间为 19.4 周[40]。我国张晓实教授团队在 2022 年进行了鞘内注射 PD-1 抑制药（4 例纳武单抗，3 例帕博利珠单抗）的临床实践，7 例患者鞘注后的中位颅内无进展生存时间为 16.1 周，中位总 OS 为 20.3 周，无 3 级以上不良反应发生。在 2019 年鞘内注射就被证实是黑色素瘤脑膜转移独立的预后因素，除 PD-1 抑制剂外，常用的药物还有白介素 -2。64 例经过鞘内注射 IL-2 等药物的黑色素瘤 LM 患者，其 OS 时间显著大于未经过鞘内注射的患者（7.8m vs. 1.6m）[41]。《2021 CSCO 黑色素瘤诊疗指南》将纳武利尤单抗鞘内注射作为脑转移治疗的Ⅲ级推荐。

总体来看，鞘内注射化疗药物在治疗脑膜转移方面的效果是肯定的。近年来不断出现的新型靶向药物，免疫治疗在脑膜转移患者中也取得了不错的疗效，带来了更多的治疗选择，具有广阔的应用前景。

放疗可破坏血脑屏障和血脑屏障，提高全身治疗药物穿透性，增加免疫细胞、炎性细胞浸润，是 LM 重要的局部治疗手段；尽管可能导致神经认知功能障碍等不良反应，全脑放疗仍然是脑膜转移患者的一线治疗。在一项单中心研究中，全脑放疗组平均生存时间显著高于未放疗组（10.0 个月 vs.2.0 个月，$P<0.01$），显示了全脑放疗组对于 LM 患者的疗效[42]。Liao 同样报告了 WBRT 是延长生存期的独立预测因子。WBRT 组与非 WBRT 组的 OS 分别

为 10.9 个月和 2.4 个月，P=0.002）。但是全脑放疗在脑膜转移中的作用仍存在争议。一项纳入了 125 例非小细胞肺癌脑膜转移的回顾性研究显示，全脑放疗组和非全脑放疗组的生存时间比较无统计学差异（P=0.84）。放疗期间加用替莫唑胺可提高患者治疗效果，改善神经反应，提高 1 年生存率[43]。此外，对于 EGFR 突变的 LM 患者，WBRT 的生存率并无统计学意义。Zhen 进行的另一项回顾性研究也报道了相同的结论（WBRT 组与非 WBRT 组的 OS：11.4 m vs. 5.0 m，P=0.051），但 WBRT 组的 OS 比非 WBRT 组长 2 倍。WBRT 在黑色素瘤脑膜转移中的疗效同样存在争议。Tétu 等（2020）的研究显示，放疗可延长黑色素瘤脑膜转移患者的生存时间，经过放疗后对比无放疗组，mOS 显著增加（7.1m vs. 3.2m）[44]。而 Ferguson 的结果显示放疗与黑色素瘤脑膜转移患者 OS 的显著改善无关。但这些研究都是小样本回顾性研究。未来需要进一步研究来探索放疗对于 LM 患者的疗效与安全性。

值得注意的是，在上述研究中指的脑膜转移通常为软脑膜转移。仅硬脑膜转移的发生率低，多为个案报道。根据硬脑膜增强的类型可分为弥漫性硬脑膜增强（diffuse dural enhancement，DDE）和局灶型增强。在 DDE 型中，患者常表现为单侧多脑神经病变，在局灶型中，患者可表现为脑局灶性体征，如偏瘫和癫痫等[45]。从解剖学角度，最外层的硬脑膜缺乏血脑屏障，因此血液来源的成分，包括免疫细胞，进入这一层是不受限制的。所以全身治疗期间，仅给予放疗即可产生疗效。如果为局灶型硬脑膜转移，SBRT 也是有效的。但考虑到硬脑膜浸润的扩散，WBRT 仍然是首选的放疗手段。研究表明硬脑膜转移患者接受 WBRT 的中位 OS 为 12 个月，而软脑膜转移患者的中位 OS 仅为 7 个月[46]。然而，硬脑膜转移的治疗现在还没有标准化，需要进一步的研究来阐明。

对于部分病情严重的患者，由于脑脊液循环被肿瘤细胞阻塞，鞘内化疗药物弥散受限，单纯鞘内化疗后疗效不理想，甚至可能由于局部药物聚集而造成严重的中枢毒性。放疗可以重建受阻的脑脊液循环，降低脑脊液循环不良造成的颅高压。一项Ⅱ期临床试验评估了鞘内化疗联合放疗治疗伴有不良预后因素的实体肿瘤 LM 的有效性和安全性。中位生存时间为 6.5 个月，1 年 OS 率为 21.3%。总有效率达到 86.4%（51/59）[47]。在该研究中采取的是每周鞘内注射甲氨蝶呤 15mg 或阿糖胞苷 50mg 联合区域放疗（40Gy，2Gy/20F）。该研究证实了鞘内化疗联合同步放疗治疗脑膜转移安全有效，同时发现甲氨蝶呤在疗效方面显示优势，阿糖胞苷在安全性方面显示优势。

在放疗基础上联合鞘内注射、免疫或靶向治疗、质子治疗（NCT03520504）、光子疗法（NCT04343573）的研究值得未来不断探索。

四、结论与建议

在临床，对高度怀疑脑膜转移的患者应该综合考虑临床症状，影像学表现和脑脊液细胞学等检查。对于全身转移，疾病进展的患者，全身化疗联合鞘内化疗仍然是脑膜转移患者的首选，但最优的药物、剂量和方案尚未确定。放疗是脑膜转移患者重要的局部治疗之一。但全脑放疗对于脑膜转移癌的疗效目前仍存在争议。鉴于 WBRT 对患者认知功能的影响，需谨慎权衡 WBRT 的潜在获益与神经认知功能损伤风险。有观点认为当姑息性和症状性治疗的益处超过了潜在的迟发效应时可行 WBRT。

五、展望与未来

尽管诊疗手段在不断进步，脑膜转移仍然是晚期癌症的致死性并发症，发病率也在逐年增加。在过去，脑膜转移的出现通常代表着转移性疾病治疗的失败和多线治疗的耐药，近年来分子靶向治疗和免疫治疗方案显示出更优的中枢神经系统渗透性，正在逐步改变脑膜转移的治疗格局。脑膜转移患者需要接受个体化治疗和多学科模式治疗。开发高血脑屏障穿透力的新型方案势在必行，尤其对于驱动突变患者。对于无驱动基因突变全身转移或进展性疾病患者，可选择全身或鞘内化疗。未来的临床研究应该多聚焦于最优治疗方案的探索，延长患者生存。

（邓付星　楚娴静）

参考文献

[1] Khosla AA, Saxena S, Ozair A, et al. Novel Therapeutic Approaches in Neoplastic Meningitis[J]. *Cancers (Basel)*, 2022, 15(1).

[2] Li YS, Jiang BY, Yang JJ, et al. Leptomeningeal Metastases in Patients with NSCLC with EGFR Mutations[J]. *J Thorac Oncol*, 2016,11(11):1962–1969.

[3] Glass JP, Melamed M, Chernik NL, et al. Malignant cells in cerebrospinal fluid (CSF): the meaning of a positive CSF cytology[J]. *Neurology*, 1979,29(10):1369–1375.

[4] Clarke JL, Perez HR, Jacks LM, et al. Leptomeningeal metastases in the MRI era[J]. *Neurology*, 2010,74(18):1449–1454.

[5] Wang N, Bertalan MS, Brastianos PK. Leptomeningeal metastasis from systemic cancer: Review and update on management[J]. *Cancer*, 2018,124(1):21–35.

[6] Shapiro WR, Posner JB, Ushio Y, et al. Treatment of meningeal neoplasms[J]. *Cancer Treat Rep*, 1977,61(4):733–743.

[7] Lara–Medina F, Crismatt A, Villarreal–Garza C, et al. Clinical features and prognostic factors in patients with carcinomatous meningitis secondary to breast cancer[J]. *Breast J*, 2012,18(3):233–241.

[8] Singh SK, Leeds NE, Ginsberg LE. MR imaging of leptomeningeal metastases: comparison of three sequences[J]. *AJNR Am J Neuroradiol*, 2002, 23(5):817–821.

[9] Velleman S, De Wachter D. [henomenology and science. On the foundations of psychiatry in Heidegger's Zollikon Seminars[J]. *Tijdschr Psychiatr*, 2009,51(7):433–442.

[10] Hyun JW, Jeong IH, Joung A, Cho HJ, Kim SH, Kim HJ. Leptomeningeal metastasis: Clinical experience of 519 cases[J]. *Eur J Cancer*, 2016,56:107–114.

[11] Freilich RJ, Krol G, DeAngelis LM. Neuroimaging and cerebrospinal fluid cytology in the diagnosis of leptomeningeal metastasis[J]. *Ann Neurol*, 1995,38(1):51–57.

[12] Chamberlain MC, Sandy AD, Press GA. Leptomeningeal metastasis: a comparison of gadolinium–enhanced MR and contrast–enhanced CT of the brain[J]. *Neurology*, 1990,40(3 Pt 1):435–438.

[13] Hauke RJ, Tarantolo SR, Bashir RM, et al. Central nervous system Hodgkin's disease relapsing with eosinophilic pleocytosis[J]. *Leuk Lymphoma*, 1996,21(1–2):173–175.

[14] Glantz MJ, Cole BF, Glantz LK, et al. Cerebrospinal fluid cytology in patients with cancer: minimizing false–negative results[J]. *Cancer*, 1998,82(4):733–739.

[15] Chamberlain MC, Kormanik PA, Glantz MJ. A comparison between ventricular and lumbar cerebrospinal fluid cytology in adult patients with leptomeningeal metastases[J]. *Neuro Oncol*, 2001, 3(1):42–45.

[16] Straathof CS, de Bruin HG, Dippel DW, Vecht CJ. The diagnostic accuracy of magnetic resonance imaging and cerebrospinal fluid cytology in leptomeningeal metastasis[J]. *J Neurol*, 1999, 246(9): 810–814.

[17] Bettegowda C, Sausen M, Leary RJ, et al. Detection of circulating tumor DNA in early–and late–stage human malignancies[J]. *Transl Med*, 2014,6(224):224–224.

[18] Newman AM, Bratman SV, To J, et al. An ultrasensitive method for quantitating circulating tumor DNA with broad patient coverage[J]. *Nat Med*, 2014,20(5):548–554.

[19] Volik S, Alcaide M, Morin RD, et al. Cell–free DNA (cfDNA): Clinical Significance and Utility in Cancer Shaped By Emerging Technologies[J]. *Mol Cancer Res*, 2016,14(10):898–908.

[20] Zheng MM, Li YS, Tu HY, et al. Genotyping of Cerebrospinal Fluid Associated With Osimertinib Response and Resistance for Leptomeningeal Metastases in EGFR–Mutated NSCLC[J]. *J Thorac Oncol*, 2021,16(2):250–258.

[21] Zhao Y, He JY, Zou YL, et al. Evaluating the cerebrospinal fluid ctDNA detection by next–generation sequencing in the diagnosis of meningeal Carcinomatosis[J]. *BMC Neurol*, 2019,19(1):331.

[22] Suh JH, Kotecha R, Chao ST, et al. Current approaches to the management of brain metastases[J]. *Nat Rev Clin Oncol*, 2020,17(5):279–299.

[23] 中国临床肿瘤学会，中国抗癌协会肺癌专业委员会．肺癌脑（膜）转移诊断治疗共识 [J]. 循证医学，2018,18(4):193–201.

[24] Yin K, Li YS, Zheng MM, et al. A molecular graded prognostic assessment (molGPA) model specific for estimating survival in lung cancer patients with leptomeningeal metastases[J]. *Lung Cancer*, 2019,131:134–138.

[25] Chamberlain MC. Neoplastic meningitis[J]. *Neurologist*, 2006, 12(4):179–187.

[26] Groves MD. Leptomeningeal disease[J]. *Neurosurg Clin N Am*, 2011, 22(1):67–78, vii.

[27] Esteva FJ, Soh LT, Holmes FA, et al. Phase II trial and pharmacokinetic evaluation of cytosine arabinoside for leptomeningeal metastases from breast cancer[J]. *Cancer Chemother Pharmacol*, 2000, 46(5):382–386.

[28] Comlek S, Saglam S. A new approach for leptomeningeal metastases: chemotherapy administered through lumbar intrathecal port[J]. *Arq Neuropsiquiatr*, 2021,79(9):816–823.

[29] Chamberlain MC, Kormanik PR. Carcinomatous meningitis secondary to breast cancer: predictors of response to combined modality therapy[J]. *J Neurooncol*, 1997,35(1):55–64.

[30] Chamberlain MC, Kormanik P. Carcinoma meningitis secondary to non–small cell lung cancer: combined modality therapy[J]. *Arch Neurol*, 1998,55(4):506–512.

[31] Bokstein F, Lossos A, Siegal T. Leptomeningeal metastases from solid tumors: a comparison of two prospective series treated with and without intra–cerebrospinal fluid chemotherapy[J]. *Cancer*, 1998, 82(9):1756–1763.

[32] Grossman SA, Finkelstein DM, Ruckdeschel JC, et al. Randomized prospective comparison of intraventricular methotrexate and thiotepa in patients with previously untreated neoplastic meningitis. Eastern Cooperative Oncology Group[J]. *J Clin Oncol*, 1993,11(3):561–569.

[33] Glantz MJ, Jaeckle KA, Chamberlain MC, et al. A randomized controlled trial comparing intrathecal sustained–release cytarabine (DepoCyt) to intrathecal methotrexate in patients with neoplastic meningitis from solid tumors[J]. *Clin Cancer Res*, 1999, 5(11):3394–3402.

[34] Chamberlain MC. Neoplastic meningitis[J]. *Oncologist*, 2008, 13(9):967–977.

[35] Fan C, Zhao Q, Li L, et al. Efficacy and Safety of Intrathecal Pemetrexed Combined With Dexamethasone for Treating Tyrosine Kinase Inhibitor–Failed Leptomeningeal Metastases From EGFR–Mutant NSCLC–a Prospective, Open–Label, Single–Arm Phase 1/2 Clinical Trial (Unique Identifier: ChiCTR1800016615) [J]. *J Thorac Oncol*, 2021,16(8):1359–1368.

[36] Pan Z, Yang G, Cui J, et al. A Pilot Phase 1 Study of Intrathecal

Pemetrexed for Refractory Leptomeningeal Metastases From Non-small-cell Lung Cancer[J]. *Front Oncol*, 2019,9:838.

[37] Pan Z, Yang G, He H, et al. Intrathecal pemetrexed combined with involved-field radiotherapy as a first-line intra-CSF therapy for leptomeningeal metastases from solid tumors: a phase Ⅰ/Ⅱ study[J]. *Ther Adv Med Oncol*, 2020,12:1758835920937953.

[38] Lukas RV, Thakkar JP, Cristofanilli M, et al. Leptomeningeal metastases: the future is now[J]. *J Neurooncol*, 2022,156(3):443-452.

[39] Kumthekar PU, Avram MJ, Lassman AB, et al. A phase Ⅰ/Ⅱ study of intrathecal trastuzumab in human epidermal growth factor receptor 2-positive (HER2-positive) cancer with leptomeningeal metastases: Safety, efficacy, and cerebrospinal fluid pharmacokinetics[J]. *Neuro Oncol*, 2023,25(3):557-565.

[40] Glitza Oliva IC, Ferguson SD, Bassett R, et al. Concurrent intrathecal and intravenous nivolumab in leptomeningeal disease: phase 1 trial interim results[J]. *Nat Med*, 2023,29(4):898-905.

[41] Ferguson SD, Bindal S, Bassett RL, et al. Predictors of survival in metastatic melanoma patients with leptomeningeal disease (LMD) [J]. *J Neurooncol*, 2019,142(3):499-509.

[42] Du C, Hong R, Shi Y, et al. Leptomeningeal metastasis from solid tumors: a single center experience in Chinese patients[J]. *J Neurooncol*, 2013,115(2):285-291.

[43] 王贺芳，喻志冲，刘鸿浩. 替莫唑胺联合全脑放疗治疗晚期非小细胞肺癌脑膜转移的近远期疗效 [J]. 癌症进展，2020,18(8):4.

[44] Tétu P, Sirven-Villaros L, Cuzzubbo S, et al. Impact of New Systemic Treatment and Radiotherapy in Melanoma Patients with Leptomeningeal Metastases[J]. *Cancers (Basel)*, 2020,12(9).

[45] Takahashi H, Isogawa M. Management of breast cancer brain metastases[J]. *Chin Clin Oncol*, 2018,7(3):30.

[46] Sakaguchi M, Maebayashi T, Aizawa T, Ishibashi N. Whole-brain Radiation Therapy for Breast Cancer Patients with Dural Metastasis Without Concomitant Brain Metastasis and Leptomeningeal Metastasis[J]. *Anticancer Res*, 2018, 38(11): 6405-6411.

[47] Pan Z, Yang G, He H, et al. Concurrent radiotherapy and intrathecal methotrexate for treating leptomeningeal metastasis from solid tumors with adverse prognostic factors: A prospective and single-arm study[J]. *Int J Cancer*, 2016,139(8):1864-1872.

第 11 章　脑膜转移的综合干预治疗

一、病例介绍

（一）病例 11-1

67 岁男性，2019 年 9 月 14 日休息时突发意识丧失。住院完善相关检查，颅脑 MRI 示双侧额叶及左颞叶多发 SWI 低信号伴轻度强化（图 11-1），双侧小脑软脑膜强化及硬脑膜强化，考虑脑膜转移（图 11-2）。

2019 年 9 月 14 日患者确诊为肺癌（右肺中央型腺癌，cT4N2M1，ⅣB 期，脑转移瘤，骨转移癌）。患者于 2019 年 9 月 25 日在外院行颅脑放疗（36Gy/1.8Gy × 20F），2019 年 10 月 4 日行培美曲塞 + 卡铂化疗。外院基因检测显示

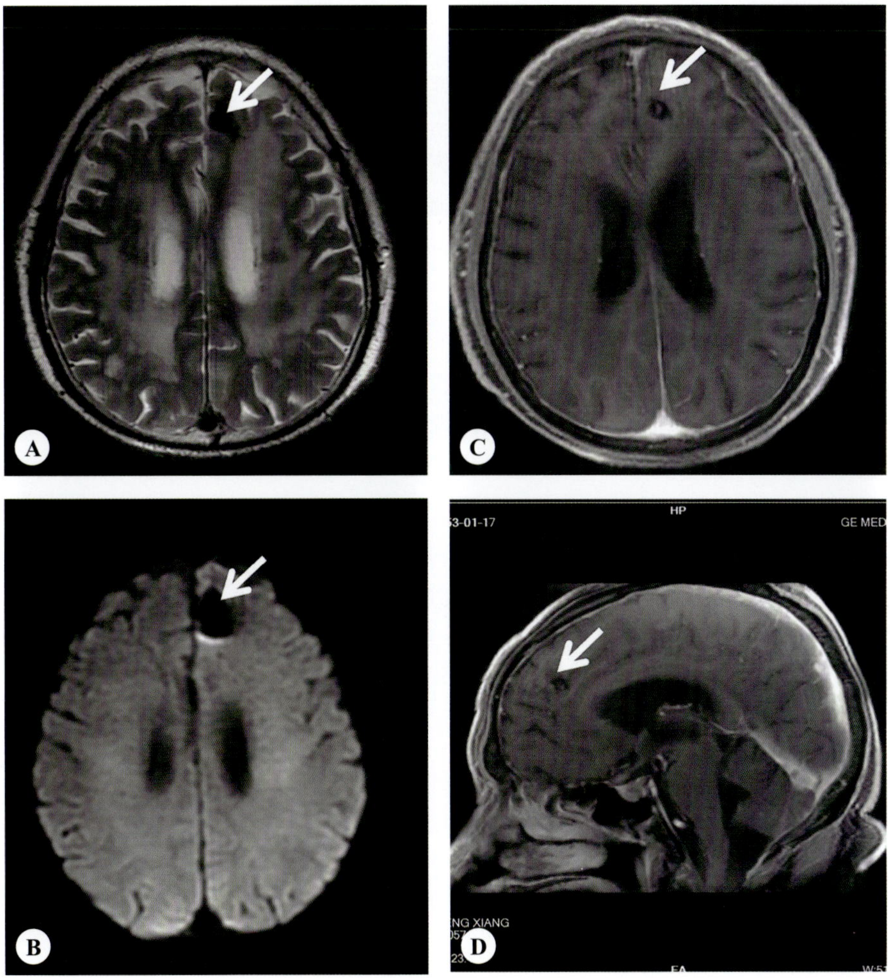

◀ **图 11-1　MRI 示双侧额叶及左颞叶多发 SWI 低信号伴轻度强化：转移瘤？建议追踪复查**

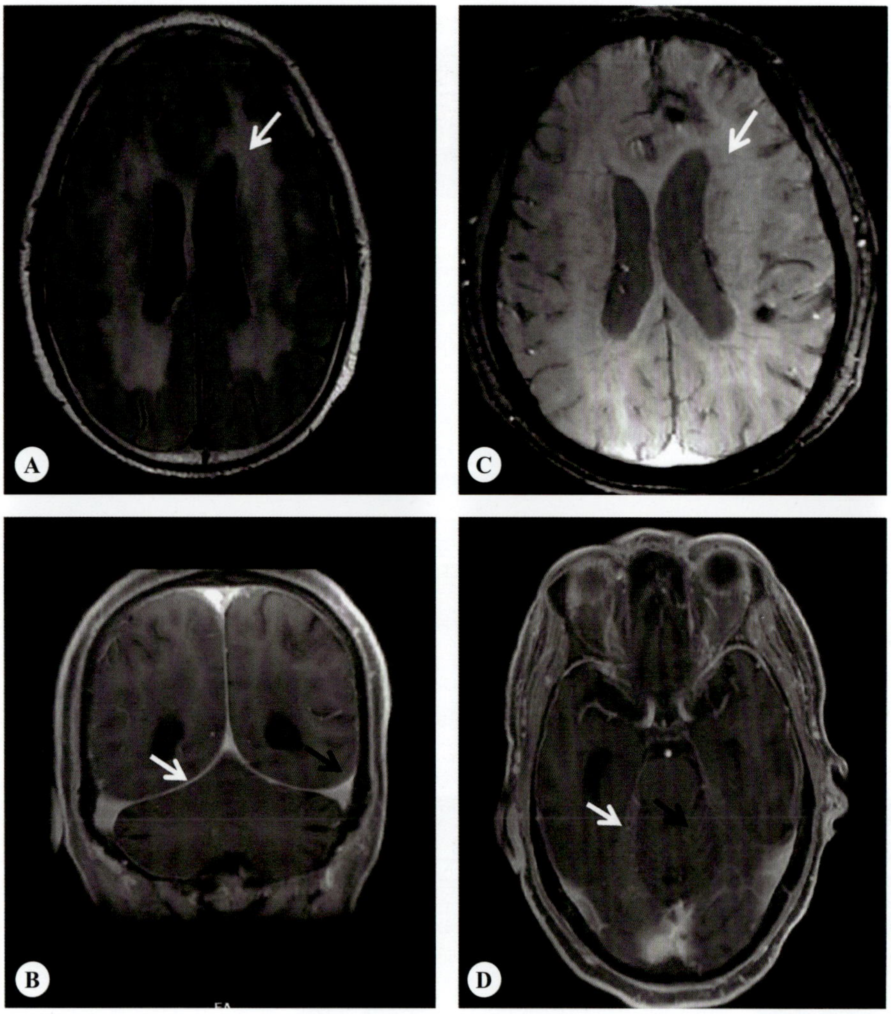

◀ 图 11-2　双侧小脑软脑膜强化及硬脑膜强化，考虑脑膜转移可能性大；白箭为硬脑膜强化，黑箭为小脑软脑膜强化

EGFR p.L858R（exon21）突变，于 2019 年 10 月 11 日开始服用奥希替尼靶向治疗，后复查示病灶缩小。

2020 年 7 月 13 日患者因头痛呕吐半月入我院治疗，颅脑磁共振示双侧额叶及左颞叶多发 SWI 低信号伴轻度强化，双侧小脑软脑膜强化及硬脑膜强化，考虑脑膜转移（图 11-2）。肺部 CT 示右肺门肿块并右侧肺不张：中央型肺癌可能性大（图 11-3）。脑脊液常规及生化结果为脑脊液压力 180mmH_2O、潘式试验阳性、乳酸脱氢酶 48U/L、微量蛋白 1.54g/L、氯 116.4mmol/L、葡萄糖 3.03mmol/L；新 C12（脑脊液）CEA 926.91ng/ml、新 C12（血清）CEA229.66ng/ml。2020 年 7 月 31 日脑脊液活检见少许高度异形细胞（图 11-4）。

脑转移瘤 MDT 讨论：①患者初诊为肺腺癌ⅣB 期，伴脑转移瘤和骨转移癌，头部病灶已在外院行全脑放射治疗，基因检测示 EGFR p.L858R（exon21），予以 3 代 TKI 对症治疗初始有效，现出现颅内多发转移，颅外病情稳定，考虑 3 代 TKI 颅内耐药；②患者此次入院头部症状明显，结合影像学及脑脊液细胞学检查，考虑脑膜转移，拟继续奥希替尼靶向治疗，脑膜转移予以鞘内注射化疗；③根据病情变化调整后续治疗方案。

2020 年 7 月 21 日在我院行 Ommaya 囊置入术（图 11-5），并于 2020 年 7 月 25 日、2020 年 7 月 29 日、2020 年 8 月 1 日、2020 年 8 月 4 日分别予以“培美曲塞（10mg）+ 地塞米松囊内注射给药”；2020 年 8 月 4 日 CEA 65.4ng/ml，较前明显下降（CEA229.66ng/ml）。治疗后患者神智明显好转，一般情况逐渐好转。

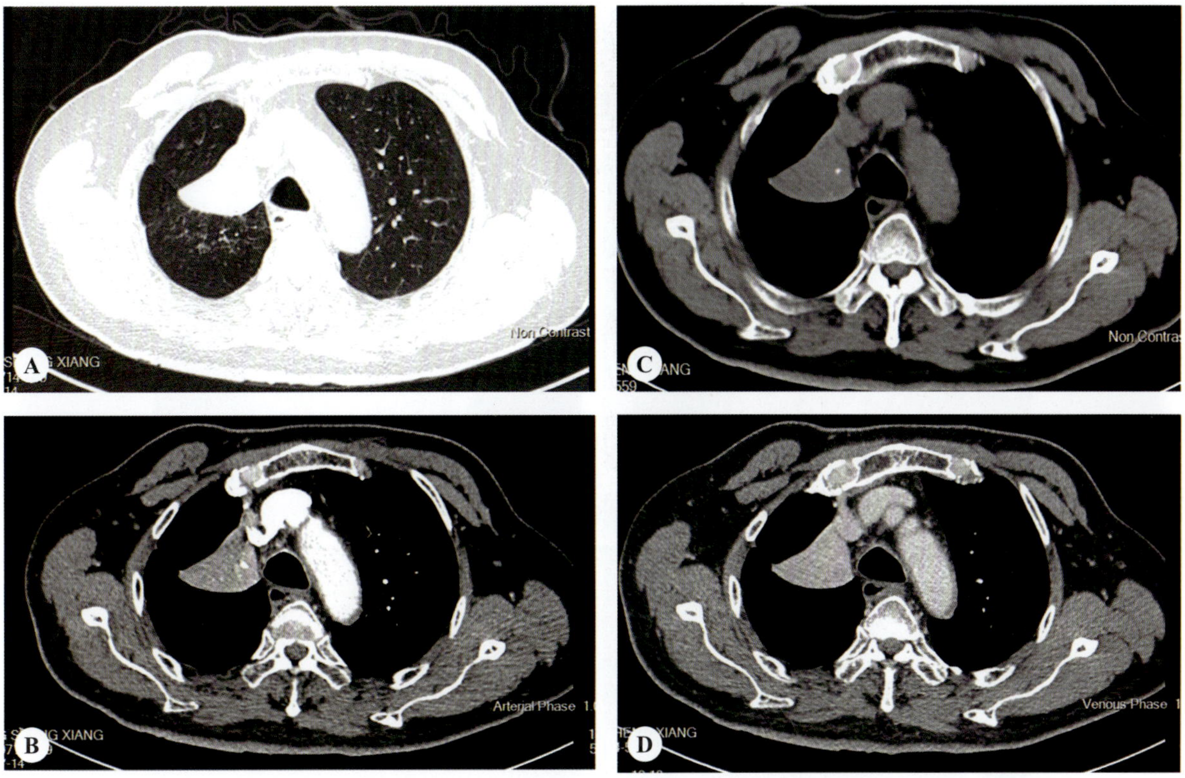

▲ 图 11-3　右肺门肿块并右侧肺不张：中央型肺癌可能性大；多发骨密度异常，多考虑转移

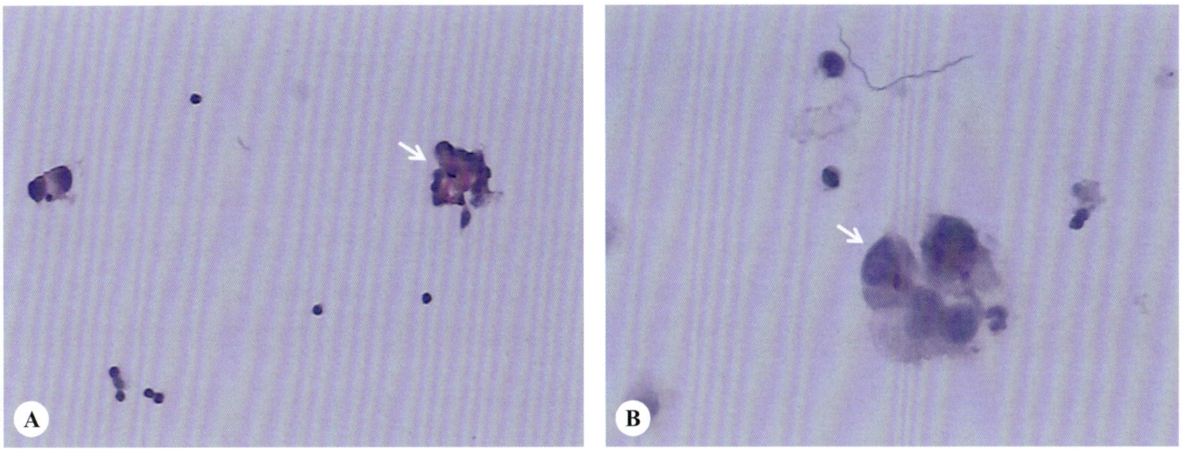

▲ 图 11-4　脑脊液活检：见少许高度核异质细胞，疑为癌细胞

2020 年 8 月 17 日 Ommaya 囊内注药 2 周后再次入院，肺部 CT（图 11-6）示肿瘤病灶整体较前增大。颅脑磁共振（图 11-7）提示，左侧额叶异常信号灶基本同前；SWI 示双侧额叶及左颞叶多发低信号灶基本同前。右海马区新见强化灶、SWI 呈低信号：转移灶？建议继续追踪复查。2020 年 8 月 18 日继续予以“地塞米松（5mg）+ 培美曲塞（10mg）”Ommaya 囊内注射给药，并加用“贝伐珠单抗（0.45g）”靶向治疗，“伊班膦酸钠针（4mg）”抑制破骨细胞活动。2020 年 8 月 23 日放置 Ommaya 囊 1 个月后出现不良反应，头部手术伤口可见脓性分泌物，培养阳性（金黄色葡萄球菌），予以“万古霉素（0.5g，每 6 小时 1 次）”治疗后，拔除 Ommaya 管后出院。

随后患者颅内外病情均进展，予以停用靶

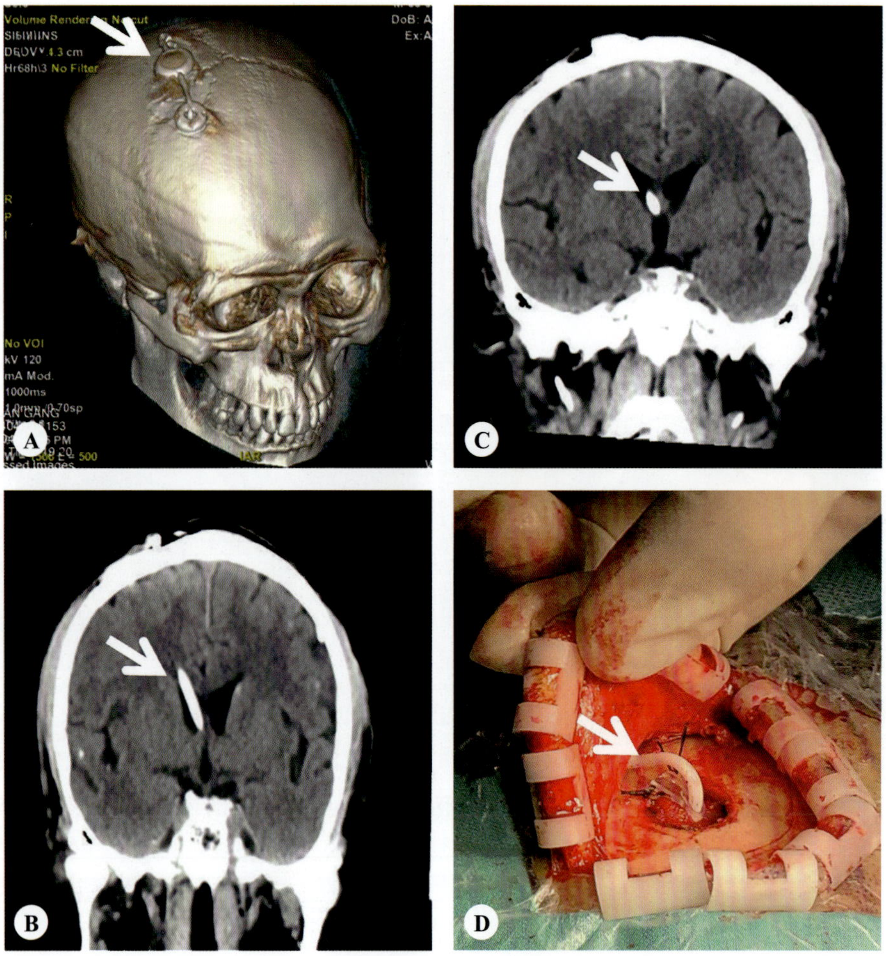

▲ 图 11-5　Ommaya 囊置入术

向治疗，于 2020 年 9 月 20 日开始予以全身化疗“培美曲塞（0.7g）+ 顺铂（105mg）+ 贝伐珠单抗”联合“培美曲塞 + 地塞米松”鞘内注射治疗，复查肺部 CT 示肿瘤缩小，颅脑 MRI（图 11-8）示病灶基本同前。继续回当地医院予以该方案维持治疗。

（二）病例 11-2

64 岁女性，头晕 1 年余，2019 年 10 月 6 日入院。胸部 CT 提示：①右上肺尖段占位性病变，性质待定：周围型肺 CA 可能，伴 4R 组淋巴结肿大。②双肺内散在斑片状、结节状密度增高灶及小磨玻璃影，考虑转移。③右上肺癌性淋巴管炎；心包少量积液。④右侧第 3 前肋、右侧第 7 肋腋段、T_{10} 椎体斑点状密度增高灶：转移？头部平扫增强 MRI 显示：双侧额顶叶及小脑蚓部软脑膜增厚强化，结合病史考虑癌性脑膜病可能（图 11-9 A 和 B）。2019 年 10 月患者完善胸部 CT 下肺穿刺活检，病理结果为高 - 中分化腺癌（图 11-9C 和 D）。进一步完善脑脊液细胞学检查可见异形细胞（图 11-9 E 和 F）。基因检测为 EGFR p.L858R（exon21）突变。确诊为原发性支气管肺癌（右上肺高 - 中分化腺癌，T2aN1M1c ⅣB，对侧肺转移、脑转移瘤、脑膜转移癌）。

考虑患者存在高危因素，故采用靶向联合化疗。于 2019 年 10 月 15 日开始口服奥希替尼。并于 2019 年 10 月 18 日采用 PP（培美曲塞 + 顺铂）方案化疗 1 个周期。1 个月后复查胸部 CT 提示，右上肺病灶较前缩小（图 11-10）。2019 年 11 月 24 日颅脑磁共振脑转移筛查成像结果：①双侧额顶叶及小脑蚓部软脑膜增厚强化较前明显缓解。②深部脑白质高信号（可能为血管

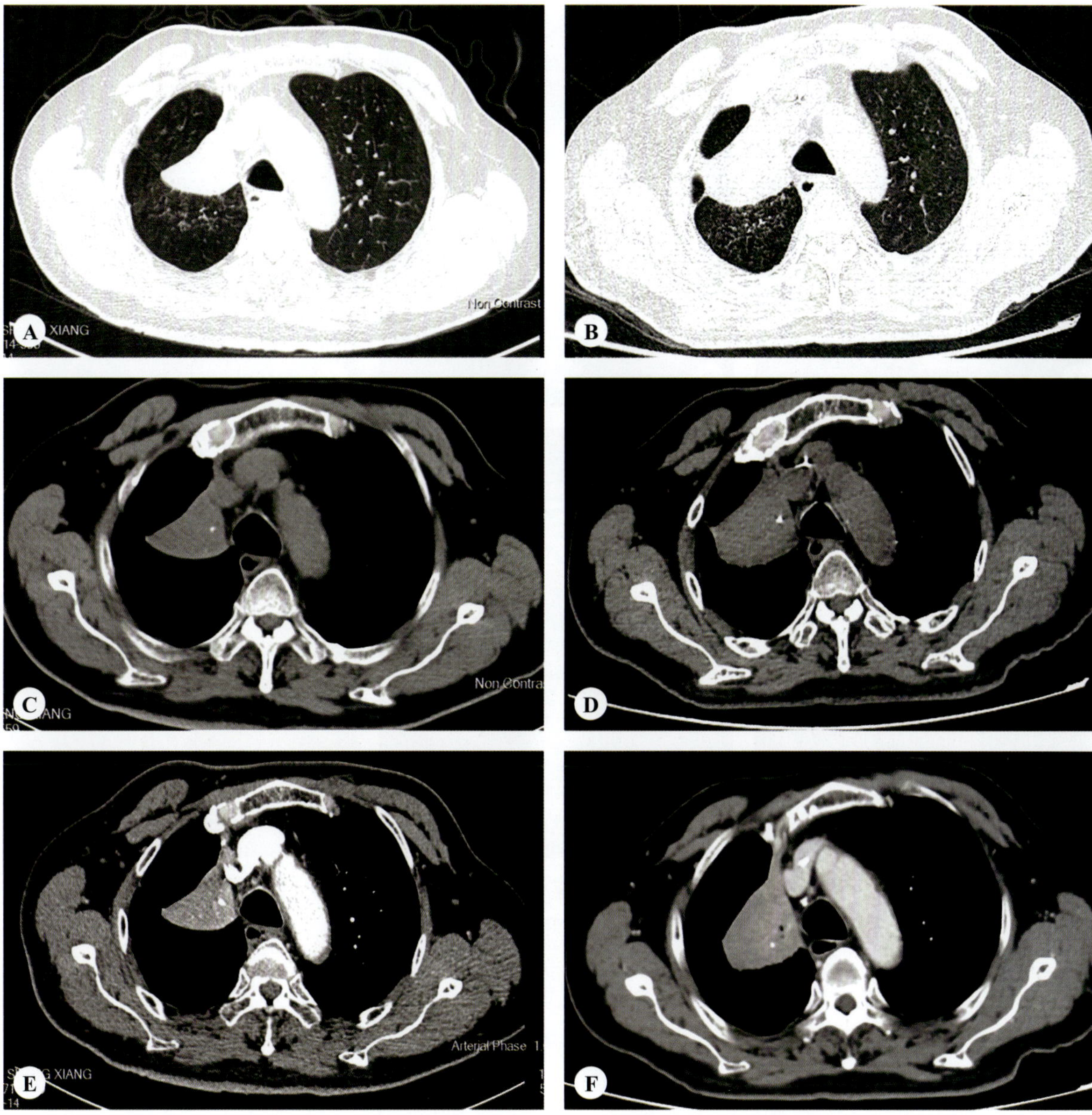

▲ **图 11–6　2020 年 7 月 14 日肺部 CT（A、C、E）2020 年 8 月 19 日肺部 CT（B、D、F）**

对比示：①可测量靶病灶（肿瘤病灶）整体较前增大；②可测量靶病灶（初诊纵隔窗短径大于 1cm 的淋巴结）稳定；③可测量靶病灶（转移灶），稳定；④无非靶病灶（胸腔积液、心包积液、癌性淋巴管炎）；⑤右下肺阻塞性肺炎较前明显

源性）Fazekas 2 级；脑室旁白质高信号（可能为血管源性）Fazekas 2 级，情况同前。余况基本同前。其间，规律复查，病灶缩小，继续原方案治疗。头晕症状好转，2020 年 7 月 24 日复查胸部 CT 提示，肺部病灶较前缩小。2020 年 7 月 27 日颅脑磁共振脑转移筛查成像（T_2、T_1、T_2FLAIR+ 增强 DWI、SWI、T_2FLAIR、3DT1）结果与以往检查对比：①左侧小脑幕线样强化较前基本缓解。软脑膜强化较前明显。②深部脑白质高信号（可能为血管源性），Fazekas 2 级；脑室旁白质高信号（可能为血管源性）基本同前，Fazekas 2 级。情况基本同前。③左侧丘脑斑点状 SWI 低信号，建议随访复查。④左侧筛窦炎同前。

患者无明显不适，参加门诊脑转移瘤 MDT 讨论，建议：①结合患者病史、体查及辅助

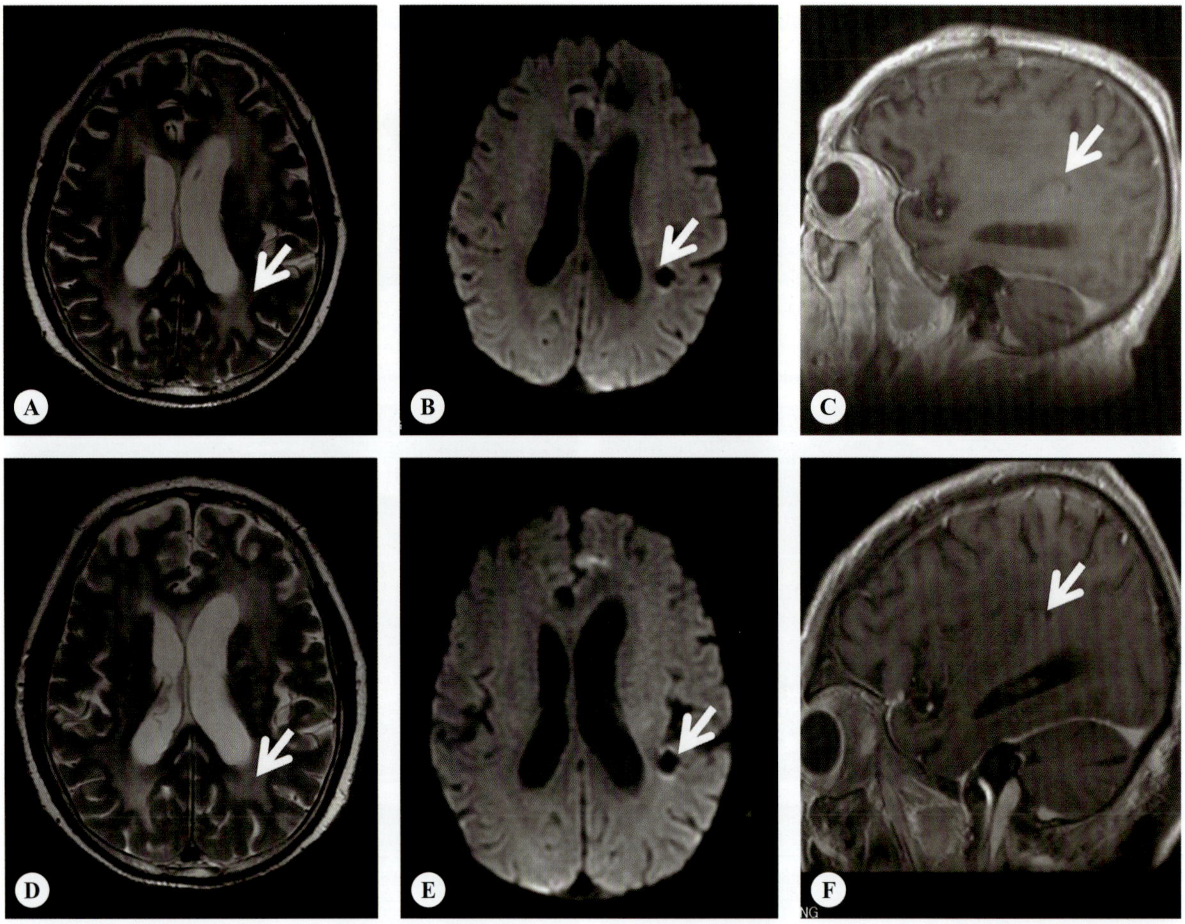

▲ 图 11-7 2020 年 8 月 21 日颅脑磁共振（A 至 C）与 2020 年 7 月 16 日（D 至 F）颅脑磁共振对比显示，左侧额叶异常信号灶基本同前；SWI 示双侧额叶及左颞叶多发低信号灶基本同前。右海马区新见强化灶、SWI 呈低信号：转移灶？建议继续追踪复查

检查，奥希替尼靶向联合治疗（2 次甲氨蝶呤 25mg+ 阿糖胞苷 0.025g 腰穿鞘内给药）后颅内病情进展，颅外病情稳定；②行腰穿完善脑脊液常规、生化、细胞学等相关检查，行鞘内注射化疗药物控制颅内病情；③继续目前全身治疗方案，根据病情变化调整后续治疗方案。

患者于 2020 年 7 月 31 日开始予以 2 次“甲氨蝶呤针 + 阿糖胞苷”腰穿鞘内注药，2020 年 8 月 2 日由于明显头痛，患者再次住院，2020 年 8 月 4 日于全麻下行侧脑室腹腔分流术，术后头痛症状明显缓解。

二、概述

脑膜转移癌（LM）是晚期肺癌的常见结局，预后差。脑膜转移临床诊断率低，治疗手段有限，自然生存时间短。头痛是脑膜转移癌最常见的症状之一。目前，肺癌脑膜转移治疗方式主要为全身治疗（包括化疗、靶向治疗和免疫治疗）及局部治疗（如鞘内注射、局部放疗等）。

脑室腹腔分流术（ventriculo-peritoneal shunt，简称 VP 分流术）在治疗由脑膜转移癌引起的脑积水中扮演着重要角色。在脑膜转移癌患者中，肿瘤细胞会扩散到脑和脊髓的脑膜，可能导致脑脊液流动受阻，引起脑积水和颅内压增高。颅内压的增高会进一步引起头痛、恶心、呕吐、视力障碍等症状，严重时甚至会影响意识和认知功能。

VP 分流术通过在脑室和腹腔之间植入一个分流系统，帮助脑脊液从脑室流向腹腔，从而减轻颅内压力。这种手术可以迅速改善患者的

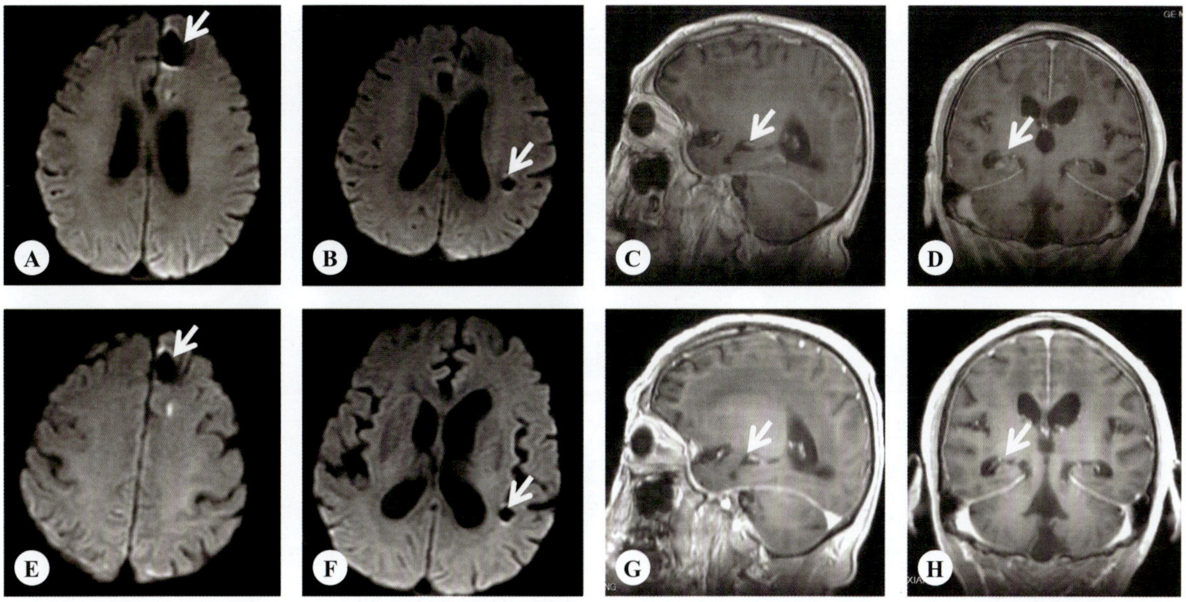

▲ 图 11-8　2020 年 8 月 21 日颅脑磁共振（A 至 D）与 2020 年 10 月 17 日（E 至 H）颅脑磁共振

对比提示：①左侧额叶异常信号灶基本同前；SWI 示双侧额叶及左颞叶多发低信号灶基本同前；原右海马区异常信号灶现未见明显显示。②双侧小脑软脑膜强化及硬脑膜强化基本同前。③深部脑白质高信号（可能为血管源性）Fazekas 3 级；脑室旁白质高信号（可能为血管源性）Fazekas 3 级

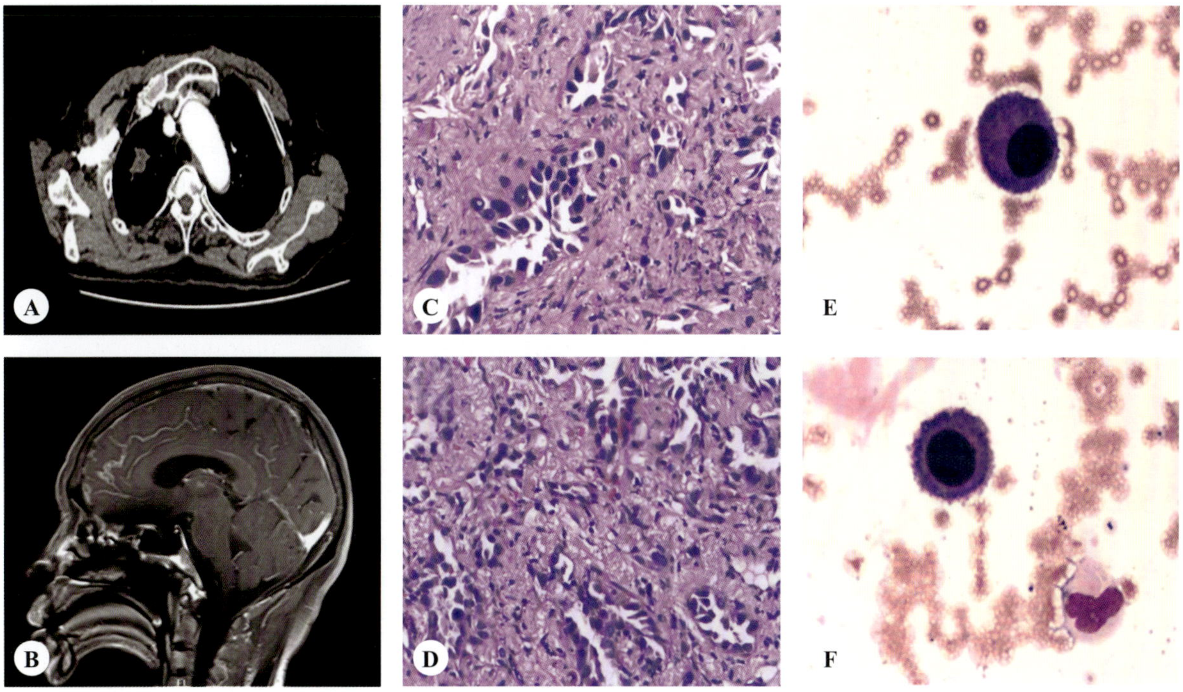

▲ 图 11-9　A 和 B. 颅脑磁共振示双侧额顶叶及小脑蚓部软脑膜增厚强化；C 和 D. 病理提示，高 – 中分化腺癌；E 和 F. 脑脊液可见异形细胞

生活质量，尤其是在那些对药物治疗和放射治疗反应不佳的患者中。研究表明，VP 手术可以显著提高患者的 KPS 评分（一种评估患者日常活动能力的量表），并且与非手术组相比，手术组的缓解率和生存率都有所提高。此外，VP 手术联合化疗药物治疗或 EGFR-TKI 治疗，可以

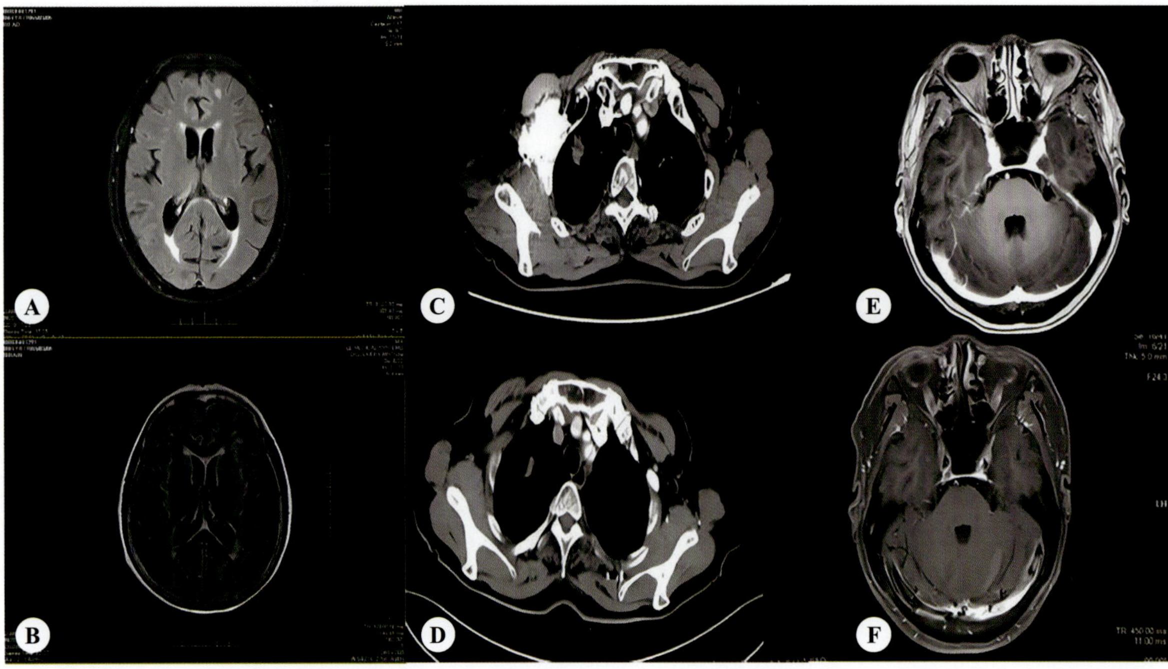

▲ 图 11-10 A 和 B. 颅脑磁共振显示脑部病灶明显缓解；C 和 D. 化疗后复查 CT 右上肺病灶缩小：E 和 F. 新见左侧小脑幕强化

进一步提高缓解率并延长生存期。

鞘内注射是将药物通过腰穿的方式直接注入椎管，使药物弥散在整个脑室系统，达到治疗颅内病灶的作用。鞘内注射治疗是 LM 的主要治疗方法之一，通过腰椎穿刺或 Ommaya 囊植入，直接将药物注入蛛网膜下隙，使药物在脑脊液中达到较高浓度，直接作用于肿瘤细胞。鞘内注射治疗的优势在于它能够绕过血脑屏障，直接将药物递送至脑脊液，从而增加药物在脑膜转移区域的浓度，提高治疗效果。这种方法适用于对全身性治疗反应不佳的患者。传统的鞘内注射化疗药物包括甲氨蝶呤、阿糖胞苷及塞替哌等，但近年来随着新药研究的开展，多种化疗药物、靶向药物及免疫检查点抑制药等也被尝试用于鞘内注射治疗。

对于脑膜转移癌患者，鞘内注射治疗可以带来显著的临床改善。例如，培美曲塞鞘内注射已被证实在肺癌、乳腺癌、恶性胸膜间皮瘤和中枢淋巴瘤等多种恶性肿瘤治疗中有效。此外，鞘内注射治疗可以使药物直接到达蛛网膜下隙，从而增加脑脊液中的药物浓度，通过鞘内注射治疗能够延长 LM 患者的生存期，改善患者的神经系统症状。

然而，VP 分流术和鞘内注射治疗均存在一定的局限性和风险，包括可能的注射并发症（如感染、出血）和药物的神经毒性。此外，VP 分流术还会出现分流管堵塞或肿瘤细胞沿着分流管扩散等并发症。因此，在选择鞘内注射治疗时，医生需要综合考虑患者的整体状况、肿瘤类型、病情进展及患者的治疗偏好，制订个体化的治疗计划。

三、循证医学基础

分流手术作为治疗脑积水的主要手段，起源可以追溯到 20 世纪早期。最早的手术方法由于技术和设备的限制，通常会在脑脊液聚集的部位进行穿刺，直接排出脑脊液，但这种方法效果短暂，且需要反复进行。从 20 世纪 50 年代开始，医学界开始探索使用手术植入体内的设备，将脑脊液从脑室内分流到身体其他部位。初期的分流术多采用硬性管材，手术复杂且并发症多，但分流的原理已经基本确立。直到 20 世纪 70 年代，随着医疗技术的提高，分流系统开始使用更加柔软、耐用、生物相容性更好的材料，如硅胶。同时，分流系统也开始配备可调节的分流阀，可以根据患者情况调整脑脊液的流量，使手术效果和安全性得到了极大提高。如今，分流术（特别是脑室腹腔分流术）是治疗脑积水最常用的手术方法。随着微创手术技术、影像导航技术的进步及分流阀材料和设计的改良，术后并发症已经明显减少，患者的生活质量也得到了显著改善。

脑膜转移患者的治疗策略旨在改善神经系统功能，延长生存期并防止进一步的神经系统恶化。多学科会诊对于决定个人治疗策略至关重要。目前治疗方案大致分为化疗、靶向治疗、免疫治疗、放疗和鞘内注射疗法。鞘内注射化疗药物的优势是通过将药物直接注射到脑脊液中，保持脑脊液内高药物浓度，从而提高治疗效果。鞘内注射的两种主要途径包括腰椎穿刺或通过 Ommaya 囊。与腰椎穿刺相比，Ommaya 囊的优势在于药物在整个脑脊液中分布更好，而且可以避免重复的腰椎穿刺，从而更容易给药[1]。在本章病例中，由于患者接受贝伐珠单抗治疗，手术风险增加，因此不宜进行手术。在这种情况下，Ommaya 囊的植入为患者提供了有效的替代治疗方案。

然而，Ommaya 囊增加了导管错位、尖端闭塞、化学性或化脓性脑膜炎等额外的风险[2]。此外，鞘内给药的半衰期很短，其浓度在数小时内就会下降到低于治疗水平，并在 1～2 天内完全消除。

1. 鞘内注射

在脑膜转移癌（LM）的治疗中，鞘内注射（IT）是一种重要的治疗手段，接受鞘内注射治疗的患者生存期可延长 3～9 个月[3]。目前在鞘内注射化疗药物治疗脑膜转移癌，常用的药物有甲氨蝶呤、塞替哌、托泊替康、阿糖胞苷等。

有临床前研究表明培美曲塞（1mg/kg）可安全地应用于大鼠的蛛网膜下隙，为后续的人体临床试验提供了重要的前期数据[4]。基于这些动物实验的结果，建议在人体临床试验中，鞘内注射培美曲塞的最佳起始剂量为 5～10mg。Fan 等首次评估了培美曲塞用于 NSCLC LM 患者的疗效和安全性[5]。这项Ⅰ/Ⅱ期临床试验的结果显示，使用培美曲塞的临床有效率达到 84.6% 显著高于传统鞘内注射治疗的效果（53.0%～79.0%）[5]。此外，接受培美曲塞治疗的患者的中位生存期达到了 9 个月，这表明培美曲塞在鞘内注射治疗 LM 方面具有显著的疗效优势。尽管 LM 患者可能因血脑屏障受损而有助于单抗药物进入脑脊液，但有研究显示脑脊液中的曲妥珠单抗浓度常常难以达到有效治疗水平。一项Ⅰ期临床试验在没有观察到剂量限制性毒性的情况下，发现脑脊液中曲妥珠单抗的最大可耐受剂量为 150mg[6]。另一项Ⅰ/Ⅱ期临床试验评估每周 2 次、每次 80mg 的鞘内注射曲妥珠单抗用于 LM 患者的疗效和安全性。研究发现，这种治疗方案患者耐受性良好，特别是对于 HER2 阳性乳腺癌患者，采用此疗法的中位生存期可延长至 10.5 个月，疾病缓解率达到 17.9%[7]。

这些临床试验结果为 LM 患者提供了新的治疗希望。然而，鞘内注射治疗也存在潜在风险和不良反应，包括感染、出血或化学性脑膜炎等，因此在临床应用时需要谨慎。与鞘内化疗相关的其他严重并发症包括进行性脑白质病变。它通常发生在鞘内甲氨蝶呤中，包括认知障碍、尿失禁、癫痫发作和步态改变。与放疗联合使用时，不良反应风险进一步增加，这也是建议放疗和鞘注甲氨蝶呤至少间隔 2～3 周的依据。脂质体阿糖胞苷是一种持续释放的药物，需要每 2 周给药 1 次，与非脂质体阿糖胞苷相比，可以实现更均匀的脑脊液分布。然而，与鞘注甲氨蝶呤相比，在临床试验或回顾性病例回顾中，它并没有显示出生存率或反应率的提高。此外，使用脂质体阿糖胞苷可能会发生锥体综合征并伴有蛛网膜炎，通过间隔鞘内注射和全身化疗，并给予皮质类固醇，可以在一定程度上预防这种情况。使用各种细胞毒性药物时，发生骨髓抑制是很常见的，建议在使用甲氨蝶呤后使用亚叶酸抢救。最后，急性骨髓病是典型的与使用甲氨蝶呤有关的严重并发症，可表现为四肢瘫痪或闭锁综合征。诊断性的脊柱 MRI 检查可以发现正常的结果或 T_2 高信号病变。它也可能是由于使用了硫替帕或阿糖胞苷所引起的，可以通过测量脑脊液中的髓鞘碱性蛋白与肿瘤进展引起的骨髓病相鉴别，在药物引起的骨髓病中髓鞘碱性蛋白会升高。

2. Ommaya 囊及脑室腹腔分流术

缓解脑积水的外科干预措施包括脑室外引流术（external ventricular drain，EVD）、Ommaya 囊植入术、第三脑室造瘘术（endoscopic third ventriculostomy，ETV）[8]，脑室－腹腔分流术（VP）等。Ommaya 囊和脑室腹腔分流术是两种常用于治疗脑膜转移的医疗手段。Ommaya 囊是一种脑室引流装置，由一个埋在头皮下的储液器和一根插入侧脑室的引流管组成，最初设计用于持续给药治疗真菌性脑膜炎[9]。而脑室腹腔分流术则是一种通过将脑室内过量的脑脊液分流到腹腔，以减轻颅内压力的手术方式[10]。

在治疗脑膜转移方面，Ommaya 囊植入术联合 VP 已被证明是一种有效的治疗策略[11]。通过 Ommaya 囊，医生可以直接将化疗药物输送到脑室内，使得药物能够均匀分布于中枢神经系统的各个部位，提高药物浓度并减少全身性不良反应[12, 13]。此外，VP 能够有效管理脑脊液，减轻颅内高压症状，为患者提供更舒适的生活质量[13]。

根据一项研究，16 例确诊为脑膜转移癌的患者接受了 Ommaya 囊植入脑室内化疗联合 VP 的治疗。结果显示，所有患者术前的症状在术后均得到不同程度的缓解，生活质量得到明显提高，中位生存期达到 10 个月[13]。一项回顾性研究表明接受 VP 和 3 次以上 IT 化疗的患者存活时间［n=26；OS=（11.7±3.6）个月］长于接受可闭合分流但未接受 IT 化疗的患者［n=24；OS=（2.8±0.7）个月，P<0.018］[14]。

然而，需要注意的是，这些治疗手段并非没有风险。例如，Ommaya 囊的植入可能会带来感染、出血等并发症，而 VP 也可能导致分流管堵塞或感染等问题[15]。因此，在决定治疗方案时，医生需要综合考虑患者的具体病情、预期的治疗效果及潜在的风险。

总的来说，Ommaya 囊和 VP 在治疗脑膜转移方面显示出了一定的疗效，能够改善患者的症状和生活质量，但同时也需要注意其潜在的风险和并发症。未来的研究需要进一步探索这些治疗方法的最佳应用场景和患者选择，以及如何进一步降低治疗风险和提高治疗效果。

四、结论与建议

脑膜转移的症状多样，通常包括头痛、恶心和呕吐，这些症状可能与颅内压增高有关。在面对有症状的脑膜转移患者时，外科干预是降低颅内压和进行局部给药治疗的有效手段。然而，在考虑外科干预时，需仔细权衡患者的临床症状严重性、颅内压增高情况，以及对药物反应的不足。同时，需要全面评估手术的潜在风险，包括感染和出血等并发症，以及患者的基础健康状况和手术风险。此外，患者的偏好、生活质量考虑、整体预后评估、替代治疗方案的可能性都应在决策过程中予以考虑。最终，是否进行外科干预应基于多学科团队的共同讨论，确保患者得到最合适的治疗选择。

五、展望与未来

Ommaya 囊和脑室腹腔分流术是两种常用于治疗脑膜转移的手术方法，它们通过减轻颅内压和提供化疗药物直接进入脑脊液的途径，改善了患者的预后。Ommaya 囊植入术允许反复穿刺以注入化疗药物，而脑室腹腔分流术则通过植入分流装置来减轻颅内高压症状。这两种方法在缓解症状和提高生活质量方面均显示出一定的效果。

随着生物材料和微创技术的进步，这些手术方法有望变得更加精准和安全。例如，可编程阀门和智能分流系统的发展将使得压力调节更为精细，减少过度引流的并发症。同时，纳米技术和靶向药物递送系统的结合，可能会提高局部化疗的效果，减少全身性不良反应。此外，对脑膜转移病理生理机制的深入理解，将有助于开发新的治疗策略，如免疫治疗和基因疗法，这些方法可能与现有的手术技术相结合，为患者提供更全面的治疗方案。

未来的研究还需要关注如何提高这些手术的可及性和成本效益，使更多的患者能够受益。同时，多学科团队的合作将对优化治疗方案、提高治疗效果起到关键作用。随着临床试验的不断开展和新技术的涌现，我们有理由相信，Ommaya 囊和脑室腹腔分流术在治疗脑膜转移方面将发挥更大的潜力，为患者带来新的希望。

（施　文　彭海芹）

参考文献

[1] Gwak HS, Joo J, Kim S, et al. Analysis of treatment outcomes of intraventricular chemotherapy in 105 patients for leptomeningeal carcinomatosis from non–small–cell lung cancer[J]. *J Thorac Oncol*, 2013, 8: 599–605.

[2] Mead PA, Safdieh JE, Nizza P, et al. Ommaya reservoir infections: a 16–year retrospective analysis[J]. *J Infect*, 2014, 68: 225–230.

[3] Herrlinger U, Förschler H, Küker W, et al. Leptomeningeal metastasis: survival and prognostic factors in 155 patients[J]. *J Neurol*, 2004, 223: 167–178.

[4] Sun JM, Nam MH, Chung JY, et al. Safety and pharmacokinetics of intrathecal administration of pemetrexed in rats[J]. *Cancer Chemother Pharmacol*, 2011, 68: 531–538.

[5] Fan C, Zhao Q, Li L, et al. Efficacy and Safety of Intrathecal Pemetrexed Combined With Dexamethasone for Treating Tyrosine Kinase Inhibitor–Failed Leptomeningeal Metastases From EGFR–Mutant NSCLC–a Prospective, Open–Label, Single–Arm Phase 1/2 Clinical Trial (Unique Identifier: ChiCTR1800016615)[J]. *J Thorac Oncol*, 2021, 16: 1359–1368.

[6] Bonneau C, Paintaud G, Trédan O, et al. Phase I feasibility study for intrathecal administration of trastuzumab in patients with HER2 positive breast carcinomatous meningitis[J]. *Eur J Cancer*, 2018, 95: 75–84.

[7] Kumthekar PU, Avram MJ, Lassman AB, et al. A phase Ⅰ/Ⅱ study of intrathecal trastuzumab in human epidermal growth factor receptor 2–positive (HER2–positive) cancer with leptomeningeal metastases: Safety, efficacy, and cerebrospinal fluid pharmacokinetics[J]. *Neuro Oncol*, 2023, 25: 557–565.

[8] Pitskhelauri DI, Konovalov AN, Kopachev DN, et al. Microsurgical third ventriculostomy with stenting in intrinsic brain tumors involving anterior third ventricle[J]. *World Neurosurg*, 2012, 77(785): e3–9.

[9] Dossani RH, Kalakoti P, Thakur JD, et al. Ayub Khan Ommaya (1930–2008): Legacy and Contributions to Neurosurgery[J]. *Neurosurgery*, 2017, 80: 324–330.

[10] 康建磊，张国臣，王莹，等. 脑室腹腔分流术在脑膜转移患者治疗中的应用 [J]. 广东医学，2020, 41: 1694–1697.

[11] Woo B, Gwak HS, Kwon JW, et al. Lumboperitoneal Shunt Combined With Ommaya Reservoir Enables Continued Intraventricular Chemotherapy for Leptomeningeal Metastasis With Increased Intracranial Pressure[J]. *Brain Tumor Res Treat*, 2022, 10: 237–243.

[12] 中国医师协会肿瘤医师分会，中国医疗保健国际交流促进会肿瘤内科分会. 肺癌脑转移中国治疗指南 (2021 年版)[J]. 中华肿瘤杂志，2021, 43: 269–281.

[13] 郑金荣，金华君，莫晓峰，等. Ommaya 囊植入脑室内化疗联合脑室 – 腹腔分流术治疗恶性肿瘤脑膜转移瘤的临床疗效 [J]. 中国医师杂志，2021, 23: 136–138.

[14] Huntoon KM, Gasco J, Glitza Oliva IC, etal.Ventriculoperitoneal shuntingwithanon–offvalveforpatientswithleptomeningealmetastasesandintracranialhypertension[J]. *NeurooncolPract*, 2024,11:56–63.

[15] OmuroAM, LallanaEC, BilskyMH, etal. Ventriculoperitonealshuntinpatientswithleptomeningealmetastasis [J]. *Neurology*, 2005, 64: 1625–1627.

第 12 章 脑转移瘤的电场治疗

一、病例介绍

65 岁男性，2020 年 4 月，患者因“反复咳嗽 1 年余，加重伴胸闷 3 月”入院，既往吸烟史 50 余年，3 包 / 天。CT 平扫增强显示肺部占位，于 2020 年 5 月行 EBUS-TBNA 穿刺（4R、4L 组淋巴结）病理诊断为小细胞癌。免疫组织化学显示 CD56（+）、Ki67（70%+）、CgA（散在 +）、TTF-1（++）、Syn（+）、P40（–）、CK5/6（–）、CK-pan（+）、P63（–）。SPECT 全身骨扫描及磁共振脑转移筛查成像无异常。患者确诊小细胞肺癌（T4N3M0 ⅢC 期局限期）。依据诊疗指南，患者于 2020 年 5 月—8 月行 4 周期 EP 方案（依托泊苷 + 顺铂）化疗。2020 年 9 月，胸部肿瘤在 EP 方案化疗基础上予以放疗（6MV-X 线、IMRT、PTV：45Gy/1.5Gy/30F，每天 2 次）。

2020 年 10 月复查颅脑磁共振平扫增强 + T2FLAIR，结果显示双侧额叶新发小结节灶(较大者位于右侧额叶，直径约 7mm)，结合病史考虑为（小细胞肺癌 T4N3M1Ⅳ期广泛期）脑转移瘤，并予以 EP 方案（依托泊苷 + 顺铂）化疗。2020 年 11 月，予以替莫唑胺化疗及全脑放疗（6MV-X 线、PTV：30Gy/3.0Gy × 10F）。2020 年 12 月—2021 年 7 月，患者改用二线治疗方案（化疗联合靶向治疗，所用药物包括替莫唑胺、依托泊苷、安罗替尼）。2022 年 1 月，颅内病灶进展，参加脑转移瘤 MDT 讨论，建议：①患者既往诊断明确，为小细胞肺癌广泛期，已行多线药物治疗及全脑放疗，半年未行抗肿瘤治疗，现出现头部新发病灶，头部病灶可再次给予伽玛刀治疗；②既往全身化疗有效，建议重启 EP 方案化疗，若经济情况允许，建议加用 ICI 治疗。2 个周期治疗后根据复查情况决定下一步治疗；③ MRI 可见脑白质病变，可加用营养神经药物（甲钴胺、维生素 B_1、艾地苯醌）对症处理。

2022 年 1 月，遵会诊意见重启化疗，予以依托泊苷 + 顺铂化疗 1 个周期，患者拒绝伽玛刀治疗。2022 年 2 月，复查磁共振颅脑平扫增强 +T_2 FLAIR（图 12–1 A 和 C）显示：①双侧小脑半球、双侧额颞叶多发转移瘤数目较前增多（11 个）、部分异常强化灶较前增大（现较大者位于大脑镰右旁，大小约 18mm × 15mm）；②脑白质异常信号灶较前稍进展（双侧侧脑室旁长 T_1 长 T_2 信号同前，FLAIR 呈高信号灶。幕上深部脑白质长 T_1 长 T_2 信号灶，FLAIR 呈高信号灶范围较前进展）。2022 年 2 月，因疾病进展参加 MDT。讨论意见：①晚期小细胞肺癌患者，经多线治疗病情进展，病情晚预后差；②如有临床研究，可考虑入组；③建议 ICI 治疗 / 抗血管靶向治疗联合化疗。考虑经多线治疗后肿瘤未控且疗效差，患者行 ICI 治疗，并同时开始临床研究行肿瘤电场治疗（tumor treating fields，TTFields）(设 备：ASCLU-300 TTF、150kHz、＞18h/d)。患者自诉无不适，体格检查无皮肤不良反应。患者佩戴 TTFields 设备如图 12–2 所示。

2022 年 4 月经 ICI 及 TTFields 治疗后复查，

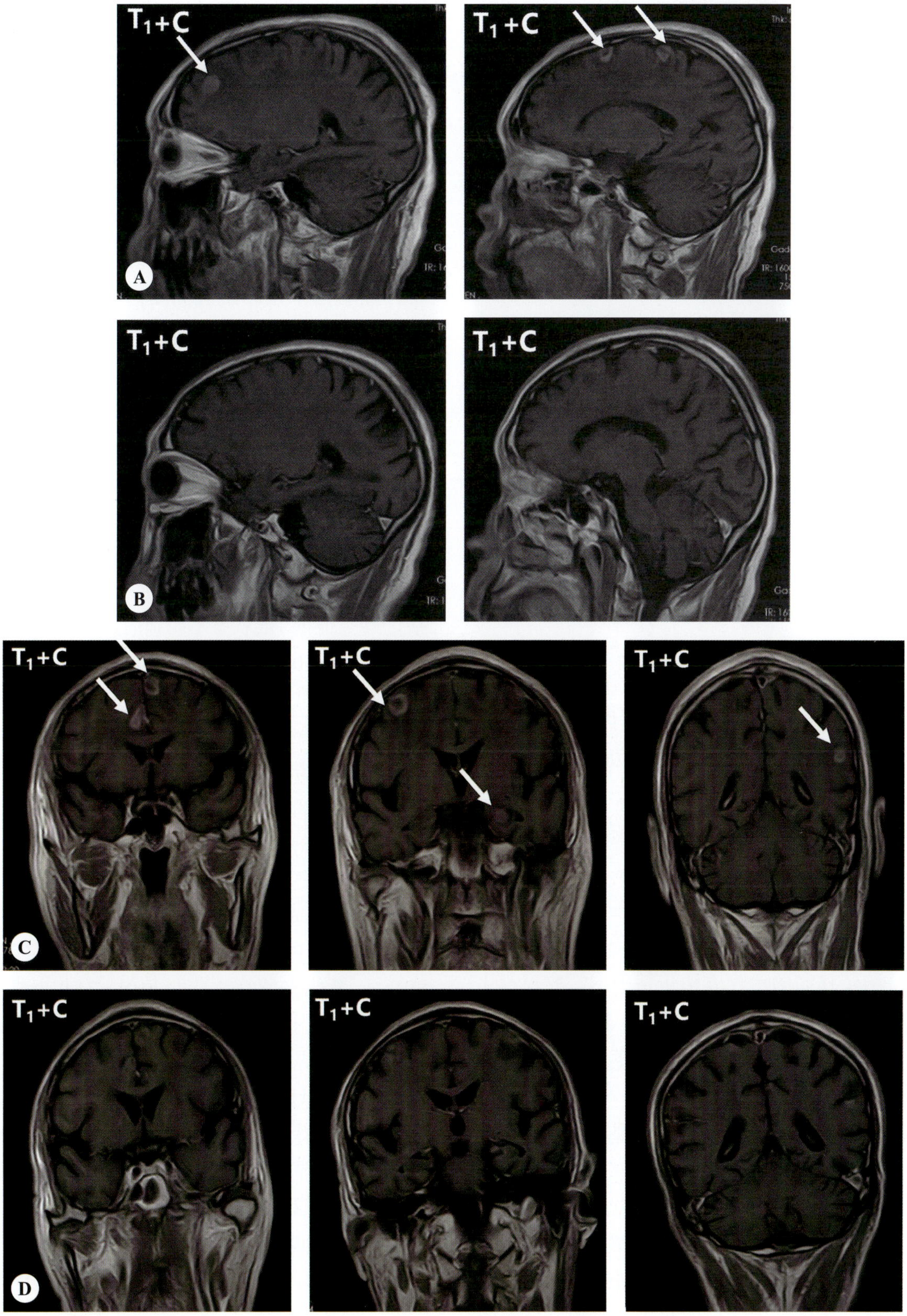

▲ 图 12-1　**TTFields 治疗前后肿瘤病灶对比**

TTFields 治疗前（A 和 C），双侧小脑半球、双侧额颞叶多发环形强化灶数目较前增多，部分异常强化灶较前增大，现较大者仍位于大脑镰右旁，大小约 18mm × 15mm。TTFields 治疗后（B 和 D），原双侧小脑半球、双侧额颞叶多发环形强化灶较前明显缩小，部分未见明确显示，现增强扫描部分原病灶区似可见轻度强化

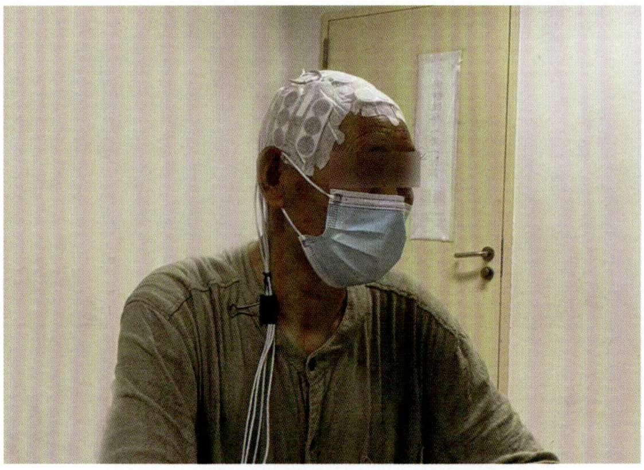

▲ 图 12-2　患者佩戴 TTFields 设备

磁共振颅脑平扫增强 +T2FLAIR 显示，原双侧小脑半球、双侧额颞叶多发转移瘤较前减小，部分未明确显示（图 12-1B 和 D）；周围脑实质水肿较前减轻（图 12-3）。然而，胸部 CT 平扫增强显示：左肺门肿块较前稍缩小（原较大层面约：较大层面范围约 77mm×41mm，现较大层面范围约 72mm×34mm）；淋巴结稳定（部分淋巴结与肿瘤融合，难以测量）；右肺上叶微小结节较前稍增多增大，肝实质内转移灶增多，右肾极转移灶较前体积增大（10mm×36mm），左肾上腺结节较前稍增大。综合评估后，考虑 TTFields 联合 ICI 治疗颅内病灶有效，ICI 治疗颅外病灶无效。

二、概述

脑转移瘤的治疗方法包括手术、放疗、化疗、靶向治疗、免疫治疗等 [1]，但各种治疗方式均存在一定的局限性。手术作为一种有创性治疗手段，但需综合多种情况明确手术指征；全脑放疗局控率欠佳，会引起神经认知功能损伤 [2, 3]；立体定向放射外科对多发脑转移瘤有一定的体积要求 [4–6]；传统铂类化疗药物血脑屏障通透性相对较差且容易导致骨髓抑制 [7]；小细胞肺癌无可获取的靶向治疗药物；ICI 治疗延长广泛期小细胞肺癌患者总生存有限 [8–10] 等问题都迫使我们通过联合治疗等方法优化脑转移瘤患者治疗的同时，也促使我们寻找新的肿瘤治疗方法。

TTFields 是一种无创的肿瘤物理治疗手段，对于复发胶质母细胞瘤具有疗效显著、无创便捷、不良反应少等优点。机制上，TTFields 通过干扰肿瘤细胞纺锤体而抑制有丝分裂。2004 年，Kirson 等首次报道 TTFields[11]。2006 年，首个临床试验 EF-07 将 TTFields 用于 10 例复发胶质母细胞瘤（rGBM）患者，结果表明 TTFields 治疗后，中位疾病进展时间和中位总生存期是历史对照患者的两倍以上（TTFields 治疗后，中位疾病进展时间和中位总生存期分别为 26.1 周、62.2 周）[12]。美国食品药品管理局于 2011 年及 2015 年分别批准 TTFields 用于治疗复发和新诊断的 GBM 患者 [13–16]。经临床试验验证，于 2013 年及 2016 年，美国国立综合癌症网络（National Comprehensive Cancer Network，NCCN）分别推荐 TTFields 治疗复发及新诊断 GBM[17, 18]。对于 MGMT 启动子区甲基化（1 类证据）或状态不明确的、年龄≤70 岁，KPS 评分≥60 分的幕上 GBM 患者，2023 年诊疗指南推荐常规放疗联合同步和辅助替莫唑胺化疗和（或）TTFields 治疗；同时推荐复发的高级别胶质瘤患者（2B 类证据）进行 TTFields 治疗 [19–21]。2024 年 6 月，于美国芝加哥举行的 ASCO 大会公布 TTFields 联合 SRS 治疗脑转移瘤的Ⅲ期临床试验 METIS 的研究结果。结果表明，TTFields 联合 SRS 可有效抑制颅内肿瘤生长并延长中位颅内进展时间（TTFields 联合 SRS vs. 最佳支持疗法联合 SRS，21.9 个月 vs. 11.3 个月）。接受 TTFields 治疗的患者，耐受性良好，生活质量和无进展生存期得到改善。

IMpower133[22]，CASPIAN[23]，ASTRUM-005[24]，CAPSTONE-1[25] 等研究表明 ICI 联合铂类化疗可改善广泛期小细胞肺癌患者的总生存。与单独使用 EP 方案（依托泊苷 + 顺铂）相比，Durvalumab 联合 EP 方案延长了小细胞肺癌脑转移瘤患者的总生存（HR=0.79，95% CI 0.44～1.41）[26]。本章中，小细胞肺癌脑转移瘤患者经多线治疗后，脑部病灶局部控制较差。经 ICI 和脑部 TTFields 治疗后，颅外病灶进展，而颅内肿瘤明显缩小且水肿明显好转。因 ICI

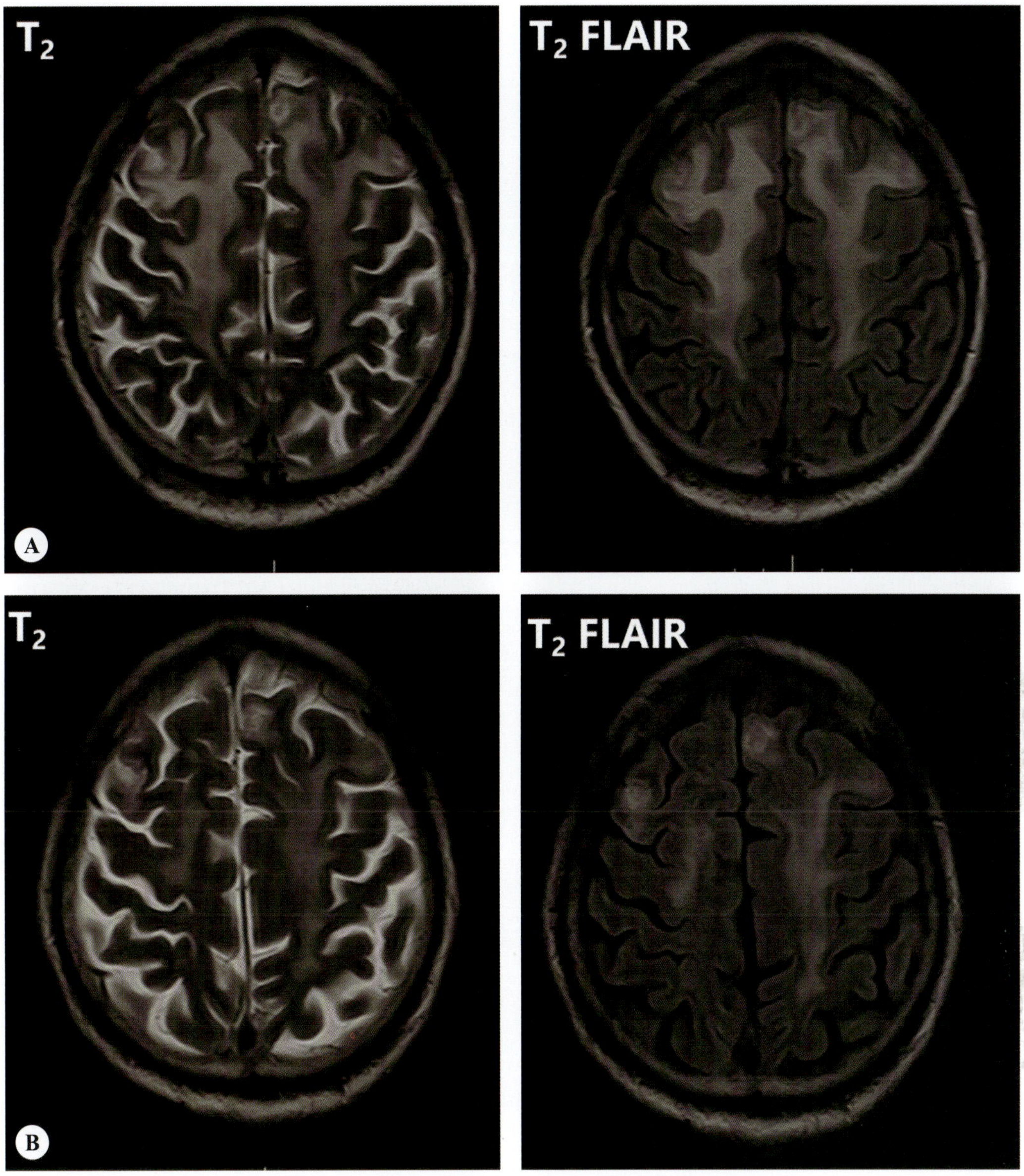

▲ 图 12-3　**TTFields 治疗前（A）后（B）水肿情况对比**

TTFields 治疗后病灶周围脑实质长 T_2 范围较前减小

的应用，肿瘤缩小及水肿好转并不能完全归结于 TTFields，可能来自 TTFields 与 ICI 治疗的联合作用。然而，TTFields 在国内尚无大型临床试验，此患者为本院首例使用 TTFields 治疗小细胞肺癌的病例，故以此引入 TTFields 在脑转移瘤中的应用、研究进展和未来发展方向。

三、循证医学基础

TTFields 在脑转移瘤中的研究进展

体外及动物实验证明，TTFields 具有明显抑制肿瘤生长，诱导细胞死亡，调节免疫浸润等功能[27]。对脑部肿瘤而言，动物实验证实 TTFields 可致血脑屏障暂时性开启[28-33]。血脑屏障的开放增加颅内药物透过率，从而增强对颅内肿瘤的控制。以往临床试验证明，TTFields 延长了 GBM 患者生存时间[13, 34, 35]。

与其他肿瘤类似，TTFields 在脑转移瘤中不良反应较轻，多为 1～2 级的皮肤不良反应。Ⅱ期临床试验 COMET（NCT01755624）证明 TTFields 治疗非小细胞肺癌脑转移瘤无严重不良反应，与

TTFields 相关的不良反应主要是轻微皮炎[36]。此外，另一研究 NCT03903640 探索 TTFields 联合 ICI（Nivolumab 及 Ipilimumab）可使颅内外缓解率达到 100%。中位 OS、颅内及颅外 PFS 分别为 104.5 天、99.5 天、58 天。同时，发生严重不良反应（如深静脉血栓形成等）概率也较高。然而，此研究仅仅纳入 2 例患者，结果有待进一步验证。2024 年 6 月，在美国芝加哥举行的 ASCO 会议上公布了 METIS 的研究结果。TTFields 联合 SRS 能有效治疗脑转移瘤（SRS+TTFields vs. 最佳支持疗法联合 SRS：中位颅内进展时间 21.9 个月 vs. 11.3 个月）。接受 TTFields 治疗的患者耐受性良好，生活质量和无进展生存期均得到显著改善。

因患者依从性问题，IRB-300001201 研究（NCT03488472）终止。TTFields 治疗脑转移瘤目前在进行的临床试验有 5 个（表 12–1）。目前临床试验通常是 Novocure 公司联合科研机构进行。国内注册的临床试验由中南大学湘雅医院主持，该临床试验验证国产设备 ASCLU-300 TTF 治疗放化疗抵抗的脑转移瘤患者的安全性及疗效，入组患者仅为 5 例。总体而言，多数研究纳入患者数较少，往往用于验证治疗设备和方案的可行性。METIS 研究及 NCT03995667 研究纳入人数较多，分别为 270 人及 106 人。

目前，TTFields 治疗的入组条件往往无性别限制，但排除孕妇使用。此外，对于年龄的限制，多数研究限定 18 岁以上（NCT04967027、NCT02831959、NCT01755624、NCT03488472）、少数研究（NCT05341349、NCT03995667）限定 22 岁以上。部分研究规定 KPS 评分≥60（NCT03995667）或 70（NCT04967027、NCT-05341349）、佩戴≥18h/d（NCT04967027、NCT-05341349）。心脏、肝肾功能及常见生化治疗异常（NCT04967027、NCT02831959、NCT05341349、NCT03995667）、对导电偶联剂或凝胶等过敏情况（NCT04967027、NCT02831959、NCT01755624、NCT05341349、NCT03995667）均排除在外。

颅内情况及脑转移瘤情况限定临床试验的入组情况。颅内严重水肿、中线易位（＞5mm/10mm）、脑疝或颅内植入物（NCT-04967027、NCT02831959、NCT01755624、NCT05341349、NCT03995667）的患者不符合入组条件。部分研究（NCT04967027、NCT-02831959、NCT01755624）限定脑转移瘤的数目和大小，而对脑转移瘤部位而言，幕下肿瘤、脑膜转移或复发脑转移瘤的患者也往往排除在外（NCT02831959、NCT01755624）。

ALK、EGFR 等基因突变非小细胞肺癌脑转移瘤患者经靶向治疗可延长患者生存时间和生活质量[37]。METIS 研究把 ALK、EGFR、ROS-1、B-RAF 突变的初诊患者排除在外（NCT02831959）。此外，脑转移瘤末次放疗和化疗间隔的时间（NCT04967027、NCT05341349、NCT03995667）均做了相应的规定。

常见发生脑转移瘤的肿瘤包括乳腺癌、肺癌、黑色素瘤、消化道肿瘤[38]。目前正在进行 TTFields 治疗小细胞肺癌（NCT03995667）、非小细胞肺癌（EF-21、EF-25）及黑色素瘤（NCT05341349）脑转移瘤。多数临床试验研究初诊脑转移瘤，而国内研究纳入放化疗抵抗的脑转移瘤患者（NCT04967027）。EF-21 研究限制 5 个脑转移病灶的患者，而 METIS 研究把脑转移病灶数扩大到 10 个。多数研究单独使用 TTFields，EF-21 研究在标准局部治疗后行 TTFields，METIS 研究对脑转移瘤患者行 SRS 联合 TTFields 治疗。另一临床试验（NCT05341349）对初诊脑转移瘤患者行 SRS 联合 ICI 的同时行 TTFields 治疗。各临床试验的检测指标通常为 OS、PFS、颅内外进展时间、疾病控制率、复发时间、神经认知功能和不良反应及生活质量评估。各研究的具体检测指标及所采用的评价标准如表 12–1 所示。目前，EF-21 及 METIS 研究已达到完成时间，但尚未见详细结果。我们期待更多大型的前瞻性研究来验证 TTFields 在脑转移瘤中的治疗作用。

在 GBM 或其他肿瘤的研究中，TTFields 未发现严重相关不良反应[12, 36, 39–44]和非预期不良反应[35, 45, 46]。Kirson 等报道，使用 TTFields 长达 280 周（约 5.8 年）也无严重不良反应[12]。

而 Stupp 等报道 TTFields 单独作用的严重不良反应发生率为 6%[13]。最常见的不良反应[41, 47]是 1～2 级皮肤不良反应，如电极片下轻微到中度的皮疹[13, 48]、红斑、皮炎、瘙痒[34–36, 39, 41, 45–47, 49]，无或极少发生[41, 45]3 级皮肤不良反应[49]。皮肤毒性发生时间为 6.5 周[42–44, 46]。不良反应经过类固醇等局部治疗、更换电极片或短时间暂停 TTFields 治疗可改善[39, 45, 46, 49]。TTFields 对外周血的影响较小[12]。TTFields 联合药物治疗提高肿瘤疗效的同时，不良反应发生率也升高[13, 48]。健康相关生存质量分析表明 TTFields 利大于弊。TTFields 应用后，患者身体机能或许会稍差，但改善神经认知功能及患者情绪[13]。

然而，价格昂贵等原因限制了 TTFields 的使用和推广。Bernard-Arnoux 等证明增量成本效果比（ICER）95%CI 为 447017 欧元 /LYG 至 745805 欧元 /LYG，＜100000 欧元 /LYG 不具有成本效益[50]。Connock 等通过分区生存模型得出类似结论，替莫唑胺联合 TTFields 治疗显然超出了广泛使用的支付意愿阈值，要实现低于 100000 欧元 /LYG 的 ICER，需要将 TTFields 设备成本降低约 85%[51]。然而，Guzauskas 等证明 TTFields 治疗在支付意愿阈值范围内认为是具有成本效益的[52]。

综上所述，临床试验结果表明 TTFields 联合放化疗可抑制 GBM 生长，延长患者生存时间[13, 34, 35]。然而，有些临床试验纳入人数过少[40, 53, 54]，导致结果的可信度显著降低。TTFields 的不良反应极少极轻微，安全性可靠。在保证安全性和可行性的前提下，大型的临床试验无疑更具有说服力。临床试验通常关注 OS、PFS 和 TTP 等指标[13, 34, 48, 49, 53, 55, 56]，这不利于 TTFields 更多效益的发现与探索，如 TTFields 对神经认知功能指标的影响。

将 TTFields 应用到难治的或预后差的脑部肿瘤中是值得考虑的问题。发生脑转移瘤常见的肿瘤为乳腺癌、肺癌、黑色素瘤、消化道肿瘤[38]。目前临床试验聚焦在非小细胞 / 小细胞肺癌、黑色素瘤脑转移瘤患者，而乳腺癌等癌症脑转移尚未被探索。此外，除了对肿瘤的治疗作用外，TTFields 对脑白质病变、神经认知功能的影响，也值得关注。

TTFields 联合其他治疗方法，往往是联合放疗、化疗或 ICI 治疗，极少探索三联治疗[49]。在基础研究方面，EGFR 抑制剂与 TTFields 的联用是争议性的。Giladi 等[57]报道，Erlotinib 与 TTFields 联合抑制肺癌增殖，但 Li 等[58]证明 TTFields 减弱了 Osimertinib 对肿瘤的杀伤作用。Karanam 等[58]报道，与 Olaparib 和 IR 相比，TTFields 的联用更能抑制肿瘤增殖。在靶向治疗和免疫治疗的时代，TTFields 在脑转移瘤治疗的作用如何尚未可知。同时，我们也应该关注和评估化疗、靶向及免疫药物等联合 TTFields 所带来的效应和不良反应。新的治疗方向如 TTFields 联合热疗，TTFields 联合纳米材料，TTFields 联合免疫细胞疗法，TTFields 联合基因治疗等仍然是尚待阐明的问题。同时，我们应该借助类器官、单细胞测序、空间转录组等新技术揭示 TTFields 的生物学效应和作用机制。一方面，精准医学时代里，个体化治疗也是热点问题，如何获得最大效益、如何筛选 TTFields 获益人群等问题值得我们深入探讨；另一方面，这有利于 TTFields 增敏剂的开发，进一步放大 TTFields 的效益。

四、结论与建议

TTFields 因延长患者生存时间目前写入了 GBM 诊疗指南，但因费用昂贵且未纳入医保，目前使用人数较少[17–19, 50–52]。TTFields 联合其他治疗方案的顺序及介入时间问题也值得关注。目前，METIS 研究证实 TTFields 联合 SRS 能有效治疗脑转移瘤。TTFields 对脑转移瘤的治疗作用，仍需更多前瞻性研究证明。

五、展望与未来

TTFields 是一种无创的肿瘤治疗方式，其前景是光明的。最大限度地发挥 TTFields 的作用，减轻肿瘤患者的疾病负担，改善患者的生活质量是 TTFields 未来的研究方向。

（谭祝桂龙）

参考文献

[1] Abdallah SM, Wong A. Brain metastases in non-small-cell lung cancer: are tyrosine kinase inhibitors and checkpoint inhibitors now viable options[J]. *Curr Oncol*, 2018, 25(1):S103-S114.

[2] Brown PD, Jaeckle K, Ballman KV, et al. Effect of Radiosurgery Alone vs Radiosurgery With Whole Brain Radiation Therapy on Cognitive Function in Patients With 1 to 3 Brain Metastases: A Randomized Clinical Trial[J]. *JAMA*, 2016,316(4):401-409.

[3] Patil CG, Pricola K, Garg SK, et al. Whole brain radiation therapy (WBRT) alone versus WBRT and radiosurgery for the treatment of brain metastases[J]. *Cochrane Database Syst Rev*, 2010(6):CD006121.

[4] Prabhu RS, Press RH, Patel KR, et al. Single-Fraction Stereotactic Radiosurgery (SRS) Alone Versus Surgical Resection and SRS for Large Brain Metastases: A Multi-institutional Analysis[J]. *Int J Radiat Oncol Biol Phys*, 2017,99(2):459-467.

[5] Brown PD, Ballman KV, Cerhan JH, et al. Postoperative stereotactic radiosurgery compared with whole brain radiotherapy for resected metastatic brain disease (NCCTG N107C/CEC.3): a multicentre, randomised, controlled, phase 3 trial[J]. *Lancet Oncol*, 2017,18(8):1049-1060.

[6] Brennan C, Yang TJ, Hilden P, et al. A phase 2 trial of stereotactic radiosurgery boost after surgical resection for brain metastases[J]. *Int J Radiat Oncol Biol Phys*, 2014,88(1):130-136.

[7] Deeken JF, Loscher W. The blood-brain barrier and cancer: transporters, treatment, and Trojan horses[J]. *Clin Cancer Res*, 2007, 13(6):1663-1674.

[8] Wang Y, Chen R, Wa Y, et al. Tumor Immune Microenvironment and Immunotherapy in Brain Metastasis From Non-Small Cell Lung Cancer[J]. *Front Immunol*, 2022,13:829451.

[9] Chu X, Niu L, Xiao G, et al. The Long-Term and Short-Term Efficacy of Immunotherapy in Non-Small Cell Lung Cancer Patients With Brain Metastases: A Systematic Review and Meta-Analysis[J]. *Front Immunol*, 2022,13:875488.

[10] Xiao G, Liu Z, Gao X, et al. Immune checkpoint inhibitors for brain metastases in non-small-cell lung cancer: from rationale to clinical application[J]. *Immunotherapy*, 2021,13(12):1031-1051.

[11] Kirson ED, Gurvich Z, Schneiderman R, et al. Disruption of cancer cell replication by alternating electric fields[J]. *Cancer Res*, 2004, 64(9):3288-3295.

[12] Kirson ED, Dbaly V, Tovarys F, et al. Alternating electric fields arrest cell proliferation in animal tumor models and human brain tumors[J]. *Proc Natl Acad Sci USA*, 2007,104(24):10152-10157.

[13] Stupp R, Wong ET, Kanner AA, et al. NovoTTF-100A versus physician's choice chemotherapy in recurrent glioblastoma: a randomised phase Ⅲ trial of a novel treatment modality[J]. *Eur J Cancer*, 2012,48(14):2192-2202.

[14] Stupp R, Taillibert S, Kanner AA, et al. Maintenance Therapy With Tumor-Treating Fields Plus Temozolomide vs Temozolomide Alone for Glioblastoma: A Randomized Clinical Trial[J]. *JAMA*, 2015,314(23):2535-2543.

[15] U.S. Food and Drug Administration. 2015 OPTUNE (formerly the NovoTTF-100A system) - expanded indication approval P100034S013. U.S. Food and Drug Administration Available from: https://www.accessdata.fda.gov/scripts/cdrh/cfdocs/cfpma/pma.cfm?id=P100034S013.

[16] U.S. Food and Drug Administration. 2011 NovoTTF-100A System-Premarket approval P100034. Available from: https://www.accessdata.fda.gov/scripts/cdrh/cfdocs/cfpma/pma.cfm?id=P100034.

[17] National Comprehensive Cancer Network,NCCN Pratice Guidelines in Oncology: Central Nervous System Cancers, Version 1. 2016, Available at https://www.www.nccn.org/.

[18] National Comprehensive Cancer Network,NCCN Pratice Guidelines in Oncology: Central Nervous System Cancers, Version 1. 2013, Available at https://www.www.nccn.org/.

[19] National Comprehensive Cancer Network.NCCN Pratice Guidelines in Oncology: Central Nervous System Cancers, Version 2. 2022, Available at https://www.nccn.org/professionals/physician_gls/pdf/cns.pdf.

[20] 脑胶质瘤中西医结合临床诊疗专家共识（上海）[J]. 上海中医药大学学报，2023,37(05):1-10.

[21] 《中国肿瘤临床》文章推荐：中国抗癌协会脑胶质瘤整合诊治指南（精简版）[J]. 中国肿瘤临床，2022,49(19):1000.

[22] Horn L, Mansfield AS, Szczesna A, et al. First-Line Atezolizumab plus Chemotherapy in Extensive-Stage Small-Cell Lung Cancer[J]. *N Engl J Med*, 2018,379(23):2220-2229.

[23] Paz-Ares L, Dvorkin M, Chen Y, et al. Durvalumab plus platinum-etoposide versus platinum-etoposide in first-line treatment of extensive-stage small-cell lung cancer (CASPIAN): a randomised, controlled, open-label, phase 3 trial[J]. *Lancet*, 2019, 394(10212):1929-1939.

[24] Cheng Y, Han L, Wu L, et al. Effect of First-Line Serplulimab vs Placebo Added to Chemotherapy on Survival in Patients With Extensive-Stage Small Cell Lung Cancer: The ASTRUM-005 Randomized Clinical Trial[J]. *JAMA*, 2022,328(12):1223-1232.

[25] Wang J, Zhou C, Yao W, et al. Adebrelimab or placebo plus carboplatin and etoposide as first-line treatment for extensive-stage small-cell lung cancer (CAPSTONE-1): a multicentre, randomised, double-blind, placebo-controlled, phase 3 trial[J]. *Lancet Oncol*, 2022,23(6):739-747.

[26] Chen Y, Paz-Ares L, Reinmuth N, et al. Impact of Brain Metastases on Treatment Patterns and Outcomes With First-Line Durvalumab Plus Platinum-Etoposide in Extensive-Stage SCLC (CASPIAN): A Brief Report[J]. *JTO Clin Res Rep*, 2022,3(6):100330.

[27] Tanzhu G, Chen L, Xiao G, et al. The schemes, mechanisms and molecular pathway changes of Tumor Treating Fields (TTFields) alone or in combination with radiotherapy and chemotherapy[J]. *Cell Death Discov*, 2022,8(1):416.

[28] Salvador E, Kessler AF, Hörmann J, et al. Abstract 6251: Blood brain barrier opening by TTFields: a future CNS drug delivery strategy[J]. *Cancer Research*, 2020,80(16):6251-6251.

[29] Brami CT, Salvador E, Kessler AF, et al. Transient opening of the blood brain barrier by Tumor Treating Fields (TTFields)[J]. *Cancer Research*, 2021,81(13).

[30] Salvador E, Kessler A, Hoermann J, et al. Tumor treating fields effects on the blood-brain barrier in vitro and in vivo[J]. *Journal of Clinical Oncology*, 2020,38(15):2551-2551.

[31] Schulz E, Kessler AF, Salvador E, et al. EXTH-02. The Blood-Brain Barrier (BBB) Permeability Is Altered by Tumor Treating Fields (TTFields) In Vivo[J]. *Neuro-Oncology*, 2019,21(6):vi82-vi82.

[32] Kessler AF, Schaeffer CM, Burek M, et al. Abstract 252: Tumor treating fields (TTFields) affect blood brain barrier (BBB) integrity in vitro and in vivo[J]. *Cancer Research*, 2019,79(13):252-252.

[33] Kessler AF, Schaeffer C, Burek M, et al. P04.33 Effects of Tumor Treating Fields (TTFields) on blood brain barrier (BBB) permeability[J]. *Neuro-Oncology*, 2018,20(3):iii286-iii286.

[34] Stupp R, Kanner A, Engelhard H, et al. A prospective, randomized, open-label, phase Ⅲ clinical trial of NovoTTF-100A versus

best standard of care chemotherapy in patients with recurrent glioblastoma[J]. *Journal of Clinical Oncology*, 2010, 28(18): LBA2007.

[35] Zhu J-J, O'Donnell RT, Goldlust S, et al. CTNI-77. EF-19, a Post-Approval Registry Study of Tumor Treating Fields (TT-Fields) in Recurrent Glioblastoma (rGBM)[J]. *Neuro-Oncology*, 2020,22(2):60.

[36] Brozova H, Lucas A, Salmaggi A, et al. BMET-06COMET: A Phase II Randomized Study of TTFields Versus Supportive Care in Non-Small Cell Lung Cancer Patients With 1-5 Brain Metastases-Initial Safety Results[J]. *Neuro-Oncology*, 2015, 17(5):46.

[37] Hirsch FR, Scagliotti GV, Mulshine JL, et al. Lung cancer: current therapies and new targeted treatments[J]. *Lancet*, 2017, 389(10066): 299-311.

[38] Boire A, Brastianos PK, Garzia L, et al. Brain metastasis[J]. *Nat Rev Cancer*, 2020, 20(1):4-11.

[39] Pless M, Droege C, von Moos R, et al. A phase Ⅰ/Ⅱ trial of Tumor Treating Fields (TTFields) therapy in combination with pemetrexed for advanced non-small cell lung cancer[J]. *Lung Cancer*, 2013,81(3):445-450.

[40] Salzberg M, Kirson E, Palti Y, et al. A pilot study with very low-intensity, intermediate-frequency electric fields in patients with locally advanced and/or metastatic solid tumors[J]. *Onkologie*, 2008,31(7):362-365.

[41] Gkika E, Grosu AL, Macarulla Mercade T, et al. Tumor Treating Fields Concomitant with Sorafenib in Advanced Hepatocellular Cancer: Results of the HEPANOVA Phase Ⅱ Study[J]. *Cancers (Basel)*, 2022,14(6).

[42] Vergote I, von Moos R, Manso L, et al. Tumor Treating Fields in combination with paclitaxel in recurrent ovarian carcinoma: Results of the INNOVATE pilot study[J]. *Gynecol Oncol*, 2018, 150(3): 471-477.

[43] Vergote I, Moos Rv, Manso L, et al. INNOVATE: A phase Ⅱ study of TTFields (200 kHz) concomitant with weekly paclitaxel for recurrent ovarian cancer—Updated safety and efficacy results[J]. *Journal of Clinical Oncology*, 2017,35(15):5580-5580.

[44] Rivera F, Gallego J, Guillen C, et al. PANOVA: A pilot study of TTFields concomitant with gemcitabine for front-line therapy in patients with advanced pancreatic adenocarcinoma[J]. *Journal of Clinical Oncology*, 2016,34(4):269-269.

[45] Ceresoli GL, Aerts JG, Dziadziuszko R, et al. Tumour Treating Fields in combination with pemetrexed and cisplatin or carboplatin as first-line treatment for unresectable malignant pleural mesothelioma (STELLAR): a multicentre, single-arm phase 2 trial[J]. *Lancet Oncol*, 2019,20(12):1702-1709.

[46] Rivera F, Benavides M, Gallego J, et al. Tumor treating fields in combination with gemcitabine or gemcitabine plus nab-paclitaxel in pancreatic cancer: Results of the PANOVA phase 2 study[J]. *Pancreatology*, 2019,19(1):64-72.

[47] Gkika E, Brunner T, Thimme R, et al. Abstract CT186: HEPANOVA: Interim safety analysis from a phase 2 study of Tumor Treating Fields (TTFields, 150 kHz) concomitant with sorafenib in advanced hepatocellular carcinoma (HCC)[J]. *Cancer Research*, 2020, 80(16):CT186.

[48] Stupp R, Taillibert S, Kanner A, et al. Effect of Tumor-Treating Fields Plus Maintenance Temozolomide vs Maintenance Temozolomide Alone on Survival in Patients With Glioblastoma: A Randomized Clinical Trial[J]. *JAMA*, 2017,318(23):2306-2316.

[49] Song A, Bar-Ad V, Martinez N, et al. Initial experience with scalp sparing radiation with concurrent temozolomide and tumor treatment fields (SPARE) for patients with newly diagnosed glioblastoma[J]. *J Neurooncol*, 2020,147(3):653-661.

[50] Bernard-Arnoux F, Lamure M, Ducray F, et al. The cost-effectiveness of tumor-treating fields therapy in patients with newly diagnosed glioblastoma[J]. *Neuro Oncol*, 2016,18(8):1129-1136.

[51] Connock M, Auguste P, Dussart C, et al. Cost-effectiveness of tumor-treating fields added to maintenance temozolomide in patients with glioblastoma: an updated evaluation using a partitioned survival model[J]. *J Neurooncol*, 2019,143(3):605-611.

[52] Guzauskas GF, Pollom EL, Stieber VW, et al. Tumor treating fields and maintenance temozolomide for newly-diagnosed glioblastoma: a cost-effectiveness study[J]. *J Med Econ*, 2019, 22(10):1006-1013.

[53] Bokstein F, Blumenthal D, Limon D, et al. Concurrent Tumor Treating Fields (TTFields) and Radiation Therapy for Newly Diagnosed Glioblastoma: A Prospective Safety and Feasibility Study[J]. *Front Oncol*, 2020,10:411.

[54] Lazaridis L, Schafer N, Teuber-Hanselmann S, et al. Tumour Treating Fields (TTFields) in combination with lomustine and temozolomide in patients with newly diagnosed glioblastoma[J]. *J Cancer Res Clin Oncol*, 2020,146(3):787-792.

[55] Kirson ED, Schneiderman RS, Dbaly V, et al. Chemotherapeutic treatment efficacy and sensitivity are increased by adjuvant alternating electric fields (TTFields)[J]. *BMC Med Phys*, 2009,9:1.

[56] Zhu J-J, O'Donnell R, Ram Z. EF-19, a post-approval registry study of tumor treating fields (TTFields) in recurrent glioblastoma (rGBM) [J]. *Journal of Clinical Oncology*, 2020, 38(15): e14536- e14536.

[57] Giladi M, Weinberg U, Schneiderman RS, et al. Alternating electric fields (tumor-treating fields therapy) can improve chemotherapy treatment efficacy in non-small cell lung cancer both in vitro and in vivo[J]. *Semin Oncol*, 2014,41(6):S35-41.

[58] Li L, Hu C, Lu C, et al. Applied electric fields suppress osimertinib-induced cytotoxicity via inhibiting FOXO3a nuclear translocation through AKT activation[J]. *Carcinogenesis*, 2020, 41(5): 600-610.

第 13 章　特鲁索综合征的诊疗

一、病例介绍

60 岁女性，2020 年 12 月 14 日确诊为：原发性支气管肺癌（中分化腺癌 T4N2M1c ⅣB 期肺内、脑、骨转移 EGFR19del），开始予以“奥希替尼 80mg 每天 1 次”靶向治疗及“地舒单抗 120mg，每 4 周 1 次”抗骨转移治疗。后规律复查肺部病灶及头部病灶均较前明显好转。2023 年 5 月 15 日患者复查颅脑磁共振平扫增强 +T_2FLAIR 提示，右小脑半球、左额顶叶皮层、基底节区及右顶叶皮层可见多发斑片状稍长 T_1 长 T_2 信号灶，FLAIR 呈稍高信号，增强后未见明显异常强化。胸部 CT 提示，左肺上叶前段结节较前缩小；右肺中叶外侧段纯磨玻璃结节、余双肺散在微小结节同前，新见 T_8 椎体后缘高密度灶。参加脑转移 MDT 意见：①完善脑转移瘤筛查序列检查；②患者颅脑磁共振提示脑沟信号增高，建议完善腰穿，行脑脊液常规、生化、细胞学及基因检测等检查；③头部病灶多发，可予以全脑放疗。

2023 年 5 月 20 日患者颅脑磁共振脑转移筛查成像（T_2、T_1、T_2FLAIR+ 增强 DWI、SWI、T_2FLAIR、3DT_1）提示，脑内多发异常强化灶，考虑脑转移瘤可能性大。完善腰穿，脑脊液未见异形细胞。胸部 CT 提示，T_8 椎体后缘考虑转移，其余骨质破坏同前。2023 年 5 月 23 日患者入院完善相关检查后，于 2023 年 5 月 30 日开始行全脑放疗，具体计划为 IMRT 6MV-X 线，予以 PTV：30.00Gy/3.00Gy × 10F。2023 年 6 月 13 日患者放疗后复查颅脑磁共振平扫增强 +T_2FLAIR 提示，“颅脑多发转移瘤放疗后”改变；右小脑半球、右侧枕叶及左额顶叶皮层内病灶较前缩小。2023 年 6 月 13 日予以 2 个周期 PP 方案（培美曲塞 500mg/m^2 D1+ 顺铂针 75mg/m^2）联合贝伐珠单抗 600mg 抗血管肿瘤靶向治疗。

2023 年 8 月 8 日复查胸部 CT 提示，T_9、T_{10}、T_{11}、L_1、L_2、L_4、L_5、S_1、髂骨、胸骨、骶骨可见混合性骨质破坏部分较前进展；双侧耻骨、右侧髂骨新见骨质破坏，肝右前叶上段新见强化结节，脾脏片状强化减低灶。2023 年 8 月 10 日复查颅脑磁共振平扫增强 +T_2FLAIR 提示：脑内多发异常信号灶及强化灶较前稍增多，考虑转移可能；部分病变软化灶形成，考虑特鲁索综合征（图 13–1）。考虑患者病情较前进展，2023 年 8 月 11 日更改治疗方案为“白蛋白紫杉醇 260mg/m^2 + 贝伐珠单抗 700mg + 替雷利珠单抗 200mg”。

2023 年 8 月 14 日患者突发呼吸困难，持续数分钟后缓解。结合患者症状及检查结果，目前暂未见明确肺栓塞征象，但下肢肌间静脉血栓形成诊断明确，遵血管外科会诊意见且与患者家属交代抗凝的必要性及相关风险后，予以足量抗凝治疗：低分子肝素 100U/kg 皮下注射，每 12 小时 1 次。出院后予以艾多沙班片 30mg，每天 1 次口服抗凝治疗。

2023 年 9 月 1 日继续予以“白蛋白紫杉醇 260mg/m^2+ 贝伐珠单抗 700mg+ 替雷利珠单抗 200mg”治疗。2023 年 9 月 26 日复查凝血常规

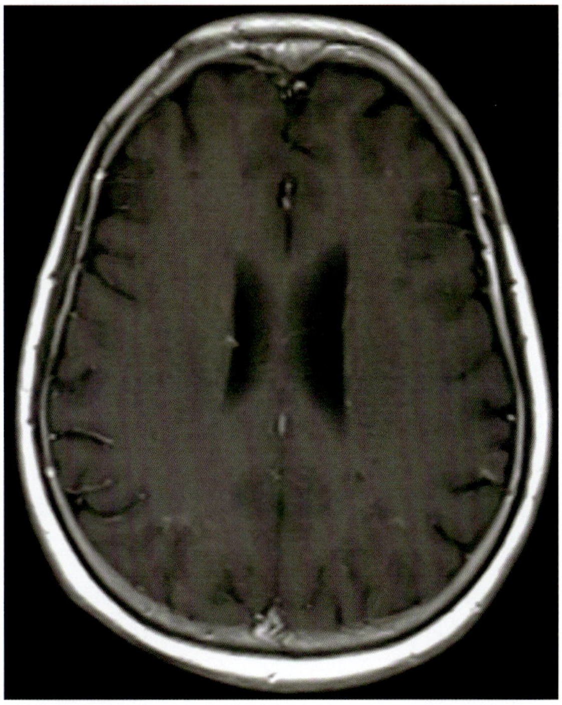

▲ 图 13–1　2023 年 8 月 10 日颅脑磁共振

及相关项目检查结果，纤维蛋白原 4.79g/L，D-二聚体正常。胸部 CT 提示基本同前。颅脑磁共振平扫增强 +T_2FLAIR 提示，双侧额顶枕叶皮层内多发异常强化灶较前减少，部分病灶为转移灶，部分病灶为软化灶，特鲁索综合征所致可能。彩超血管提示，双下肢深静脉、浅静脉未见明显异常。患者已规律抗凝 1 个月，行四肢血管彩超提示，双下肢深静脉、浅静脉未见明显异常；D- 二聚体正常，遂停止抗凝，但考虑患者有血栓病史，住院期间仍建议使用双下肢气压足泵预防血栓。

2023 年 10 月 13 日，11 月 6 日，12 月 10 日继续予以“白蛋白紫杉醇 260mg/m^2 + 贝伐珠单抗 700mg + 替雷利珠单抗 200mg”方案抗肿瘤治疗。

患者家属代诉患者于 2023 年 12 月 24 日早上 6 点醒后发现右侧肢体活动无力，当时尚能行走，但需人搀扶行走，重复语言（我现在在哪里），伴不识家人，大声呼喊，当时未予重视，至 2023 年 12 月 24 日早上 8 点左右患者出现右侧肢体活动不能，2023 年 12 月 24 日—2024 年 1 月 8 日在外院住院治疗，完善 D- 二聚体 14.81μg/ml，颅脑磁共振平扫增强提示，右小脑半球、双额枕顶叶多发新近脑梗死。住院后予那曲肝素抗凝、血塞通改善微循环等治疗。经治疗，患者家属诉患者右侧肢体乏力好转，可抬高。2024 年 1 月 3 日中午患者突发呼吸急促，予吸氧、卧床休息，持续约 10min 后缓解。

2024 年 1 月 3 日晚患者突发烦躁不安，左侧肢体活动不能，急查头颅 CT 未见颅内出血，完善颅脑磁共振平扫增强示，双侧大脑半球、右侧小脑半球多发新近及陈旧性脑梗死结合其分布特点及肺癌病史，考虑特鲁索综合征，左侧大脑半球多发强化灶：符合亚急性 – 慢性早期脑梗死强化特点，新增右额颞岛顶叶交界最大新近梗死灶及部分新近小梗死灶，继续予抗凝治疗。2024 年 1 月 8 日下午患者出现神志淡漠，反应迟钝，遂于 2024 年 1 月 8 日至我院急诊就诊，急诊完善颅脑 CT 检查提示，双侧额顶枕叶多发脑梗死并出血，右侧枕叶病灶范围较前稍增大，CTP 结合伪彩图示双侧额顶枕叶可见缺血半暗带，存在核心梗死区，双侧额顶枕叶病灶局部灌注减低。

2024 年 1 月 10 日胸部 CT、颅脑 CT 平扫 + 动脉成像 CTA+ 灌注成像 CTP，颅脑 CT 平扫 + 脑静脉（窦）成像 CTV 提示，双侧额顶枕叶多发脑梗死并出血，右侧枕叶病灶范围较前稍增大，幕上脑积水，CTP 结合伪彩图示双侧额顶枕叶可见缺血半暗带，存在核心梗死区，双侧额顶枕叶病灶局部灌注减低，左侧椎动脉颅内段局限性混合型斑块并相应管腔轻度狭窄，余况基本同前。

二、概述

1865 年，Armand Trousseau 首次报道了一例多发性静脉血栓引起脑栓塞和肺栓塞的胃癌患者，并定义恶性肿瘤标志的游走性血栓性静脉炎综合征为特鲁索综合征（Trousseau’s syndrome，TS）[1]。Sack 等进一步将特鲁索综合征的定义拓展为恶性肿瘤相关的各种静脉和动脉血栓栓塞事件，包括静脉血栓栓塞、动脉血栓形成、非细菌性血栓性心内膜炎和急性或慢性播散性血管内凝血[2]。

特鲁索综合征被认为是凝血和纤溶系统对肿瘤的反应。适当程度的反应可能减少甚至防止肿瘤转移；然而，当过度反应可能促进肿瘤细胞的增殖、转移、肿瘤组织中的血管生成和各种血栓栓塞事件[3]。临床以缺血性卒中为首发症状的恶性肿瘤患者的常规卒中危险因素较少。通常，会忽略此类急性缺血性卒中的危险因素。

特鲁索综合征患者血栓事件复发率高、病死率高，已成为肿瘤患者的第二大常见死亡原因[4]，因此早期识别和适当治疗特鲁索综合征至关重要。

恶性肿瘤在其病程中，常因凝血与纤维蛋白溶解机制的异常，导致患者出现自发性、反复发作性、游走性的动静脉血栓栓塞事件。此类事件的原发肿瘤多见于各类黏液腺癌，如胃癌、肺癌、胰腺癌、卵巢癌及前列腺癌（特别是腺癌和黏液癌）等，是一种典型的副肿瘤综合征。反复发生的缺血性脑卒中是特鲁索综合征的一种重要表现形式；但遗憾的是，这一点常被临床医生所忽视。

关于特鲁索综合征的凝血功能障碍机制，目前普遍认为涉及两点：①肿瘤细胞分泌的促凝物质与宿主血管间的相互作用。当巨噬细胞与恶性肿瘤细胞接触时，会释放 IL-1、IL-6 及 TNF 等细胞因子，这些因子的释放导致血管内皮损伤，进而激活血栓形成过程；②肿瘤细胞还能分泌具有凝血酶样活性的组织因子和半胱氨酸蛋白酶，这些物质能够激活凝血因子Ⅶ和Ⅹ。特别是，分泌黏液素的肿瘤可直接导致凝血因子Ⅹ的非酶活性增强，形成高凝状态。在这种状态下，非细菌性血栓性心内膜炎成为血栓栓塞的潜在致命因素，但其具体发生机制尚未完全明确。而缺血性卒中的两种常见潜在机制则与非细菌性血栓性心内膜炎引起的心源性栓塞或脑血管内凝血密切相关。

非细菌性血栓性心内膜炎被认为是恶性肿瘤患者脑梗死的主要原因[5, 6]。其赘生物主要由纤维蛋白血栓构成，脱落后可阻塞颅内动脉，引发脑梗死。然而，由于这些血栓通常较小且易破碎，其检出率极低。尸检中的诊断率约为 32%，且多见于黏液腺癌患者。经食管超声心动图在检测心脏赘生物及筛查非细菌性血栓性心内膜炎方面具有显著优势。因此，临床医生应高度重视恶性肿瘤患者的非细菌性血栓性心内膜炎，尤其是高凝性血栓性心内膜炎患者，通过经食管超声心动图检查提高检出率，并据此制订治疗方案，以降低肿瘤患者急性脑梗死的发生率。

高凝状态是特鲁索综合征患者普遍存在的现象，约 90% 的恶性肿瘤患者伴有高凝状态[7]。高凝状态的形成主要归因于凝血系统的激活、抗凝血活性的降低及纤溶系统的抑制。凝血系统的激活涉及组织因子表达与释放的增加、内皮细胞损伤及肿瘤促凝物质的分泌增多。在正常情况下，内皮细胞不表达组织因子，但癌细胞产生的炎症细胞因子和血管生成因子能够诱导血管细胞表达组织因子。此外，癌细胞还能诱导单核细胞或巨噬细胞释放组织因子，从而直接激活外源性凝血途径，启动凝血级联反应。组织因子水平与肿瘤分期呈正相关，且组织因子水平较高的肿瘤患者发生静脉血栓栓塞的风险显著增加[8]。恶性肿瘤还通过 GPⅡB/ⅢA 整合素与血管壁相互作用[9]，破坏血管内皮的完整性，激活凝血因子Ⅻ，启动内源性凝血通路。高达 85% 的癌症患者血清中癌症促凝物质水平升高，这些物质在维生素 K 存在的情况下，可直接促进因子 X 转化为因子 Xa，进而促进血小板聚集和血栓稳定。

三、循证医学基础

（一）特鲁索综合征的诊断

特鲁索综合征患者罹患不同类型癌症在缺血性卒中中的确切频率尚存争议。一项研究揭示，21.2% 的病例涉及胃癌，16% 为肺癌，14.1% 为结肠直肠癌，12.8% 为肝胆癌，剩余 35.9% 则分散于乳腺癌、胰腺癌、宫颈癌、肾癌或膀胱癌等其他类型[10]。另一项研究则指出，肺癌、前列腺癌、乳腺癌、结肠直肠癌、胰腺癌及胃癌在特鲁索综合征患者中较为普遍[11]。2020 年，中国的一项涵盖 416 例脑梗死与恶性肿瘤并存的研究显示，肺癌、食管癌、胃癌、乳腺癌、肝癌、结肠癌、直肠癌、宫颈癌、颅内癌及胰腺癌是特鲁索综合征患者最常见的十大肿瘤类型[12]。这些结果的差异可能归因于样本规模、地域性肿瘤发病率的差异及随访时长的不同。

脑梗死作为最常见的动脉栓塞形式，其在肿瘤患者中的发病率尤为引人关注。一项针对 3426 例（不包括中枢神经系统肿瘤）肿瘤患者的尸检研究揭示，约 7.5% 的患者伴有脑梗死，其中近半数（45.7%）呈现症状[13]。恶性肿瘤患者罹患脑梗死的概率是普通人群的 1.5 倍[14]。在另一项涉及 5106 例缺血性卒中患者的研究中，24 例（0.4%）患者被诊断出潜在恶性肿瘤[15]。值得注意的是，尽管仅 0.4% 的患者伴有恶性肿瘤，但当 3 个或更多脑血管分布区域出现脑梗死的影像学特征时，癌症相关脑梗死的比例高达 22%。该研究还指出，在无法确定缺血性梗死栓塞来源的情况下，75% 的病例归因于癌症相关的高凝状态[16]。

类似地，一项针对 348 例隐源性卒中患者的队列研究显示，20.4% 的患者患有活动性癌症，而在进行全面检查后，0.3% 的患者被确定存在潜在恶性肿瘤，且这 10 名患者均表现出 D-二聚体水平升高及多血管区域多发性梗死[17]。Bao 等[18]的研究则纳入了 31 例由特鲁索综合征导致的脑梗死患者，发现 71% 的患者因急性脑梗死入院后，在住院期间被确诊为潜在恶性肿瘤，且 87.1% 的患者在多个血管区域出现多发性病变。这些研究提示，脑梗死可能先于癌症发生。对于多发性脑梗死患者，尤其是 D- 二聚体水平升高、多血管区域多发性病变且栓子来源不明者，应高度怀疑隐匿性恶性肿瘤的存在。

1. 高危因素

癌症相关血栓形成（包括脑梗死）的危险因素可归纳为 3 类[19]，即患者相关特征（如高龄、长期卧床、白细胞及血小板计数升高、血栓形成史、肥胖、急性感染及心脏病史）、治疗相关特征（如抗癌药物、激素药物、他莫昔芬、生长因子及抗血管生成药物的使用，以及手术和中心静脉导管等机械性因素）及肿瘤相关特征（如原发部位、肿瘤分期、大血管受压或直接侵犯、腺癌中的黏蛋白及组织因子表达）。

2. 临床表现

特鲁索综合征的临床表现多样，包括但不限于静脉血栓栓塞（如深静脉血栓形成或肺栓塞）、动脉血栓形成（如急性脑血管病、心肌梗死或肢体动脉闭塞）、非细菌性血栓性心内膜炎及急性或慢性弥散性血管内凝血。

3. 影像学检查差异

特鲁索综合征相关梗死的磁共振成像特征表现为大脑 2 个以上血管区域的多发性病变，部分病例呈现分水岭梗死，同时累及双侧前、后循环，且无相应的大血管狭窄，少数为单一病变。由于恶性肿瘤相关脑梗死具有短期内复发率高的特点[20]，颅脑磁共振成像可同时显示急性、亚急性和慢性阶段的脑梗死病变。最常受累的区域是皮层和皮层下，其次是小脑半球和胼胝体，而大脑深部结构和脑干则较少受累[21]。

典型的磁共振成像表现如之前内容所示，这些病变需与脑转移瘤进行鉴别。在增强计算机断层扫描和磁共振成像中，虽然大多数特鲁索综合征相关的脑梗死病变表现为非增强和非圆形，但也可能出现圆形强化。仅凭图像难以与脑转移区分，因此需结合病史、实验室检查及对治疗效果的反应进行综合判断。建议在治疗后 1 个月复查增强磁共振成像，以明确诊断。

4. 实验室检查差异

特鲁索综合征患者可能观察到血浆 D- 二聚体和纤维蛋白原降解产物水平升高。作为凝血及纤溶活化的分子标志物，D- 二聚体不仅是反映血栓形成与溶栓活性的重要指标，近年来已成为多种疾病诊断与临床检测的必需指标。Kono 等[22]的研究表明，即使控制了一些常见的风险因素和癌症进展程度，癌症相关缺血性卒中与高 D- 二聚体和纤维蛋白原降解产物水平仍显著相关，提示这些指标的升高可能是缺血性卒中的独立危险因素。血浆 D- 二聚体在一定程度上反映了恶性肿瘤患者高凝状态的严重程度。此外，特鲁索综合征相关缺血性卒中组的 D- 二聚体水平也显著高于心房颤动相关组，不仅在急性期，而且在亚急性期均如此。D- 二聚体水平＞9.0μg/ml 的特鲁索综合征相关缺血性卒中患者在 90 天内死亡的风险更高[23]。据报道，在癌症相关卒中患者中，D- 二聚体水平与经颅多普勒检测到的栓塞信号数量存在高度显著的相关性[24]。因此，D- 二聚体水平可作为特鲁索综合征患者预后的有用预测因子，对于 D- 二聚体水平较高的患者，应进行全面管理，以预防脑卒中复发。

（二）特鲁索综合征治疗

特鲁索综合征的治疗策略是一个综合性的方案，旨在控制病情进展、预防并发症，并尽可能改善患者的生活质量。

1. 抗凝治疗

积极治疗原发肿瘤基础上进行抗凝治疗是首选。抗血小板治疗效果不佳。抗凝治疗包括低分子肝素、华法林及新型抗凝药。其中低分子肝素能直接抑制白细胞、血小板与肿瘤分泌的黏蛋白配体的结合，而华法林和新型口服抗凝剂只能非选择性或选择性抑制凝血因子，故低分子肝素目前为特鲁索综合征首选抗凝药物。

超早期治疗静脉溶栓是治疗超早期急性脑梗死的有效治疗方法，可显著提高脑卒中患者的致残程度。一些研究支持，与一般脑梗死患者相比，静脉溶栓治疗并不会增加特鲁索综合征相关脑梗死患者颅内出血的风险。对于其他符合溶栓治疗标准的患者，可以考虑静脉注射阿替普酶。然而，仍有相互矛盾的研究。这些患者在静脉注射阿替普酶后可能会预后恶化[25]。

研究表明，急性特索鲁综合征相关缺血性卒中的溶栓可能与较高的颅内出血风险相关，特特鲁索综合征相关脑梗死患者出血转化的位置与非癌症相关脑梗死不同。后者多发生在梗死病变或邻近区域，而前者也可能位于远离梗死组织的脑区，多有多个出血性病变[26]。这些问题还需要进一步的调查。

2. 二级预防

针对特鲁索综合征的治疗，除了核心抗凝治疗外，还需重视高血压、血脂、血糖管理及生活注意事项。在高血压管理方面，病情稳定后血压≥140/90mmHg 且无绝对禁忌时，应进行降压治疗，并根据颅内外大动脉狭窄情况及血流动力学影响设定合适的降压目标值。血脂管理上，需将低密度脂蛋白水平控制在 1.8mmol/L（70mg/dl）及以下或降低 50% 及以上，不达标时可联用依折麦布或依洛尤单抗，并定期复查相关指标。血糖管理上，对糖尿病前期患者进行生活方式干预，选择 GLP1 受体激动剂、SGLT2 抑制剂等新型降糖药物降低心脑血管事件风险，并对合并胰岛素抵抗的非糖尿病患者考虑使用吡格列酮。生活注意事项方面，戒烟酒、减肥、改善睡眠姿势及健康膳食结构均有助于降低脑梗死发生或复发风险。综上所述，综合管理这些方面对于提高特鲁索综合征的治疗效果至关重要。

二级预防鉴于特鲁索综合征相关性脑梗死患者短期内卒中的复发率较高，需尽快开始适当的二级预防。抗癌治疗的病因肿瘤是重要的预防血栓栓塞事件，因为它可以改善高凝状态。D- 二聚体和纤维蛋白原降解产物水平与抗癌治疗的效果相关。

早期开始使用抗凝血剂是预防特鲁索综合征相关血栓栓塞事件的金标准方法，而抗血小板治疗被认为是无效的。一项 Meta 分析显示，与未分离的肝素相比，给予低分子肝素可降低总死亡率和降低出血发生率[27]。

四、结论与建议

特鲁索综合征以其不良的预后而著称，要求治疗策略需高度个体化，精准对接每位患者的独特需求。治疗方案应囊括抗凝疗法、原发肿瘤控制及并发症管理等多个维度，同时强化治疗期间对患者临床状态、生化参数及药物不良反应的严密监控与适时评估，确保治疗方案能依据实际情况灵活调整。鉴于该综合征治疗跨越多学科领域，包括肿瘤学、神经病学及心血管病学等，强化跨学科团队协作，共同策划并优化治疗方案显得尤为关键。此外，提升患者对疾病认知与自我管理技能的健康教育项目，对于加速康复进程及增进生活质量具有不可忽视的价值。

在治疗策略的具体实施上，抗凝治疗占据核心地位，其中低分子肝素因能有效阻断白细胞、血小板与肿瘤源性黏蛋白配体的相互作用，成为首选药物。与此同时，严格管理血压、血脂及血糖水平，对于降低脑梗死风险至关重要。生活方式的积极调整，涵盖戒除烟酒、体重控制及采纳健康饮食习惯，亦对患者康复产生积极影响。

尽管如此，特鲁索综合征伴发脑梗死患者的治疗路径仍面临静脉溶栓治疗的风险－效益平衡考量及新型口服抗凝药应用的争议，这些领域亟待更深入的科学研究与临床探索，以期为临床实践提供更精准、高效的治疗方案。

综上所述，特鲁索综合征的治疗是一个涉及多维度、跨学科的复杂过程，要求综合考量抗凝、肿瘤控制、代谢管理、生活方式调整等多方面因素，并强调持续监测、跨学科合作、患者教育及前沿研究的重要性，以期提升治疗成效与患者生存质量。

五、展望与未来

在特鲁索综合征的治疗与研究领域，未来展现出无限潜力与广阔前景。随着医学科技的飞速发展与跨学科合作的不断深化，个性化与精准治疗方案将成为可能。通过对特鲁索综合征发病机制的深入剖析，结合基因测序、生物标志物检测等尖端技术，我们将能够为患者提供更加精准的治疗策略。此外，新型抗凝药物、免疫疗法及基因治疗等前沿技术的研发与应用，预示着特鲁索综合征治疗领域即将迎来革命性进展。

特鲁索综合征作为癌症患者的潜在严重威胁，其防治工作任重道远。唯有通过深化认知、强化预防措施、实现早期诊断与及时治疗，方能更有效地保障癌症患者的生命健康。

在特鲁索综合征的预防与管理层面，未来亦将取得显著进步。通过加强公众健康教育，提升患者自我管理能力，可有效降低疾病发生率与复发率。同时，借助大数据与人工智能技术，构建更为完善的疾病监测与预警体系，实现对高风险人群的精准识别与及时干预，将进一步提升特鲁索综合征的防控效能。

（邓 偎 翟卓凡）

参考文献

[1] Pieragnoli E. Arterial and venous thrombosis as an early clinical manifestation of visceral cancer (Trousseau's syndrome) [J]. *G Clin Med*, 1956, 37(2): 187–203.

[2] Sack G H, Levin J, Bell W R. Trousseau's syndrome and other manifestations of chronic disseminated coagulopathy in patients with neoplasms: clinical, pathophysiologic, and therapeutic features [J]. *Medicine (Baltimore)*, 1977, 56(1): 1–37.

[3] Rickles F R, Edwards R L. Activation of blood coagulation in cancer: Trousseau's syndrome revisited [J]. *Blood*, 1983, 62(1): 14–31.

[4] Khorana A A. Venous thromboembolism and prognosis in cancer [J]. *Thromb Res*, 2010, 125(6): 490–493.

[5] Oeda VJ, Frost F, Mastaglia FL. Non–bacterial thrombotic endocarditis associated with malignant disease: a clinicopathological study of 16 cases [J]. *Med J Aust*, 1985, 142(12): 629–631.

[6] Matsumoto N, Fukuda H, Handa A, et al. Histological Examination of Trousseau Syndrome–Related Thrombus Retrieved Through Acute Endovascular Thrombectomy: Report of 2 Cases [J]. *J Stroke Cerebrovasc Dis*, 2016, 25(12): e227–e30.

[7] Pyropoulos AC, Hussein M, Lin J, et al. Rates of venous thromboembolism occurrence in medical patients among the insured population [J]. *Thromb Haemost*, 2009, 102(5): 951–957.

[8] Kasturi S, Tubman M, Mackman N. Role of tissue factor in cancer [J]. *J Clin Oncol*, 2009, 27(29): 4834–4838.

[9] Adess M, Eisner R, Nand S, et al. Thromboembolism in cancer patients: pathogenesis and treatment [J]. *Clin Appl Thromb Hemost*, 2006, 12(3): 254–266.

[10] Kim K, Je JH. Risk factors and biomarkers of ischemic stroke in cancer patients [J]. *J Stroke*, 2014, 16(2): 91–96.

[11] Schwarzbach CJ, Schaefer A, Ebert A, et al. Stroke and cancer: the importance of cancer–associated hypercoagulation as a possible stroke etiology [J]. *Stroke*, 2012, 43(11): 3029–3034.

[12] Ren RY, Yan H, Gui Y, et al. Clinical Features of Trousseau Syndrome With Cerebral Infarction as the Initial Manifestation [J]. *Neurologist*, 2020, 25(5): 117–21.

[13] Glaus F, Rogers LR, Posner J. Cerebrovascular complications in patients with cancer [J]. *Medicine (Baltimore)*, 1985, 64(1): 16–35.

[14] Chen P, Muo C, Ley T, et al. Lung cancer and incidence of stroke: a population–based cohort study [J]. *Stroke*, 2011, 42(11): 3034–3039.

[15] Taccone F, Jeangete S, Bleeic S. First–ever stroke as initial presentation of systemic cancer [J]. *J Stroke Cerebrovasc Dis*, 2008, 17(4): 169–174.

[16] Felli P F, Nouh A. Three–Territory DWI Acute Infarcts: Diagnostic Value in Cancer–Associated Hypercoagulation Stroke

(Trousseau Syndrome) [J]. *AJNR Am J Neuroradiol*, 2016, 37(11): 2033–2036.

[17] Kim J, Park JH, Lee M, et al. Clues to occult cancer in patients with ischemic stroke [J]. *PLoS One*, 2012, 7(9): e44959.

[18] Bo L, Zhang S, Gong X, et al. Trousseau Syndrome Related Cerebral Infarction: Clinical Manifestations, Laboratory Findings and Radiological Features [J]. *J Stroke Cerebrovasc Dis*, 2020, 29(9): 104891.

[19] Ikushima S, Ono R, Fukuda K, et al. Trousseau's syndrome: cancer–associated thrombosis [J]. *Jpn J Clin Oncol*, 2016, 46(3): 204–208.

[20] Kon H, Kang B, Yon B. Stroke as the first manifestation of concealed cancer [J]. *J Neurol*, 2007, 258(1–2): 80–83.

[21] Wang Z, Miao J, Wang L, et al. EGFR–mutant NSCLC presenting with stroke and massive systemic embolization as the first manifestation: case report [J]. *BMC Neurol*, 2021, 21(1): 221.

[22] Kono T, Ohtsuki T, Hosomi N, et al. Cancer–associated ischemic stroke is associated with elevated D–dimer and fibrin degradation product levels in acute ischemic stroke with advanced cancer [J]. *Geriatr Gerontol Int*, 2012, 12(3): 468–474.

[23] Ito S, Kikuchi K, Ueda A, et al. Changes in Serial D–Dimer Levels Predict the Prognoses of Trousseau's Syndrome Patients [J]. *Front Neurol*, 2018, 9: 528.

[24] Sok J, Kim S, Kim J, et al. Coagulopathy and embolic signal in cancer patients with ischemic stroke [J]. *Ann Neurol*, 2010, 68(2): 213–219.

[25] Nam K W, Kim C K, Kim T J, et al. Intravenous Thrombolysis in Acute Ischemic Stroke with Active Cancer [J]. *Biomed Res Int*, 2017, 2017: 4635829.

[26] Ikeda H, Enatsu R, Yamana N, et al. Multiple extra–ischemic hemorrhages following intravenous thrombolysis in a patient with Trousseau syndrome: case study [J]. *Springerplus*, 2015, 4: 141.

[27] Rocha E, Martinez–Gonzalez M A, Montes R, et al. Do the low molecular weight heparins improve efficacy and safety of the treatment of deep venous thrombosis? A meta–analysis [J]. *Haematologica*, 2000, 85(9): 935–942.

第 14 章　ICI 治疗引起免疫性脑炎的个案分析

一、病例介绍

患者老年男性，64 岁，因“确诊肺癌（小细胞肺癌）12 天”于 2022 年 05 月 30 日入院。入院前完善肺癌五项结果显示，NSE 7.8ng/ml，SCC 0.72ng/ml，CYFRA21-21-1 2.4ng/ml，CEA 3.78ng/ml，CK-19 0.88mU/ml；胸部 CT 提示，右肺门区不规则实性肿块灶（Se/Im：203/240），最大层面测量大小约 48mm × 35mm，右主支气管受压稍变窄。双肺可见数个直径≤5mm 的微小结节灶，界清，大者位于左肺上叶尖后段（Se/Im：203/303），大小约 3mm × 3mm。结论，右肺门区不规则实性肿块灶，恶性病变可能性大，建议支气管镜活检。肺功能示，中重度阻塞性通气功能障碍。支气管舒张试验阳性。完善支气管镜下病理提示，（右上叶）小细胞癌，免疫组化结果为 CD56（+）、Ki67（70%+）、CgA（+）、TTF-1（+）、Syn（+）、P40（–）、NapsinA（–）、CK5/6（–）、CK-Pan（–）、LCA（–）。2022 年 6 月 1 日完善颅脑磁共振示：①幕上深部脑白质高信号（可能血管源性），Fazekas 2 级。脑桥白质高信号灶。脑室旁白质高信号（可能血管源性），Fazekas 2 级。②脑萎缩。③右侧上颌窦积液。诊断：原发性支气管肺癌（右肺小细胞癌 T4N2M0 ⅢB 期局限期）。患者无手术指征，经讨论后建议患者行放化疗为主的综合治疗。2022 年 6 月 1 日起予以 EP 方案联合 ICI 治疗，具体为依托泊苷针 0.1g/m^2（D1～D3）+ 卡铂针 AUC 4 D1+ 度伐利尤单抗 1000mg D1，治疗顺利完成后出院。

出院后患者诉头痛明显，伴头昏，口角歪斜、伸舌左偏、全身乏力，步态不稳，左侧肢体肌力稍下降，为求再次治疗 2022 年 6 月 30 日入院。入院后复查肺部 CT 示右肺门区肿块较前缩小。完善颅脑 MRI（图 14–1）提示：①左侧岛叶、双侧丘脑、基底节区、双侧额顶叶白质、脑桥、双侧小脑齿状核异常信号灶，原因待查：免疫相关？②幕上深部脑白质高信号同前（可能血管源性），Fazekas 2 级；脑室旁白质高信号（可能血管源性）同前，Fazekas 2 级。③右侧颞叶微出血。④颅 MRA 未见明显异常。

参加脑转移瘤 MDT 讨论：①结合症状、影像学检查及病史，未见明显实质性占位，脑膜未见明显异常信号灶，不排除免疫相关性脑炎可能。②建议完善动态脑电图，腰穿脑脊液行生化 + 常规 + 免疫全套 + 感染等相关检查，抽血完善免疫、感染等相关检查，根据检查结果明确后续治疗方案；③暂予以普瑞巴林 75mg，每天 2 次对症治疗。

遵会诊意见处理，完善腰穿示颅压为 188mmH_2O，脑脊液常规提示，颜色无色，透明度清晰透明，凝固状况无凝块，潘氏试验阳性，薄膜（–），细胞总数 230.0 × 10^6/L，白细胞数 20.0 × 10^6/L，多个核细胞（–），单个核细胞（–）；脑脊液生化检测提示，微量蛋白 1.08g/L、葡萄糖 3.04mmol/L、乳酸脱氢酶 38.0U/L、腺苷脱氨酶 4.6U/L、氯 114.7mmol/L;2022 年 7 月 8 日，E4A+ 血糖：葡萄糖 6.82mmol/L，氯 93.3mmol/L；于 2022 年 7 月 8 日，脑脊液免疫全套提示，免

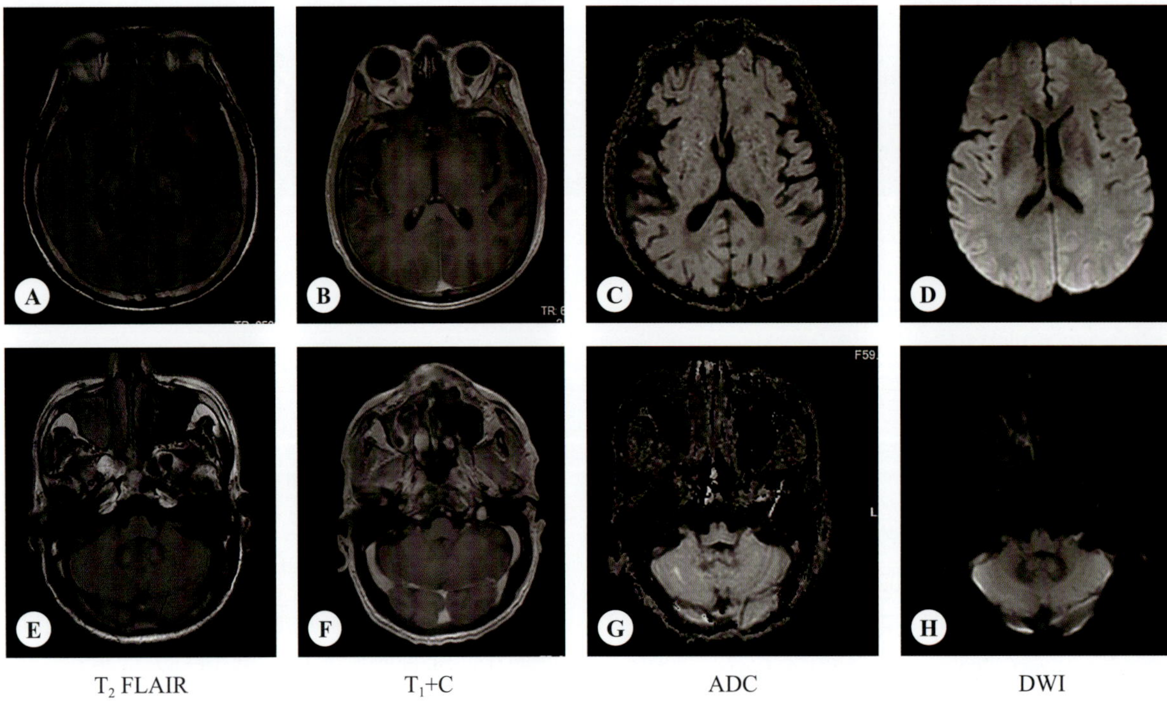

▲ 图 14–1 双侧丘脑、基底节区、脑桥、双侧小脑可见多发斑片状稍长 T_1 长 T_2 异常信号灶

A 和 E. FLAIR 呈高信号；B 和 F. 增强后未见明显强化；C 和 G. ADC 高值；D 和 H. DWI 呈等信号

疫球蛋白 G 0.15g/L，免疫球蛋白 A 13.1mg/L；血神经元抗原谱抗体检测提示，抗 Ma2 蛋白抗体 PNMA2（Ma2/Ta）阳性（+）；墨汁染色、革兰染色、抗酸染色、脑脊液神经元抗原谱抗体未见异常。外送自免脑 15 项血清 MOG 阳性，滴度 1∶10，脑脊液 MOG 阳性，滴度 1∶10，GFAP 阳性，滴度 1∶32。副瘤 11 项血清及脑脊液阴性。结合患者症状及检验检查结果，诊断考虑为免疫性脑炎，为药物度伐利尤单抗所致可能性大。遵神经内科建议用药，予以“甲泼尼龙 500mg 静脉滴注”激素冲击治疗（500mg，每 3 天减半，减量至 60mg 改成口服，然后每周减量 1 片，10～20mg 维持一段时间再复查调整用药），第 1 天开始联合丙种球蛋白治疗，患者症状无明显缓解，予以血浆置换 2 次，激素遵用药原则逐渐减量，2024 年 7 月 20 日开始患者诉头痛头昏、步态不稳较前明显好转，继续予以激素治疗：甲泼尼龙 60mg 口服每天 1 次带药出院。

二、循证医学基础

近几年来，免疫检查点抑制剂（ICI）治疗已经成为肺癌、黑色素瘤、鼻咽癌等多种恶性肿瘤的主要治疗方式之一。随着研究人员发现脑脊液中中枢神经系统来源的抗原可以积聚在硬脑膜窦周围，被局部抗原呈递细胞捕获并呈递给巡逻的 T 细胞，ICI 治疗在中枢神经系统中起作用的理论基础被奠定。随后，大量的临床实践证实，ICI 治疗可以激活颅内的免疫反应，实现控制颅内肿瘤的目的。

相对传统治疗方式直接杀伤肿瘤细胞，ICI 治疗不直接靶向肿瘤细胞，而是通过激活人体免疫系统，依靠自身免疫机能杀灭癌细胞和肿瘤组织。因此，其主要的不良反应谱与化疗、靶向治疗不同。常见的不良反应不仅包括全身反应（如疲劳、乏力、皮疹、食欲减退等），而且也常涉及某一器官的损伤（如消化道功能异常、甲状腺功能异常、免疫性肺炎，免疫性肝炎，免疫性心肌炎等）。不同器官损伤平均出现时间不同，诊疗也不一样，如免疫性肝炎往往表现为肝酶异常、转氨酶升高、胆红素升高等，根据级别不同采用不同的治疗方式，3 级以上建议永久停用 ICI 药物。使用 ICI 治疗前一定要详细了解免疫治疗相关禁忌证及不良反应谱，监测不良反应的发生，一旦出现治疗相关不良反应，尽早积极处理，必要时停用 ICI 治疗药物。虽然神经免疫相关不良事件（neurological immune-related advert event，NAE）为 ICI 的罕见并发症，但与其他不良反应比较，NAE 会导致更高的死亡率、严重的功能障碍或症状持续等诸多问题，需要临床医师的高度重视和合理规范诊治。本章结合现有诊疗指南[1]（详见附录 B），主要探讨了免疫性脑炎的发病机制、诊断及治疗。

NAE 的确切发生机制尚未明确，目前认为多个因素参与其发生，发生机制大致为：①恢复和增强 T 细胞识别和杀伤与肿瘤细胞表达共同抗原的正常神经系统组织；②免疫检查点抑制导致预先存在的自身抗体滴度升高、识别和影响正常神经系统组织；③促炎细胞因子水平升高；④补体系统激活导致免疫性炎症；⑤肠－脑轴相互关系等[1]。

ICI 相关脑炎的发病率低于 0.5%，通常发生在 ICI 开始后 3～4 个月内，中位周期为 2 个周期（范围为 1～14）[2–4]。与抗 PD（L）-1 治疗相比，抗 CTLA-4 治疗更可能诱发脑炎[2, 5, 6]。大多数病例可完全康复，无严重后果[3]。脑炎的症状可能是非特异性的，从单纯的头痛到脑膜综合征（头痛、颈部僵硬、畏光、呕吐、伴或不伴发热）[5]。如果出现意识模糊、行为改变、失语症、癫痫发作样活动、短期记忆障碍或其他局灶性神经功能缺损等症状，可能与预后较差相关[7, 8]。

免疫相关性脑炎是 n-irAE 中最常见的 CNS 疾病，发病率为 0.5%～1%[2, 3]。它通常发生在 ICI 开始后 3～4 个月内，中位发病时间为 61 天（范围为 18～153 天），并且更可能在抗 PD（L）-1 治疗和肺癌中表现出来[2]。尽管大多数病例处理及时结局良好，但也可能会迅速恶化，导致癫痫、精神状态改变、呼吸衰竭，偶尔导致死亡[9, 10]。免疫相关性脑炎常表现为非特异性症状[8]，主要有 2 种表现类型[8, 9, 11]，即弥漫性脑膜脑炎样表现，伴有一般症状［发热、头痛、意识改变和（或）癫痫发作］，无局灶性体征；局灶性表现包括边缘系统脑炎（神经精神障碍、记忆问题、行为改变、妄想、幻觉、颞部癫痫）、小脑炎（共济失调、辨距不良）、脑干脑炎（警觉性改变、脑神经麻痹、眩晕、延髓综合征）、基底神经节脑炎（锥体外系综合征伴异常运动）、言语障碍、锥体综合征、感觉障碍和自主神经功能障碍。

NAE 的诊断较为困难，首先应明确是否累及中枢神经系统，是否合并脑神经病变和（或）周围神经病变，是否存在肌炎或肌无力，并完善鉴别诊断，包括排除机会性感染、代谢性疾病、副瘤综合征和肿瘤进展等。仔细询问病史，尤其是既往治疗史。检查包括一般体格检查和完整细致的神经专科体格检查，神经专科体格检查包括评估感觉和运动缺陷的类型及分布，检查面神经和自主神经功能失调及病理反射等。其次应完善脑和脊髓 MRI、神经传导检查、脑脊液分析、肌电图、肌肉和神经活检、血清免疫学实验（乙酰胆碱受体抗体、肌肉特异性酪氨酸激酶抗体、抗中性粒细胞胞浆抗体和抗核抗体等）、血沉、C 反应蛋白、肌酸磷酸激酶等检查，同时排除其他疾病和可能原因。患者进行神经系统评估时，MRI 影像学检查通常显示脑部炎症性改变。脑部 MRI 变化包括缺血性卒中、白质病变及提示中枢神经系统血管炎或脑炎的发现。约 50% 的 NAE 患者颅脑磁共振无异常表现，27% 患者表现为单侧或双侧颞叶内侧面 T_2/T_2 FLAIR 异常高信号，部分患者可累及基底节区或小脑，少部分出现灶性或弥漫性皮质及皮质下受累[12, 13]。出现颅脑 MRI 异常的患者治疗效果更好，包括更高的临床获益率、更长的无进展生存期及总生存期倾向性改善，颅脑 MRI 变化并非必然与神经系统免疫相关不良事件相关，但可能由免疫检查点抑制剂治疗引发或加重。在本章病例中，MRI 可能显示脑实质内高信号病灶，进一步支持临床诊断。此外，脑脊液分析可帮助排除感染性或肿瘤相关原因。特定的免疫学标志物，诸如抗神经元抗体，亦可为诊断提供辅助[14, 15]。怀疑 ICI 诱发中枢神经系统NAE者，需排除肿瘤脑转移，并建议行脑脊液感染（重点排除细菌和病毒感染）及细胞病理学检查。怀疑ICI诱发周围神经系统NAE者，建议行肌电图、神经传导检查和脑脊液分析。此外，肌肉MRI适用于GBS样疾病或肌炎者，疑有肌炎者应行肌肉活检，需警惕NAE同时可能并存的其他irAE，一旦诊断，应尽快予以评估及治疗。

IRE的治疗基于专家意见[16, 17]。目前与非ICI相关的自身免疫性脑炎相同。评估发生1级NAE的患者，建议定期随访和自我监测；发生≥2级NAE的患者，尽早停用ICI治疗，并予糖皮质激素作为一线治疗；发生≥3级NAE的患者需永久停用ICI，并且使用大剂量糖皮质激素作为一线治疗，早期干预对改善NAE预后具有重要意义。如经过糖皮质激素治疗NAE缓解，2个月后逐渐减量直至停用糖皮质激素。在使用糖皮质激素的过程中需积极预防和管控其引起的医源性损害。对糖皮质激素疗效不佳者，应考虑联合其他免疫抑制治疗方法，如丙种球蛋白［0.4g/（kg·d）连续使用至少5天］、血浆置换、抗肿瘤坏死因子α抗体（如英夫利昔单抗）、麦考酚酯、硼替佐米、他克莫司、甲氨蝶呤、环磷酰胺、白细胞介素-17抑制剂和利妥昔单抗等。根据我们的经验，高剂量糖皮质激素对大多数患者来说是一种有效的治疗方法，对该治疗的反应可能是恢复良好的预测因素。

我们所提到的这例患者，在大剂量激素的及时干预下，在多学科团队的诊疗下，联合免疫球蛋白及血浆置换，得到了较好疗效。

三、结论与建议

总体来说，免疫检查点抑制剂在恶性肿瘤中的应用具有较好疗效，被多种肿瘤的多个指南推荐，但也需谨慎对待可能的免疫相关不良反应，及时识别并积极开展多学科合作诊疗，以优化患者的管理和预后。

四、展望与未来

关于免疫检查点抑制剂在恶性肿瘤中疗效与不良反应的关系目前仍不明了，未来研究的重点可能聚焦在疗效及不良反应的预测指标上，在无明确预测因子之前，ICI治疗前需要与患者详细交代知晓事项，及时监测不良反应情况。

（谭兆华　王　瑞）

参考文献

[1] 中华医学会神经病学分会，中华医学会神经病学分会免疫相关神经病协作组．神经免疫相关不良事件的中国专家共识（2022年版）[J]. 中华肿瘤杂志，2022, 44(2): 935–941.

[2] Johnson DB, Manouchehri A, Haugh AM, et al. Neurologic toxicity associated with immune checkpoint inhibitors: a pharmacovigilance study[J]. *J Immunother Cancer*, 2019, 7(1): 134.

[3] Mikami T, Liaw B, Asada M, et al. Neuroimmunological adverse events associated with immune checkpoint inhibitor: a retrospective, pharmacovigilance study using FAERS database[J]. *J Neurol*, 2021, 152: 135–144.

[4] Nanni L, Koshenkova S, Baloglu D, et al. Immune-related aseptic meningitis and strategies to manage immune checkpoint inhibitor therapy: a systematic review[J]. *J Neurol*, 2022, 157: 533–550.

[5] Marini A, Bernardini GL, Gigli M, et al. Neurologic Adverse Events of Immune Checkpoint Inhibitors: A Systematic Review[J]. *Neurology*, 2021, 96(23): 754–766.

[6] Sato T, Mano A, Iwata A, et al. Neurological and related adverse events in immune checkpoint inhibitors: a pharmacovigilance study from the Japanese Adverse Drug Event Report database[J]. *J Neurol*, 2019, 145(1): 1–9.

[7] Haan J, Obeid L, Spain F, et al. Management of toxicities from immunotherapy: ESMO Clinical Practice Guideline for diagnosis, treatment and follow-up[J]. *Ann Oncol*, 2022, 33(3): 1217–1238.

[8] Alsalem AN, Scarffe LA, Briemberg AE, et al. Neurologic Complications of Cancer Immunotherapy[J]. *Curr Oncol (Toronto)*, 2023, 30(3): 5876–5897.

[9] Velasco M, Villagrán MJ, Jové M, et al. Encephalitis Induced by Immune Checkpoint Inhibitors: A Systematic Review[J]. *JAMA Neurol*, 2021, 78(9): 864–873.

[10] Nersesjan O, McWilliam LH, Krarup D, et al. Autoimmune Encephalitis Related to Cancer Treatment With Immune Checkpoint Inhibitors: A Systematic Review[J]. *Neurology*, 2021, 97(22): e191–e202.

[11] Farina M, Villagrán-García J, Honnor A. Neurological adverse events of immune checkpoint inhibitors: An update of clinical presentations, diagnosis, and management[J]. *Rev Neurol*, 2023, 179(5): 506–515.

[12] Albarrán V, Chamorro J, Rosero DI, et al. Neurologic toxicity of immune checkpoint inhibitors: a review of literature[J/OL]. *Front Pharmacol*, 2022, 13: 774170.

[13] Müller-Jensen L, Zierold S, Versluis JM, et al. Characteristics of immune checkpoint inhibitor-induced encephalitis and comparison with HSV-1 and anti-LGI1 encephalitis: a retrospective multicentre cohort study[J]. *Eur J Cancer*, 2022, 175: 224–235.

[14] Ni Y, Zhou S, Wang T, et al. A brief report on incidence, radio-

graphic feature and prognostic significance of brain MRI changes after anti-PD-1/PD-L1 therapy in advanced non-small cell lung cancer[J]. *Cancer Immunol Immunother: CII*, 2022, 71(1): 1275-1280.

[15] 贺征，杨帅凯，牛延良 . 免疫检查点抑制剂相关自身免疫性脑炎 1 例报告并文献复习 [J]. 中风与神经疾病杂志，2022, 39(7): 746-747.

[16] Haan J, Carbonnel F, Robert C, et al. Management of toxicities from immunotherapy: ESMO Clinical Practice Guidelines for diagnosis, treatment and follow-up[J]. *Ann Oncol*, 2017, 28(6): iv119-iv142.

[17] Spain Z, Tippu JM, Larkin A, et al. How we treat neurological toxicity from immune checkpoint inhibitors[J]. *ESMO open*, 2019, 4: e000540.

第 15 章　脑转移瘤的磁共振成像

脑部是恶性肿瘤常见的远处转移部位之一，肺癌、乳腺癌、恶性黑色素瘤是脑转移常见的原发肿瘤类型[1]。脑是维持人体功能及生命的重要器官，脑转移严重影响患者的生活质量及疗效转归，因此，发现并准确评估脑转移病灶有利于合理制订治疗策略，评估肿瘤患者的整体病情及判断预后，是肿瘤规范诊治的关键步骤。

中枢神经系统转移性肿瘤是指起源于中枢神经系统之外，通过血行途径扩散或邻近结构蔓延至中枢神经系统的肿瘤，包括脑和脊髓实质的转移性肿瘤及脑膜、脊膜的转移性肿瘤。脑实质转移最常发生于大脑半球和小脑，其次为脑干，脑膜转移相对少见，但预后更差[2, 3]。

影像学检查是公认的发现及评估脑转移瘤的重要手段。磁共振成像（magnetic resonance imaging，MRI）没有电离辐射，具备更高的软组织分辨率，对脑灰白质及脑膜等结构显示更清晰，多参数多序列成像还能提供更加丰富的诊断信息，被推荐为首选影像学检查方法。在神经肿瘤反应评价 – 脑转移标准（Response Assessment in Neuro-Oncology Criteria for brain metastases，RANO-BM）中，强烈建议将 MRI 作为脑转移评估的标准成像技术[4]。

一、MRI 序列的选择

怀疑脑转移瘤或脑转移瘤治疗后复查的患者，至少需要进行常规 MRI 扫描。常规 MRI 扫描序列主要包括 T_1WI、T_2WI、T_2FLAIR、T_1WI 增强。条件许可时，可以根据具体需求在此基础上进一步选用其他序列。依据 2020 年脑转移瘤影像检查专家共识[5]的建议，我们推荐在常规 MRI 扫描中尽可能采用薄层扫描，层厚选择 1mm 或更薄，最高不超过 3mm，同时选用 T_2FLAIR 增强序列以更好地显示脑部表浅小病灶及软脑膜转移灶，采用扩散加权成像（diffusion weighted imaging，DWI）序列观察肿瘤水分子扩散情况及脑组织水肿情况，采用对磁场均匀性改变高度敏感的磁敏感加权成像（susceptibility weighted imaging，SWI）序列来观察肿瘤出血及顺磁性物质沉积情况，尽可能选用 3D 扫描序列提高微小病灶的检出率。为了提高诊断的准确性，还可以补充选用磁共振波谱分析（magnetic resonance spectroscopy，MRS）序列了解肿瘤组织的化合物成分及其含量，选用磁共振灌注加权成像（perfusion weighted imaging，PWI）序列评估肿瘤组织的微血管分布及血流灌注情况。

随着影像学技术的发展，众多具备更高空间、时间分辨率、显像精度及更有助于病灶定性的 MRI 序列被应用于脑转移瘤的检测。MRI 序列的选择与优化方向，都是为了更精确地检出和评估病灶，明确病灶的数目、大小及性质，并能在追踪复查过程中保持稳定的成像水准，以更好地进行疗效及预后的评估。

（一）常规 MRI 扫描序列

常规 MRI 扫描序列主要包括 T_1WI、T_2WI、T_2FLAIR、T_1WI 增强序列。由于原发肿瘤的不同病理特性及转移瘤本身的生长特点，在常规 MRI 检查中脑转移瘤呈现出不同的影像特点[6, 7]。

脑转移瘤常分布于脑灰白质交界区，这与转移瘤进入脑内的途径和脑动脉血供的特点有关。血行转移是大多数肿瘤细胞进入脑内的主要途径，脑动脉终末分支在脑灰白质交界区突然变细，这种解剖特点使血液循环内的肿瘤细胞容易在脑灰白质交界区停留并附着、生长。事实上，一旦肿瘤细胞进入血液循环，任何部位都可能发生转移，除最常见的脑灰白质交界区以外，转移瘤还可以发生在脑干、基底节区、脊髓，以及鞍区、松果体区、颅骨、软、硬脑膜等处（图 15–1）。转移灶发生的部位与患者的临床症状、生活质量和预后密切相关，因此在评估病情的时候应当充分观察、分析，尽可能不遗漏任何病灶。

转移瘤可以为实性结节、肿块或囊性、囊实性病灶，实性部分通常表现为 T_1WI 等或稍低信号，T_2WI 等或稍高信号，T_2FLAIR 稍高信号，信号多混杂不均。部分转移瘤容易合并出血，计算机断层扫描（computed tomography，CT）对急性期出血更为敏感，而 MRI 根据出血期相不同表现为不同信号，在对亚急性及慢性期出血灶的识别上更具优势。

脑转移瘤容易破坏血脑屏障、压迫引流静脉，因而常伴随不同程度瘤周水肿，表现为瘤周片状 T_1WI 低信号、T_2WI 及 T_2 FLAIR 序列高信号，瘤体大小和瘤周水肿常常不成比例，呈现“小病灶、大水肿”征象，以皮层下的病灶更为明显。肿瘤过大或水肿过于明显会挤压邻近脑内结构，严重时可能导致脑疝形成（图 15–2 A 至 C）。

T_1WI 增强可以使转移瘤更好地显示出来。RANO-BM 认为钆增强 MRI 成像是最敏感和可重复性最高的疾病监测和反应评估方法，MRI 增强扫描能更清楚地显示肿瘤的边界和分辨肿瘤成分 [4]。转移瘤血供丰富，且肿瘤不成熟的血管床缺乏血脑屏障，导致对比剂更容易在病灶中聚集，T_1WI 增强表现为不同程度的强化。由于病灶生长迅速，较大的肿瘤中心部分血供不足，容易形成坏死囊变，实性部分在 MRI 上表现为不规则的结节状或环形强化，囊变坏死

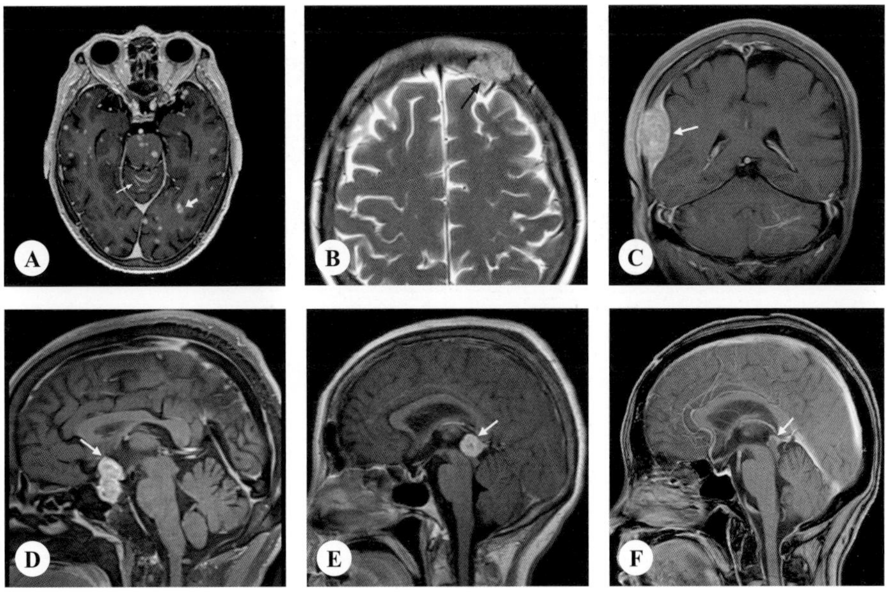

▲ **图 15–1 脑转移瘤分布**

A. 53 岁男性，右上肺非典型类癌，脑灰白质交界区、脑干多发转移瘤（粗箭），幕下软脑膜转移（细箭）；B. 60 岁女性，左肺中分化腺癌，颅骨转移瘤；C. 67 岁女性，左上肺低分化腺癌，硬脑膜及颅骨转移；D. 46 岁男性，肺低分化腺癌，鞍区转移瘤；E 和 F. 57 岁女性，肺中分化腺癌，松果体区转移瘤；E. 放疗前松果体区肿块；F. 放疗后松果体区肿块明显缩小

部分不会强化，部分囊状转移瘤可仅见囊壁强化（图 15-2D）。

（二）DWI

DWI 序列能够活体检测组织水分子扩散情况，是从分子运动水平分析组织结构及成分的无创性功能成像方法，在 DWI 中常用表观弥散系数（apparent diffusion coefficient，ADC）来表示水分子单位时间内扩散的范围，反映组织内水分子运动能力，当水分子的扩散受限时，DWI 图像上表现为高信号；反之为低信号，ADC 值降低[8, 9]。肿瘤病灶的细胞密度增高、细胞肿胀、组织的黏稠度增高、局部组织缺血缺氧都可能导致水分子扩散受限，部分生长迅速及恶性程度高的转移瘤会出现弥散受限现象，表现为 DWI 高信号，ADC 图为低信号（通常不低于正常脑组织），由于不同来源转移瘤的不同病理特征，部分转移瘤并不会出现弥散受限现象（图 15-2 E 和 F）。

此外，还有一种特殊类型的肿瘤相关脑部病变——特鲁索综合征（Trousseau syndrome，TS），也可表现为脑内多发 DWI 弥散受限信号。特鲁索综合征并非直接在脑内形成转移瘤，但与恶性肿瘤密切相关，应当引起临床足够重视。

肺癌、胰腺癌、乳腺癌、结肠癌、宫颈癌等恶性肿瘤可能导致凝血和纤维蛋白溶解机制异常，即特鲁索综合征[10]。TS 引起血栓形成和弥散性血管内凝血（disseminated intravascular coagulation，DIC），表现为患者反复发生游走性动静脉血栓，包括深静脉血栓、肺栓塞、非细菌性血栓性心内膜炎微栓子脱落导致的颅内小动脉分支栓塞等。反复发生的多支血管供血区脑梗死可能是恶性肿瘤的潜在证据[11]。

TS 的影像表现为多发急性脑梗死，非常容易被误认为普通的血管卒中事件而忽略其与肿瘤的相关性，影响治疗方案的选择。TS 的主要原因是恶性肿瘤患者的高凝状态和非细菌性血栓性心内膜炎，致死率高，治疗更棘手，一旦发生则提示预后不良，早期正确识别并治疗至关重要。相比普通急性脑梗死患者，TS 患者有恶性肿瘤病史或者肿瘤标志物的升高，梗死灶

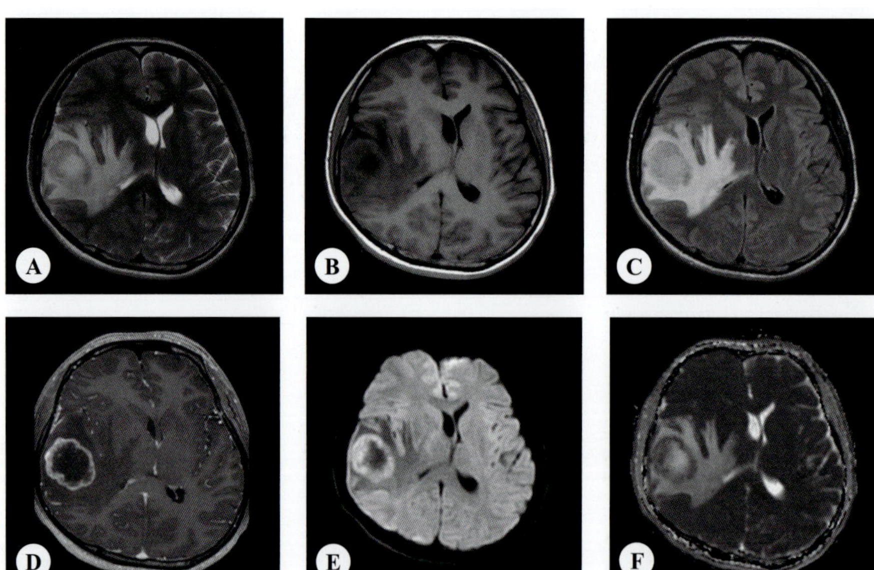

▲ 图 15-2　右颞叶转移瘤

31 岁女性，左上肺腺癌根治术后 1 年，头痛 3 个月，加重伴恶心、呕吐 1 周。右颞叶肿块病理检查示：转移性腺癌，考虑肺来源。A. T_2WI：右颞叶稍高信号囊实性肿块，周围水肿明显，邻近结构受压，中线结构左移；B. T_1WI：等、稍高信号；C. T_2 FLAIR：病灶呈稍高信号，周围水肿带呈高信号；D. T_1WI 增强：不均匀环状明显强化，中心见坏死囊变无强化区；E. DWI：病灶呈高信号；F. ADC：低值，提示弥散受限

更多，受累范围更广。不同于普通脑梗死的单支动脉供血区域受累，TS 常出现多支动脉供血区的多发梗死，表现为大脑皮层及皮层下多发小梗死，常常出现双侧前后循环均受累的现象，同时血浆 D- 二聚体和纤维蛋白（原）降解产物（FDP）水平显著增高（图 15–3）。

（三）SWI

肺癌、恶性黑色素瘤、乳腺癌为原发肿瘤的脑转移瘤相对更容易发生出血[12]。转移瘤生长迅速，瘤内血供差，同时生成大量发育不成熟的肿瘤新生血管，这些不成熟血管的管壁非常薄弱，容易扭曲变形及破裂而导致肿瘤出血。相比常规 MRI 序列，SWI 序列对出血灶更为敏感。

SWI 可以反映在外磁场作用下物质的磁化程度，利用不同组织固有的磁敏感性差异产生影像对比，对磁场均匀性改变高度敏感，是一种可以用来检测组织磁场形式的高分辨率三维梯度回波成像技术，该成像技术对血红蛋白、非血红素铁和铁质沉积等顺磁性物质高度敏感[13]。该技术在扫描过程中同时获得幅度图和相位图，对相位图进行频率滤波处理产生相位蒙片，用以对幅度图进行增强处理，最终得到 SWI 图像。转移瘤出血后会产生具有顺磁性的代谢产物，如脱氧血红蛋白及含铁血黄素，在 SWI 上表现为高对比度的明显低信号，SWI 的“Blooming 效应”还能使存在含铁血黄素沉积的病灶看起来比其他序列更大，有助于发现常规扫描难以发现的小病灶（图 15–4）。

（四）T_2FLAIR 增强

脑膜转移意味着全脑及脊髓广泛播散的可能，提示更差的预后。脑膜转移分为硬脑膜转移和软脑膜转移。硬脑膜转移表现为颅骨内板下及大脑镰和小脑幕的硬脑膜不均匀线样、结节样增厚及强化，不伸入脑沟裂及脑池内，有时伴随邻近颅骨的骨质破坏。软脑膜转移则表现为紧贴脑表面的软脑膜不均匀线样及结节样增厚强化，伸入脑沟裂及脑池，室管膜受累可出现脑室壁不均匀线样、结节样强化，常伴有脑室积水。

常规 MRI 增强为在 T_1WI 基础上的增强，注射的钆对比剂能明显缩短 T_1 弛豫时间，表现

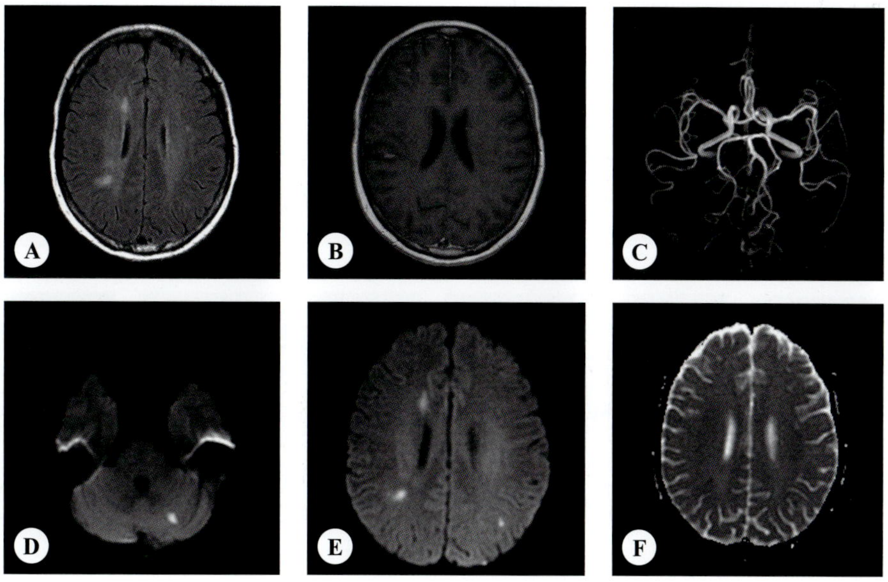

▲ 图 15–3　特鲁索综合征

59 岁男性，胰腺导管腺癌，血浆 D- 二聚体明显升高，3.12mg/L（参考值范围 0～0.5mg/L）。A. T_2 FLAIR：脑内多发小片状高信号；B. T_1WI 增强：部分病灶强化；C. 磁共振脑血管成像（MRA）：未见明显血管狭窄闭塞；D 和 E. DWI：小脑及大脑多发小片状高信号；F. ADC：病灶低值，提示弥散受限

为有对比剂分布区域的高信号，即强化。对比剂可以分布在血脑屏障破坏或不完整的病变区域，也可以分布于血管内，因此增强后正常的皮层小血管显影可能干扰对脑表浅病灶和软脑膜强化的观察。此时可以考虑加做 T_2 FLAIR 增强序列 [14-16]。

非增强 T_2 FLAIR 序列的长重复时间（repetition time，TR），使皮质血管和静脉窦呈现流空的低信号，其长反转时间（inversion time，TI）则可以抑制脑脊液的高信号，消除脑脊液信号对病灶信号的干扰，使病灶的高信号对比度更强。有研究发现，在 T_2 FLAIR 序列上钆对比剂也能轻微缩短 T_1 弛豫时间，使病变呈现高信号。低对比剂浓度时增强 T_2 FLAIR 的强化作用高于 T_1WI 增强，但在高浓度时该作用减轻 [17]。T_2 FLAIR 序列使脑脊液及皮层血管呈现低信号，而对比剂则强化了软脑膜或脑表浅部位小病灶的信号，因而在 T_2 FLAIR 序列基础上的增强提高了软脑膜或脑表面的转移灶的对比度，消除了脑表面血管信号的干扰，使病灶显示更加清晰，减少了脑皮质、脑室旁、脑膜病变的漏诊率 [18-20]（图 15-5）。

（五）3D 扫描

常规颅脑 MRI 成像为 2D 扫描，由于层厚及层间距的限制，容易丢失微小病变，为了尽量不遗漏微小转移瘤，我们应当尽可能降低 MRI 扫描的层厚，采用薄层扫描或 3D 扫描。3D-MRI 的采集模式不同于 2D，不需要分层采集影像数据，而是使用射频脉冲激发需要成像的整个容积，突破了层厚及层间距的限制，信噪比更高，组织结构显示更清晰，更有利于发现微小病灶及显示病灶细节，在扫描完成后，还可以对任意平面图像进行重建，充分展示病变的立体形态及解剖结构关系 [21, 22]。目前选用较多的 3D 扫描序列主要有 GE 的 BRAVO（brain volume）、CUBE（fast spin echo with an extended

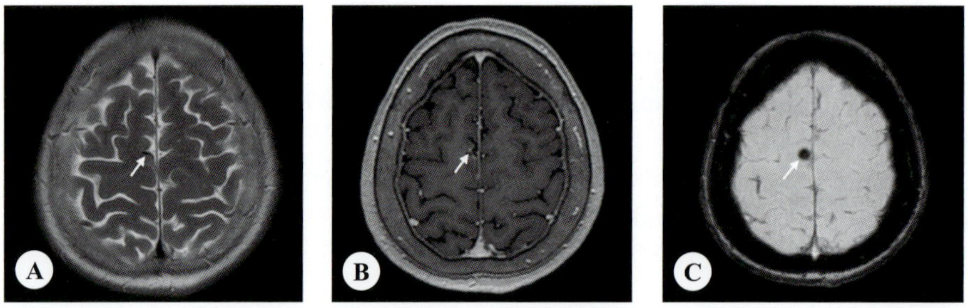

▲ 图 15-4　微小脑转移瘤并出血

67 岁女性，肺腺癌。A. T_2WI：右额叶皮层小片状低信号；B. T_1WI 增强：小结节状强化；C. SWI：病灶呈明显低信号，且存在“Blooming 效应”，病灶看起来比其他序列更大

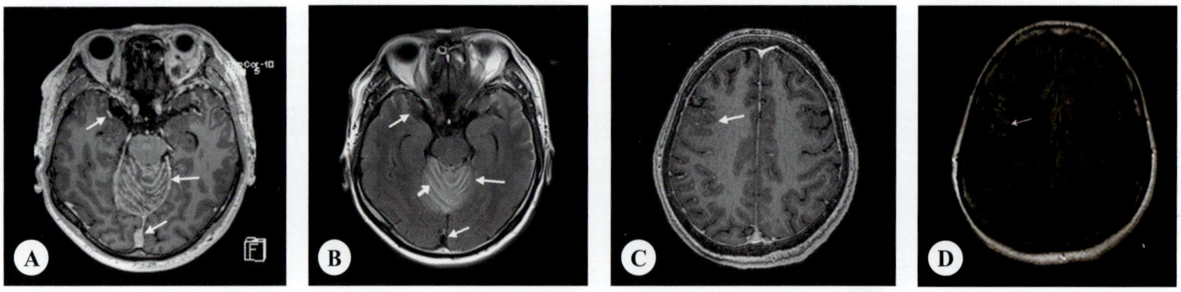

▲ 图 15-5　T_2FLAIR 增强序列显示软脑膜及脑表面小病灶

A 和 B. 57 岁男性，右肺腺癌；C 和 D. 63 岁女性，右肺腺癌。A. 常规 T_1WI 增强：硬脑膜、静脉窦及脑表面血管显影（细箭），干扰软脑膜病灶观察；B. T_2 FLAIR 增强：硬脑膜、静脉窦及脑表面血管信号被抑制（细箭），呈低信号，软脑膜转移灶（粗箭）显示更清晰；C. 常规 T_1WI 增强：软脑膜病变显示不清，容易漏诊；D. T_2 FLAIR 增强：沿脑沟分布多发线样高信号，提示软脑膜明显强化，考虑软脑膜转移

echo train acquistion）及 Siemens 的 MPRAGE（magnetization prepared rapid gradient echo imaging）、SPACE（sampling perfection with application optimized contrast using different flip angle evolution）序列等，其中 SPACE 和 CUBE 序列还能够抑制脑膜和脑沟内的正常血管信号，更好地区分软脑膜异常强化和血管强化[23, 24]（图 15-6）。

（六）MRS

MRS 可以无创性观察活体组织的代谢及生化变化，补充常规 MRI 无法提供的信息，提高诊断的准确性。MRS 利用原子在不同组织中的共振频率化学位移差异，分析特定原子核及其化合物，了解组织的化学物质成分及其含量。在临床实际应用中，最常使用的原子核为 ^{1}H，不同分子的 ^{1}H 原子核有不同的进动频率，具备不同的化学位移。MRI 谱线图中，横坐标代表化合物中各组成分的原子核共振波峰位置，即化学位移频率，用相对值百万分之一（partper million，ppm）表示，纵坐标代表化合物的信号强度，波峰高度和峰值下面积与化合物浓度成正比[25]。

神经系统主要化合物波峰有以下几种。

N- 乙酰天门冬氨酸（N-acetyl aspartate，NAA），波峰位于 2.02ppm 左右，由神经元的线粒体产生，仅存在于神经系统，是神经元和轴索存活与密度的标志物，神经元的损伤和丢失将导致 NAA 峰下降，NAA/Cr 比值降低。

肌酸（creatine，Cr），波峰位于 3.02ppm、3.94ppm 左右，是神经元和胶质细胞能量代谢的标志物，在脑代谢物中最为稳定，常用作内部基准值，作为其他代谢物信号强度的参照。

胆碱（choline，Cho），波峰位于 3.20ppm 左右，是细胞膜磷脂代谢的成分，是细胞膜更新转换的标记物，Cho 峰升高或 Cho/Cr 比值降低反映细胞膜更新的加速，提示肿瘤细胞的增殖和髓鞘磷脂的崩溃。

乳酸（lactic acid，Lac），为双共振峰，波峰位于 1.33ppm 左右，短回波时间（echo time，TE）时为正向双峰，TE 为 135ms 或 144ms 时倒置为负向双峰，为葡萄糖无氧代谢产物的标记物，正常情况在脑内不会检测出此峰，在细胞有氧呼吸被抑制，无氧糖酵解过程增强时可以出现 Lac 峰，Lac 峰的出现提示线粒体异常，组织坏死，肿瘤恶性程度较高。

脂质（lipid，Lip），波峰位于 0.8～1.3ppm，短 TE 时与 Lac 峰重叠，但长 TE 时不会出现倒置。Lip 峰的出现提示髓鞘的坏死及中断，可见于炎症和肿瘤性病变。

转移瘤不同于正常脑组织及来源于脑组织的原发肿瘤，不存在神经元成分，所以化合物谱线中应当缺乏标记神经元的 NAA 峰及标记神经元和胶质细胞能量代谢的 Cr 峰，在实际应用中，因为部分容积效应或肿瘤包裹了神经元成分，可能检测出小的 NAA 峰及 Cr 峰。增殖活性高的转移瘤，可以检测到 Cho 的升高，生长旺盛的转移瘤由于能量供应不足，无氧糖酵解增加，组织坏死，可以检测到 Lac 峰和 Lip

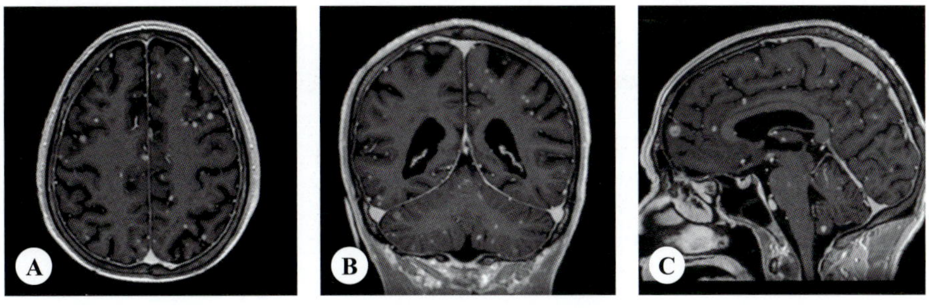

▲ 图 15-6 3D-MPRAGE 增强序列

3D 扫描序列能发现更多、更小病灶，并能在扫描结束后进行各方位重建，展示病变的立体形态及解剖关系，发现常规扫描难以显示的微小结节。A. 横断位；B. 冠状位；C. 矢状位峰[26-28]（图 15-7）。

（七）PWI

PWI 可以活体无创性评价微血管系统，反映组织的微血管分布及微观血流动力学变化。PWI 技术常使用外源性示踪剂，当顺磁性对比剂如钆剂进入毛细血管床后，可以引起周围组织磁场的变化，最终改变组织的信号强度。为使对比剂早期位于血管内而不进入组织，使血管内外浓度梯度达到最大以更准确反映组织的血流情况，需使用高压注射器团注对比剂，注射流速约为 3～4ml/s。若对比剂注入速度过慢，则信号的变化受组织对比剂弥散的影响，容易导致参数计算错误。此外，也可以不注射对比剂，而是利用动脉血中的氢质子作为内源性示踪剂，采用动脉自旋标记（arterial spin labeling，ASL）技术进行灌注成像，避免了对比剂的风险，也可以避免因血脑屏障破坏导致对比剂的渗透干扰结果。但 ASL 技术也存在提供的参数相对较少，空间分辨率及信噪比偏低，对运动伪影敏感等缺点[29, 30]。

脑转移瘤 PWI 的主要参数

(1) 脑血容量（CBV）：每 100g 脑组织内的含血量（单位：ml/100g）。指存在于一定脑组织血管结构内的血容量。通常 CBV 仅检测直径＜0.3mm 的微血管系统，如小动脉、毛细血管和小静脉。

(2) 脑血流量（CBF）：每 100g 脑组织内每分钟的血流量［单位：ml/（100g · min）］。CBF 值越小，意味着脑组织的血流量越低。

(3) 平均通过时间（mean transit time，MTT）：对比剂从颅内的动脉到静脉需要的通过时间的平均值（单位：s）。MTT 值越长，说明对比剂通过毛细血管的时间越长。

(4) 峰值时间（time to peak，TTP）：从对比剂到达脑组织开始，到对比剂达到最高值的时间（单位：s）。TTP 值越长，意味着对比剂到达脑组织的峰值时间越晚。

转移瘤实性部分可以呈现高灌注征象，但不同于其他脑内肿瘤对血脑屏障的破坏，转移瘤中不存在血脑屏障，同时伴随不成熟血管生成，对比剂外渗可能干扰测量结果，不能准确反映局部血流情况，采用 ASL 成像可能在一定程度上避免该干扰。转移瘤瘤周的水肿常为血管源性水肿，呈现低灌注，距病灶越远的脑组织灌注越高[31-33]（图 15-8）。

二、鉴别诊断

恶性肿瘤患者进行 MRI 筛查时，有无脑内病灶是诊断的重点，脑内病变是否为转移灶则是诊断的难点，脑内病灶的定位及定性决定临床医生下一步治疗方向。MRI 可以为病灶定位及定性提供大量参考信息，但最终需要病理学依据支持。以下是需要和脑转移瘤鉴别的部分病变。

（一）胶质瘤

胶质瘤，尤其是高级别胶质瘤与转移瘤的

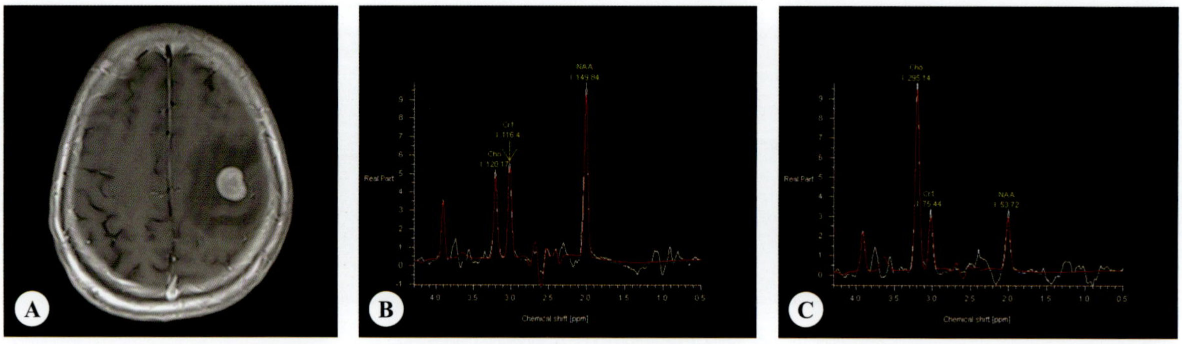

▲ 图 15-7 MRS

A. 70 岁女性，乳腺癌脑转移瘤；B. 正常侧脑组织 MRS；C. 转移瘤 MRS：与正常侧脑组织相比，NAA 峰、Cr 峰明显下降，Cho 峰升高鉴别为影像诊断难点，常规磁共振可能无法提供足够信息。由于胶质瘤来源于神经胶质细胞，其 MRS 可见 NAA 峰及 Cr 峰，但 NAA 峰低于正常脑组织。胶质瘤破坏血脑屏障，肿瘤局部灌注可见增高，而瘤周水肿带不同于转移瘤的血管源性水肿（图 15–8），存在肿瘤浸润和发育不成熟的肿瘤微血管，导致局部微循环血流增加，CBV 增高，且距病灶越远的脑组织灌注越低[31]（图 15–9）。

（二）淋巴瘤

淋巴瘤可以出现明显强化，但并非因为血供丰富，淋巴瘤新生血管少，为乏血供肿瘤，其强化是因为破坏了血脑屏障。由于乏血供，淋巴瘤 PWI 多表现为低灌注。淋巴瘤的高细胞密度导致 DWI 弥散受限。作为非神经细胞来源的肿瘤，其 MRS 表现为 NAA 及 Cho 峰均减低，可以出现 Lip 峰（图 15–10）。

（三）脑膜瘤

需要与硬脑膜转移鉴别。脑膜瘤源于硬脑膜，边界清楚光整，信号通常比较均匀，可见中度或明显强化，邻近颅骨常出现骨质增生，而硬脑膜转移常表现为硬脑膜不均匀增

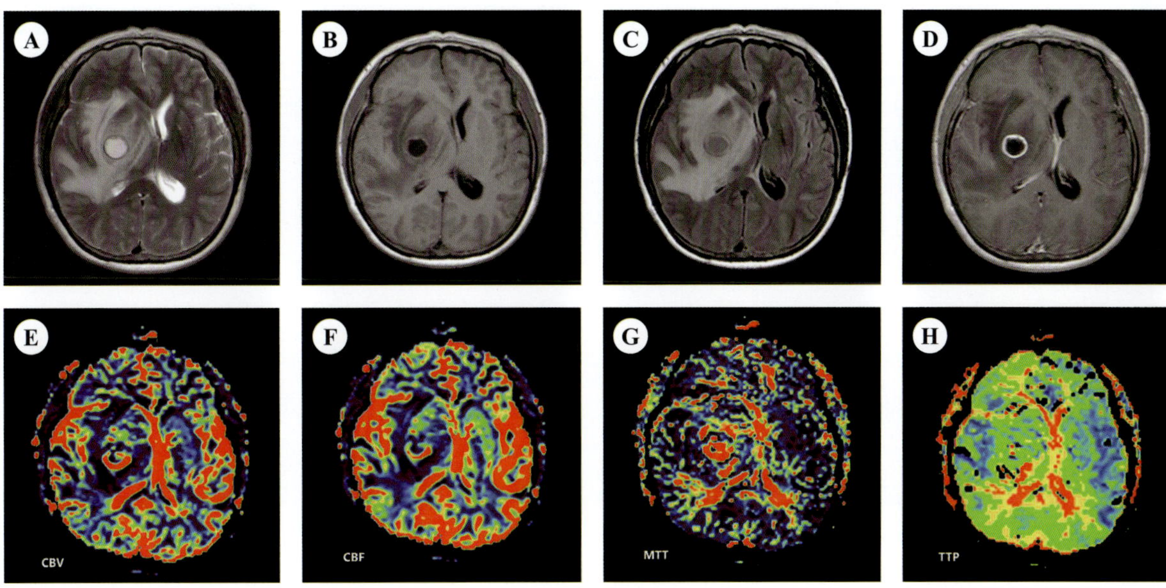

▲ 图 15–8　PWI

52 岁女性，右侧基底节区病灶，穿刺活检提示肺来源的低分化腺癌。A. T$_2$WI：右基底节区囊状高信号，囊壁低信号；B. T$_1$WI：低信号；C. T$_2$FLAIR：囊壁稍高信号，周围大片高信号水肿带；E 至 H. PWI：病灶实性部分 CBV 及 CBF 增高，MTT 及 TTP 缩短，提示病灶实性部分高灌注，肿瘤周围水肿带呈低灌注

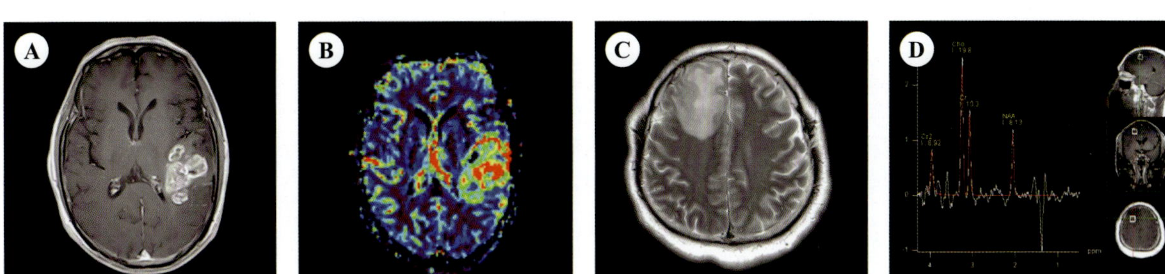

▲ 图 15–9　胶质瘤

A 和 B. 77 岁男性，左颞叶胶质母细胞瘤（伴坏死和微血管增生，WHO 4 级），肿瘤强化部分灌注增高，瘤周水肿带也存在 CBV 增高区域。C 和 D. 37 岁男性，右额叶弥漫性星形细胞瘤（IDH 突变型，WHO 2 级），病灶 NAA 峰下降，Cho 峰明显升高，可见 Lac 峰

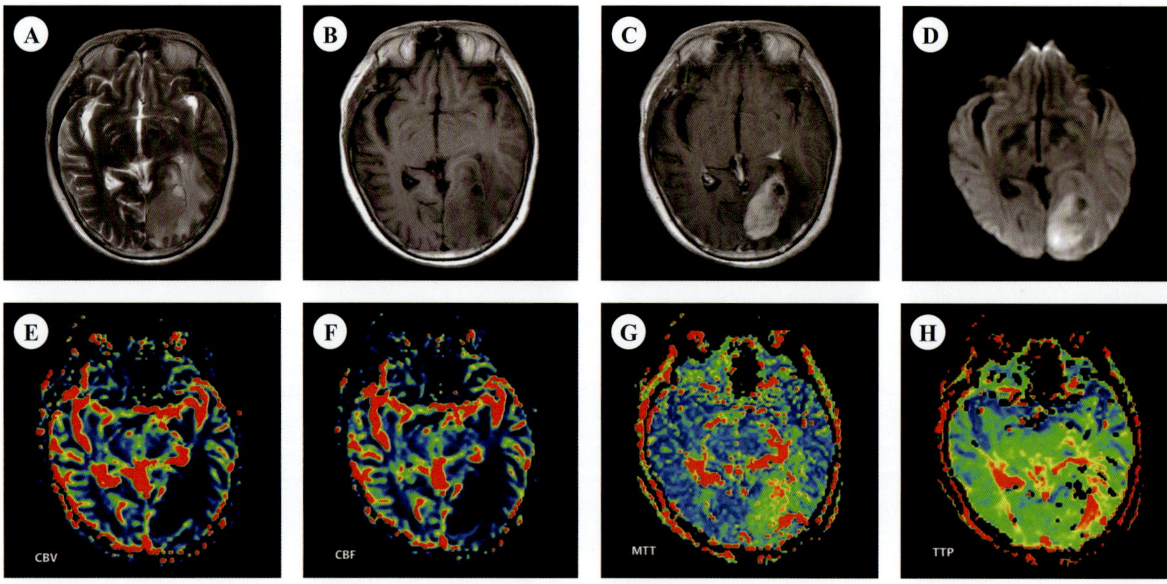

▲ **图 15-10　弥漫大 B 细胞淋巴瘤**

69 岁女性，左枕叶弥漫大 B 细胞淋巴瘤，非生发中心来源。A. T_2WI：等信号肿块，周围水肿；B. T_1WI：等信号；C. T_1WI 增强：明显强化；D. DWI：弥散受限；E 至 H. PWI：病灶强化区灌注减低

厚，信号不均匀，邻近颅骨可出现骨质破坏（图 15-11）。

（四）多发脑梗死

表现为脑内多发异常信号，由于梗死部位血管通透性增高，病灶也可出现强化，有时需要和转移瘤鉴别。多发脑梗死的临床病程符合血管事件的特点，表现为突发的神经功能障碍，脑血管成像可发现供血血管的狭窄闭塞，病灶的分布符合血管供血范围。DWI 出现弥散受限，强化多为不规则斑片状、脑回样强化而非结节状或环状强化（图 15-12）。PWI 表现为低灌注。动态追踪复查呈现梗死的影像转归特点，逐渐形成软化灶。

（五）化脓性脑膜炎及脑脓肿

化脓性脑膜炎需要和脑膜转移鉴别，脑脓肿需要和脑实质转移瘤鉴别。化脓性脑膜炎临床表现为发热等感染症状，脑脊液及血液检查感染指标升高，血培养可以帮助找到致病原。化脓性脑膜炎影像多表现为软脑膜和硬脑膜、脑室壁的广泛增厚强化，可伴有硬膜下（外）积脓及脑室积脓，可与脑炎和脑脓肿同时存在（图 15-13）。而脑膜转移通常为不均匀结节样强化，不伴有硬膜下（外）积脓，可与脑内转移瘤同时存在（图 15-5A 和 B）。脑脓肿也可表现为环形强化，但其内黏稠的脓液导致 DWI 弥散明显受限，脓肿壁由于巨噬细胞及其吞噬

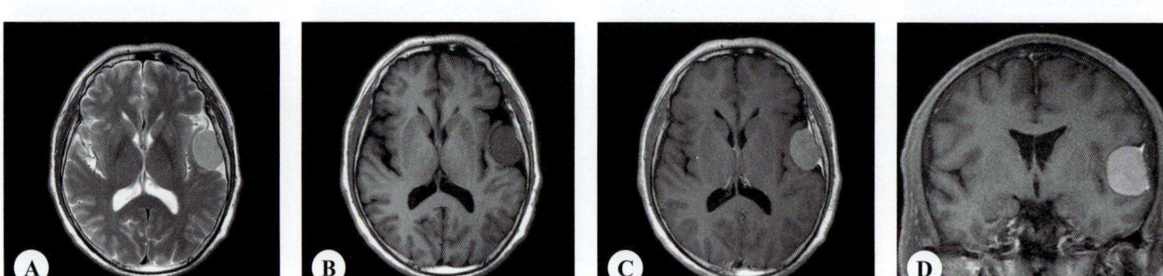

▲ **图 15-11　脑膜瘤**

61 岁男性，左颞部纤维型脑膜瘤（WHO 1 级）。A. T_2WI：等信号结节，边缘见高信号脑脊液环，提示脑外病变；B. T_1WI：等信号；C. T_1WI 增强：轻中度强化，见“硬脑膜尾征”；D. 邻近颅骨骨质增生，未见骨质破坏

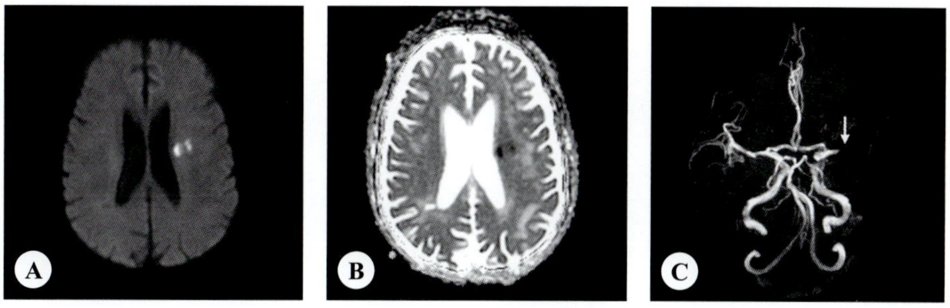

▲ 图 15-12　多发腔隙性脑梗死

75 岁男性，突起口齿不清。A. DWI：左侧大脑半球多发小片状高信号，分布符合左侧大脑中动脉供血范围；B. ADC：DWI 高信号区域呈低值，提示弥散受限，考虑多发急性腔隙性脑梗死；C. 磁共振脑血管成像：左侧大脑中动脉闭塞

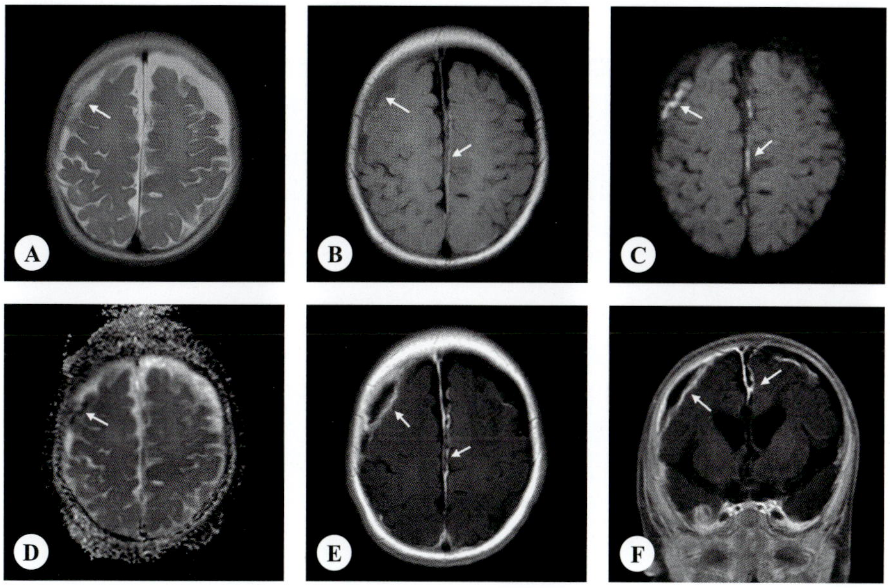

▲ 图 15-13　化脓性脑膜炎

12 周男性，反复发热 8 天，血培养及脑脊液培养大肠埃希菌阳性，诊断化脓性脑膜炎（大肠埃希菌）。A. T_2WI：右侧额部及大脑纵裂硬膜下等 - 稍高信号；B. T_1WI：右侧额部及大脑纵裂硬膜下等 - 稍高信号；C. DWI：高信号；D. ADC：低值，硬膜下异常信号灶弥散受限，结合 T_1WI 及 T_2WI 提示硬膜下积脓；E 和 F. 硬脑膜及软脑膜广泛强化

成分的顺磁性作用，形成特有的 T_2WI 低信号环（图 15-14），而转移瘤囊内容物 DWI 弥散通常不受限（图 15-2E 和 F）。

（六）寄生虫脑病

寄生虫可以导致脑内出现多发肉芽肿样病变，表现为多发结节状、环状强化，周围明显水肿，但其主要分布于寄生虫寄生部位，常呈簇集分布，于虫体分布区域及活动通道可见结节状、轨道样 SWI 低信号，驱虫治疗后病灶可缩小或消失（图 15-15）。

（七）脱髓鞘病变

脑内多发脱髓鞘病变活动期可出现强化，需要和转移瘤鉴别。脱髓鞘病变临床病程长，病情波动、反复。病灶主要分布于侧脑室周围和深部白质，垂直于侧脑室，表现为“直角脱髓鞘征”，形态多为条状、片状，偶尔呈肿块状，病灶活动期可出现强化，其强化环常不完整，呈“开环征”，强化的部分对应活动性脱髓鞘的边缘，多朝向深部白质，无或低强化部分代表非活动性脱髓鞘边缘[34, 35]（图 15-16）。

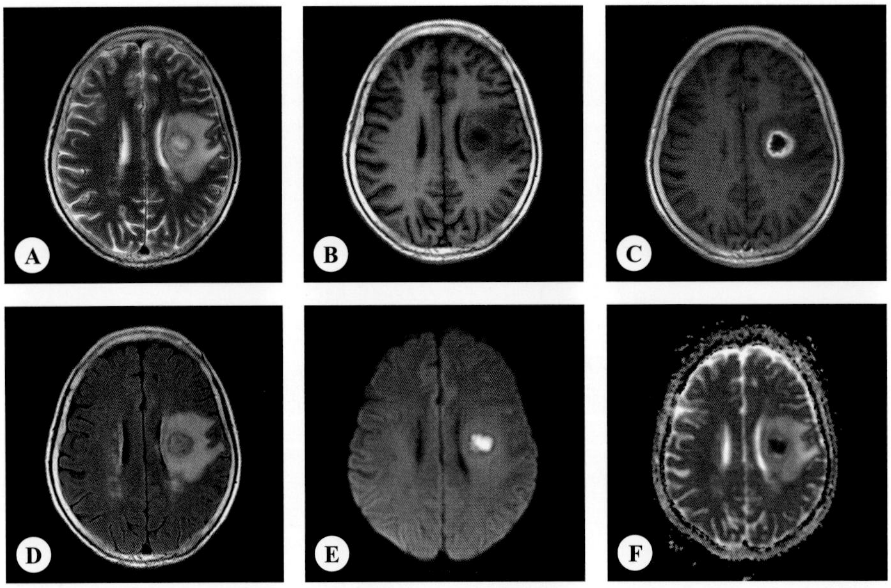

▲ 图 15–14　脑脓肿

68 岁女性，言语含糊，口角歪斜 1 个月，右侧肢体乏力并加重 10 天。A. T_2WI：左侧脑室旁结节，外缘见稍低信号环；B. T_1WI：等、稍低信号；C. T_1WI 增强：不规则环形强化；D. T_2FLA IR：等、稍高信号；E. DWI：囊内明显高信号；F. ADC：明显低值，提示脓液明显弥散受限

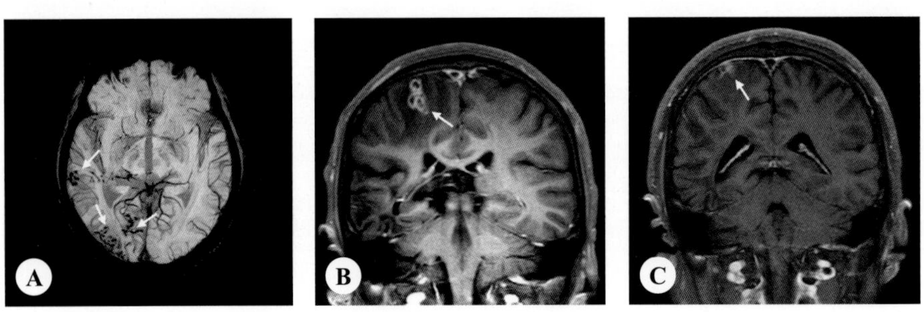

▲ 图 15–15　脑裂头蚴病

28 岁男性，反复肢体抖动 1 年余，再发加重 3 天。A. SWI：右侧大脑半球多发点片状、轨道样低信号；B. T_1WI 增强：右侧额顶叶簇集环形强化结节；C. T_1WI 增强：按疗程服用吡喹酮驱虫治疗后复查，病灶明显缩小

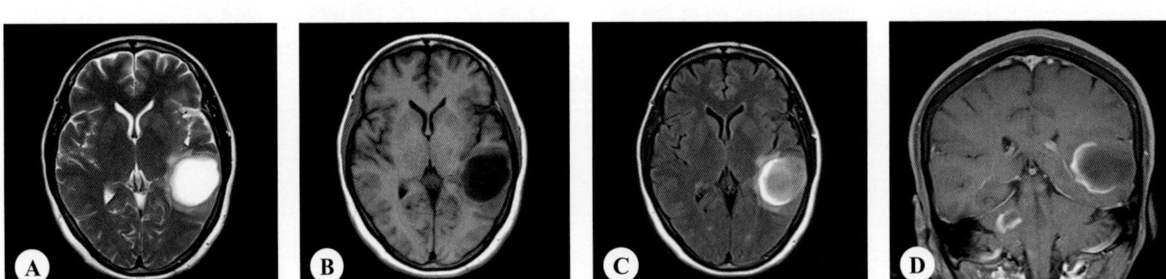

▲ 图 15–16　脱髓鞘病变

51 岁女性，抗 MOG 抗体相关脑炎，左侧肢体麻木无力 40 余天，右侧面部麻木 20 余天。A. T_2WI：左颞叶团片状高信号；B. T_1WI：等 – 低信号；C. T_1WI 增强：非闭合环状强化，强化环朝向深部白质

三、未来与展望

磁共振检查是癌症患者临床诊治的重要环节，是发现及评估脑转移的必备工具。近年来磁共振检查设备及技术飞速发展，有助于脑转移的更早期诊断，提供更准确的评估及更精准的治疗，并最终提高患者的生活质量，延长生存时间[36]。除了前述多种序列的应用之外，新型设备的研发如最近投入临床应用的 7.0T 超高场强 MRI，显著提高了成像的空间、结构分辨率和对比度，还可以清晰显示肿瘤新生血管和微出血情况，亦可动态监测肿瘤抗血管生成治疗的效果[37]。超高场强下波谱分辨率明显提高，能精确检测多种低浓度代谢产物，并提供更高的空间和频谱分辨率[38-40]。传统 MRI 技术需要多次扫描以获取不同类型的图像，而近年来发展的合成 MRI 技术通过复杂的后处理软件，能够通过一次采集数据生成多种对比加权的高质量合成图像，提升了患者的检查舒适度及后续复查的依从性，优化了影像诊断及临床疾病管理的流程，更加简便、高效和全面，为脑转移的个性化诊疗提供了更多可能[41]。PET/CT 通过同步获取肿瘤的功能性和形态学信息，能够精准评估脑转移瘤的部位、大小及代谢活性，有助于早期发现微小转移灶并评估治疗效果。新型示踪剂的研发，如胆碱和氨基酸等，在脑转移瘤的诊断与分型中具有广阔的应用前景[42, 43]。PET/MR 结合了 PET 与 MRI 的优势，能同时提供肿瘤的代谢、形态和组织结构等多维度信息。在脑转移瘤诊断中，PET/MR 不仅可以明确肿瘤的位置与大小，还能评估肿瘤的血流动力学、代谢活性及微观结构变化，为个性化治疗提供更精确的依据[44, 45]。基于化学交换饱和转移（chemical exchange saturation transfer，CEST）技术的发展，酰胺质子转移加权（amide proton transfer weighted，APTW）成像利用酰胺质子探测组织中的内源性游离蛋白质、多肽分子的含量及 pH 变化，进行无创量化分析，间接反映组织代谢的变化，该技术在预测脑肿瘤治疗后改变及区分脑转移瘤与脑原发肿瘤方面可以发挥重要作用，有望为脑转移瘤的精准诊疗和监测提供分子水平的信息[46, 47]。

影像组学在传统医学影像的基础上，通过提取医学影像的高通量特征并进行数据挖掘和转化，量化图像特征并进行多样化统计学分析，从而建立具有诊断、预后或预测价值的模型[48]。2012 年 Lambin 等首次提出影像组学的概念后，作为新兴的交叉学科，影像组学在对疾病的精准诊断和预后评估中展现了巨大的潜力[49]。影像组学已在预测脑转移瘤的原发肿瘤类型、预后、疗效等方面进行了深入探索[50-54]。影像学还能够与基因组学联合，将选择的影像特征与某些基因或基因模块进行关联，建立预测和分类模型，通过交叉验证减少偏差，并最终用临床数据进行验证[55, 56]。影像基因组学已广泛应用于脑转移研究领域，在预测脑转移瘤基因突变模式、*PD-L1* 表达等方面表现优异[57-59]。随着近年来计算机算力的进步和算法的发展，人工智能（artificial intelligence，AI）[60] 深入医学影像组学领域，作为应对庞大组学数据的重要分析工具，在助力影像组学的深度发展中展现了巨大的潜力。AI 从海量数据中提取和识别影像及临床特征，挖掘深层隐藏数据，构建疾病的诊断预测模型，实现结局预测[61, 62]，从而简化临床诊断流程，并极大程度地提高诊断的客观性及可靠性。医学影像技术与人工智能的蓬勃发展及其在临床的广泛应用，将为脑转移瘤个性化诊疗和治疗模式的优化提供更有力的支持。

（李　浪　宁娇扬　王子奇）

参考文献

[1] Preusser M, Capper D, Ilhan-Mutlu A, Berghoff AS, Birner P, Bartsch C, Marosi C, Zielinski MP, Mehta F, Winkler W, Wick A, von Deimling A. Brain metastases: pathobiology and emerging targeted therapies[J]. *Acta Neuropathol*, 2012, 123(2): 205-22.

[2] Louis DN, Perry A, Wesseling P, Brat DJ, Cree IA, Figarella-Branger C, Hawkins HK, Ng SM, Pfister G, Reifenberger R, Soffietti A, von Deimling D, Ellison DW. The 2021 WHO Classification of Tumors of the Central Nervous System: a summary[J]. *Neuro-oncology*, 2021, 23(8): 1231-1251.

[3] Eichler AF, Loeffler JS. Multidisciplinary management of brain

metastases[J]. *The Oncologist*, 2007, 12(7): 884–98.

[4] Lin NU, Lee EQ, Aoyama H, Barani IJ, Barboriak DP, Baumert BG, Bendszus PD, Brown DR, Camidge SM, Chang J, Dancey EG, de Vries LE, Gaspar GJ, Harris FS, Hodi SN, Kalkanis MN, Linskey DE, MacDonald KR, Mehta D, Schiff D, Soffietti R, Suh JH, van den Bent MA, Vogelbaum PY, Wen PY. Response assessment criteria for brain metastases: proposal from the RANO group[J]. *Lancet Oncol*, 2015, 16(6): e270–8.

[5] Kaufmann TJ, Smits M, Boxerman J, Huang DP, Barboriak M, Weller C, Chung CT, Tsien PD, Brown L, Shankar E, Galanis E, Gerstner MJ, van den Bent TC, Burns IF, Parney G, Dunn PK, Brastianou NU, Wen PY, Ellingson BM. Consensus recommendations for a standardized brain tumor imaging protocol for clinical trials in brain metastases[J]. *Neuro-oncology*, 2020, 22(6): 757–772.

[6] Sella A, Bellmunt J.Treatment of metastatic cancer[J].*Treatment & Management of Bladder Cancer*, 2008.

[7] Claudino WM, Biganzoli L. Cancer: Principles and Practice of Oncology[J]. *Eur J Cancer Care*, 2007, 16(1): 94–94.

[8] Kashimura T, Toue T, Beppu K, et al. Diffusion tensor imaging for differentiation of recurrent brain tumor and radiation necrosis after radiotherapy—three case reports[J]. *Clin Neurol Neurosurg*, 2007, 109(1): 106–110.

[9] Stadlbauer A, Ganslandt O, Buslei R, et al. Gliomas: histopathologic evaluation of changes in directionality and magnitude of water diffusion at diffusion–tensor MR imaging[J]. *Radiology*, 2006, 240(3): 803–810.

[10] Zhen Y, Wang H, Wang D,et al. Multiple cerebral infarction linked to underlying cancer: a review of Trousseau syndrome–related cerebral infarction[J]. *Br J Hosp Med (Lond)*, 2021, 82(5): 1–7.

[11] Melas A. Trousseau's syndrome: a combination of cancer and hypercoagulability[J]. *Lakartidningen*, 2020, 117.

[12] Tadros A, Ray–Chaudhury A. Pathological Features of Brain Metastases[J]. *Neurosurgery Clin N Am*, 2020, 31(4): 549–564.

[13] Haacke EM, Ayaz A, Khan ES, et al. Establishing a baseline phase behavior in magnetic resonance imaging to determine normal vs. abnormal iron content in the brain[J]. *J Magn Reson Imaging: JMRI*, 2007, 26(2): 256–264.

[14] Mathews VP, Caldemeyer KS, Lowe MJ, et al. Brain: gadolinium–enhanced fast fluid–attenuated inversion–recovery MR imaging[J]. *Radiology*, 1999, 211(1): 257–263.

[15] Tomura K, Narita S, Takahashi S, et al. Contrast–enhanced multi–shot echo–planar FLAIR in the depiction of metastatic tumors of the brain: comparison with contrast–enhanced spin–echo T1–weighted imaging[J]. *Acta Radiol*, 2007, 48(9): 1032–1037.

[16] Wu S, Yao Z, Yao Z. Enhanced T2 FLAIR sequence in the central nervous system[J]. *Chin Med Comput Imaging*, 2018, 24(6).

[17] Jin M, Ge R, Huang R, et al. Utility of Contrast–Enhanced T2 FLAIR for Imaging Brain Metastases Using a Half–dose High–Relaxivity Contrast Agent[J]. *AJNR Am J Neuroradiol*, 2021, 42(3): 457–463.

[18] C X, Wang XL, Wu C. Application Value of MR Contrast–Enhanced FLAIR in the Diagnosis of Meningeal Diseases in Children[J]. *J Clin Radiol*, 2011, 30(9): 1353–1357.

[19] Mei L, Zheng JG, Xu JX, et al. Comparative study of T2FLAIR sequence and enhanced T1WI sequence in the diagnosis of brain metastasis[J]. *Med Imaging J*, 2011, 21(6): 5.

[20] Galassi W, Phuttharak J, Hesselink JF, et al. Intracranial meningeal disease: comparison of contrast–enhanced MR imaging with fluid–attenuated inversion recovery and fat–suppressed T1–weighted sequences[J]. *AJNR Am J Neuroradiol*, 2005, 26(3): 553–559.

[21] Zhu W, Qi J, Wang C. Comparative study of 3D–SPGR vs 2D–SE T1WI after enhancement in the brain[J]. *J Huazhong Univ Sci Technol Med*, 2003, 23(2): 180–183.

[22] Jeevanandham B, Kalyanpur T, Gupta P, et al. Comparison of post–contrast 3D–T1–MPRAGE, 3D–T1–SPACE and 3D–T2–FLAIR MR images in evaluation of meningeal abnormalities at 3T MRI[J]. *Br J Radiol*, 2017, 90(1074): 1–8.

[23] 龚逢杰，杨立，田娟，等 . 磁共振 3D Bravo 序列在肺癌脑转移瘤诊断中的临床价值 [J]. 医学临床研究，2016, 33(11): 3–6.

[24] 包雪平，曹亮，葛涌钱 . 磁共振 Bravo 序列与 Cube FLAIR 序列对肺癌脑转移患者的应用比较 [J]. 中国 CT 和 MRI 杂志，2015, 13(2): 3–6.

[25] Durmo F, Rydelius A, Cuellar Baena S, et al. Multivoxel (1) H–MR Spectroscopy Biometrics for Preoprerative Differentiation Between Brain Tumors[J]. *Tomography*, 2018, 4(4): 172–181.

[26] Majós C, Alonso J, Aguilera C, et al. Proton magnetic resonance spectroscopy (^{1}H MRS) of human brain tumours: assessment of differences between tumour types and its applicability in brain tumour categorization[J]. *Eur Radiol*, 2003, 13(3): 582–591.

[27] 朱震方，李健，邵勇，等 . 磁共振 DWI 联合 MRS 对胶质瘤分级及鉴别高级别胶质瘤与单发脑转移瘤的诊断价值 [J]. 中国 CT 和 MRI 杂志，2019, 17(7): 4–7.

[28] 李欣，王冬女，谢继承，等 . MR 多模态成像诊断皮层下区胶质母细胞瘤与单发颅脑转移瘤的价值分析 [J]. 浙江临床医学，2022, 24(4): 490–492.

[29] Detre JA, Leigh DS, Williams AP, et al. *Perfusion imaging*[M]. In: Magnetic resonance in medicine. New York: Raven Press, 1992: 37–45.

[30] Holdsworth SJ, Bammer R. Magnetic resonance imaging techniques: fMRI, DWI, and PWI[J]. *Semin Neurol*, 2008, 28(4): 395–406.

[31] 杨学军 . 脑胶质瘤诊疗规范临床解读 [M]. 北京： 人民卫生出版社，2021.

[32] 陈杰云，林晓莹，陈向荣，等 . MR 灌注加权成像鉴别诊断单发脑转移瘤与高级别胶质瘤 [J]. 中国医学影像技术，2015, 31(2): 215–218.

[33] 黄文才，陆建平 . 单发脑转移瘤与高级别胶质瘤 MR 灌注加权成像鉴别诊断 [J]. 中国临床医学影像杂志，2010, 21(9): 609–612.

[34] Wattamwar PR, Baheti NN, Kesavadas C, et al. Evolution and long term outcome in patients presenting with large demyelinating lesions as their first clinical event[J]. *J Neurol*, 2010, 297(1–2): 29–35.

[35] de Medeiros FC, Albuquerque LA, Pittella JE, et al. Open–ring enhancement in pseudotumoral multiple sclerosis: important radiological aspect[J]. *Case Rep Neurol Med*, 2014: 951690.

[36] Villanueva–Meyer JE, Mabray C, Cha S. Current Clinical Brain Tumor Imaging[J]. *Neurosurgery*, 2017, 81(3): 397–415.

[37] Kijowski J, Fritz R. Emerging Technology in Musculoskeletal MRI and CT[J]. *Radiology*, 2023, 306(1): 6–19.

[38] 王馨蕊，马林，娄昕 . 7.0 T MRI 在临床诊疗中的应用 [J]. 中华放射学杂志，2020, (10): 1025–1028.

[39] Mayerhoefer ME, Shepherd TM, Weber M, et al. Sexual Dimorphism of Radiomic Features in the Brain: An Exploratory Study Using 700 μ m MP2RAGE MRI at 7 T[J]. *Invest Radiol*, 2024.

[40] Dong Z. Proton MRS and MRSI of the brain without water suppression[J]. *Prog Nucl Magn Reson Spectrosc*, 2015, 86–87: 65–79.

[41] Pani K, Chawla I. Synthetic MRI in action: A novel framework in data augmentation strategies for robust multi–modal brain tumor segmentation[J]. *Comput Biol Med*, 2024, 183: 109273.

[42] Ivanidze A, Sharbatdaran A, McCalla A, et al. ^{18}F–fluoroestradiol (FES) brain PET in the evaluation of patients with estrogen receptor positive breast cancer and known or suspected brain metastases[J]. *Eur J Radiol*, 2024, 181: 111791.

[43] Steenhout C, Deprez L, Hustinx R, et al. Brain Tumor Assessment:

Integrating PET/Computed Tomography and MR Imaging Modalities[J]. *PET Clinics*, 2025, 20(1): 165–174.

[44] Radder S, Sonar A, Nanivadekar S, et al. Synergy in Neuroimaging: PET/CT and MRI Fusion for Enhanced Characterization of Brain Pathology[J]. *Cureus*, 2024, 16(11): e74353.

[45] Rohan P, Hložanka M, Dostál T, et al. The relationship between gadolinium enhancement and [18F]fluorothymidine uptake in brain lesions with the use of hybrid PET/MRI[J]. *Cancer Imaging*, 2024, 24(1): 110.

[46] Su Y, Cheng R, Guo J, et al. Differentiation of glioma and solitary brain metastasis: a multi–parameter magnetic resonance imaging study using histogram analysis[J]. *BMC Cancer*, 2024, 24(1): 805.

[47] Essed RA, Prysiazhniuk IJ, Wamelink A, et al. Performance of amide proton transfer imaging to differentiate true progression from therapy–related changes in gliomas and metastases[J]. *Eur Radiol*, 2024.

[48] Huisman T, Akinci DA. What a Radiologist Needs to Know About Radiomics, Standardization, and Reproducibility[J]. *Radiology*, 2024, 310(2): e232459.

[49] Lambin E, Rios–Velazquez R, Leijenaar S, et al. Radiomics: extracting more information from medical images using advanced feature analysis[J]. *Eur J Cancer*, 2012, 48(4): 441–6.

[50] Deng Z, Liu W, Fang L, et al. MRI radiomics for brain metastasis sub–pathology classification from non–small cell lung cancer: a machine learning, multicenter study[J]. *Phys Eng Sci Med*, 2023, 46(3): 1309–1320.

[51] Kniep H, Madesta F, Schneider T, et al. Radiomics of Brain MRI: Utility in Prediction of Metastatic Tumor Type[J]. *Radiology*, 2019, 290(2): 479–487.

[52] Ortiz–Ramón A, Larroza S, Ruiz–España E, et al. Classifying brain metastases by their primary site of origin using a radiomics approach based on texture analysis: a feasibility study[J]. *Eur Radiol*, 2018, 28(11): 4514–4523.

[53] Fan Z, Zhao X, Wang H, et al. Radiomics for prediction of response to EGFR–TKI based on metastasis/brain parenchyma (M/BP)–interface[J]. *La Radiología Médica*, 2022, 127(12): 1342–1354.

[54] Wang TW, Chao HS, Chiu HY, et al. Radiomics of metastatic brain tumor as a predictive image biomarker of progression–free survival in patients with non–small–cell lung cancer with brain metastasis receiving tyrosine kinase inhibitors[J]. *Transl Onco*l, 2024, 39.

[55] van Hilten A, Katz S, Saccenti E, et al. Designing interpretable deep learning applications for functional genomics: a quantitative analysis[J]. *Brief Bioinform*, 2024, 25(5).

[56] Sanchez R, Rahman I. Radiogenomics as an Integrated Approach to Glioblastoma Precision Medicine[J]. *Curr Oncol Rep*, 2024.

[57] Zhao Y, Liao X, Wu Y, et al. Effect of the number and distribution of fiducial markers on the accuracy of robot–guided implant surgery in edentulous mandibular arches: An in vitro study[J]. *J Dent*, 2023, 134: 104529.

[58] Park YW, An C, Lee J, et al. Diffusion tensor and postcontrast T1–weighted imaging radiomics to differentiate the epidermal growth factor receptor mutation status of brain metastases from non–small cell lung cancer[J]. *Neuroradiology*, 2021, 63(3): 343–352.

[59] Meissner AK, Gutsche R, Galldiks N, et al. Radiomics for the non–invasive prediction of PD–L1 expression in patients with brain metastases secondary to non–small cell lung cancer[J]. *J Neuro-Oncol*, 2023, 163(3): 597–605.

[60] Visvikis D, Cheze Le Rest C, Jaouen V, et al. Artificial intelligence, machine (deep) learning and radio(geno)mics: definitions and nuclear medicine imaging applications[J]. *European Journal of Nuclear Medicine and Molecular Imaging*, 2019, 46(13): 2630–2637.

[61] Deo R C. Machine Learning in Medicine.[J]. *Circulation*, 2015, 132(20): 1920–1930.

[62] Abdel Razek A A K, Alksas A, Shehata M, et al. Clinical applications of artificial intelligence and radiomics in neuro–oncology imaging[J]. *Insights into Imaging*, 2021, 12(1): 152.

第16章　保护海马的全脑放射治疗计划设计方法

一、全脑放疗海马保护的意义

（一）传统全脑放疗的局限性

全脑放疗（WBRT）是治疗多发脑转移瘤（BM）的重要手段，其中，预防性颅脑照射（PCI）在小细胞肺癌的治疗中具有独特地位。然而，采用传统的全脑放疗技术靶区需覆盖全脑，这将导致海马不可避免受到高剂量辐射。海马是大脑中负责记忆形成和神经干细胞（neural stem cell，NSC）再生的关键区域，对辐射高度敏感。研究表明，即使低剂量辐射也可显著损伤海马的功能，引发记忆力减退、执行功能下降等神经认知障碍（neurocognitive decline，NCD）[1, 2]。关键证据。

- RTOG 0933 试验：海马保护组患者6个月后记忆功能下降率仅为7%，显著低于传统WBRT组的30%（P<0.001）[3]。
- NRG CC001 试验：结合海马保护与美金刚（Memantine）治疗，患者神经认知功能退化风险降低[1]。

（二）海马保护的临床价值

通过减少海马辐射剂量，可显著改善患者生活质量并延长生存期的临床获益[3–6]。

- 降低神经认知损伤：海马剂量与NCD呈剂量依赖性。
- 符合国际指南要求：RTOG 0933 和 NRG CC001 等国际多中心研究已明确海马保护的剂量约束标准（D_{max}≤16Gy，D100%≤9Gy），并被纳入 NCCN 指南推荐。
- 提升治疗依从性：神经认知功能的保留可减少患者焦虑和抑郁，提高后续治疗的配合度。

二、图像获取与影像融合

（一）CT 扫描参数与规范

全脑放疗海马保护计划的精准实施高度依赖高质量的CT影像。以下为相关文献推荐采用的关键扫描参数与技术规范。

1. 层厚与分辨率[7–9]

(1) 推荐层厚：1.25mm。

薄层扫描可清晰显示海马细微结构（如齿状回），避免部分容积效应导致的解剖边界模糊。

(2) 像素矩阵：512×512，空间分辨率≤0.5mm，确保三维重建精度。

2. 扫描范围与体位固定

(1) 范围：从颅顶延伸至C_2椎体下缘，覆盖全脑及上段脊髓[10]。

(2) 固定装置：热塑性面罩配合头枕，限制头部位移误差至<2 mm。

3. 扫描模式与剂量

(1) 螺旋扫描模式：螺距（pitch）0.8～1.2，平衡扫描速度与图像质量。

(2) 管电压/电流：120kVp，200～300mAs，确保低噪声下软组织对比度[7]。

（二）头部倾斜角度优化

推荐角度：10°～45°（矢状面倾斜），使海马长轴平行于治疗平面，具体倾斜角度需结合患者自身情况而定[2, 11, 12]。

(1) 剂量学依据：头部倾斜定位后可大幅降低海马、晶状体受照剂量。

(2) 解剖学依据：倾斜后海马与侧脑室颞角分离，能降低 MLC 叶片遮挡难度。

（三）MRI 扫描与序列选择

MRI 是海马勾画的金标准影像，应与 CT 精确配准，用于放疗计划设计。

1. 核心序列参数

(1) T_1 加权三维梯度回波（3D T1-SPGR）

①层厚 1.25 mm，无间隔连续扫描。

② TR/TE=6～8ms/2～3ms，矩阵 256×256（RTOG 0933 协议）。

③优势：具有高信噪比优势，能清晰区分海马（低信号）与周围白质 / 脑脊液（高信号）[13]。

(2) 辅助序列

① T_2 加权 /FLAIR：用于鉴别水肿和微小转移灶（层厚 2mm）。

②冠状面 T_1：辅助验证海马头尾端边界 [4]。

2. 扫描时间与患者配合

(1) 扫描时间：建议控制扫描总时长≤20min，避免患者移动而产生伪影。

(2) 使用软质耳塞减少噪声，必要时采用镇静（儿科患者）。

（四）CT–MRI 影像配准方法

影像配准的精度直接影响海马勾画的准确性，勾画建议遵循标准化流程。

1. 配准算法选择

(1) 刚性配准（rigid registration）：基于骨性标志（如蝶鞍、枕骨大孔），适用于无明显脑组织变形病例。

(2) 形变配准（deformable registration）：用于术后或水肿导致的解剖结构移位，需验证形变场合理性。

2. 配准步骤

(1) 数据导入：将 CT 和 MRI 数据导入治疗计划系统。

(2) 初始对齐：自动配准（互信息法）结合手动微调，确保颅骨轮廓匹配。

(3) 关键标志验证：

①矢状面验证：胼胝体、第三脑室对齐。

②冠状面验证：海马头部与侧脑室颞角关系。

(4) 误差评估：计算配准残差（通常要求＜1mm）。

3. 融合误差管理

(1) 系统误差：定期校准影像设备，避免 CT 与 MRI 扫描床的几何偏差。

(2) 随机误差：采用多次配准取均值，或由两名医师独立验证。

（五）影像融合验证与质控

1. 定量验证

靶标重合度：在 CT 和 MRI 上标记至少 3 个解剖点（如松果体、前联合），计算均方根误差（RMSE＜1mm）。

2. 临床质控流程

(1) 每日检查：确认影像传输完整性，避免 DICOM 标签错误。

(2) 月度审核：随机抽取 10% 的病例，评估配准误差是否超阈值（≥2mm 需重新融合）。

三、靶区与辅助结构勾画

（一）海马勾画（hippocampus contouring）

1. 解剖边界定义（基于 RTOG 0933 协议）

海马勾画需严格遵循 RTOG 指南，结合 T_1 加权 MRI 序列的解剖特征，主要勾画脑室颞角内侧的 T_1 低信号区 [7]。

(1) 头端（anterior boundary）

①起始于颞叶内侧的杏仁核后缘，以颞角前部（uncal recess）为界，避免包含杏仁核。

②在冠状面上，海马头部呈“C”形，位于侧脑室颞角内侧。

(2) 体部（body）

①沿颞角内侧壁向后延伸，内侧以环池（ambient cistern）为界，外侧以侧脑室颞角为界。

② T_1 低信号区对应海马灰质，需与高信号的旁海马回白质区分。

(3) 尾端（posterior boundary）

①终止于侧脑室房部（atrium）前内侧，以穹隆脚（crus of fornix）与海马伞（fimbria）

交界处为标志。

②矢状面 MRI 上，海马尾呈“S”形弯曲，与四叠体池（quadrigeminal cistern）相邻。

2. 影像标志与常见误区

(1) 关键鉴别点

①杏仁核：位于海马前上方，T_1 信号略高于海马，需避免包含。

②脉络膜裂：海马外侧的线性高信号结构，勾画时需沿其内侧缘进行。

(2) 易错区域

①海马旁回（parahippocampal gyrus）：T_1 高信号，易误认为海马部分，需通过矢状面确认解剖连续性。

②齿状回（dentate gyrus）：位于海马内侧，需完整包含，因其为神经干细胞富集区 [13]。

3. 勾画工具与质量控制

(1) 软件支持：使用治疗计划系统（如 Eclipse、Pinnacle）的 MRI-CT 融合模块，逐层勾画（层厚≤2 mm）。

(2) 多人验证：至少由两名医师独立勾画，采用 Dice 相似系数（DSC）评估一致性（要求 DSC≥0.85）。

（二）海马避让区（hippocampal avoidance zone，HAZ）

1. 扩展范围与依据

(1) 标准扩展：海马外扩 5mm，形成三维避让区（RTOG 0933）[4]。

①剂量：提供海马和全脑 PTV 之间必要的剂量衰减区域。

②误差：涵盖患者日常摆位误差（通常≤3mm）和放疗设备的机械误差。

(2) 特殊情况调整

①若转移灶距海马＜5mm，可缩小扩展范围至 3mm，但需评估复发风险 [13]。

②多发病灶靠近双侧海马时，优先保护单侧（非优势半球），牺牲另一侧部分区域 [4]。

2. 剂量限制

(1) D_{max}≤16Gy，D100%≤9Gy（RTOG 0933）。

(2) 若 HAZ 内剂量超标，需添加环形辅助结构（如 Ring PRV）限制剂量梯度 [2]。

（三）全脑靶区（PTV）定义

1. 靶区范围

(1) 全脑实质：包括灰质、白质及表面脑膜，除去 HAZ[8]。

(2) 脑脊液（CSF）处理：包含脑室系统 CSF（避免遗漏脑膜转移），但需排除 HAZ 内的脑脊液 [10]。

2. 靶区优化策略

分层定义

(1) PTV_plan1：包含海马的轴向层，设置严格剂量约束（D2%≤32Gy）。

(2) PTV_plan2：不包含海马的轴向层，允许略高剂量以改善均匀性。

这些结构勾画如图 16-1 所示。

（四）勾画质控与临床审核

1. 流程标准化

(1) 模板化勾画：建立机构内勾画图谱（含典型层面示例），减少个体差异。

(2) 多学科审核：由放疗医师、物理师共同审核 HAZ 与 PTV 的空间关系，确保剂量梯度合理性。

2. 常见错误与修正

(1) 海马勾画过界：

①错误：将海马旁回或穹窿脚包含在内。

②修正：通过冠状面 MRI 确认海马与侧脑室颞角的解剖关系。

(2) 避让区不足：

①错误：未涵盖海马尾部(靠近四叠体池)。

②修正：矢状面验证海马尾端与穹窿脚的分界。

四、螺旋断层放疗计划设计

（一）核心参数设置与物理特性

螺旋断层放疗（helical tomotherapy，HT）通过连续旋转的扇形束和动态多叶准直器（MLC）实现高精度剂量雕刻，其计划设计需重点优化以下参数 [2, 7, 14]。

1. 场宽（field width，FW）

(1) 定义：沿患者长轴（头脚方向）方向的

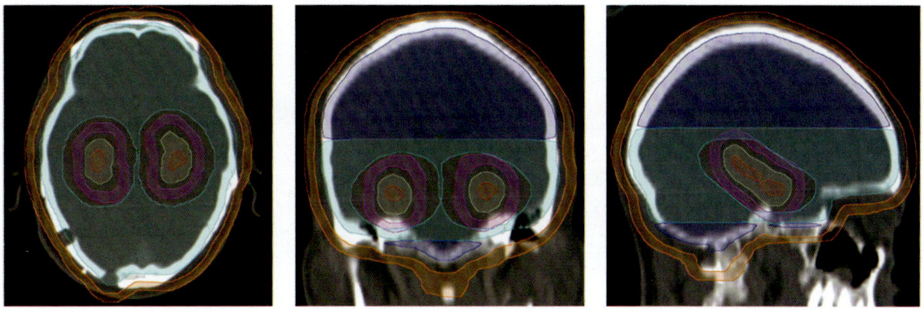

▲ 图 16-1　冠状位、轴位和矢状位 CT 图像显示海马（红色）、海马 PRV（浅绿色）、PTV_plan1（浅蓝色）、PTV_plan2（蓝色）、环状 PRV（粉色）、环状 PTV（橙色）

射线束宽度，决定每次旋转治疗的覆盖范围。

(2) 推荐选择：

① 1.0 cm：适形度更高，海马 D_{max} 降低，但 1.0 cm FW 计划时间较 2.5 cm FW 延长 2 倍，选择时需权衡临床情况。

② 2.5cm：治疗时间短，适用于多病灶患者。

③ 5.0cm：仅用于大靶区快速治疗，不推荐用于海马保护计划。

有条件的机构可以采用动态场宽技术：结合 2.5cm FW 与 1.0cm FW 进行全脑照射，以优化效率与精度。

2. 螺距（pitch）

(1) 定义：治疗床每旋转一周移动距离与 FW 的比值。

(2) 优化范围：0.215～0.285，平衡剂量均质性和治疗效率。

①低螺距：剂量均匀性更佳，但治疗时间延长。

②高螺距：治疗效率提高，但可能牺牲靶区边缘剂量梯度。

3. 调制因子（modulation factor，MF）

(1) 定义：最大叶片开放时间与平均开放时间的比值，反映 MLC 运动的复杂性。

(2) 推荐值：2.0～3.0。影响优化剂量梯度。MF 越大，调制能力越强，但 MF 过大可能导致叶片运动误差累积，增加剂量不确定性。

（二）剂量目标与优化策略

1. 全脑靶区（PTV）约束条件

(1) 覆盖率：D95% ≥28.5 Gy（30 Gy 处方剂量），V30Gy ≥90%（RTOG 0933）。

(2) 均匀性：HI =（D2%～D98%）/D50% ≤0.3，热点区域（D2%）≤36 Gy。

(3) 分层优化

① PTV_plan1：含海马层，设置严格约束（D2% ≤32 Gy）。

② PTV_plan2：非海马层，允许出现略高剂量（D2% ≤34 Gy）。

2. 海马区（HAZ）约束条件

(1) 海马区：D_{max} ≤16Gy，D_{mean} ≤9Gy（RTOG 0933）。

(2) 辅助结构

环形避让区（Ring PRV）：HAZ 外扩 3～8mm，用于限制 HAZ 辐射剂量，在靶区 – 海马界面形成高梯度剂量跌落带。

3. 其他关键器官

(1) 晶状体：D_{max}≤8Gy，通过方向性遮挡（Directional Blocking）限制入射角度。

(2) 视神经 / 视交叉：D_{max}≤37.5Gy，优先保护单侧（非优势眼）。

（三）同步加量（SIB）技术

1. 适用场景：需同步推量的多发脑转移。

2. 剂量分级

(1) 病灶≥2cm：63Gy/15 次（4.2Gy/ 次）。

(2) 病灶＜2cm：70.8Gy/15 次（4.72Gy/ 次）。

3. 优化技巧：对病灶 GTV 设置优先级高于 PTV。

4. 优先级：海马保护＞转移灶覆盖＞全脑均质性。

五、容积旋转调强放疗计划设计

（一）核心参数设置与物理特性

容积旋转调强放疗（volumetric modulated arc therapy，VMAT）通过动态调整机架旋转速度、剂量率和MLC叶片位置实现高效剂量雕刻，其计划设计需精细化控制以下参数[2]。

1. 弧数与机架角度

推荐配置：4个共面全弧，机架范围181°～179°，见图16-2。照射弧设置建议如下。

(1) 上弧组：覆盖海马避让区（HAZ）上方脑组织。

(2) 中弧组：覆盖HAZ层面脑组织。

(3) 下弧组：覆盖HAZ下方及颅底区域。

三组相邻射野重叠照射范围约为1.5cm。

2. 准直器角度与叶片运动

(1) 准直器角度：准直器旋转至90°，使MLC叶片运动方向垂直于海马长轴，提升对海马的避让效率。

(2) 叶片运动速度限制：≤2.5cm/s（Varian HD MLC），避免因机械延迟导致剂量误差。

3. 剂量率与控制点

(1) 动态剂量率：采用可变剂量率（400～600MU/min）。

(2) 控制点密度：每2°设置一个控制点，确保剂量精度。

（二）剂量目标与优化策略

1. 全脑靶区（PTV）约束条件

(1) 覆盖率：V30Gy≥90%，D98%≥25Gy（RTOG 0933）。

(2) 均匀性控制热点D2%≤34Gy。

(3) 分层优化

① PTV_plan1（含HAZ层）：设置严格约束（D2% ≤32 Gy）。

② PTV_plan2（非HAZ层）：允许适度热点（D2% ≤36 Gy）。

2. 海马区约束条件

(1) 剂量限制：D_{max}≤16Gy，D_{mean}≤ 10Gy。

(2) 环形辅助结构

① Ring PRV：HAZ外扩3～8mm，用于限制HAZ剂量，在靶区－海马界面形成高梯度剂量跌落带。

② Ring PTV：PTV外扩5～10mm，用于限制全脑靶区外剂量。

3. 其他关键器官

(1) 晶状体：D_{max}≤8Gy，通过使用“方向性遮挡”避开前野入射。

(2) 视神经与视交叉：D_{max}≤37.5Gy，优化时优先保护视交叉。

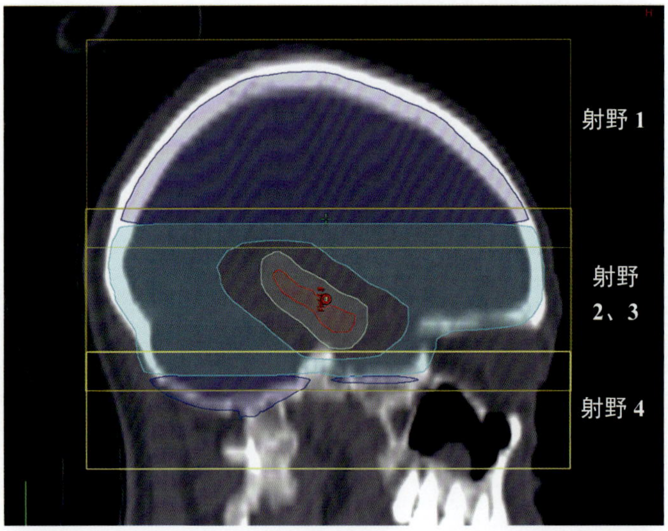

▲ 图16-2　270° 时的射野视图（BEV），显示了照射弧1（上段）、照射弧2和照射3（中段）及照射弧4（下段）的射野大小和照射区域

（三）推荐部分计划设置参数

1. 初始参数设定：选择 4 个共面全弧，准直器 90°，剂量率 600 MU/min。

2. 目标函数

(1) PTV：V30Gy=95%，D2% ≤34Gy。

(2) HAZ：D_{max} ≤16Gy，EUD ≤5Gy。

(3) 晶状体：D_{max} ≤8Gy，V5Gy ≤10%。

六、剂量验证与质控

1. 模体测量：验证 3D 剂量分布。

(1) Gamma 通过率：3%/2mm 标准下≥95%。

(2) MLC 到位精度：叶片位置误差≤1mm。

2. 在线影像引导。

3. MVCT 配准：每日治疗前采集 MVCT，与计划 CT 刚性配准，校正摆位误差（平移＜2mm，旋转＜1°）。

4. CBCT 配准：每日治疗前采集 CBCT，与计划 CT 刚性配准（平移＜2 mm，旋转＜1°）。

5. 自适应调整：若 HAZ 位移＞3 mm，需重新勾画并优化计划。

七、病例展示

参考前面几节提到的螺旋断层放疗（helical tomotherapy，HT）计划设计、容积旋转调强放疗（volumetric modulated arc therapy，VMAT）计划方法，在 TomoHD™ 计划系统和 Eclipse 计划系统中进行计划模拟机型为 TomoHD、Trilogy。分别设计了 HT 计划、传统方法 VMAT 计划和改进型方法的 VMAT 计划，直观的空间剂量分布比较见图 16-3。

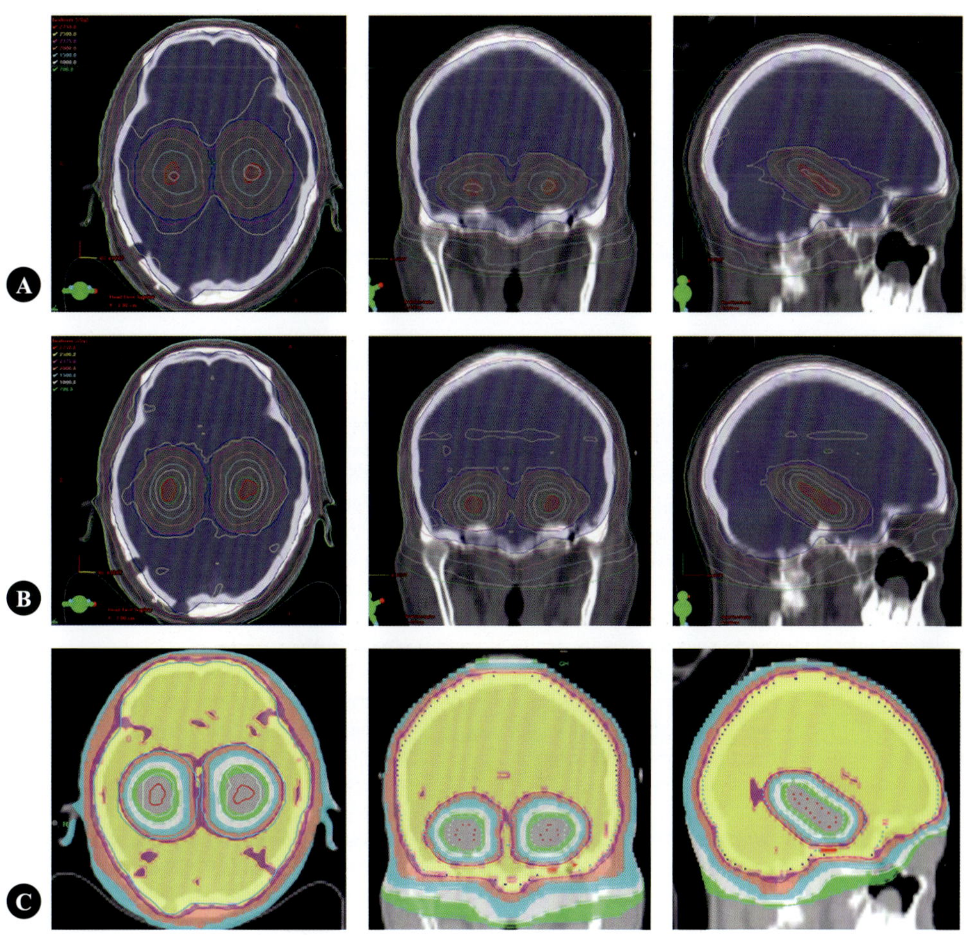

▲ 图 16-3　行海马保护全脑放射治疗的空间剂量分布示意。**A.** 传统型 **VMAT** 计划方法；**B.** 改进型 **VMAT** 计划方法；**C. HT** 计划方法

八、总结与展望

本章详细总结了由国内外著名研究团队所提出的保护海马的全脑放射治疗计划设计方法，重点分析了螺旋断层扫描（helical tomotherapy，HT）和容积调强（volumetric modulated arc therapy，VMAT）技术在海马保护中的应用与优化。HT 技术因其卓越的剂量调制能力，能够有效减少海马的辐射剂量，同时保持全脑靶区的高覆盖率和均匀性。研究表明，HT 技术在处理复杂治疗情况时，尤其是在海马保护方面，具有显著优势。此外，VMAT 作为一种广泛应用的放疗技术，通过改进的计划设计方法，如设置剂量下降区、分区优化、使用共面全弧和锁定射野宽度等措施，能在显著降低海马辐射剂量的同时，提高全脑靶区的剂量覆盖率和均匀性。此外，患者头部倾斜定位的策略进一步优化了海马和晶状体的剂量分布。通过对相关代表性文章中的 HT 计划设计方法和 VMAT 计划设计方法进行归纳，将其特点总结于表 16-1[2, 7, 8, 14]。

表 16-1　HT 与 VMAT 计划特点对比

参数	HT	VMAT
治疗时间	10～22min（时间与 FW 取值呈正相关）	5～10min
海马保护	Dmean≈5.5Gy	Dmean≈7.8Gy，结合头部倾斜优化，可使海马剂量进一步降低
设备普及性	较少，依赖专用设备	广泛，适用于多数直线加速器
适用场景	多病灶同步加量	可常规用于全脑海马保护放射治疗，满足快速治疗需求

综合比较 HT 和 VMAT 技术，改进的 VMAT 计划在临床应用中显示出与 HT 相当的海马保护效果，且具有更广泛的适用性和灵活性。本章节的总结为临床实践提供了重要的参考依据，有助于在全脑放射治疗中更好地保护海马，减少神经认知功能损害，提高患者的生活质量。

（张子健）

参考文献

[1] Brown PD, Gondi V, Pugh S, et al. Hippocampal Avoidance During Whole-Brain Radiotherapy Plus Memantine for Patients With Brain Metastases: Phase Ⅲ Trial NRG Oncology CC001[J]. *J Clin Oncol*, 2020,38(10):1019–1029.

[2] Fu Q, Chen D, Yan H, et al. Treatment planning of volumetric modulated arc therapy and positioning optimization for hippocampal-avoidance prophylactic cranial irradiation[J]. *J Appl Clin Med Phys*, 2021,22(5):15–23.

[3] Gondi V, Pugh SL, Tome WA, et al. Preservation of memory with conformal avoidance of the hippocampal neural stem-cell compartment during whole-brain radiotherapy for brain metastases (RTOG 0933): a phase II multi-institutional trial[J]. *J Clin Oncol*, 2014,32(34):3810–3816.

[4] Ghia A, Tomé WA, Thomas S, et al. Distribution of brain metastases in relation to the hippocampus: implications for neurocognitive functional preservation[J]. *Int J Radiat Oncol Biol Phys*, 2007, 68(4):971–977.

[5] Marsh JC, Gielda BT, Herskovic AM, et al. Sparing of the hippocampus and limbic circuit during whole brain radiation therapy: A dosimetric study using helical tomotherapy[J]. *J Med Imaging Radiat Oncol*, 2010,54(4):375–382.

[6] Gondi V, Tomé WA, Mehta MP. Why avoid the hippocampus? A comprehensive review[J]. *Radiother Oncol*, 2010,97(3):370–376.

[7] Gondi V, Tolakanahalli R, Mehta MP, et al. Hippocampal-sparing whole-brain radiotherapy: a "how-to" technique using helical tomotherapy and linear accelerator-based intensity-modulated radiotherapy[J]. *Int J Radiat Oncol Biol Phys*, 2010,78(4):1244–1252.

[8] Gutiérrez AN, Westerly DC, Tomé WA, et al. Whole brain radiotherapy with hippocampal avoidance and simultaneously integrated brain metastases boost: a planning study[J]. *Int J Radiat Oncol Biol Phys*, 2007,69(2):589–597.

[9] Wiegreffe S, Sarria GR, Layer JP, et al. Incidence of hippocampal and perihippocampal brain metastases and impact on hippocampal-avoiding radiotherapy: A systematic review and meta-analysis[J]. *Radiother Oncol*, 2024,197:110331.

[10] Kim KS, Seo SJ, Lee J, et al. Inclined head position improves dose distribution during hippocampal-sparing whole brain radiotherapy using VMAT[J]. *Strahlenther Onkol*, 2016,192(7):473–480.

[11] Moon SY, Yoon M, Chung M, et al. Comparison of the extent of hippocampal sparing according to the tilt of a patient's head during WBRT using linear accelerator-based IMRT and VMAT[J]. *Phys Med*, 2016,32(5):657–663.

[12] Siglin J, Champ CE, Vakhnenko Y, et al. Optimizing patient positioning for intensity modulated radiation therapy in hippocampal-sparing whole brain radiation therapy[J]. *Pract Radiat Oncol*, 2014,4(6):378–383.

[13] Wiegreffe S, Sarria GR, Layer JP, et al. Incidence of hippocampal and perihippocampal brain metastases and impact on hippocampal-avoiding radiotherapy: A systematic review and meta-analysis[J]. *Radiother Oncol*, 2024,197:110331.

[14] Marsh JC, Gielda BT, Herskovic AM, et al. Sparing of the hippocampus and limbic circuit during whole brain radiation therapy: A dosimetric study using helical tomotherapy[J]. *J Med Imaging Radiat Oncol*, 2010,54(4):375–382.

附录 A　中南大学湘雅医院脑转移瘤 MDT 质控标准（试行）

【说明】本标准依据《CSCO 中枢神经系统转移性肿瘤诊疗指南（2024 年版）》《中国肿瘤整合诊疗指南——脑转移瘤》2023 版,《脑转移瘤立体定向放射治疗临床指南》2021 年版，2022 版《ASCO/SNO/ASTRO 脑转移瘤治疗指南》，2021 版《EANO-ESMO 脑转移瘤临床实践指南》和《肺癌脑转移中国治疗指南（2021 年版）》等指南起草。

本标准由中南大学湘雅医院脑转移瘤 MDT 诊疗中心提出。

【摘要】30%～50% 的恶性肿瘤患者在疾病发展过程中会经历脑转移。若未及时诊疗，这类患者的中位总生存期仅为 2～6 个月，即便是在联合免疫治疗与靶向治疗的情况下，整体人群中位生存期仅能延长至 14～16 个月。脑转移瘤的高发率及其诊疗现状明显影响了患者的生存，也对个人及社会带来了沉重的经济负担，使其诊疗成为当今全球健康领域内亟待攻克的重要课题。

多学科团队（MDT）通过集合多个学科的专家力量共同对同一患者病情进行综合评估，以便制定个性化治疗方案，打破各专业间的壁垒，促进跨学科合作与资源整合。更为关键的是,MDT 能够显著降低误诊与不当治疗的风险，缩短从诊断到治疗的时间周期，确保治疗方案的科学性与合理性，实现标准化与个性化的诊疗方式，最终实现患者长生存和高生活质量的目标。近年来，MDT 作为提升肿瘤诊疗效果的有效手段备受推崇。

为了进一步强化多学科管理，统一质量标准，规范脑转移瘤诊疗行为，提升行业自律水平，并持续改善湘雅医院脑转移瘤 MDT 诊疗团队的服务能力，特制订《湘雅医院脑转移瘤 MDT 质控标准》。该质控标准详细制定脑转移瘤 MDT 团队运行的基本要求，涵盖脑转移瘤 MDT 团队构成、硬件设施和技术要求、脑转移瘤 MDT 会诊流程规范与体系建设等多个方面。

本标准以国内外最新发布的相关指南为基础，结合湘雅医院各科室具体情况，构建了一套适用于全国各地、各级医疗机构的质量安全评价体系。该标准旨在提供科学指导，助力各级单位实现脑转移瘤质控工作的标准化管理，同时，也将为我国各地脑转移瘤 MDT 诊疗中心的质量安全管理提供统一且有效的评判依据，为国家肿瘤质控中心及卫生健康行政部门履行监管职责提供一定的参考。

一、脑转移瘤 MDT 构成

在脑转移瘤 MDT 平台建设中，合理的团队设置不仅是确保诊疗方案科学性和合理性的基础，更是提升患者治疗效果、改善生活质量的关键所在。因此，建立一支结构合理、分工明确、协同高效的 MDT 团队，对于推动脑转移瘤诊疗水平的持续进步具有十分重要的意义。为确保脑转移瘤患者获得最优质的综合治疗团队的精准化诊疗建议,《CSCO 中枢神经系统转移性肿瘤诊疗指南（2024年版）》推荐一个完整的MDT团队包含放射肿瘤学专家、神经外科专家、神经内科专家、肿瘤内科专家、放射科专家、病理科专家，以及与原发肿瘤相关的内外科专家（如呼吸内科、乳腺外科、皮肤科等）。此外，需全面考虑患者的生理与心理需求，团队在有条件的情况下还应包括疼痛专科医生、营养师、临床检验人员、心理治疗师、护理师以及临床关怀护理人员。

湘雅医院脑转移瘤MDT团队由肿瘤科主任医师周蓉蓉教授发起并领衔，集结了来自肿瘤科、神经外科、神经内科、呼吸科、放射科、病理科、乳腺外科、普外科、胸外科、皮肤科、营养科及疼痛科等相关专科的资深专家。所有参与讨论的成员均具备丰富的脑转移瘤诊治经验。为保证团队的专业性和多样性，每个科室均配备了3名及以上专家，并且至少有1位副主任医师职称及以上的专家作为团队主要成员之一，以备轮换之需。具体而言，肿瘤科团队包括肿瘤放射亚专科的周蓉蓉主任医师、周琴副主任医师、张静副主任医师、谭兆华主治医师、邓俍主治医师，以及肿瘤内科的曾珊主任医师和李斌副主任医师；神经外科团队则由万新副主任医师、曾瑜副主任医师及伽玛刀中心马志明副主任医师，王延金副主任医师等组成；神经内科团队包括杨杰主任医师、谷文萍主任医师、黄清主任医师和冯洁副主任医师；呼吸科团队由曹立明主任医师、何碧秀主任医师和李敏主任医师组成；放射科团队则由廖伟华主任医师、孟莉副主任医师和李浪主治医师组成；病理科团队由周建华主任医师、肖德胜主任医师和李翔副主任医师组成；其他相关专科包括乳腺外科、普外科、胸外科、皮肤科、营养科及疼痛科等专家。此外，湘雅医院MDT团队特别配备了专职医疗辅助人员，负责MDT团队各学科专家的协调与组织衔接工作，并发布MDT会诊讨论通知。

基于湘雅医院脑转移瘤MDT的实际运作情况，对于各级单位开展脑转移瘤MDT提出以下建议：首先，脑转移MDT体系应涵盖肿瘤科（内科、放射治疗科）、神经外科、神经内科、呼吸科、放射科、病理科以及皮肤科、乳腺外科等科室，并建议尽可能邀请原发肿瘤所在科室的专业人员参与。其中，肿瘤科、神经外科、神经内科、呼吸科、放射科和病理科为核心团队，建议均涵盖。根据团队成员角色又可以分为牵头人、核心专家和团队秘书。脑转移瘤MDT的牵头人应当是本单位同行公认的脑转移瘤专业学科带头人或权威专家，并具备一定的行政组织及协调能力，建议由肿瘤科专家担任。牵头人需定期出席MDT会诊讨论会，组织MDT的开展、会诊讨论，并形成诊断结论与治疗方案。必要时还需组织MDT相关的学术交流活动，推动脑转移瘤学科的发展。牵头人职责还需包括与管理部门沟通，申请相关支持以确保MDT工作的有效进行。核心专家是MDT团队的主体。原则上，核心专家应熟悉脑转移瘤或原发肿瘤的诊疗规范与最新进展，具有正（副）主任医师职称或5年以上该方向临床经验的主治医师，能按时出席会诊，具有良好的团队协作精神，若有特殊情况不能参加时需协调安排本科室其他专家出席。最后，作为MDT高效规律运行的必要条件，每个MDT团队应配备一名团队秘书。其主要职责包括但不限于与牵头人和核心专家对接安排MDT会议、收集审核患者资料，整理形成待讨论病例清单，及时反馈给MDT团队、准备必要的设施设备，配合牵头人主持好会议。在讨论结束后，秘书还需负责将MDT诊疗意见书反馈给患者及申请医生，并追踪随访患者的治疗方案落实情况及疗效。

二、硬件设施和技术要求

脑转移瘤的诊疗是一项复杂且高度专业化的过程，尤其在影像学评估、病理学诊断、放射治疗及手术治疗方面，对硬件设施和技术有着严格的要求。这些要求旨在确保精准诊断、疗效评估以及优化治疗方案，从而提升患者的整体治疗效果和生活质量。

（一）影像诊断技术

脑转移瘤的影像学评估主要包括首诊时病

情明确和治疗后疗效反馈评价两个方面。随着 MRI 技术的普及应用，现行指南已明确规定，MRI 是脑转移瘤治疗前后评估的首选影像学检查方法，并建议使用标准化的 MRI 扫描来进行评估。在 MRI 影像上，脑转移瘤可以表现为单发或多发病灶，既可累及幕上也可累及幕下区域。常见的影像特征包括 T_1 加权成像上的低信号、T_2 加权成像上的高信号，弥散成像（diffusion weighted imaging，DWI）序列上往往显示弥散受限。此外，约 20% 的脑转移瘤伴有出血表现，除囊变、坏死、出血外，大多数转移瘤在增强扫描时都会出现明显强化。因此，根据《中枢神经系统转移性肿瘤诊疗指南 2024 版》推荐的最低标准 MRI 扫描序列包括平扫的 2D FLAIR、2D DWI、2D 或 3D T_1、注射对比剂的 2D T_2、2D T_1 或 3D T_1。进一步优化的扫描序列则在最低标准的基础上增加了灌注加权成像（perfusion weighted imaging，PWI）。

湘雅医院放射科不仅提供了上述指南推荐的 T_1、T_2、FLAIR、T_1 增强、DWI 和 PWI 等标准序列，还配备了更加丰富的扫描选择，例如磁敏感加权成像（susceptibility-weighted imaging，SWI）、功能磁共振（functional MRI，fMRI）、磁共振波谱成像（magnetic resonance spectroscopy，MRS）、颅脑动脉成像（MR angiography，MRA）、颅脑静脉成像（MR venogram，MRV），以及动脉自旋标记灌注成像（arterial spin labeling，ASL）。这些序列的综合应用，可以从结构、功能和代谢多个层面提供详细的病灶信息。为了更好地支持临床对脑转移瘤的首诊和筛查，湘雅医院特别整理了不同的脑转移筛查序列包，包括脑转移筛查序列包、脑膜转移筛查序列包以及放射治疗后筛查序列包。脑转移筛查序列包涵盖了平扫 T_1、T_2、T_2 FLAIR 及 3D-T_1 增强、T_2 FLAIR 增强、DWI 和 SWI 等序列。脑膜转移筛查序列包包括平扫 T_2、3D-T_1 平扫、3D-T_1 增强，以及 T_2 FLAIR 增强。脑转移瘤放射治疗后的脑筛查序列包则包括 T_1、T_2 平扫 3D-T_1 增强及 DWI 和 DTI，以初步评估治疗效果和放疗后改变情况。

此外，相较于传统的 1.5T 磁共振，湘雅医院的 3.0T 磁共振在小病灶的检出方面表现更为优异。在 2024 年 5 月，湘雅医院更引进了国内首台可用于临床的科研型 7.0T 磁共振并正式投入使用。初步研究结果显示，相比于 3.0T 磁共振，7.0T 磁共振能够提供更高的图像分辨率和对微小病灶的检出能力，为脑转移瘤的早期诊断提供了更强有力的支持。

对于身体条件不允许接受颅脑磁共振检查的患者，脑部 CT 和（或）PET/CT 可以作为替代选择，尽管其诊断性能不如 MRI。PET/CT 的优势在于其不仅能够检测到脑转移病灶，还可以评估原发肿瘤和其他部位的转移情况。目前常规使用的示踪剂为 ^{18}F-FDG 对脑转移瘤的敏感性欠佳，湘雅医院的 PET 中心还引入了 ^{11}C- 胆碱示踪剂，这进一步提高了对小病灶检测的灵敏度和特异性。此外，湘雅医院已经投入使用 ^{68}Ga-FAPI，研究表明 ^{68}Ga-FAPI 在诊断脑转移瘤方面展现了相对于传统 ^{18}F-FDG PET/CT 的优势。近年来，湘雅医院还将 PET-MRI 一体机投入临床应用，PET 与 MRI 相结合能够同时提供代谢和解剖信息，在脑转移的综合评估中展现了良好的应用前景。

（二）病理诊断技术

病理检查是通过取得病变部位的组织样本，并使用显微镜放大观察，来直观、详细地揭示疾病本质的一种检查方法，它被誉为肿瘤诊断的“金标准”。当从患者身上获取到组织样本后，病理科首先会进行组织形态学检查，比如常用的苏木精 – 伊红（hematoxylin-eosin，H&E）染色，以观察组织的整体结构和细胞特性，从而确定肿瘤的基本性质。不过，在常规的肿瘤病理诊断过程中，有 5%～10% 的案例仅凭 H&E 染色无法做出确切的形态学判断。脑转移瘤的原发病灶来源广泛，涉及肺、乳腺、食管、胃肠消化道、皮肤及泌尿系统肿瘤等多种类型。因此，免疫组织化学检测在转移灶明确原发灶部位来源、鉴别诊断、组织学分类和病理分级方面发挥着不可或缺的作用，为临床治疗方案的选择提供了重要的参考依据。

此外，随着分子生物学研究的不断深入，越来越多的分子靶点被发现，靶向药物的研发也随之加速。这使得肿瘤的分子分型成为指导治疗决策和评估预后的关键因素之一。为此，建议病理科配备荧光原位杂交（fluorescence in situ hybridization，FISH），聚合酶链式反应（polymerase chain reaction，PCR）和下一代测序（next-generation sequencing technology，NGS）等先进技术。值得一提的是，近年来人工智能技术的发展极大地推动了病理诊断领域的发展。借助于数字病理切片扫描仪，病理切片能够被转化为数字图像，支持远程会诊，可以提高诊断的精确度。与此同时，人工智能技术也开始被用于辅助诊断过程，为病理科带来了更多的技术支持和发展机遇。

为了便于理解和应用，我们已经根据不同的原发灶类型，整理了一份常见的病理检测项目列表，如下所示（表 A-1）。

（三）放射治疗技术

放射治疗在脑转移瘤的治疗中发挥着重要作用，特别是在缓解症状和控制肿瘤生长方面，能够显著提高患者的生活质量。目前，用于脑转移治疗的主要技术包括全脑放疗（whole brain radiotherapy，WBRT）、立体定向放射治疗（stereotactic radiation therapy，SRT）。

WBRT 是传统的治疗手段之一，常用于多发性脑转移瘤及小细胞肺癌的治疗。其目的是通过对整个脑部进行照射，实现对肿瘤的控制。在治疗前，通常使用大孔径 CT 定位机对患者进行定位扫描，确保放疗计划的靶区覆盖整个脑组织。为了保证辐射均匀分布，通常设置多个射野。WBRT 使用的放射源是加速器产生的 X 线。为了减少对患者认知功能的影响，近年来发展了海马区保护的全脑放疗（HA-WBRT）。这种技术通过在放疗计划中减少对海马区的照射，对海马区域进行剂量限制，从而保护患者的记忆功能。

SRT 是一种精准治疗脑转移瘤的治疗手段，通过高剂量辐射精确照射肿瘤病灶区域，对周围健康组织的损伤较小。SRT 通常使用 3.0T MR 定位机进行精确定位扫描，以确保治疗靶区的准确性。根据治疗的分次情况，SRT 可以分为立体定向放射外科（SRS）和分次立体定向放射治疗（FSRT）。立体定向放射外科具有 3 个主要特点，即分次剂量高（单次通常为 6Gy 以上）、大剂量低分割（1～5 次）、高精准度。放射治疗技术的发展对高精准度起到了促进作用。湘雅医院进行 SRS/FSRT 技术通常采用伽玛射线或 X 线。调强放射治疗技术（intensity modulated radiation therapy，IMRT）可使肿瘤和功能区生成陡峭的剂量梯度，而精密图像引导系统的发展实现了患者摆位过程中失误的最小化。该技术不仅可以减少对周围正常组织的损伤，同时也能提高肿瘤的局控率。

随着技术的不断发展，放疗已经进入四维时代，结合锥形束 CT（cone beam CT，CBCT）进行实时影像引导，可以提高放疗的精度和治疗效果，减少对正常组织的损伤。螺旋断层放射治疗（TOMO）是一种结合了 CT 与调强放疗技术的特殊形式 IMRT。该设备通过螺旋方式旋转照射肿瘤，从多个角度精确进行辐射治疗。TOMO 的成像源和照射源相同，机械精度达到 ±0.1mm，远高于传统加速器的 ±1mm，确保了放射线能够精确地对准肿瘤。高适形度：能够根据肿瘤靶区形状高剂量聚焦和覆盖，达到适形度和均匀度都更好的剂量分布，同时最大程度的保护正常组织。TOMO 在每次治疗前进行 CT 扫描，实时监测肿瘤的位置、大小以及患者体位的变化，使治疗更加个体化、剂量更加精准。其影像质量优于常规加速器的锥形束千伏级 CT 影像质量。在放疗过程中能够随时观察肿瘤和正常组织的变化情况，快速修改和调整治疗计划，实现自适应放疗和剂量引导放疗（dose guided radio therapy，DGRT）。TOMO 一次治疗的肿瘤范围可以长达 160cm，可治疗的横断面可到 60cm，是唯一可以一次性完成全中枢照射和多个靶区同时治疗的放疗设备。这使得它特别适合出现广泛的脑膜转移合并脊膜转移的患者，进行全脑全脊髓的照射，无须患者移动或重新调整体位。在全脑放疗中，

表 A-1　不同原发灶类型的病理诊断方法

原发灶病理类型	病理诊断方法	
肺癌	组织形态学（HE 染色）	脑脊液细胞学阳性或经脑组织病理明确诊断
	免疫组化	组织学分型不明的病灶，需用免疫组化检测 CK、Ki-67、TTF-1、NapsinA、P40、CK5/6、CD56、Syn、CgA 等标记抗体，必要时完善黏液特殊染色。对腺癌或非腺癌的 NSCLC 脑转移灶进行 ALK 免疫组化检测。建议检测 PD-L1 时采用指南认证的检测平台和抗体，并与原发灶的 PD-L1 表达水平进行对比
	分子检测	非鳞癌需进行 EGFR 突变、ALK 融合及 ROS1 融合检测。RET、KRAS、BRAF、HER2、NTRK、MET（扩增及 14 号外显子跳跃缺失突变）等基因为Ⅱ级推荐。肿瘤突变负荷为Ⅲ级推荐。小细胞癌建议完善 MGMT 甲基化检测。当无组织标本或量少不能行分子病理检测时，可通过外周血游离 / 肿瘤 DNA 进行至少 EGFR 突变检测
乳腺癌	组织形态学	同肺癌
	免疫组化	乳腺癌脑转移灶组织标本应进行 ER、PR、Ki-67，HER2 和 GATA3 等免疫组化检测，并与原发灶的分子分型进行对比。PD-L1 免疫组化检测为Ⅱ级推荐
	分子检测	使用荧光原位杂交检测 HER2 基因扩增。目前对于乳腺癌脑转移的 NGS 数据尚不充分，因此不提倡所有脑转移患者进行相关检测，为Ⅲ级推荐
消化道肿瘤	组织形态学	同肺癌
	免疫组化	需要通过免疫组化检测 MLH1、MSH2、MSH6 和 PMS2 错配修复蛋白表达情况。任何 1 个蛋白表达缺失称为 dMMR，所有 4 个蛋白表达均阳性为 pMMR。对于胃腺癌和胃食管交界性腺癌需进行 HER2 的免疫组化及荧光原位杂交检测。PD-L1 的免疫组化为Ⅱ级推荐。值得注意的是，不同样本类型和肿瘤部位进行 PD-L1 组化检测在抗体和阈值上存在一定的差异。有个别临床研究推荐对结直肠癌进行 HER2 免疫组化检测，但尚需要在临床实践中积累更多的数据
	分子检测	微卫星不稳定检测为Ⅰ级推荐。需要对 BAT25、BAT26、D5S346、D2S123 和 D17S250，5 个位点进行检测。由于靶向药物的逐渐面世，可完善 KRAS、BRAF、NRAS 等基因变异的检测。罕见的 NTRK 基因融合也可以进行检测，但不推荐为常规检测指标
黑色素瘤	组织形态学	同肺癌。需同时评估肿瘤浸润淋巴细胞（TIL），即在肿瘤细胞之间浸润、破坏肿瘤细胞巢的淋巴细胞，不包括围绕肿瘤周边的淋巴细胞，时黑色素瘤预后重要的预测因子
	免疫组化	由于脑转移性黑色素瘤的诊断困难，所以建议同时选用 S100、SOX10、HMB45、Melan-A、PNL2、Tyrosinase、MITF 等标志物明确诊断。尽管多种 PD-1/PD-L1 抑制剂在黑色素瘤中表现出确切的疗效，但由于目前尚无公认的 PD-L1 抗体种类和检测平台以及阳性阈值，不建议常规使用 PD-1/PD-L1 表达来决定治疗方案
	分子检测	荧光原位杂交法检测 CCND1、RREB1、MYB、MYC 和 CDKN2A 是皮肤黑色素细胞肿瘤良恶性鉴别重要的辅助手段。由于大部分黑色素瘤患者都可以从靶向治疗中获益，所以推荐进行 BRAF、NRAS、C-KIT 等基因变异协助分子分型诊断
泌尿生殖系统	组织形态学	同肺癌
	免疫组化	最常见的为肾透明细胞癌，推荐检测 PAX2、PAX8、Vimentin、CD10、CAIX 和 EMA。进入靶向治疗时代后，建议完善 PD-L1 和 HER2 的检测。PSA，P504S 是前列腺癌重要的标志物之一
	分子检测	推荐 VHL 基因突变、7 号和 17 号染色体扩增、MET 基因、TFE3 或 TFEB 基因融合等分子检测用于肾细胞癌来源和分型鉴别。对于尿路上皮癌，还可以完善 FGFR2/3 和 TMB 的检测

TOMO 能够有效保护海马区域，降低海马受到的照射剂量，从而减少对患者记忆和认知功能的影响。

目前指南推荐的脑转移瘤放疗方式如图 A–1 所示，仅供参考。

（四）手术治疗技术及设备

手术治疗也是脑转移瘤治疗的重要手段之一。依据其适应证的不同，大致可分为立体定向活检术、颅内肿瘤切除术、Ommaya 囊置入术及脑室－腹腔分流术。

立体定向活检术又可分为有框架与无框架立体定向技术两类。有框架立体定向脑活检技术，首先将立体定向框架固定于患者颅骨之上，通过影像学扫描（MRI 或 CT），确立颅内病变的空间坐标（X、Y、Z）与定向仪框架之间的坐标关系。借助计算机治疗计划系统软件或采用 MRI/CT 扫描的影像片，运用人工绘图计算法，可获取患者颅内病变活检靶点的 X、Y、Z 数值。通过这些数值，便能在患者头颅定向仪框架的 X、Y、Z 轴上找到具体位置（即将颅内病变信息转换至立体定向仪框架上）。此时，手术者将定向仪配套的导向装置，如定位侧环、导向仪弧形弓、载持器等，按照上述给定的 X、Y、Z 坐标位置，依次牢固且正确地固定在相应的定向仪框架上，然后将活检针（钳）置于弧形弓载持器上并固定，核实各坐标值及进针轨迹。一切准备就绪后，将活检钳或活检针缓慢、轻柔、准确地送达手术靶点区，切取临床所需的病理组织块。其优点在于精确度较高，尤其适用于长径小于 10mm 的病灶。然而，其缺点也较为明显，患者在手术当天需先安装定向框架，再进行影像扫描，最后进入手术室进行穿刺活检，操作相对不便。而且需要至少两名医师多次核对靶点坐标，确保器械的入路及进入深度准确，以防止带来手术危害。

而无框架立体定向技术，目前包括神经外科导航系统和神经外科机器人两种。患者术前需多序列影像学检查，经过医学影像融合技术处理，实现信息互补综合成同一图像，若能经过神经渲染软件处理图像，立体影像效果则更佳。再将上述图像信息传输至手术室神经外科导航系统或神经外科机器人计算机工作站，通过计算机“治疗计划系统”软件，将图像配准，重建规划出可视化的图像，在此基础上勾画出拟定活检取材范围和最佳路径。手术中结合导航系统观察棒和识别系统，将患者真实头颅病变范围与计算机工作站中规划位置进行注

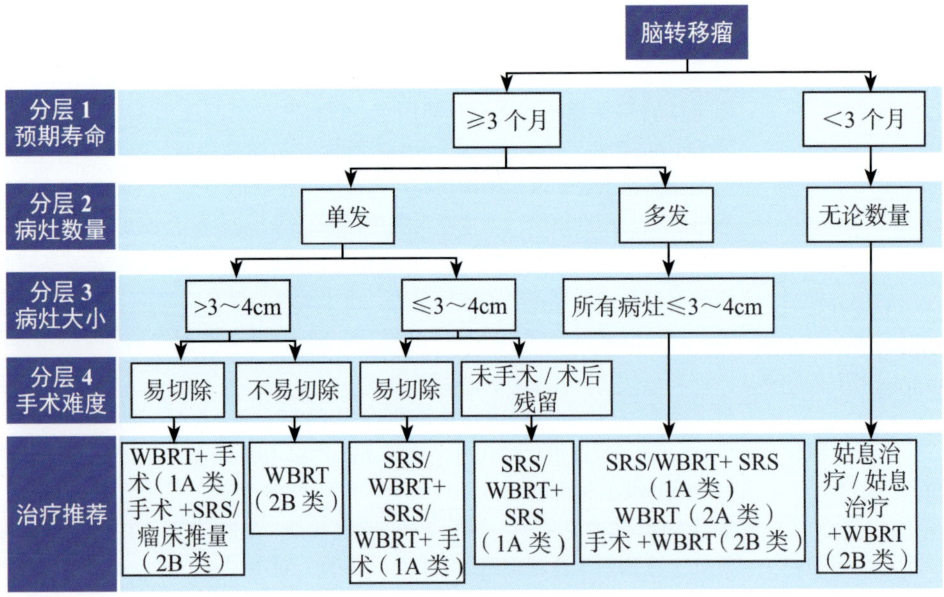

▲ 图 A–1　指南推荐的脑转移瘤放疗方式

册、匹配。然后利用神经外科导航系统或神经外科机器人，实现术中实时定位和活检。其优点有以下几点：①无须上框架，减轻患者痛苦，减少手术操作和术前准备时间；②在神经外科导航系统上能实时观察穿刺路径上冠、矢、轴层面的立体构图，便于理解病变与周围组织的关系，从而自由勾选和更换靶点，减少系统误差；③虚拟及可视化设计手术路径和穿刺点，能避让大血管、重要脑功能区等，降低手术风险；④手术前术者可模拟手术过程，选择最佳手术操作路径。但难点在于能否实现患者真实体位与术前多序列扫描后影像融合。为此，患者头部可选择金属 Marker 为标记，在头颅骨不同位置上置入 5～8 枚 Marker，使手术精度更高。亦可采用具有标记作用的粘贴 Marker，直接贴于头皮上不同位置 5～8 处；或利用头、面部特征点，用无接触式的激光扫描，进行注册与匹配。

除了立体定向活检术外，还有开放活检和超声引导下穿刺活检。这两种技术的优点在于可以在显微镜 / 超声直视下获取典型的肿瘤组织活检，能保证活检成功率。术中冰冻能明确诊断，达到活检目的后即可终止手术；若不能明确诊断还可以重复活检。如果术中冰冻病理检查结果提示是对放化疗不敏感的肿瘤，还可以继续切除肿瘤，避免再次手术。此外，该技术无须特殊设备和术前定位磁共振检查，简便易行，能明显减少患者的经济负担。缺点是需要开颅，存在开颅手术的相关风险。

建议经多学科会诊后，具有颅内肿瘤切除术指征的患者接受手术切除。脑肿瘤通常被列为四类手术，一般情况下，至少需要副主任医师及以上职称的医生才有资格主刀。手术入路的选择是切除术开始的第一步。指南规定手术入路需兼顾距离短、暴露充分、脑组织损伤少、顺应纤维束走行等要求。推荐在多模态神经导航引导下设计手术入路。神经导航系统导入患者的 MRI 影像，在术前可辅助确定手术入路，在术中可实时检测切除范围。由于术中因病灶、脑组织的切除以及脑脊液的释放，颅内结构相对位置可能发生改变，导致术中判断出现偏差。术中超声和术中荧光也被推荐用于术中病灶的定位。因为脑转移瘤病灶多为实性或囊实性结节，超声可以清晰辨别脑转移瘤位置、边界、形态、血供等信息，尤其是对术腔出血的判断。利用荧光素钠可以穿过被破坏的血脑屏障进入肿瘤病灶并蓄积的特点，术中荧光可辅助医师判断病灶的形态、位置、范围，实时评价切除范围。指南指出，需要注意的是，黄荧光对脑转移瘤病灶敏感性高，但无特异性，术中需注意鉴别病灶与周围水肿带，避免过度切除。脑功能区的肿瘤和手术都容易引起偏瘫、癫痫发作、语言功能障碍、感觉麻木等症状，严重影响患者的生活质量。一般认为功能区脑转移瘤不适合手术，为了术中监测脑功能，指南推荐采用术中电生理检测和术中唤醒。即采用术中直接电刺激定位功能区皮质、体感诱发电位定位中央沟，持续经颅或经皮质运动诱发电位监测运动通路完整性，直接电刺激定位皮质和皮质下功能结构。检测运动区时，可观察到对侧肢体或面部相应部位肌肉出现不自主动作。若电刺激运动前区或辅助运动区，可能引起复杂运动。运动区皮质下需要监测和保护的重要结构为锥体束。检测感觉区时，阳性表现为对侧肢体或头部脉冲式的异常感觉，多表现为麻木感。刺激感觉区有时也可引起肢体运动。监测语言区时，患者出现的异常表现（包括语言中断、构音障碍、命名错误、反应迟钝、语言重复等）均提示该区域为物体命名相关语言中枢。

Ommaya 囊安置术主要用于治疗软脑膜转移的患者或较大的囊性脑转移瘤患者。该手术通过在头皮下埋置一个储液囊，并将导管插入脑室或囊性肿瘤内，从而实现脑脊液或囊液的抽取。此外，Ommaya 囊还可以用于脑室内给药，避免了反复腰穿给药的痛苦。脑室腹腔分流术则主要用于治疗合并脑积水的脑转移瘤患者。该手术通过将脑室内过多的脑脊液引流至腹腔内，再由腹腔吸收，从而有效降低颅内压力。

（五）神经功能评估

在脑转移的诊疗进程中，神经功能评估也是关键环节之一。指南建议脑转移瘤患者的神经功能评估应贯穿整个诊疗过程，在治疗前、治疗期间以及治疗后均需进行相关检测。神经功能评估主要涵盖神经系统检查、神经心理评估以及电生理检查等若干方面。

神经系统检查是评估患者神经功能状态的基础。经由详细的病史采集与体格检查，神经内科医生能够初步知悉患者的神经系统受损状况。常见的检查内容包含意识状态、颅神经功能、运动功能、感觉功能、反射以及共济失调等。例如，通过检查患者的言语表达、视力、听力、面部表情、肢体力量以及协调能力，可以察觉脑转移所引发的局部神经功能障碍。肌电图通过记录肌肉在静息和收缩状态下的电活动以及神经传导速度，在脑转移瘤患者中能够辅助排除或确认周围神经是否受累，尤其是当患者出现肌力下降、肌肉萎缩或者感觉异常等症状之时。神经评估量表（Neuro-Oncology scale，NANO）通过记录步态、肌力、共济失调、感觉功能、视野、面部力量、语言、意识状态以及日常表现等九个方面的表现，亦可用于评估神经肿瘤患者的神经功能。

神经心理评估主要用于评估患者的认知功能与情绪状态。常用的评估工具见表 A–2、图 A–2 和图 A–3，还包括简易精神状态检查（Mini-Mental State Examination，MMSE）、蒙特利尔认知评估量表（Montreal Cognitive Assessment，MoCA）（见附录 E）、汉密尔顿抑郁量表（Hamilton Depression Scale，HAMD）以及汉密尔顿焦虑量表（Hamilton Anxiety Scale，

表 A–2　HVLT–R 测试表

姓名:____________；性别:____；年龄:____岁；受教育年:____年；日期: ____________

A 组	1	2	3	B 组	4（回忆 B 组）	5（回忆 A 组）	6（回忆 A 组）	7（插入 12 个新词）	
狮子				猪				马	红宝石 +
绿宝石				鸡血石				洞穴	气球 –
马				老鼠				茶叶 –	狮子
帐篷				别墅				房子 +	蛋白石
蓝宝石				玛瑙				老虎	轮船 –
酒店				病房				围巾 –	珍珠
洞穴				宿舍				木屋	绿宝石
蛋白石				猫眼石				蓝宝石	狗 +
老虎				兔子				公寓 +	纸币 –
珍珠				琥珀				帐篷	山峰 –
奶牛				猴子				猫 +	酒店
木屋				旅馆				奶牛	钻石 +
(1) 正确数目								(1) 正确识别数：　/12	
(2) 非 A 组词数目								(2) 错误数目： 相关 (+):　/6 不相关 (–):　/6 (3) 再认得分：	

*. 再认得分：第 7 次播放后回答的真阳性词的个数（正确识别数）—假阳性词的个数（错误数目，包括语义相关与不相关的错误词个数）

连线测验（TMT-A 及 TMT-B）

注意：受试找不到下一个数字，大约 10s 就可以告诉被试下一个数字在那里（提示数 1 次）；TMT-B 在 6min 内即使没有做完也结束

项目	Trailsl 练习题	Trails2 练习题	TMT-B 测试题
计时（s）			
提示次数			
错误连接提醒次数			
抬笔提醒次数			

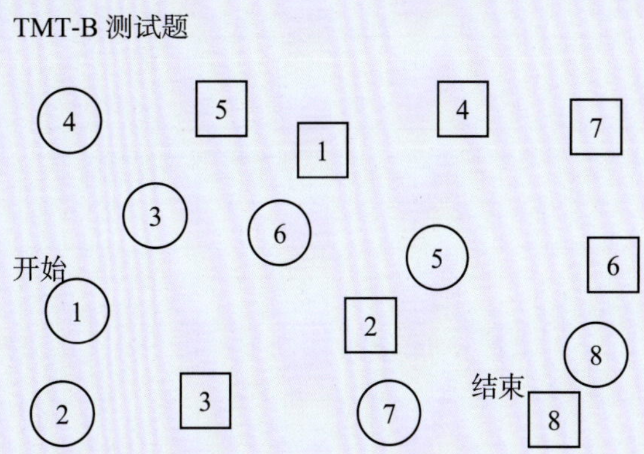

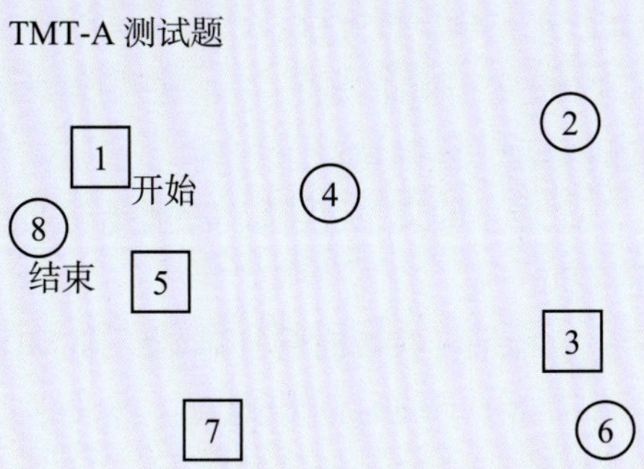

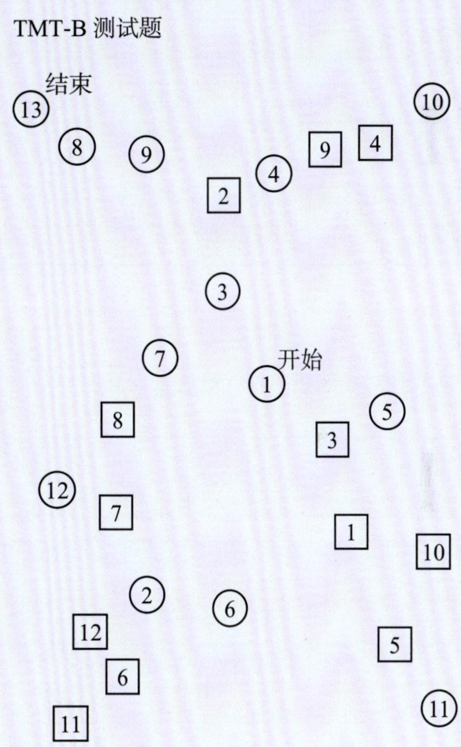

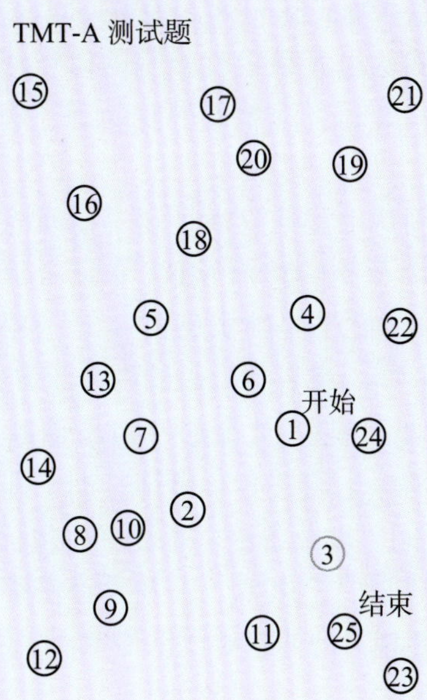

▲ 图 A-2 连线测验

HAMA）等。这些工具能够助力医生了解患者的记忆力、注意力、执行功能、语言能力以及情绪变化，进而判断脑转移是否对患者的高级神经功能产生了影响。

电生理检查包含脑电图和诱发电位。脑电图能够记录大脑电活动的变化，对于评估癫痫发作以及脑功能异常具有重要意义。诱发电位检查包括视觉诱发电位、听觉诱发电位以及体感诱发电位，可以评估特定感觉传导通路的功能状态。

三、脑转移瘤 MDT 会诊流程规范

（一）MDT 申请

MDT 的申请由首诊医生进行，首先需充

1. 在 90s 内，以最快的速度，按顺序填写相应的符号，时间到停止。
2. 每正确填写一个符号记 1 分，转转符号记 05 分，最高 90 分。

1	2	3	4	5	6	7	8	9
—	⊥	∩	∟	∪	○	∧	×	=

2	1	3	7	2	4	8	1	5	4	2	1	3	2	1
4	2	3	5	2	3	1	4	6	3	1	5	4	2	7
6	3	5	7	2	8	5	4	6	3	7	2	8	1	9
5	8	4	7	3	6	2	5	1	9	2	8	3	7	4
6	9	8	2	6	7	9	1	2	5	8	2	4	1	8
3	1	4	1	5	7	2	9	4	2	3	7	9	1	3

1. 在 90s 内，以最快的速度，按顺序填写相应的符号，时间到停止。
2. 每正确填写一个符号记 1 分，转转符号记 05 分，最高 90 分。

1	2	3	4	5	6	7	8	9
—	⊥	∩	∟	∪	○	∧	×	=

2	1	3	7	2	4	8	1	5	4	2	1	3	2	1
4	2	3	5	2	3	1	4	6	3	1	5	4	2	7
6	3	5	7	2	8	5	4	6	3	7	2	8	1	9
5	8	4	7	3	6	2	5	1	9	2	8	3	7	4
6	9	8	2	6	7	9	1	2	5	8	2	4	1	8
3	1	4	1	5	7	2	9	4	2	3	7	9	1	3

▲ 图 A-3　数字符号

分评估患者病情，以确定其是否符合脑转移瘤 MDT 的诊疗范围。在必要时，医生应完善相关检查或邀请上级医生进行会诊。如果患者符合参加脑转移瘤 MDT 的指征，医生需按要求填写申请单。申请单内容可参考图 A-4。

填写完毕后，申请医生应引导患者前往指定的预约处预约脑转移瘤 MDT。预约成功后，工作人员需及时将患者信息和预约申请单反馈给脑转移瘤 MDT 秘书。

（二）MDT 前评估

在 MDT 开始的前一天，秘书会对患者进行电话问询，以确认以下内容。

1. 患者信息是否准确，特别是初步诊断和治疗信息。

2. 患者是否会按时参加脑转移瘤 MDT，并提醒患者 MDT 的时间和地点（湘雅医院脑转移瘤 MDT 会诊时间为每周四上午 11 点，门诊二楼一会议室，扶手梯左手第一间诊室）。

3. 确认患者是否有外院的诊疗资料，并提醒其携带并拷贝完整的外院病理、病历和影像资料。

在确认上述信息后，秘书需及时将患者登记表反馈至脑转移瘤 MDT 专家微信群，以确定第二日 MDT 必须出席的专家，并协调各位专家的时间。患者登记表的内容涵盖患者姓名、ID 号、是否能按时参加、初步诊断、会诊目的、申请医生的姓名、申请日期（即预约到的 MDT 时间）以及备注。备注主要包括患者是住院患者还是门诊患者，以及是否需要额外邀请原发肿瘤相关的非核心团队专家。

（三）MDT 资料收集

在 MDT 开始前的 2h 内，MDT 秘书需要收集待讨论患者的全部资料，并引导患者完善《中南大学湘雅医院脑转移瘤患者资料收集表》（图 A-5）。此表格涵盖了患者从确诊原发肿瘤至发现脑转移的整个过程，其中包含症状、病理以及治疗等信息。由于部分内容涉及医学术语，秘书需与患者进行良好沟通，以确保信息的准确性。接着，使用扫描仪将填写完毕的纸质表格扫描成电子文件，格式为 PDF。按照特定规则为文件命名，如“患者姓名 _ 资料收集表 _ 日期 .pdf”。然后，运用 OCR 软件将扫描后的 PDF 文件转换为可编辑的文本格式，并手动校对转换后的文本，确保所有信息准确无误。通过这样的方式，建立脑转移瘤 MDT 电子数据库，以便于查找和追踪。

同时，完善神经功能评估量表，填写神经心理测验报告（图 A–6），并将其与资料收集表一同纳入电子数据库。

（四）MDT 讨论

在 MDT 讨论中，来自门诊的脑转移患者由秘书详细介绍患者病情，包括但不限于病史、诊疗过程、各种检查及检验结果、当前治疗方案及治疗后病情变化。住院患者则由管床医生进行汇报。

申请医生需要详细书写疾病诊疗经过，并提出目前诊疗过程中需要解决的问题和会诊目的，例如寻求更准确的诊断、探讨新的治疗方案、评估手术可行性等。专家与患者进行面对面交流，详细询问患者的症状、病史、治疗过程，并进行详细的体格检查。随后，参与讨论的专家需对患者病历及当前病情进行全面分析，讨论可行的诊治方案。

最后，由脑转移瘤 MDT 的组长（牵头人）对讨论结果进行归纳总结，形成综合诊疗方案。脑转移瘤 MDT 记录文档需规范填写 MDT 的具体时间、地点、组织者和参与者等基本信息，以及 MDT 会议讨论形成的治疗意见和方案，便于 MDT 诊疗后的执行和随访，方便 MDT 患者病例的存储、检索、数据利用。秘书将撰写标准化的 MDT 综合诊疗意见书（图 A–7），并现场向患者及其家属详细说明诊疗方案。

会议结束后，参加人员需在记录中签名，提供姓名、科别及签名。确保名字准确、签名清晰，以便于后续的查阅和管理。

四、脑转移瘤 MDT 考核体系建设

在脑转移瘤 MDT 体系建设过程中，指标考核是确保 MDT 高效运作、提升医疗质量的重要手段。每个医院可以根据自己医院的特点制定合适的考核方案。可以从以下几方面来进行考量：① MDT 会诊频率及年度停诊率；② MDT 年参与人次；③ MDT 确诊人次：经过 MDT 确诊的患者人次；④ MDT 团队出勤完整

中 南 大 学 湘 雅 医 院

门诊多学科（MDT）会诊单

姓名：　　性别：　　年龄：　　就诊日期：

科室：　　门诊号：　　出生日期：

联系电话：建议留 2 个以上联系方式，并备注与患者关系，便于随访　　联系地址：

初步诊断：已确诊的脑转移患者，建议注明原发灶类型，如“肺癌脑转移”。若只是怀疑脑转移瘤，可注明原发灶类型后，标注“脑转移待筛”。分子分型、治疗经过等可在括号内注明

简要病历：需要包括原发肿瘤确诊信息（确诊时间、病理类型、分子分型）、治疗经过（按时间顺序列出患者接受过的治疗，若有经历过换药，注明原因）、脑转移情况（确诊或发现颅内占位时间、伴随症状、是否接受治疗及治疗方式）

会诊目的：

拟邀请：

申请时间：　　申请科室：　　申请人：

拟会诊时间：按预约后的时间为准

▲ 图 A–4　MDT 会诊单

中南大学湘雅医院门诊肺癌及肺癌脑转移患者资料收集表	
姓名：	性别：
出生年月：	民族：
籍贯：	ID 号；
电话号码：(1)	(2):
病案号：	肺癌确诊时间：
抽烟：□是　□否；开始时间：每日包数：	饮酒：有　无；持续时间：每日量
疾病分期：	KPS 评分：
脑转移出现时间：	脑转移数目：
颅外转移：肺（　）　肾上腺（　）　肝（　）　骨（　）	
脑转移症状：□头痛　□头晕　□精神障碍　□黑矇　□定位能力减弱　□共济失调　□癫痫　□语言障碍　□轻瘫　□认知功能缺损　□感觉异常　□视力减退　□呕吐	
PET/CT 时间：	PET/CT 号：
CT：时间　本院　外院	MRI：时间　本院　外院
肺部标本：病理号（　）　时间（　） 手术（　）　穿刺（　）	病理类型：
肺部基因检测结果：	
头部标本：病理号（　）　时间（　） 手术（　）　穿刺（　）	病理类型：
头部基因检测结果：	
化疗时间和方案：	
靶向治疗时间和方案：	
免疫治疗时间和方案：	
头部放疗时间和剂量：	
胸部放疗时间和剂量：	
其他转移部位放疗时间和剂量：	

▲ 图 A-5　患者资料收集表

率；⑤ MDT 诊疗及时性：从患者参加 MDT 会诊到接受 MDT 推荐的治疗方案之间的时间间隔；⑥ MDT 决策科学性：MDT 参照的指南、专家推荐和文献质量；⑦ MDT 随访资料完整率及可追溯性评估。

针对综合性科研单位，可以将科研产出作为考核的加分项：①高质量论文发表数量：由 MDT 衍生的高质量（JCR Q1 的期刊）论文发表数量；②回顾性研究产出：基于 MDT 数据库产生的回顾性研究数量；③ MDT 管理下的前瞻性研究情况：参与 MDT 的患者最后被纳入临床试验的情况；④科研立项数量，即由 MDT 会议推动或衍生出的科研立项数量。

神经心理测验报告

<table>
<tr><td>姓名：
申请医生：</td><td>性别：
利手：</td><td>年龄：
科室：</td><td>文化程度：
住院号：</td></tr>
<tr><td colspan="4">【初步诊断】</td></tr>
<tr><td colspan="4">【评估结果】
1. 蒙特利尔认知评估量表（MoCA）：__/30 分。（正常：总分≥26 分；轻度障碍：16～25 分；显著障碍：≤15 分）
2. 霍普金斯词汇学习测验（HVLT-R）：即刻记忆____延迟记忆____
3. 言语流畅测验（VFT）：总分：____
4. 连线测验（TMT）：TMT-A：____s，TMT-B：____s，SIM：____s
5. 符号数字转换测验（SDMT）：正确数：____</td></tr>
<tr><td colspan="4">【结论】
评定医生：
评定日期：
（此报告仅供参考，请结合临床作分析）</td></tr>
</table>

▲ 图 A-6 神经心理测验报告

中南大学湘雅医院
门诊疑难病会诊单

姓名__________ 性别__________ 年龄__________ 联系电话__________

ID/ 卡号__________________________ 联系地址________________________________

初步诊断：____

请 脑转移瘤 MDT 会诊

简要病历及会诊目的：同申请单

申请时间 填写申请单时间 申请科室____________ 申请人__________________

会诊时间 实施 MDT 时间

会诊意见：

影像学：脑转移瘤或颅内占位的影像学表现，包括位置、大小、数目及特征、水肿的位置和大小，脑白质病变情况

目前诊断：

建议：基于客观的患者数据和循证医学证据，制订的科学、精准、个性化、且可执行的 MDT 诊疗方案

专家签名：

▲ 图 A-7 MDT 综合诊疗意见书

附录 B　免疫检查点抑制剂相关神经不良反应诊治中国专家共识（2022 版）

【摘要】神经免疫相关不良事件（NAE）是免疫检查点抑制剂（ICI）的罕见并发症，可影响中枢神经系统、周围神经系统和神经内分泌系统等，重者可导致死亡和严重的功能障碍，需要临床医师的高度重视和合理规范诊治。因 NAE 复杂性、多样性和部分非特异性的临床表现，NAE 诊断需与肿瘤、感染、代谢和医源性（非免疫介导）并发症等其他疾病导致的神经功能障碍仔细鉴别。中国抗癌协会肿瘤支持治疗专业委员会和中国抗癌协会肿瘤临床化疗专业委员会就 NAE 的相关临床重点问题如 NAE 的流行病学、发病机制、风险因素、诊断和治疗的一般原则、特定类型 NAE 的临床表现、诊治策略及 NAE 后 ICI 再挑战治疗的原则等，组织专家进行文献检索和分析讨论，基于目前临床证据并结合中国临床实际，对 NAE 的预防、诊断、综合治疗及随访等相关问题制订形成《免疫检查点抑制剂的神经不良反应诊治中国专家共识（2022 版）》，以期指导临床实践。

【关键词】恶性肿瘤；免疫检查点抑制剂；神经不良反应；专家共识；诊断；治疗

免疫检查点抑制剂（ICI）为代表的恶性肿瘤免疫疗法在肿瘤治疗中的应用日益广泛，肿瘤医师和神经医师均必须熟悉其神经免疫相关不良事件（neurological immune-related advert event，NAE）的诊断和治疗。虽然 NAE 为 ICI 的罕见并发症，但与其他不良反应比较，NAE 会导致更高的死亡率、严重的功能障碍或症状持续等诸多问题，需要临床医师的高度重视和合理规范诊治。

NAE 的诊断较为困难，需与肿瘤、感染、代谢和医源性（非免疫介导）并发症等其他因素导致的神经功能障碍问题仔细鉴别。为指导临床实践，中国抗癌协会肿瘤支持专业委员会和中国抗癌协会肿瘤临床化疗专业委员会经广泛征求意见，基于目前的临床证据并结合我国临床实际，针对 ICI 治疗相关神经不良反应的预防、诊断、综合治疗及随访等相关问题，制定本共识，共识循证医学证据等级、推荐等级及定义见表 B-1 和表 B-2[1]。

表 B-1　循证医学证据等级及定义

证据等级	定义
Ⅰ级（高质量）	进一步研究几乎不可能改变对临床疗效评估结果的可信度，为高级别证据
Ⅱ级（中等质量）	进一步研究可能改变对疗效评估结果的可信度有重要影响，为中级别证据
Ⅲ级（低质量）	进一步研究很有可能改变对疗效评估结果的可信度有重要影响，且极有可能改变评估结果，为低级别证据
Ⅳ级（极低质量）	任何疗效评估结果都不确定，为极低级别证据

表 B-2　共识意见推荐级别及定义

推荐级别	定义
强推荐	基于可获得证据，非常确定获益大于风险和负担，则做出强推荐
弱推荐	基于可获得证据，认为获益、风险和负担相当平衡，或获益、风险的程度存在明显不确定性，则做出弱推荐

一、概述

ICI 是一种针对包括程序性死亡受体 1（programmed cell death-1，PD-1）、程序性死亡受体配体 1（programmed cell death-ligand 1，PD-L1）、CTLA4、TIGIT、GITR 和 LAG3 等相应免疫检查点分子为靶点而研发设计的药物。ICI 对 T 细胞功能的去抑制可能导致免疫治疗相关不良反应（immune-related adverse events，irAE）[2]，随着 ICI 适应证的不断增加和临床应用日益广泛，ICI 治疗诱导 NAE 的发生率逐步增加，虽然其发生率低于皮肤、胃肠道、内分泌等其他 irAE，但 NAE 多较为严重，可发展为致死性的并发症，需早期诊断和规范治疗。

NAE 的确切发生机制尚未明确，目前认为多个因素参与其发生，发生机制大致为：①恢复和增强 T 细胞识别和杀伤与肿瘤细胞表达共同抗原的正常神经系统组织；②免疫检查点抑制导致预先存在的自身抗体滴度升高、识别和影响正常神经系统组织 [3]；③促炎细胞因子水平升高 [4]；④补体系统激活导致免疫性炎症；⑤肠 - 脑轴相互关系等 [4-5]。

NAE 分为中枢神经系统不良反应和周围神经系统不良反应两种类型，发生率分别为 5.5% 和 0.5%[5]。CTLA4 抗体单药和 PD-1/PD-L1 抗体单药的 NAE 发生率分别为 3% 和 6%，而双免联合治疗 NAE 发生率约为 12%[6]。NAE 的分级依据常见不良事件评价标准 5.0 版，严重的 AE（≥3 级）在接受 CTLA4 抗体单药治疗者中的发生率为 2.2%，接受 PD-1/PD-L1 抗体单药治疗者为 1.0%，接受 PD-1 和 CTLA-4 抗体联合治疗者为 2.8%[7]。不同肿瘤类型和不同 ICI 药物可能会出现不同类型的 NAE，如接受 ICI 治疗的恶性黑色素瘤患者 NAE 发生率高于其他瘤种 [8]。NAE 发生的时间范围不同，从用药后几天到几个月不等（3～4 个月最常见），且不同类型的 NAE 可同时发生于同一患者。与 CTLA-4 抗体治疗者比较，接受 PD-1/PD-L1 抗体治疗者的重症肌无力（myasthenia gravis，MG）、非感染性脑炎和脊髓炎的发生率更高 [9]。与 CTLA-4 抗体单药和 ICI 联合治疗比较，接受 PD-1/PD-L1 抗体治疗者吉林 - 巴雷综合征（Guillain-Barré syndrome，GBS）和非感染性脑膜炎更常见 [9]。一项回顾性药物警戒研究报告显示，在恶性肿瘤患者中，接受 ICI 治疗者与未接受 ICI 治疗者比较，MG 发生的风险比为 26.06（95%CI 23.00～29.52），肌炎和 GBS 的发生风险比分别为 16.84（95%CI 15.33～18.51）和 7.86（95%CI 6.34～9.73）[10]。

NAE 的风险因素包括既往有神经系统疾病及其并发症、高肿瘤负荷、既往或同时接受其他抗肿瘤治疗、ICI 治疗前基线血小板数目偏低、C 反应蛋白和铁蛋白及细胞因子等炎症标志物升高 [11-12]。ICI 诱导的中枢神经系统不良反应发生风险还与治疗前脑磁共振成像（MRI）异常（包括脑白质变化和小血管疾病等）、脑脊液成分变化（脑脊液蛋白和细胞因子水平升高）、星形胶质细胞标志物升高（胶质纤维酸性蛋白和 S100b）等相关 [11-15]。

二、NAE 诊断的一般原则

NAE 的诊断较为困难，其诊断通用流程见图 B-1。①应明确是否累及中枢神经系统 [16]，是否合并颅神经病变和（或）周围神经病变 [17]，是否存在肌炎或肌无力 [18]，并完善鉴别诊断，包括排除机会性感染、代谢性疾病、副瘤综合征和肿瘤进展等。仔细询问病史，尤其是既往治疗史。检查包括一般体格检查和完整细致的神经专科体格检查，神经专科体格检查包括评估感觉和运动缺陷的类型及分布，检查面神经和自主神经功能失调以及病理反射等。②完善脑和脊髓 MRI、神经传导检查、脑脊液分析、肌电图、肌肉和神经活检、血清免疫学实验（乙酰胆碱受体抗体、肌肉特异性酪氨酸激酶抗体、抗中性粒细胞胞浆抗体和抗核抗体等）、血沉、C 反应蛋白、肌酸磷酸激酶等检查，同时排除其他疾病和可能原因[5, 19]。怀疑 ICI 诱发中枢神经系统 NAE 者，需排除肿瘤脑转移，并建议行脑脊液感染（重点排除细菌和病毒感染）及细胞病理学检查。怀疑 ICI 诱发周围神经系统 NAE 者，建议行肌电图、神经传导检查和脑脊液分析。此外，肌肉 MRI 适用于 GBS 样疾病或肌炎者，疑有肌炎者应行肌肉活检[20]。③必须警惕 NAE 同时可能并存的其他 irAE，一旦诊断，应尽早给予糖皮质激素或其他免疫抑制治疗。

三、NAE 治疗的一般原则

NAE 的治疗原则是防止症状恶化并避免出现不可逆转的神经功能损害。约 30% 的 NAE 患者会残留神经功能损害[13]。发生 ICI 相关 1～2 级 NAEs 肿瘤患者的无进展生存时间和总生存时间优于无 NAE 者[13]。发生 1 级 NAE 的患者，建议定期随访和自我监测；发生≥2 级 NAE 的患者，尽早停用 ICI 治疗，并予糖皮质激素作为一线治疗；发生≥3 级 NAE 的患者需永久停用 ICI，并且使用大剂量糖皮质激素作为一线治疗，早期干预对改善 NAE 预后具有重要意义[6, 11, 21]。如经过糖皮质激素治疗 NAE 缓解，2 个月后逐渐减量直至停用糖皮质激素。在使用糖皮质激素的过程中必须积极预防和管控其引起的医源性损害。对糖皮质激素疗效不佳者，应考虑联合其他免疫抑制治疗方法，如丙种球蛋白［0.4g/（kg·d）连续使用至少 5 天］、血浆置换、抗肿瘤坏死因子 α 抗体（如英夫利昔单抗）、麦考酚酯、硼替佐米、他克莫司、甲氨蝶呤、环磷酰胺、白细胞介素 -17 抑制药和利妥昔单抗等[22–23]。

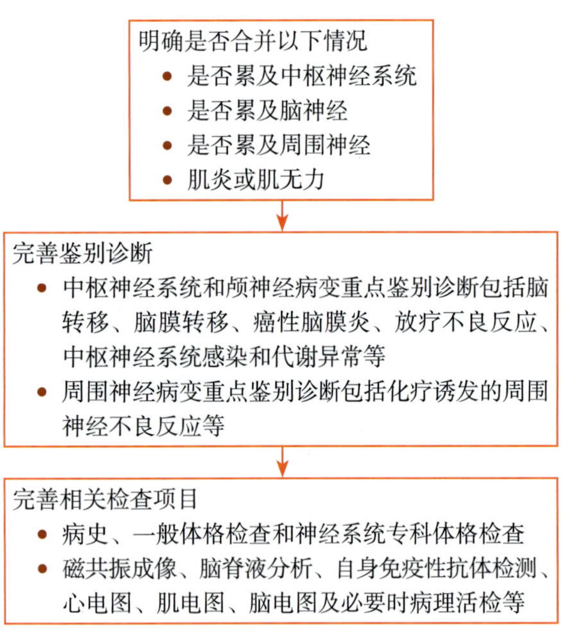

▲ 图 B–1 免疫检查点抑制剂神经不良反应诊断

四、不同类型 NAE 的临床表现和诊治策略

ICI 介导的 NAE 出现早且发展迅速，可影响中枢神经系统、周围神经系统和神经内分泌系统等，需保持高度警惕，只有早期诊断和早期治疗才可降低 NAE 的发病率和死亡率，严重的 NAE（≥3 级）与高死亡率相关[13]。NAE 常见的症状有头痛、脑炎、神经病变、肌炎和 MG 等，也可表现为虚弱或疲劳等非特异性的全身症状。

1. ICI 诱发的周围神经系统不良反应：大多数 NAE 会影响周围神经系统，包括神经根、周围神经、神经肌肉接头和肌肉等，不同类型及不同分级的周围神经系统不良反应诊断和处理建议详见表 B–3。

其他罕见周围神经系统不良反应的报道有运动性多发性神经根病、血管炎性神经病和急性颅神经麻痹等。运动性多发性神经根病表现为不对称肢体无力并在数周至数月内恶化，肌电图表现为复合肌肉动作电位振幅降低，MRI 显示腹侧腰骶根对比强化等特征。血管炎性神经病表现为对称或不对称性的感觉丧失和下肢肌无力等，脑脊液检测显示有核细胞和蛋白质水平升高，外周神经活检可发现坏死性血管炎。急性颅神经麻痹常影响视神经、展神经和面神经等，MRI 提示视神经对比强化。通过糖皮质

表 B-3　ICI 相关周围神经系统不良反应类型的诊断和治疗

周围神经系统不良反应类型	发生情况	临床表现	诊断	治疗
多发性神经根病和神经病[24-25]	(1) 发生率为 0.1%～0.3%；(2) 发生中位时间为 ICI 用药第 3～5 个周期	大多表现与感觉运动相关的症状，可伴脑神经和自主神经功能障碍或延髓症状，表现为四肢肌力下降、面部无力、呼吸困难、反射消失及颅神经损害，大部分呈对称性存在	需完善神经专科查体、电生理检查（脱髓鞘改变和轴突改变）、实验室诊断和脑脊液分析和 MRI 检查	(1)1 级：继续 ICI 治疗，严密监测 1 周；(2)2 级：暂停 ICI 治疗，泼尼松口服 0.5～1.0mg/(kg·d)，如继续进展，静脉注射甲强龙 2～4mg/(kg·d)；(3)3～4 级：永久性停用 ICI，ICU 级别的监护，脉冲剂量静脉注射甲泼尼龙 1g/d 持续 5 天，然后在 4 周内逐渐减少剂量，密切神经系统评估和肺部检查；监测并发自主神经功能障碍；一线糖皮质激素治疗敏感；二线治疗可考虑静脉注射免疫球蛋白 0.4g/(kg·d) 连续 5 天和血浆置换治疗
格林－巴利综合征[26-27]	(1) 发生率为 0.2%～0.3%；(2) 发生时间为 ICI 用药的第 2～18 个周期（中位时间为 4.5 个周期）	临床表现和传统的吉林－巴雷综合征相似，症状主要表现为进展性虚弱（97%）和无反射（82%）；肌肉疼痛或感觉症状也可能是吉林－巴雷综合征的第 1 个症状；瘫痪会向上扩展，影响呼吸肌，导致呼吸衰竭（29%），可能致命	需要完善神经专科查体、电生理检查、实验室诊断（神经节苷脂抗体）和脑脊液分析和脊柱 MRI 检查	2～4 级：永久性停用 ICI；ICU 级别的监护，脉冲剂量静脉注射甲强龙 1g/d 持续 5 天，然后在 4 周内逐渐减少严密的神经系统评估和肺部检查，监测并发自主神经功能障碍；糖皮质激素治疗同时可考虑静脉注射免疫球蛋白 0.4g/(kg·d) 连续 5 天和血浆置换治疗；可考虑加用加巴喷丁、普瑞巴林和度洛西汀缓解疼痛
肌无力综合征[28-29]	(1) 发生率为 0.1%～0.2%；(2) 发生时间为 ICI 治疗后 2～6 周	常见的症状为上睑下垂（75%），呼吸困难、肢体无力（55%）、吞咽困难（48%）和复视（42%），可合并存在肌炎和（或）心肌炎	需要完善神经专科查体、电生理检查、实验室诊断（乙酰胆碱受体抗体、肌肉特异性酪氨酸激酶抗体、血沉、C 反应蛋白、醛缩酶、肌酸磷酸激酶和抗纹状体抗体）、肺功能评估（肺活量和负力吸气）、脑脊液分析、脑和脊柱 MRI 检查（排除肿瘤累及颅脑病变可能）；如果呼吸功能异常合并肌酸磷酸激酶增高，需要进一步完善心脏检查，包括心电图、超声心动、心肌酶学和肌钙蛋白等排除心肌炎可能	(1)2 级：永久性停用 ICI 并住院治疗；溴吡斯的明 30mg 口服，3 次/天，并逐渐增加到最大剂量 120mg 口服，4 次/天，用药期间根据患者症状和耐受性调整剂量；考虑 20mg/d 低剂量口服泼尼松，每 3～5 天增加 0.5～1mg/(kg·d) 的目标剂量，但不超过 100mg/d 总量（根据症状的改善情况逐渐减少类固醇剂量）；(2)3～4 级：永久性停用 ICI 并 ICU 监护（包括频繁的肺功能评估、每日神经系统评估，并避免使用会加重肌无力的药物）；静脉注射甲强龙 1～2mg/(kg·d)，根据症状的改善情况逐渐减少类固醇剂量；静脉注射免疫球蛋白 0.4g/(kg·d) 连续 5 天和血浆置换治疗；如果对血浆置换术或静脉注射免疫球蛋白无效，考虑添加利妥昔单抗（每周 375mg/m^2，持续 4 次治疗或 500mg/m^2 每 2 周 1 次共 2 次）

续表

周围神经系统不良反应类型	发生情况	临床表现	诊断	治疗
肌炎[18, 30–31]	(1)肌炎是最常见的ICI相关神经系统并发症，发生率大约0.4%，男性多见；(2)平均发生时间在ICI单药治疗后60天，联合治疗的发生时间窗会前移	临床表现为对称性肌肉疼痛，伴进行性虚弱乏力，通常影响近端肢体，可能出现构音障碍、吞咽困难、复视和上睑下垂等，患者可能会发热，但通常没有皮肤病变，30%的肌炎会合并心肌炎	诊断需完善神经及风湿专科检查并与相关疾病鉴别，电生理检查、实验室诊断（转氨酶、乳酸脱氢酶、抗环瓜氨酸肽抗体、乙酰胆碱受体抗体、血沉、C反应蛋白、醛缩酶、肌酸磷酸激酶等）、肌肉力量测试（近端肌肉和远端肌肉）；评估颅神经麻痹症状，是否合并重症肌无力和心肌炎。如肌酸磷酸激酶增高，需完善心脏检查，包括心电图、超声心动、心肌酶学和肌钙蛋白等排除心肌炎可能	(1)1级：考虑暂停ICI治疗并严密观察，镇痛治疗（如非甾体类抗炎药）；(2)2级：暂停ICI治疗，开始口服泼尼松0.5～1.0mg/（kg·d），根据症状的改善情况逐渐减少类固醇剂量；(3)3～4级：停用ICI，考虑对受影响的肌肉行MRI和肌电图检查，泼尼松1～2mg/（kg·d），根据症状的改善情况逐渐减少类固醇剂量；考虑肌肉活检，尤其是在严重或复发患者；连续监测醛缩酶/肌酸磷酸激酶，直到症状消失或类固醇停药；止痛治疗；风湿科会诊或神经科会诊；静脉注射免疫球蛋白0.4g/（kg·d）连续5天和血浆置换治疗；如果为糖皮质激素难治性患者，考虑加用英夫利昔单抗、利妥昔单抗或麦考酚酸酯
周围神经病[5]	周围神经病发生率显著低于化疗诱导的周围神经病变	表现为脱髓鞘或轴突神经病变，或两者混合。颅神经麻痹可影响面神经、视神经和外展神经等，而外周神经炎症，包括脑膜神经根炎也有报道。由肠壁肌间神经炎引致的胃肠道麻痹是一种与ICI治疗相关的罕见不良反应，临床表现为肠梗阻	诊断需评估并鉴别神经病变的其他原因如：药物、感染、代谢/内分泌疾病，环境暴露，血管或自身免疫性疾病、外伤等；考虑MRI神经成像，神经专科查体、电生理检查	(1)1级：继续ICI治疗，严密监测1周；(2)2级：暂停ICI治疗，开始强的松治疗口服0. 5～1.0mg/（kg·d），如果继续进展，使用静脉注射甲泼尼龙2～4mg/（kg·d）；(3)3～4级：永久性停用ICI，ICU级别的监护，脉冲剂量静脉注射甲强龙1g/d持续5天，然后在4周内逐渐减少密切的神经系统评估和肺部检查，监测并发自主神经功能障碍；糖皮质激素治疗同时可考虑静脉注射免疫球蛋白0.4g/（kg·d）连续5天和血浆置换治疗；可考虑加用加巴喷丁、普瑞巴林和度洛西汀缓解疼痛

ICI. 免疫检查点抑制剂；MRI. 磁共振成像

激素治疗可改善多数患者的症状。

2. ICI诱发的中枢神经系统不良反应：ICI诱发的中枢神经系统不良反应相对少见，一旦出现，需立即诊断和快速治疗，以免发展为重症。垂体炎等[32–34]不同类型及不同分级的中枢神经系统不良反应的诊断和处理建议见表B–4。

其他中枢神经系统不良反应的临床表现还包括多发性硬化症，是一种自身免疫性疾病，主要表现为大脑和脊髓的脱髓鞘病变，可能累及视神经等[36–37]。血管炎虽然罕见，但已有在

表 B-4　ICI 诱发的中枢神经系统不良反应类型的相关诊断和治疗

中枢神经系统不良反应类型	发生情况	临床表现	诊断	治疗
垂体炎[32-34]	(1)CTLA-4 抗体单药中枢神经系统不良反应发生率为 3.2%，联合抗 PD-1/PD-L1 抗体治疗发生率（6.4%）高于 PD-1/PD-L1 抗体单药（0.4%）；(2) 发生的中位时间为 ICI 治疗后 6～24 周	大部分为非特异性症状，包括疲劳、肌肉无力、头痛、体重减轻及虚弱等，视力障碍、多尿和烦渴较少见；ICI 诱发的垂体炎可能还有其他表现，如意识模糊、幻觉、记忆力减退、勃起功能障碍、性欲减退、寒冷不耐受、头晕和失眠等	需要完善神经专科查体、实验室诊断（评估早晨皮质醇和促肾上腺皮质激素、TSH，游离 T_4、LH、FSH、睾酮（男性）、雌激素（绝经前女性）和脑或垂体 MRI 检查	(1) 如无急性症状，可继续进行免疫治疗；(2) 重点予以合理的内分泌激素替代治疗；(3) 继发性肾上腺皮质功能不全（低促肾上腺皮质激素、低皮质醇），考虑类固醇激素替代治疗；(4) 继发性中枢性甲状腺功能减退症（低 TSH、低 FT_4），考虑甲状腺激素替代治疗
无菌性脑膜炎[35, 40]	(1) 发生率为 0.1%～0.2%；(2) 发生时间在 ICI 治疗后 1～7 周	临床表现为颈部僵硬、头痛、发热、间歇性水平复视和脑炎等	需要完善神经专科查体、电生理检查、实验室诊断（神经节苷脂抗体）、脑脊液分析和脊柱 MRI 检查	(1)1 级：可考虑继续 ICI 治疗，严密监测；(2)2 级：暂停 ICI 治疗，对症支持治疗。考虑口服泼尼松 0.5～1.0mg/（kg·d），根据症状的改善情况逐渐减少类固醇剂量；(3)3～4 级：永久性停用 ICI，住院监护；在病毒 PCR 检测结果之前可考虑静脉注射阿昔洛韦；排除细菌和病毒感染后，静脉注射甲泼尼龙 1～2mg/（kg·d），根据症状的改善情况逐渐减少类固醇剂量
脑炎[35, 40]	(1) 发生率为 0.1%～0.2%；(2) 发生平均时间窗为 12～13 周	临床常表现为意识模糊（78%）、发热（45%）和小脑性共济失调（发生率为 33%），但也可表现为头痛、认知改变和癫痫发作等	鉴别排除性诊断：神经专科查体、脑电图、电生理检查、实验室诊断（血常规、生化、血沉、C 反应蛋白、抗中性粒细胞胞质抗体、脑脊液分析（常规、生化、病原体及病理学检测）和脑 MRI 检查	(1)1 级：暂停 ICI 治疗，严密监测；(2)2～4 级：永久性停用 ICI 并住院治疗，在病毒 PCR 检测结果之前可考虑静脉注射阿昔洛韦；静脉注射甲泼尼龙 1～2mg/（kg·d），根据症状的改善情况逐渐减少类固醇剂量；如出现严重或进展的症状或寡克隆带，静脉注射甲泼尼龙 1g/d 持续 3～5 天；静脉注射免疫球蛋白 0.4g/（kg·d）连续 5 天和血浆置换；如果自身免疫性脑病抗体阳性或糖皮质激素治疗 7～14 天后没有改善，考虑托珠单抗、那他珠单抗或利妥昔单抗

续表

中枢神经系统不良反应类型	发生情况	临床表现	诊断	治疗
横贯性脊髓炎[20]	—	临床表现为脊髓病变水平以下的肢体瘫痪、感觉缺失、尿潴留、便秘和自主神经功能障碍等	需要排除感染、代谢、内分泌失调、环境暴露和副瘤综合征等其他病因，包括神经专科查体、电生理检查、实验室诊断［血浆维生素B12、艾滋病相关检测（HIV）、梅毒相关检测（快速血浆反应素实验）、抗核抗体ANA、抗SSA/Ro抗体、抗SSB/La抗体、水通道蛋白4、IgG抗体、髓鞘少突胶质细胞糖蛋白IgG抗体、抗Hu抗体和抗CRMP5/CV2抗体阳性的副瘤综合征］、脑脊液分析和脑或脊柱MRI检查	(1)无论任何分级，均应永久停止ICI治疗；(2)静脉注射甲泼尼龙1g/d持续3～5天，根据症状的改善情况逐渐减少类固醇剂量；(3)静脉注射免疫球蛋白0.4g/（kg·d）连续5天和血浆置换治疗

ICI. 免疫检查点抑制剂；PD-1. 程序性死亡受体1；PD-L1. 程序性死亡受体配体1；TSH. 促甲状腺激素；LH. 促黄体生成素；FSH. 卵泡刺激素；FT4. 血清游离甲状腺素；MRI. 磁共振成像；—为无数据

ICI治疗后新发血管炎的报道，如中枢神经系统血管炎、巨细胞动脉炎和孤立性视网膜血管炎等[38-39]。

五、NAE的预防

充分的患者教育是预防NAE的重要环节，包括患者对疾病诊断、ICI治疗方案、治疗机制和不良反应的充分知情和理解；患者需主动提供详细的既往重要疾病史（如肺、心脏、神经系统、肌肉骨骼系统等以及自身免疫性疾病史）；教育患者知晓ICI治疗潜在的神经不良反应临床特征，包括出现常见的症状和发生时间范围，如出现相关症状应及时向专科医护团队报告等。

六、NAE患者ICI再挑战治疗的一般原则

NAE患者ICI再挑战治疗前，应慎重权衡治疗的获益风险比，并与患者充分讨论，患者需知情同意，如再次使用ICI后神经不良反应复发，则应永久停止ICI治疗。具体的NAEs因不同类型的神经不良反应，其再挑战治疗原则有所差异，如MG：在2～4级NAE后永久停止ICI治疗；对于发生GBS患者：任何级别的GBS均应永久停止ICI治疗；1～2级周围神经病变者：如症状改善至G1级可再使用ICI；无菌性脑膜炎者：考虑在1～2级恢复到0级后再使用ICI；脑炎：2～4级脑炎需永久停止ICI治疗；横贯性脊髓炎：任何级别均应永久性停止ICI治疗[6,11,41]。

推荐意见1：NAE涵盖中枢神经系统和（或）外周神经系统免疫不良事件，包括MG、GBS、中枢和（或）周围神经病变、无菌性脑膜炎、脑炎和横贯性脊髓炎等，常导致死亡的NAE是脑炎和MG。（证据等级：Ⅲ级，推荐级别：强推荐）

推荐意见 2：接受 ICI 治疗前，患者应知情 NAE 的发生风险，并接受及时报告 NAE 症状的相关教育。临床医师应对 NAE 保持充分的认知和预警能力，这些是 NAE 预防的重点和关键。（证据等级：Ⅲ级，推荐级别：强推荐）

推荐意见 3：NAE 的诊断因复杂性、多样性和部分非特异性的临床表现需行细致的鉴别诊断。ICI 治疗中出现神经系统症状时，临床医师应考虑 NAE 可能，首先必须完成排除性诊断，鉴别诊断应优先排除包括血管病变、药物不良反应、代谢疾病、癫痫、感染或肿瘤进展相关的神经系统疾病等。NAE 的快速诊断和及时治疗至关重要，包括神经病学专家在内的多学科诊治团队应在 NAE 规范诊治管理中发挥重要作用，力争做到早期诊断和治疗，以免发展为严重的后遗症和死亡等不良事件。（证据等级：Ⅲ级，推荐级别：强推荐）

推荐意见 4：NAE 的一线治疗包括糖皮质激素和暂停 ICI（基于不同类型和不同分级的 NAE 而定），程度较重的 NAE 需静脉注射大剂量糖皮质激素和永久停用 ICI。激素无应答者可考虑其他免疫抑制治疗，包括血浆置换、免疫球蛋白和其他免疫抑制剂等。（证据等级：Ⅲ级，推荐级别：强推荐）

推荐意见 5：NAE 患者再挑战使用 ICI 应慎重权衡治疗的获益风险比，且和患者充分讨论和获得知情同意，不同类型和不同级别 NAE 的再挑战原则有差异。如再挑战使用 ICI 后神经不良反应再度出现，则应永久停止 ICI 治疗。（证据等级：Ⅲ级，推荐级别：弱推荐）

参考文献

[1] Guyatt GH, Oxman AD, Vist GE, et al. GRADE: an emerging consensus on rating quality of evidence and strength of recomm endations[J]. *BMJ*, 2008, 336 (7650): 924–926.

[2] Ribas A, Wolchok JD. Cancer immunotherapy using checkpoint blockade[J]. *Science*, 2018, 359 (6382): 1350–1355.

[3] Harrison RA, Tummala S, de Groot J. Neurologic toxicities of cancer immunotherapies: a review[J]. *Curr Neurol Neurosci Rep*, 2020, 20(7):27.

[4] Vilariño N, Bruna J, Kalofonou F, et al. Immune–driven pathogenesis of neurotoxicity after exposure of cancer patients to immune checkpoint inhibitors[J]. *Int J Mol*, 2020, 21(16):5 774.

[5] Wesley SF, Haggiagi A, Thakur KT, et al. Neurological immu notoxicity from cancer treatment[J]. *Int J Mol Sci*, 2021, 22(13): 6716.

[6] Thompson JA, Schneider BJ, Brahmer J, et al. NCCN guidelines insights: management of immunotherapy–related toxicities, Version 1. 2020[J]. *J Natl Compr Canc Netw*, 2020, 18 (3): 230–241.

[7] Perrinjaquet C, Desbaillets N, Hottinger AF. Neurotoxicity asso ciated with cancer immunotherapy: immune checkpoint inhibitors and chimeric antigen receptor T–cell therapy[J]. *Curr Opin Ne urol*, 2019, 32 (3): 500–510.

[8] Guidon AC, Burton LB, Chwalisz BK, et al. Consensus disease definitions for neurologic immune–related adverse events of immune checkpoint inhibitors[J]. *J Immunother Cancer*, 2021, 9(12):1.

[9] Marini A, Bernardini A, Gigli GL, et al. Neurologic adverse events of immune checkpoint inhibitors: a systematic review[J]. *Neurology*, 2021, 96(16):754–766.

[10] Argyriou AA, Bruna J, Mantovani E, et al. Neuromuscular complications of cancer therapy[J]. *Curr Opin Neurol*, 2021, 34(5): 658–668.

[11] Haanen JBAG, Carbonnel F, Robert C, et al. Management of toxicities from immunotherapy: ESMO clinical practice guidelines for diagnosis, treatment and follow–up[J]. *Ann Oncol*, 2018, 29(Suppl 4):iv264–iv266.

[12] Reid PD, Cifu AS, Bass AR. Management of immunotherapy–related toxicities in patients treated with immune checkpoint inhib itor therapy[J]. *JAMA*, 2021, 325(5):482–483.

[13] Cuzzubbo S, Javeri F, Tissier M, et al. Neurological adverse events associated with immune checkpoint inhibitors: review of the lite rature[J]. *Eur J Cancer*, 2017, (3)73:1–8.

[14] Wang DY, Salem JE, Cohen JV, et al. Fatal toxic effects associ ated with immune checkpoint inhibitors: a systematic review and meta–analysis[J]. *JAMA Oncol*, 4(12):1721–1728.

[15] Xu M, Nie Y, Yang Y, et al. Risk of neurological toxicities following the use of different immune checkpoint inhibitor regimens in solid tumors: a systematic review and meta–analysis[J]. *Neu rologist*, 2019, 24(3):75–83.

[16] Vogrig A, Muñiz–Castrillo S, Joubert B, et al. Central nervous system complications associated with immune checkpoint inhibitors[J]. *J Neurol Neurosurg Psychiatry*, 2020, 91 (7): 772–778.

[17] Vogrig A, Muñiz–Castrillo S, Joubert B, et al. Cranial nerve disorders associated with immune checkpoint inhibitors[J]. *Neurology*, 2021, 96(6):e866–e875.

[18] Moreira A, Loquai C, Pföhler C, et al. Myositis and neuromuscular side–effects induced by immune checkpoint inhibitors[J]. *Eur J Cancer*, 2019, 106(96):12–23.

[19] Dubey D, David WS, Reynolds KL, et al. Severe neurological toxicity of immune checkpoint inhibitors: growing spectrum[J]. *Ann Neurol*, 2020, 87(5):659–669.

[20] Vogrig A, Muñiz–Castrillo S, Farina A, et al. How to diagnose and manage neurological toxicities of immune checkpoint inhibitors: an update[J]. *J Neurol*, 2021, 269(3):1701–1714.

[21] Spain L, Tippu Z, Larkin JM, et al. How we treat neurological toxicity from immune checkpoint inhibitors[J]. *ESMO Open*, 2019, 4(Suppl 4): e000540.

[22] Duong SL, Barbiero FJ, Nowak RJ, et al. Neurotoxicities asso

ciated with immune checkpoint inhibitor therapy[J]. *Curr Neuro pharmacol*, 2021, 152(2):265–277.

[23] Zivelonghi C, Zekeridou A. Neurological complications of immune checkpoint inhibitor cancer immunotherapy[J]. *J Neurol Sci*, 2021, 14(424):117424.

[24] Okada K, Seki M, Yaguchi H, et al. Polyradiculoneuropathy induced by immune checkpoint inhibitors: a case series and review of the literature[J]. *J Neurol*, 2021, 268(2):680–688.

[25] Tian Y, Gao AQ, Wen Q, et al. Immune-related neurological toxicities of PD–1/PD–L1 inhibitors in cancer patients: a systematic review and meta-analysis[J]. *Front Immunol,* 2020, 4 (11): 595655.

[26] Janssen JBE, Leow TYS, Herbschleb KH, et al. Immune che ckpoint inhibitor-related guillain-barre syndrome: a case series and review of the literature[J]. *J Immunother*, 2021, 44 (7): 27 6–282.

[27] Rubin DB, Vaitkevicius H. Neurological complications of cancer immunotherapy (CAR T cells)[J]. *J Neurol Sci*, 2021, 9(424): 117405.

[28] Giglio D, Berntsson H, Fred Å, et al. Immune checkpoint inhi bitor-induced polymyositis and myasthenia gravis with fatal outcome[J]. *Case Rep Oncol*, 2020, 13(3):1252–1257.

[29] Safa H, Johnson DH, Trinh VA, et al. Immune checkpoint inhibitor related myasthenia gravis: single center experience and systematic review of the literature[J]. *J Immunother Cancer*, 20 19, 7(1):319.

[30] Solimando AG, Crudele L, Leone P, et al. Immune checkpoint inhibitor-related myositis: from biology to bedside[J]. *Int J Mo l Sci*, 2020, 21(9):3054.

[31] Reynolds KL, Guidon AC. Diagnosis and management of immune checkpoint inhibitor-associated neurologic toxicity: illustrative case and review of the literature[J]. *Oncologist,* 2019, 24(4): 435–443.

[32] Wright JJ, Powers AC, Johnson DB. Endocrine toxicities of immune checkpoint inhibitors[J]. *Nat Rev Endocrinol*, 2021, 17(7):389–399.

[33] Tonk EHJ, Snijders TJ, Koldenhof JJ, et al. Cerebrospinal fluid lymphocytosis: a hallmark of neurological complications during checkpoint inhibition[J]. *Eur J Cancer*, 2019, 121:1–3.

[34] Spain L, Walls G, Julve M, et al. Neurotoxicity from immune-checkpoint inhibition in the treatment of melanoma: a single centre experience and review of the literature[J]. *Ann Oncol*, 2017, 28(2):377–385.

[35] Roth P, Winklhofer S, Müller AMS, et al. Neurological complications of cancer immunotherapy[J]. *Cancer Treat Rev*, 2021, 97:102189.

[36] Garcia CR, Jayswal R, Adams V, et al. Multiple sclerosis outcomes after cancer immunotherapy[J]. *Clin Transl Oncol*, 201 9, 21(10):1336–1342.

[37] Dalakas MC. Neurological complications of immune checkpoint inhibitors: what happens when you 'take the brakes off ' the immune system[J]. *Ther Adv Neurol Disord*, 2018, 14 (11): 1756286418799864.

[38] Khaddour K, Singh V, Shayuk M. Acral vascular necrosis ass ociated with immune-check point inhibitors: case report with lite rature review[J]. *BMC Cancer*, 2019, 19(1):449.

[39] Ho B, Larkin J, Heelan K. Checkpoint inhibitor-associated cutaneous small vessel vasculitis: a review of the literature [J]. *J Immunother*, 2021, 44(3):118–121.

[40] Thouvenin L, Olivier T, Banna G, et al. Immune checkpoint inhibitor-induced aseptic meningitis and encephalitis: a case-series and narrative review[J]. *Ther Adv Drug Saf*, 2021, 29 (12): 20420986211004745.

[41] Kennedy LB, Salama AKS. A review of cancer immunotherapy toxicity[J]. *CA Cancer J Clin*, 2020, 70(2):86–104.

附录 C　中国驱动基因阳性非小细胞肺癌脑转移临床诊疗指南（2025 版）

中国医药教育协会肺癌医学教育专业委员会
北京医学奖励基金会肺癌医学青年专家委员会脑转移协作组

【摘要】脑转移已成为非小细胞肺癌（NSCLC）患者治疗全程管理中的重大挑战，在携带驱动基因突变的患者中尤为突出。传统治疗如放射治疗和外科手术的临床获益有限，且常伴随认知功能障碍和生活质量下降。近年来，针对表皮生长因子受体（epidermal growth factor receptor，EGFR）、间变性淋巴瘤激酶（anaplastic lymphoma kinase，ALK）等靶点的新型小分子酪氨酸激酶抑制剂不断涌现，有效穿透血脑屏障的同时提升了颅内药物浓度、改善患者预后，从而打破了 NSCLC 脑转移既往的治疗格局。因此，中国医药教育协会肺癌医学教育专业委员会、北京医学奖励基金会肺癌医学青年专家委员会脑转移协作组联合发起并制订了《中国驱动基因阳性非小细胞肺癌脑转移临床诊疗指南（2025 版）》。本指南通过整合最新研究成果与临床经验，基于多学科诊疗原则，涵盖驱动基因阳性 NSCLC 脑转移的诊断、治疗时机及系统和局部治疗选择等内容。同时，指南提出了针对不同驱动基因类型的个体化治疗策略，旨在为临床医师提供参考，提升中国 NSCLC 脑转移的整体诊疗水平。

【关键词】肺肿瘤；脑转移；驱动基因；靶向治疗；诊疗指南

脑转移（brain metastases）已成为非小细胞肺癌（NSCLC）诊疗实践中日益严峻的挑战[1]。尽管存在血脑屏障（BBB），脑仍然是 NSCLC 常见的转移部位之一。流行病学数据[2, 3]显示，约 10% 的 NSCLC 患者在初诊时即存在脑转移，而 26%～53% 的患者在病程中进展为脑转移。大样本多瘤种长期队列随访发现，肺癌的脑转移远高于其他常见恶性肿瘤[2]。携带表皮生长因子受体突变、间变性淋巴瘤激酶重排等驱动基因阳性的 NSCLC 患者，相比驱动基因阴性患者，表现出更高的脑转移风险和更早的发病时间[4]。有研究报道，*EGFR* 突变型 NSCLC 患者的 3 年累积脑转移率可达 29.4%～60.3%[5]；*ALK* 阳性患者从确诊到脑转移的中位时间仅为 88 天[6]。中国 NSCLC 患者 5 年生存率在过去十年间从 13.8% 上升至 23.7%[7]，考虑到治疗后的驱动基因阳性患者生存期普遍更长[8]，因此我国未来 NSCLC 脑转移的负担可能将进一步加重。

NSCLC 发生脑转移的机制尚未完全明确，可能是起始自上皮间充质转化（epithelial-mesenchymal transition，EMT），导致侵袭性增强，经血液循环穿过 BBB 后，完成颅内种植[9]。脑转移发生后，NSCLC 患者的总生存期显著降低，经治后中位生存期仅为 7～12 个月[10, 11]，传统上，由于 BBB 的存在限制了化疗药物的颅内渗透，NSCLC 脑转移的治疗主要依赖于放射治疗和外科手术等局部治疗方法。然而，越来越多的证据表明全脑放射治疗（WBRT）的临床获益有限，单纯立体定向放射外科（SRS）或 WBRT 治疗脑转移患者的中位生存期仅为 4.6 个月[12]，且常伴随认知功能障碍和生活质量下降[13]。

近年来，针对 *EGFR*、*ALK*、c-ros 肉瘤致癌基因 1（ROS proto-oncogene 1，*ROS1*）等靶点的新型小分子酪氨酸激酶抑制剂（tyrosine kinase inhibitor，TKI）的出现为脑转移患者带来了新的希望。这些新药凭借其分子量小和脂溶性强等特征，能够有效穿透 BBB，甚至不受 BBB 外排作用的影响[14]，从而大幅提升了颅内药物治疗浓度[15]；进而显著改善了颅内客观缓解率（objective response rate，ORR）并延长了无进展生存期（progression-free survival，PFS）[16-18]，部分患者甚至在靶向单药治疗的情况下达到颅内完全缓解（complete response，CR）[19]；加之 EGFR-TKI 药物的“剂量倍增”疗法和双靶药物［如 EGFR/ 间质 – 上皮细胞转化因子（mesenchymal-epithelial transition factor，MET）、程序性死亡受体 1（programmed cell death 1，PD-1）/ 血管内皮生长因子（vascular endothelial growth factor，VEGF）双抗］的出现，*EGFR* 敏感突变特别是靶向耐药的 NSCLC 脑转移患者的预后又有进一步的提升[20, 21]。由此可见，对于驱动基因阳性的 NSCLC 脑转移患者，有必要重新评估颅脑局部治疗的使用时机以及初始治疗中靶向药物的选择。

鉴于此，中国医药教育协会肺癌医学教育专业委员会、北京医学奖励基金会肺癌医学青年专家委员会脑转移协作组（以下简称“协作组”）特别组织专家制定了《中国驱动基因阳性非小细胞肺癌脑转移临床诊疗指南（2025 版）》。本指南旨在提供基于多学科诊疗（multi-disciplinary treatment，MDT）原则的规范化方案，专门针对驱动基因阳性 NSCLC 脑转移患者（特别是靶向治疗），通过规范 NSCLC 脑转移的诊疗实践，改善患者预后，同时为广大肿瘤专科医师提供参考，从而提升中国在 NSCLC 诊疗方面的整体水平。

一、方法和讨论范围

本指南的撰写主要基于截至 2024 年 10 月前发表的临床循证，兼顾协作组专家的意见和经验。协作组成员在充分总结驱动基因阳性 NSCLC 脑转移循证基础上，提炼出若干推荐意见，强调其实用性和前沿性，并兼顾可操作性与可及性。

本指南中的每条推荐都给出了临床经验和循证两个方面的评价，这些评价在 GRADE（Grading of Recommendations，Assessment，Development and Evaluation）标准[22]基础上做了简化（表 C–1），以适应亚组分析为主的 NSCLC 脑转移循证特点。临床经验的分级由协作组成员投票达成共识；不同药物之间的优选，协作组根据直接证据和研究类型，以及参考药物的 BBB 穿透力、研究是否有总生存期（overall

表 C–1 推荐强度 / 证据等级标准

推荐强度	基于临床经验的分级	标准	证据等级	标准
1	强推荐	临床实践中非常有必要， 根据经验临床获益 >> 风险	A	基于至少一项Ⅲ期 RCT[a]
2	中等推荐	临床实践中有必要， 根据经验临床获益≥风险	B	基于至少一项Ⅲ期 RCT 亚组分析[b]，或多项Ⅰ、Ⅱ期 前瞻性研究及其亚组分析[c]
3	弱推荐	临床实践中可能有必要， 缺乏充分的临床经验	C	基于一项Ⅰ、Ⅱ期亚组分析，或观察性、回顾性研究、 病例报道
			D	基于专家意见，暂无证据

a. 有对照组，或放化疗或同类药物或安慰剂；b. 预设 / 非预设亚组；c. 包括开放标签、单臂；RCT. 随机对照研究。

survival，OS）或 CR 结果进行综合判断。

本指南重点聚焦驱动基因阳性 NSCLC 脑转移，其中脑转移是指 NSCLC 肿瘤组织在脑实质（包括大脑、小脑和脑干）内的转移，暂不包括脑膜，因为脑膜的循证依据较少，现有的国内外神经系统转移瘤指南已经推荐的诊疗格局并未发生改变。NSCLC 驱动基因目前可干预的且有脑转移相关循证的共 9 个，针对这些靶点脑转移灶的靶向治疗是本指南的重点讨论内容。

二、驱动基因阳性 NSCLC 脑转移的诊断

驱动基因阳性的 NSCLC 脑转移的诊断过程主要包括两个关键部分：明确颅脑转移瘤的存在与来源，以及驱动基因的分型；前者主要依赖磁共振成像（magnetic resonance imaging，MRI）等影像学检查，而后者主要借助于组织和体液的分子检测。

（一）症状体征

NSCLC 在脑转移的早期阶段往往没有明显的症状和体征，其症状和体征取决于脑转移灶的数量和位置，大多为非特异性。常见症状为头痛伴随恶心和喷射性呕吐，是由于肿瘤生长及其周围水肿导致的颅内压增高或直接影响脑脊液（CSF）循环引起的，头痛往往呈双侧弥漫性头痛，疼痛性质往往为钝痛和跳痛[23]。颅内肿瘤占位病变也可以引起轻偏瘫、语言障碍和视野缺损，通常是亚急性和逐渐加重的。此外，15%～25% 的脑转移患者会出现癫痫[24]。

（二）影像诊断

1. MRI 与计算机断层扫描（CT）

NSCLC 脑转移的颅脑 MRI 常见典型表现为 T_1WI 低信号，T_2WI 高信号，弥散加权成像（DWI）高信号，明确强化，伴瘤周水肿，少见表现可以 T_1WI、T_2WI 等 / 低信号、DWI 等或低信号，低强化等非典型表现[25]。通过提高 MRI 场强、延长注入造影剂后成像时间或增加造影剂量可提高脑转移灶的检出率[26, 27]。颅脑增强 MRI（层厚≤1.5mm 的增强 T_1WI 和增强 T_2-FLAIR 序列）可以增加诊断的敏感性和特异性[28]，必要时颅脑增强 MRI 联合功能成像（DWI、脑灌注成像、脑波谱成像）有助于诊断、鉴别诊断以及疗效评价[29, 30]。有研究[31, 32]认为不同驱动基因突变类型 NSCLC 脑转移的 MRI 影像表现可能存在一定差异。

NSCLC 脑转移的颅脑 CT，常见表现为低密度或等密度影，增强 CT 病灶强化明显。与颅脑磁共振增强相比，其对脑转移灶检出的敏感性较低，特别是对早期、小的转移病灶。不过，颅脑 CT 有 MRI 不具备的优势：扫描速度快，对瘤内出血及脑疝等颅内压增高急症的识别更为准确和迅速。

因此，颅脑磁共振增强检查应作为 NSCLC 脑转移的首选诊断方法。对有 MRI 禁忌证的患者，或出现脑转移急症时，可考虑 CT 替代。

值得注意的是，7% 的Ⅲ期 NSCLC 患者被 MRI 诊断脑转移阴性后的 1 年内进展至阳性[33]。因此颅脑磁共振增强检查应该是一个动态过程，特别是对易发生脑转移的驱动基因阳性 NSCLC 患者。

推荐 1：颅脑增强磁共振检查是判断脑实质转移的首选影像检查（1A）。

推荐 2：当患者无法行颅脑增强磁共振或出现脑转移急症时，颅脑增强 CT 可作为替代影像检查手段（1D）。

2. PET/CT/MRI 正电子发射计算机断层扫描（PET）

与 CT/MRI 的结合，既将解剖与功能相结合，又从分子层面反映脑组织的生理、病理及代谢信息。PET/CT 检测脑转移敏感性（27.3%）不如 MRI[34]，容易漏诊，故不建议使用 PET/CT/MRI 作为 NSCLC 的脑转移初始诊断方式；即使已完成全身 PET/CT/MRI 检查，如不能确定脑转移，仍建议行颅脑薄层增强 MRI，以确保未漏诊任何潜在的脑转移灶[35]。

但值得注意的是，PET 对明确手术指征、治疗后疗效评价及确定脑转移原发灶有一定的临床价值。例如，PET/CT/MRI 可鉴别术后或放疗后肿瘤残存与炎性反应；也有助于区分由

放疗诱发的脑损伤与脑转移瘤的“真性进展”，灵敏度为95%，特异度高达100%[36-39]。

推荐3：对于脑转移高危驱动基因阳性NSCLC患者，如果全身PET/CT/MRI检查未发现脑转移，仍建议行颅脑薄层增强MRI排除（1D）。

（三）病理与分子分型

肺癌脑转移组织通常呈现出原发灶的组织学形态，通常局限于脑实质的肿瘤包膜内，个别病例可能表现出浸润性特征[40]。目前，如果原发性肺癌明确，影像学可以明确脑转移，病理检查则并不是必要确诊步骤，但可以作为诊断和评价治疗的辅助手段，特别是在原发灶和颅内转移基因突变表型不一致的情况下。系统性回顾研究[41]显示，约10%的患者在肺部原发灶中存在*EGFR*或大鼠肉瘤病毒癌基因同源物突变（Kirsten rat sarcoma viral oncogene homolog，*KRAS*），而在颅内转移灶中这些突变可能消失（表现为野生型）。如果治疗过程中原发灶与颅内转移灶疗效不一致，这时可考虑进一步明确颅内转移灶的基因突变表型。

针对NSCLC患者不同驱动基因的分子检测方法，目前尚无普适的标准检测方案。美国国立综合癌症网络（National Comprehensive Cancer Network，NCCN）指南指出[42]，所有晚期或转移性NSCLC患者应接受*EGFR*、*ALK*、*MET*ex14跳跃突变、转染重排基因（rearranged during transfection，*RET*）、*ROS1*、*KRAS*、V-Raf鼠肉瘤病毒癌基因同源体（V-Raf murine sarcoma viral oncogene homolog B，*BBRAF*）、神经生长因子受体酪氨酸激酶（neurotrophic tyrosine receptor kinase，*NTRK*）（包括*NTRK 1*、*2*、*3*）和人类表皮生长因子受体2（human epidermal growth factor receptor 2，*HER2*）（*ERBB2*）共9个靶点的分子检测；指南还推荐通过组织活检和（或）血浆检测进行分子检测，无论是同时还是顺序进行的组织和血浆检测组合均可接受。如果一种方法结果为阴性，可以使用补充方法进行交叉验证。具体检测可参考《原发性肺癌罕见靶点靶向治疗中国临床诊疗指南（2024版）》[43]、《CSCO非小细胞肺癌》[44]等指南的相关章节。

近年来，脑脊液的液体活检已成为NSCLC脑转移诊断的重要手段之一。小样本研究[45]提示，脑脊液循环肿瘤DNA（circulating tumor DNA，ctDNA）评价驱动基因更能代表脑转移灶的基因突变情况，而且CSF中的驱动基因突变检出率高于血浆，可作为血浆分子检测的有效补充，也能为靶向药耐药后提供治疗依据。

推荐4：影像学考虑脑转移，且肺部原发肿瘤明确时，脑组织病理检查不是肺癌脑转移的必要确诊步骤（1D）。

推荐5：NSCLC脑转移患者应进行驱动基因的分子检测（1A），基于组织、血浆或脑脊液标本检测的结果均可指导临床治疗（1D）。

三、驱动基因阳性NSCLC脑转移的治疗

NSCLC脑转移的治疗可以大致分为神经症状控制和针对脑转移瘤处理两部分：前者包括降颅压、改善水肿、癫痫防治、改善神经症状等；后者指局部手术、放疗和全身用药（靶向治疗、化疗、免疫治疗等）。本指南主要讨论针对脑转移瘤的处理。

欧洲神经肿瘤学协会（European Association of Neurooncology，EANO）–欧洲医学肿瘤学会（European Society of Medical Oncology，ESMO）《实体瘤脑转移指南（2021版）》[25]认为，脑转移治疗的目标是预防或延缓神经功能恶化，并在可接受的生活质量下延长生存期。对于驱动基因阳性的NSCLC脑转移患者，上述目标也同样适用，特别是当病灶较小且为寡转移的患者，可能会有长生存甚至治愈的机会，因此应在防治神经并发症的同时，积极进行颅内转移瘤和原发肺部肿瘤的综合治疗。

（一）一般原则

1. 局部干预与全身用药时机和顺序的选择

既往脑转移的治疗以局部治疗为主，但对于携带驱动基因（如*EGFR*、*ALK*等）的患者，由于新一代靶向治疗相比传统化疗或较早上市

的靶向药，无论是单药还是联合放化疗，均可使 NSCLC 脑转移的颅内控制和 PFS 得到显著提升[46–48]。鉴于此，协作组重新评估了颅脑局部干预与全身用药时机和顺序。

在无脑转移相关症状的情况下，协作组认为在充分 MDT 讨论后可推迟针对颅内转移灶的放疗或手术干预，优先使用靶向治疗（特别是 *EGFR*、*ALK* 等循证充分的靶点，详见“靶向治疗”），直至颅内病情进展，理由如下。

首先，包括 NSCLC 在内的大多数脑转移患者，直接死因并不是脑转移病灶[25]。因此，相对于肺癌原发灶，无须急症干预的脑转移病变治疗相对并不急迫，特别是在无神经症状的患者中，治疗的重点应放在原发肿瘤的系统治疗上。

其次，以第三代 EGFR-TKI 为代表的新型靶向药物已经被证实其颅内活性显著提升，克服了化疗药物难以穿透 BBB 的不足，加之有临床证据[46–48]表明，单药或作为二线联合可使 *EGFR*、*ALK*、*RET* 等阳性的颅内病变达到 CR，还能同步治疗原发肺部癌变组织，进而使初始颅内局部治疗的必要性降低，因此有相应靶点的患者优先采用靶向治疗更为合理。

最后，尽管有研究[49–52]支持 NSCLC 脑转移患者预先放疗（up-front radiotherapy）后贯序使用 TKI（通常为放疗后 4 周）的策略，但应该注意到，这些研究多以回顾性研究为主，而非随机对照研究。进入靶向治疗时代后，证据显示 EGFR-TKI 单药治疗相比放疗 ± 化疗，颅内 PFS 显著延长，尤其是存在多个脑转移灶的患者[53]；此外，EGFR-TKI 同步联合 WBRT 或在 TKI 治疗前使用放疗生存获益并没有进一步增加[54, 55]，因此美国临床肿瘤协会（American Society of Clinical Oncology，ASCO）、神经肿瘤学会（American Society of Neurooncology，SNO）和美国放射治疗及肿瘤学会（American Society for Radiation Oncology，ASTRO）《脑转移治疗指南（2021 版）》支持携带癌症驱动基因突变的 NSCLC 无症状脑转移患者可以延迟局部治疗，先给予靶向治疗[56]。ASTRO 脑转移放疗指南（2022 版）[57]也认为，对于符合全身治疗条件的无症状脑转移患者，安全推迟局部治疗是可考虑的。此外，WBRT 或 SRT 还存在病灶数量和大小相关的适应证限制；而且还存在无法忽视的认知障碍不良反应[58]，同步靶向治疗和放疗的神经毒性可能更为严重[59]。

尽管越来越多的证据支持将靶向治疗作为一线初始方案，但协作组仍建议在制订方案前，应进行充分的 MDT 讨论[60]，遵循个体化的原则，兼顾疗效、生活质量和患者意愿。

推荐 6：在制订驱动基因阳性 NSCLC 脑转移治疗方案前，推荐进行 MDT 讨论，遵循个体化的原则，兼顾疗效、生活质量和患者意愿（1D）。

推荐 7：对于无症状的脑转移患者，可考虑推迟针对颅内转移灶的放疗或手术干预，优先使用靶向治疗（1A）。

2. 靶向药物耐药颅内进展的处理

协作组在本指南制订过程中，汇总了 36 项靶向治疗 NSCLC 研究，在不考虑联合或单药、一线二线用药的情况下，经治后的中位颅内 PFS 均值约为 12.93 个月（95%CI 10.94～14.92），提示一半的 NSCLC 脑转移患者在服用靶向药约 1 年后会发生颅内进展。协作组建议在服用靶向药 1 年后应积极监测颅内进展情况，对靶向治疗相对不敏感的 *EGFR* 非经典突变、*HER 2*、*BRAF* V600 等靶点，评估时间应更为提前（具体见“靶向治疗”）。

初始靶向药物治疗后，如颅内病变进展，首先要明确是否伴随颅外进展（图 C–1），对于颅外病变控制良好而颅内进展患者，可以继续服用原靶向药，针对脑转移灶行局部处理（优先推荐放疗）。部分患者可能是由于颅内靶向药物浓度较低，有部分第三代 EGFR-TKI“剂量倍增”后，颅内病变仍能得到一定程度的改善[20]；但“剂量倍增”疗法循证仅局限于部分药物，是否具有普适性需要更多研究证实（详见“*EGFR* 突变”）。如果伴随颅外进展，需要结合颅内进展是否伴随相关症状决定局部治疗是否介入，推荐再次进行基因检测，根据检测结果指导全身治疗。

应当注意的是，各个靶点处理的方式不尽相同，上述提出的各种治疗方案（图 C–1）仅作为一般流程参考，具体详见各靶点治疗章节，化疗具体方案可参考相关肺癌指南。

（二）靶向治疗

NSCLC 中可干预的靶点通常按发生率分为常见（≥5%）和罕见（＜5%）两类。

EGFR 突变是 NSCLC 中最常见的驱动基因突变，也是循证最夯实的 NSCLC 靶点，靶向治疗 ORR 高，特别是在第三代 TKI 出现后疗效提升明显，各种耐药、继发突变均有明确的处理方法也逐渐成熟。*ALK*、*ROS1*、*NTRK* 和 *RET* 属于基因重排或融合，单一靶向治疗预后都相对良好，生存期较长，尽管出现耐药，也多为该靶点依赖性继发突变；同时一线、二线用药的证据丰富，是相应驱动基因阳性脑转移治疗的基石，也是本指南讨论和推荐的重点。

对于 *KRAS* G12C、*BRAF* V600、*EGFR* 和 *HER2* ex20ins 或 *MET*ex14 跳跃突变，相应靶向药物的 ORR 偏低，而且该类 NSCLC 脑转移人群的循证样本量偏低，特别是一线靶向治疗证据不足。例如 *HER2* 和 *KRAS* G12C 突变的靶向治疗循证主要来自二线用药；*MET*ex14 跳跃突变的靶向治疗虽有用于一线，但疗效不尽如人意；*BRAF* V600 突变多采用联合用药方案。因此，协作组认为该类靶点与其他 NSCLC 相关指南的推荐区别不大，本指南只做重点循证更新。

1. EGFR 突变

EGFR 突变根据受体结构不同可以分为四种亚型：经典型、T790M 型、ex20ins 突变、PACC 型突变[61]。经典型突变包括常见的 21 外显子 L858R 点突变和 19 外显子缺失（exon 19 del）突变。此类突变对于各类 EGFR-TKI 均有较好疗效。另外三类亚型一线 EGFR-TKI 治疗数据有限。因此本指南仅针对 *EGFR* 经典突变和 *EGFR* ex20ins 突变脑转移患者治疗进行推荐。

(1)*EGFR* 经典型突变的靶向治疗：EGFR-TKI 问世已有 20 年，历经三代药物发展，临床循证非常夯实。以奥希替尼（Osimertinib）为代表的第三代 EGFR-TKI 的疗效已全面超越第一代。目前将大部分第三代 EGFR-TKI 和第一代药物做过临床Ⅲ期一线用药的疗效比较[62, 63]，结果一致表明第三代药物 PFS 较第一代有显著改善。此外，基于 APPLE 等研究[64]结果，第一代 EGFR-TKI 当出现 T790M 继发突变后改换第三代 EGFR-TKI 的贯序疗法，相比直接使用第三代 EGFR-TKI，OS 相似，但贯序治疗组颅内 PFS 更高，因此对经典型突变患者形成了一线优选第三代 EGFR-TKI 的治疗格局，但第三代 EGFR-TKI 之间缺少头对头的比较研究。

针对脑转移患者，靶向 *EGFR* 不仅能够控制颅内病变，而且在一定条件下优于局部治疗。BRAIN 研究[53]是第一个在 *EGFR* 突变阳性 NSCLC 使用靶向治疗（埃克替尼，Icotinib）与放疗（全脑放射）+ 化疗两种方案相对比治疗 NSCLC 脑转移的前瞻性研究，结果发现靶向治疗组中位颅内 PFS 为 10 个月，显著优于放化疗组（4.8 个月，*P*=0.014），尽管 12 个月时两组生存率相似（79% vs. 76%）。此外 BRAIN 研究中，靶向治疗 3～4 级不良反应发生率显著低于全脑放射组（8% vs. 38%），可见安全性更好。EVEREST 研究是第一个针对 *EGFR* 阳性、未接受过颅内放疗的 NSCLC 脑转移人群进行的大样本、随机对照、Ⅲ期研究[65]，结果显示

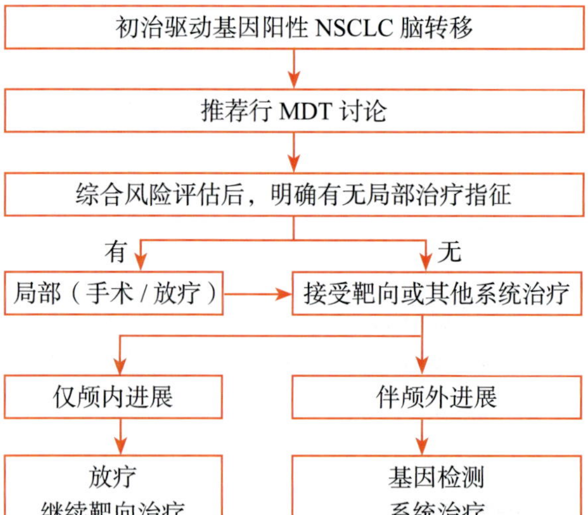

▲ **图 C–1　驱动基因阳性 NSCLC 脑转移一般治疗**

NSCLC. 非小细胞肺癌；MDT. 多学科诊疗

佐利替尼（Zorifertinib）一线治疗相较于第一代 EGFR-TKI［吉非替尼（Gefitinib）或厄洛替尼（Erlotinib）］，显著延长颅内 PFS（15.2 vs. 8.3 个月，HR=0.517，P<0.0001），基于研究者使用 RANO-BM 评估的颅内 PFS（17.9 vs. 11.1 个月，HR=0.627，P=0.0018），颅内 ORR 和 DOR 均优于第一代 EGFR-TKI，3 年总体生存率为 43.4%；对 L858R 突变或颅内病灶数>3 个亚组也有同样的获益。

其他主流第三代 EGFR-TKI 的临床Ⅲ期研究均有脑转移亚组循证支持，相比第一代 EGFR-TKI，第三代 EGFR-TKI 具有较高的颅内 ORR 和延长 PFS 的作用（表 C-2[53, 65–70]）。

对于 *EGFR* 阳性脑转移的靶向治疗除考虑 TKI 代际差别外，颅脑 BBB 的药物渗透率也应作为脑转移靶向治疗的决定因素之一。如奥希替尼可有效透过 BBB，优于第一、第二代 TKI[71]；佐利替尼由于不受 BBB 上 P 蛋白外排作用的影响，颅内浓度很高[14]。另外起始更高的 TKI 剂量也可能提升颅内浓度，进而提升疗效。INCREASE 研究[72]中，对基线脑转移伴 L858R 突变的患者，埃克替尼（加倍剂量组）中位 PFS 达 14.3 个月；但这一起始剂量增加疗法样本量有限仍需后续更多研究的证实。

除了考量颅内药物浓度，EGFR-TKI 治疗后能否达到 CR 也是初始靶向治疗的一个关键指标。FLAURA2 研究[73]基线伴 CNS 转移的亚组中，奥希替尼联合化疗组对比奥希替尼单药组的中位 PFS 显著更长（24.9 个月 vs. 13.8 个月，HR=0.47）。在进一步的颅内病灶分析中，奥希替尼联合化疗组和奥希替尼单药的 CR 率分别达到 59% 和 43%[66]。提示接受靶向 + 化疗一线治疗可使相当一部分患者达到 CR，降低颅脑局部治疗的必要性。

EGFR/MET 双特异性抗体埃万妥单抗（Amivantamab）也被证实可进一步延缓颅内转移复发风险。MARIPOSA 研究[21]表明，埃万妥单抗联合拉泽替尼（Lazertinib）（“2+1”强化）相比奥希替尼进一步降低 *EGFR* 阳性（经典突变）NSCLC 脑转移患者复发或死亡风险达 31%（HR=0.69，95%CI 0.53～0.89，P=0.005）。尽管埃万妥单抗疗效更优，但严重不良反应（≥3 级）的风险也显著增加（75% vs. 43%）。应当注意到，埃万妥单抗是大分子单克隆抗体，尽管有一定的颅内活性（不确定是否主要因拉泽替尼产生），对 BBB 的穿透能力可能有限，MARIPOSA 研究目前观察到的死亡例数不足，埃万妥单抗组 OS 尚无法估计（not evaluated，NE），尚不能表明埃万妥单抗在 *EGFR* 阳性 NSCLC 脑转移患者中的独特优势。综合评估获益与风险、可及性后，协作组认为奥希替尼等第三代 EGFR-TKI 单药仍应作为优选方案。

除了 *EGFR* T790M，*MET* 扩增或过表达也是 *EGFR* 阳性患者 TKI 耐药后的常见继发突变。对于 EGFR-TKI 治疗耐药的 NSCLC 患者，联合 MET-TKI 已初步被证实可提升 ORR[74]，但针对脑转移患者的数据有限。伯瑞替尼（Vebreltinib）Ⅰ/Ⅱ期研究数据[75]显示，联合第三代 EGFR-TKI 在经 TKI 治疗失败合并 *MET* 扩增的脑转移患者中，ORR 可达 66.7%。此外，INSIGHT 2 研究[76]脑转移亚组结果也提示，继发 *MET* 扩增的 NSCLC 患者在第三代 TKI 基础上联合特泊替尼（Tepotinib）后颅内 ORR 为 29.2%，颅内 DCR 达 79.2%，25% 的脑转移患者达到颅内 CR。

由于驱动基因阳性脑转移的发生与 VEGF 的高表达有关[77]，近年来多项研究评价了抗血管生成药物在 NSCLC 脑转移一线联合 EGFR 靶向治疗或后线治疗中的作用。ARTEMIS-CTONG1509 研究[78]显示，抗血管生成药物［贝伐珠单抗（Bevacizumab）］联合 EGFR-TKI（厄洛替尼）作为 NSCLC 脑转移患者一线用药相比单纯 TKI 组中位 PFS 进一步延长（17.9 vs. 11.1 个月，P=0.008）。此外，HARMONi-A 研究[79]也提示，对于 EGFR-TKI 耐药、基线有脑转移的患者，在化疗基础上联合依沃西单抗（Ivonescimab，VEGF 和 PD-1 的双特异性抗体）相比安慰剂提升了 PFS（5.75 vs. 4.14 个月，HR=0.40）。鉴于此，对靶向治疗耐药的 *EGFR* 突变 NSCLC 脑转移患者，抗血管生成药物联合化疗也是可考虑的治疗策略之一。

表 C-2 不同 EGFR-TKI 在 *EGFR* 阳性 NSCLC 脑转移人群中的循证

研究项目	研究类型	治疗药物	脑转移样本量[a]	CNS ORR	CNS CR	颅内 PFS（个月，HR，95%CI）
FLAURA2[66]	Ⅲ期 RCT	奥希替尼 + 铂类 – 培美曲塞 vs. 奥希替尼	78[b]	88% vs. 87%	48% vs. 16%	30.2 vs. 27.6 HR=0.58（0.33～1.01）
FLAURA[67]	Ⅲ期 RCT	奥希替尼 vs. 吉非替尼 / 厄洛替尼	41[b]	91% vs. 68%	23% vs. 0%	NR vs. 13.9 HR=0.48（0.26～0.86）；*P*=0.014
AENEAS[68]	Ⅲ期 RCT	阿美替尼 vs. 吉非替尼	61[b]	82.8% vs. 75%	—	29.0 vs. 8.3 HR=0.319（0.176～0.580）；*P*＜0.0001
FURLONG[69]	Ⅲ期 RCT	伏美替尼 vs. 吉非替尼	133[b,c]	91% vs. 65%	9% vs. 0%	20.8 vs. 9.8 HR=0.40（0.23～0.71）；*P*=0.0011
IBIO–103[70]	Ⅲ期 RCT	贝福替尼 vs. 埃克替尼	92[b]	92.3% vs. 55.6%	7.7% vs. 5.6%	24.9 vs. 15.2 HR=0.85（0.41～1.76）；*P*=0.6606
EVEREST[65]	Ⅲ期 RCT	佐利替尼 vs. 吉非替尼或厄洛替尼	439	75.6% vs. 62.3%	—	17.9 vs. 11.1d HR=0.467（0.352～0.619）；*P*=0.0024
BRAIN[53]	Ⅲ期 RCT	埃克替尼 vs. 放化疗	158	—	5% vs. 4%	10.0 vs. 4.8 HR=0.56（0.36～0.90）；*P*=0.014

a. 如无特殊标注这里专指 cEFR 人群，cEFR 指的是中枢神经系统可评估反应集。这一分析组专门包含那些在基线脑部扫描中至少有一个可测量的 CNS 病变的患者。与 cFAS（中枢神经系统全面分析组）不同，cEFR 仅包括那些具有可测量目标 CNS 病变的患者。评价奥希替尼与奥希替尼 + 化疗的疗效，使用 cEFR 数据集确实是更好的选择。这是因为 cEFR 专注于那些具有可测量 CNS 病变的患者，可以更准确地评估治疗对这些特定病变的反应，从而提供更具针对性的疗效数据；b. 指脑转移亚组；c. 包含不可测量的脑转移病变患者；d. 采用 RANO–BM 标准

EGFR–TKI. 表皮生长因子受体 – 酪氨酸激酶抑制药；CNS. 中枢神经系统；ORR. 客观缓解率；CR. 完全缓解；PFS. 无进展生存期；NR. 未达到；HR. 危险比；RCT. 随机对照研究

推荐 8：对于 *EGFR* 经典突变的 NSCLC 脑转移初始靶向治疗，推荐优选以下方案：奥希替尼 ± 化疗（1B），伏美替尼（Furmonertinib）（1B），贝福替尼（Befotertinib）（1B），阿美替尼（Almonertinib）（1B），佐利替尼（2A），埃克替尼（2A）；也可考虑选择埃万妥单抗联合拉泽替尼方案（2B）。

推荐 9：对于已使用第一、二代 EGFR-TKI 的 *EGFR* 经典突变的 NSCLC 脑转移患者出现 T790M 突变，推荐更换为颅内活性较高的第三代 TKI 药物（1B）。

推荐 10：对于已使用 EGFR-TKI 的 *EGFR* 经典突变的 NSCLC 脑转移患者出现继发 *MET* 扩增相关耐药，可考虑联合 Ib 类 MET-TKI（2C）。

推荐 11：对靶向治疗耐药的 *EGFR* 突变 NSCLC 脑转移患者，可考虑依沃西单抗联合化疗（2B）。

(2)*EGFR* ex20ins 和 PACC 突变的靶向治疗：据不完全统计，*EGFR* ex20ins 突变至少有 122 种，具有高度异质性，因此单独使用经典的 EGFR-TKI 在 *EGFR* ex20ins 突变患者中的敏感性不佳（ORR 在 0%～28%），即便使用了较高剂量 [80]；因此，目前基于铂类化疗仍然是 *EGFR* ex20ins 突变 NSCLC 的一线治疗方法 [81]。但随着舒沃替尼（Sunvozertinib）和埃万妥单抗新循证的出现，使得靶向治疗有望作为一线联合治疗。

WU-KONG6 Ⅱ期临床试验 [82] 评价了舒沃替尼在中国 *EGFR* ex20ins 突变阳性的、局部晚期或转移性 NSCLC 患者中的疗效与安全性。受试者均经过铂类化疗，基线时 31 例（32%）合并脑转移，舒沃替尼治疗后的 OR R 为 48%，提示舒沃替尼用于 *EGFR* ex20ins 阳性 NSCLC 脑转移的二线治疗有一定的颅内活性，具有一线治疗 *EGFR* ex20ins 突变的潜力；目前相关随机Ⅲ期临床试验正在进行中。埃万妥单抗虽然在其Ⅰ期关键临床研究 CHRYSALIS 中取得了 *EGFR* ex20ins 患者的高反应性结果，但可惜的是没有纳入脑转移患者。

除了 *EGFR* ex20ins，对于 *EGFR* PACC 突变，奥希替尼等第三代 TKI 药物可能依然有效，但仍需更多的研究证实。ARTICUNO 研究中 [83]，纳入的 86 例患者均携带非常见 *EGFR* 突变（G719X、L861Q、S768I 点突变），其中 30 例合并脑转移，使用奥希替尼作为一线或二线治疗后颅内 ORR 依然有 58%，颅内中位 PFS 为 9 个月。

在一项随机、全球、多中心、Ⅰ/Ⅱ期临床研究中，伏美替尼在一线治疗 *EGFR* PACC 突变型 NSCLC 患者的全球Ⅰb 期 FURTHER 研究数据 [84] 显示，在其 240mg 每天 1 次剂量组中，最佳 ORR 高达 81.8%，在伴随中枢神经系统转移的患者中，颅内 ORR、DCR、CR 率分别为 46.2%、84.6% 和 38.5%，且耐受性良好。这一研究为 *EGFR* PACC 突变脑转移一线靶向治疗提供了新的治疗选择。

推荐 12：对 *EGFR* ex20ins 突变的 NSCLC 脑转移患者的二线靶向治疗，推荐舒沃替尼治疗（1B）。

推荐 13：对 *EGFR* PACC 突变的 NSCLC 脑转移患者的一线靶向治疗，可考虑高剂量伏美替尼治疗（2C）。

2. *ALK* 融合

克唑替尼（Crizotinib）是最早被批准用于 *ALK* 阳性 NSCLC 的靶向药物，但通常在治疗后几个月内，部分患者会出现耐药现象，而且相比化疗生存期没有显著改善 [85, 86]。后续针对耐药性和更优的靶点结合力，第二代［代表药物为阿来替尼（Alectinib）］和第三代 ALK-TKI［代表药物为洛拉替尼（Lorlatinib）］相继面世。第三代相比第二代分子量更小、亲脂性更高、受外排影响小，因此可有效地穿透 BBB[87, 88]。第二、第三代药物恩沙替尼（Ensartinib）[89]、布格替尼（Brigatinib）[90]、阿来替尼 [91]、洛拉替尼 [92] 与克唑替尼有头对头的 NSCLC 一线治疗用药比较，PFS 和 / 或 OS 结果均优于克唑替尼，一定程度上解决了耐药问题。

针对脑转移，克唑替尼对中枢神经系统的渗透率较差 [93]，第二、第三代 ALK-TKI 药物的颅内活性增加，进而改善预后。eXalt3 研究 [89] 中，恩沙替尼治疗 *ALK* 阳性脑转移亚组中的中位 PFS 为 11.8 个月，优于克唑替尼（7.5 个月，HR=0.55，*P*=0.05）。近年来我国也出现了以伊鲁阿克（Iruplinalkib）、依奉阿克（Envonalkib）为代表的新型 ALK 抑制药，在脑转移人群中也表现出较高的颅内 ORR，并延长了 PFS，但和其他第二代 A LK 抑制药一样，尚缺少长期随访数据 [94, 95]。相比之下，洛拉替尼的 CROWN 研究 [96] 和阿来替尼的 ALEX 研究 [97] 已经随访超过 5 年，均有超过 60% 的受试者（包括脑转移）实现长生存。在 CROWN 研究 [47] 中，洛拉替尼经过 5 年研究者随访，较克唑替尼组至颅内进展风险降低 97%，5 年无颅内进展率为 83%，在基线可测量脑转移患者中，随访 5 年 ORR 为 92%，颅内 CR 为 58%，整体人群 PFS 率为 60%，提示洛拉替尼在 PFS 方面有较大优势。*ALK* 阳性 NSCLC 一线 ALK-TKI 治疗脑转移疗效数据见表 C–3[47, 89, 91, 95, 98–100]。

因此，*ALK* 阳性 NSCLC 应首选有长生存证据的洛拉替尼和阿来替尼。当洛拉替尼、阿来替尼不可及或无法耐受时，可考虑其他第二代 ALK 抑制药［恩沙替尼、布格替尼、塞瑞替尼（Ceritinib）、伊鲁阿克、依奉阿克等］作为替代药物。

推荐 14：对于初治的 ALK 阳性 NSCLC 脑转移患者，优选洛拉替尼（1B）、阿来替尼（1B）靶向治疗，恩沙替尼、布格替尼、塞瑞替尼、依奉阿克、伊鲁阿克等均可考虑（2B），克唑替尼仅应在其他第二、第三代 ALK-TKI 不可及的情况下选用（3B）。

当第一代 ALK 抑制剂出现耐药或颅内疾病进展时，应首先更换新型 ALK-TKI 而不是立即起始化疗。ALUR 研究[101]证实，阿来替尼替换克唑替尼中位 PFS 显著优于化疗（10.9 vs. 1.4 个月），在基线有可测量脑转移的亚组（*n*=24）中，阿来替尼的颅内 ORR 为 66.7%［包含 2 例 CR 和 14 例部分缓解（partial response，PR）］，而化疗组无缓解病例。对克唑替尼（±化疗）治疗 *ALK* 阳性 NSCLC 耐药的脑转移亚组患者，也有多项研究[102, 103]提示可以后线使用洛拉替尼，颅内 ORR 仍可维持在 80% 以上；提示克唑替尼替尼耐药的 *ALK* 阳性脑转移患者可考虑改换后代 ALK 抑制剂。至于第二、第三代能否在耐药后互换，洛拉替尼有数据[104]表明，对替代后线治疗既往使用≥1 种第二代 ALK-TKI± 克唑替尼的患者，ORR 为 39.6%，中位 PFS 为 6.6 个月，基线可测量脑转移患者颅内 ORR 为 56.1%。此外，有观点认为约一半 ALK-TKI 耐药是“非 ALK 依赖性”所致，即引发 EGFR、MET 等其他信号通路的共激活[105]，但联合其他相应的靶向治疗仅有个案应用报道，获益不确定，亟待后续研究进一步明确。因此，协作组认为，在第二、第三代 ALK-TKI 耐药后的全身治疗可考虑联合化疗，特别是对于那些对靶向治疗无反应或已经发生广泛转移的患者。也有研究[106]建议联合免疫治疗，但协作组认为免疫治疗的反应率不高（8%），也缺乏理论支持。

推荐 15：*ALK* 阳性 NSCLC 脑转移患者在应用克唑替尼耐药后，如果无基因检测提示继发旁路激活的情况下可改换洛拉替尼（1B）或阿来替尼（2B）。

3. *ROS1* 重排

ROS1 和 ALK 生理作用类似，近一半的氨基酸序列是一致的，ATP 结合位点的同源性更是超过了 3/4[107]，这种相似性使得部分 ALK 抑制剂（如克唑替尼）也兼具抑制 ROS1 的疗效。尽管 *ROS1* 阳性患者的中枢神经系统转移发生率低于 ALK，但预后和靶向治疗后的疗效是相

表 C–3　*ALK*+ NSCLC 一线 ALK–TKI 治疗脑转移疗效数据

研究名称	研究用药	脑转移亚组样本量	基线有脑转移患者（HR）	颅内 ORR（%）	颅内 DOR（个月）	基线有脑转移患者中位 PFS
ALEX[91]	阿来替尼	64	0.37	59	NR（17.3～NR）	25.4
eXalt-3[89]	恩沙替尼	47	0.55	63.6a	NR	11.8
ALTA-1L[98]	布格替尼	47	0.25（0.14～0.46）	78a	27.1（16.9～42.8）	24
INSPIRE[99,100]	伊鲁阿克	38	0.21	90.9a	23.8（9.2～NE）	26.3
TQ-B3139-III-01[95]	依奉阿克	43	NE	78.9a	25.8	NE
CROWN（INV）[47]	洛拉替尼	35	0.08	92a	NR	NR

a. 可测量的脑转移病变

DOR. 缓解持续时间；NE. 无法估计

似的[108]。

克唑替尼是首个在 NSCLC 获批的 ROS1–TKI，奠定了 *ROS1* 重排 NSCLC 患者的治疗基石。相比克唑替尼，恩曲替尼（Entrectinib）、瑞普替尼（Repotrectinib）、安奈克替尼（Unecritinib）和他雷替尼（Taletrectinib）对 *ROS1* 的选择性更优，表现出更优的颅内 ORR 和 PFS，并已在中国批准上市。

恩曲替尼在一线治疗 *ROS1* 融合阳性 NSCLC 脑转移患者中，中位 PFS 为 14.9 个月，中位 OS 长达 28.3 个月，且安全性良好[109]；STARTRK 系列和 ALKA 研究汇总分析也证实恩曲替尼具有较高的颅内 ORR[110]。TRIDENT-1 试验[111]中，瑞普替尼在具有可测量 CNS 转移的初治患者中显示出 88% 的颅内 ORR，对于接受过其他 ROS1-TKI 治疗的患者，颅内反应率依然有 42%。Ⅱ期 TQ-B3101 研究[112]显示安奈克替尼整体人群 ORR 达 81.08%；对于伴脑转移患者的 ORR 为 72.73%，中位 OS 为 28.22 个月；在常见 *ROS1* 融合（CD74）中及既往化疗人群中疗效较整体人群更佳。

他雷替尼是另一款国产新型 ROS1-TKI，TRUST-Ⅰ研究[113]和 TRUST-Ⅱ研究[114]证实，在具有可测量基线脑转移患者中，不但一线治疗后的颅内 ORR 高（分别为 87.5% 和 66.7%），而且在二线治疗中（即克唑替尼或恩曲替尼经治）的颅内 ORR 也维持在较高水平（分别为 73.7% 和 61.7%）；提示后线治疗可考虑使用他雷替尼，但仍需更多Ⅲ期临床研究进一步明确。

有真实世界研究[115]发现，克唑替尼和恩曲替尼在 *ROS1* 阳性 NSCLC 中的疗效相当，即便较新的 ROS1 抑制药在抗肿瘤[116]和 CNS 活性[117]方面更优，但目前缺少上述 ROS1 抑制剂间头对头的临床比较研究。

推荐 16：*ROS1* 阳性 NSCLC 脑转移患者初始用药可考虑恩曲替尼（1B）、瑞普替尼（1B）、他雷替尼（1B）或安奈克替尼（1B）；上述药物如不可及，克唑替尼（2B）可作为替代用药。

目前仍缺少 *ROS1* 阳性 NSCLC 脑转移二线治疗的循证。如克唑替尼耐药，可进行基因检测，如无其他突变，可考虑尝试更换其他 ROS1 抑制剂（如他雷替尼），也可根据 NSCLC 全身进展情况考虑化疗，后续仍需积极进行临床研究以明确相关治疗路径。

4. NTRK 融合

在 NSCLC 脑转移有循证支持的 TRK 抑制剂目前有拉罗替尼（Larotrectinib）和恩曲替尼。拉罗替尼是兼具高选择性和中枢活性的 TRK 抑制剂。包含 2 项拉罗替尼研究的汇总分析[118]发现，在纳入的 32 例 NTRK 阳性的 NSCLC 中有 12 例合并脑转移，经拉罗替尼治疗后 ORR 为 67%（8/12）。由于 NTRK 和 ROS1 也有一定的同源性，因此恩曲替尼也能用于 NTRK 阳性 NSCLC 患者。恩曲替尼颅内 ORR 在 60% 以上（9/14），颅内 PFS 中位数为 32.7 个月[119]；但总的来说，NTRK 靶向药物涉及的多为泛肿瘤的篮子研究，受试者纳入没有严格限制，协作组认为目前针对 *NTRK* 融合 NSCLC 脑转移靶向治疗循证虽然有限但获益明确，因此及早启用 NTRK 靶向治疗应是合理的。

推荐 17：对 NTRK 阳性初治 NSCLC 脑转移患者，可考虑应用恩曲替尼（1B）或拉罗替尼（1B）靶向治疗。

5. *RET* 融合

RET 基因融合往往发生于临床分期较晚的患者，因此 *RET* 融合虽在 NSCLC 的发生率不高，但 32.2% 的 *RET* 融合 NSCLC 患者在初诊时伴有脑转移[120]，这一比例在我国更高（40.3%）[121]。

塞普替尼（Selpercatinib）和普拉替尼（Pralsetinib）是目前临床应用最多的选择性 RET 抑制剂。LIBRETTO-431 研究[48]比较了一线塞普替尼与标准治疗［含铂化疗 ± 帕博利珠单抗（Pembrolizumab）］对 *RET* 融合阳性 NSCLC 患者的疗效和安全性；基线脑转移亚组（n=42）中，塞普替尼颅内 ORR 为 82%，其中 6 例达到 CR，12 个月的颅内持续应答率为 72%；并在东亚人群中显示出较高的颅内 ORR（81%）[47, 122]。普拉替尼也显示出同等水平的颅内活性，AR

ROW 研究[123]中国 NSCLC 脑转移亚组显示，普拉替尼一线治疗 ORR 为 85.7%，DCR 为 85.7%，但样本量较少（*n*=7）。

推荐 18：RET 融合阳性的初治 NSCLC 脑转移患者，一线全身治疗推荐高选择性 RET 抑制剂，如塞普替尼（1B）和普拉替尼（2B）。

对于 RET-TKI 耐药的脑转移患者，建议先明确有无其他基因突变，个例报道[124]提示可考虑塞普替尼治疗，若塞普替尼耐药脑转移进展患者建议结合临床情况进行处理。

6. *KRAS* G12C 突变

与其他 *EGFR* 等靶向药物不同，针对 *KRAS* G12C 的靶向药物不是针对酪氨酸激酶的“替尼（-tinib）”而是针对 GTP 酶的“拉西布（-rasib）”。由于既往认为 GTP 酶的结构难以成药，即便 *KRAS* G12C 突变在 NSCLC 发生率不低，但直到近年其靶向治疗研究才逐渐开展，因此大多用于已经接受过放疗或手术的 *KRAS* G12C 突变 NSCLC 患者的二线治疗。最早在国外上市的两款 *KRAS* G12C 靶向药物——索托拉西布（Sotorasib）和阿达拉西布（Adagrasib），虽然有脑转移的证据，但目前均未在中国上市。

目前，我国已有两款新上市的 *KRAS* G12C 抑制药——氟泽雷塞（Fulzerasib）和格索雷塞（Garsorasib），获批适应证均为 *KRAS* G12C 突变晚期 NSCLC 的二线治疗。氟泽雷塞在中国 NSCLC 人群中的关键Ⅱ期临床研究中[125]，脑转移亚组（*n*=35，其中 11 例曾接受过颅脑放疗）经氟泽雷塞后线治疗后，ORR 为 48.6%，与整体人群无差异（高于索托拉西布和阿达拉西布既往公布的数据），PFS 和 OS 分别为 6.4 个月和 10.9 个月，颅内 CR 为 22.6%，颅内非可测量靶病灶的 DCR 为 96.8%。格索雷塞在其Ⅰ和Ⅱ期临床研究中，作为二线及以上治疗 *KRAS* G12C 突变晚期 NSCLC 患者的 ORR 分别为 17%[126]和 61.1%[127]。

此外，近期还有研究[128]提出 *EGFR* 与 *KRAS* G12C 抑制药联合治疗的策略，因为 *KRAS* G12C 抑制药阻断 RAS 通路后，可能导致 EGFR 再激活。KROCUS 研究[129]初步结果显示，氟泽雷塞联合西妥昔单抗治疗基线时有脑转移且 *KRAS* G12C 突变阳性的 NSCLC 患者，总体 ORR 达到了 80%；其中，71.4% 的脑转移患者实现了病理缓解。尽管样本量有限，鉴于目前 *KRAS* G12C 突变靶向治疗颅内 ORR 和 PFS 欠佳，这一联合疗法无疑带来了新选择。

推荐 19：对 KRAS G12C 突变的 NSCLC 脑转移患者，推荐氟泽雷塞（1B）、格索雷塞（1B）二线治疗，鼓励患者进行一线联合的临床研究试验。

7. *MET*ex14 跳跃突变

尽管临床上可用的针对 *MET* 突变的药物数量不断涌现，但脑转移人群的证据不多，集中在共识或指南优选的Ⅰb 类 MET 抑制剂循证。大多数Ⅰb 类抑制剂均能够有效通过 BBB[130]。一项纳入 68 例 *MET*ex14 跳跃突变脑转移患者使用卡马替尼（Capmatinib）的真实世界研究[131]显示，55 例患者接受一线卡马替尼治疗颅内缓解率为 87.3%；其中 20 例未经放疗的患者颅内缓解率为 85%，两者中位 PFS 均为 14.1 个月。KUNPENG 研究[132]证实，对晚期 *MET*ex14 跳跃突变的中国 NSCLC 患者，伯瑞替尼治疗晚期 *MET*ex14 跳跃突变的中国 NSCLC 患者的中位 PFS 为 14.1 个月，OS 为 20.7 个月，其中脑转移亚组（*n*=5）中位 PFS 较短为 6.4 个月，OS 为 17.9 个月。值得一提的是，伯瑞替尼是目前唯一具有肺癌及脑胶质瘤适应证的 MET 抑制剂。GEOM ETRY mono-1 研究[133]中，在接受卡马替尼治疗的 13 例脑转移患者中，有 7 例观察到颅内反应（其中 3 例有放疗史）；中国 Geometry-C 研究[134]纳入 4 例基线脑转移的患者，2 例患者颅内病灶达到 CR，2 例患者颅内病灶为 PR。

VISION 研究（单臂Ⅱ期）脑转移亚组结果[135]显示，通过 RANO-BM 标准进行评估，特泊替尼在初治和经治 *MET*ex14 跳跃突变患者中的颅内 ORR 为 66.7%，颅内 DCR 为 88.4%，颅内中位 PFS 为 20.9 个月，显示出持久的抗肿瘤活性。此外，赛沃替尼（Savolitinib）[136]和谷美替尼（Gumarontinib）[137]也表现出一定颅内活性。一项Ⅲb 期赛沃替尼研究[138]中，纳入了 79 例经治的 *MET*ex14 跳跃突变的患者（二线治疗组）和 87 例初治患者（一线治疗组），结果显示赛沃替尼一线治疗组和二线治疗组的 ORR 分别为 62.1% 和 39.2%，中位 PFS 分别为 13.7 个月和 11.0 个月，中位 OS 尚未成熟。

应该注意到，由于突变发生率本身较低，这些Ⅰb 类 MET 抑制剂研究的脑转移亚组例数偏低，治疗 *MET*ex14 跳跃突变 NSCLC 脑转移的证据虽然较多，但统计效能往往不足，也没有对照组。因此，协作组认为 *MET*ex14 跳跃突变脑转移的一线靶向治疗，可参考 *MET*ex14 跳跃突变 NSCLC 整体人群的推荐，优先选择有颅内活性证据的药物，如谷美替尼、伯瑞替尼、特泊替尼、卡马替尼和赛沃替尼（有一线用药的证据，但是没有获批适应证）。如Ⅰb 类药物不可及，也可选择克唑替尼、恩沙替尼等Ⅰa 类药物替代。对于初始 MET 抑制剂疗效不佳或耐药的患者，考虑到 *MET*ex14 跳跃突变的耐药机制目前还未完全明确，及早进行二次基因检测，明确是否有新发突变，如没有新发突变，建议考虑化疗而不是换用其他 MET 抑制剂可能是合理的。

推荐 20：对 *MET*ex14 跳跃突变的 NSCLC 脑转移患者一线或二线靶向治疗，优先选择有颅内活性证据的Ⅰb 类 MET 抑制剂，如伯瑞替尼、特泊替尼、卡马替尼、谷美替尼和赛沃替尼（2B）。

8. *HER2* 突变

NSCLC 中，*HER2* 基因异常主要表现为基因扩增 / 过表达和突变（主要为 ex20ins 突变）的形式，而后者更为常见[139]。*HER2* 阳性 NSCLC 脑转移靶向治疗的重点是针对 *HER2* 突变（特别是针对 20ins 或 YVMA 插入）的抗体偶联药物（antibody-drug conjugate，ADC）或 TKI。

HER2-ADC 方面，已经上市的有恩美曲妥珠单抗（Ado-trastuzumab emtansine，T-DM1）和德曲妥珠单抗（Trastuzumab deruxtecan，T-DXd）。恩美曲妥珠单抗虽然在 NSCLC HER 2 靶向治疗的临床研究开展较早，但很少涉及脑转移人群[140]。德曲妥珠单抗则后来者居上，在 DESTINY-Lung02 研究的脑转移亚组（*n*=20）中，显示出良好的疗效，ORR 为 64.3%（9/14），其中包括 7 例 CR，颅内反应持续时间为 55.7 个月。此外，DESTIN Y-Lung01 研究[141]中也纳入了 33 例伴有脑转移的患者，其 ORR 为 54.5%，中位 PFS 为 7.1 个月，中位 OS 为 13.8 个月。近期，中国国家药品监督管理局批准了德曲妥珠单抗用于 *HER2* 突变晚期不可切除或转移性 NSCLC 二线及以上治疗的适应证。

吡咯替尼（Pyrotinib）是我国应用广泛的一种 HER2-TKI。在一项Ⅱ期多中心研究[142]中，纳入化疗经治后的 *HER2* 阳性 NSCLC 患者，二线应用吡咯替尼后整体 ORR 为 30%，脑转移亚组略低（25%），整体的 PFS 和 OS 分别为 6.9 个月和 14.4 个月。也有研究[143]指出将吡咯替尼与阿帕替尼（Apatinib，小分子 VEGFR-2 抑制药）联合使用，提升了基线伴脑转移 *HER 2*+ 患者（*n*=13）的 OR R 至 53.8%。TKI 新药方面，吡咯替尼之后出现了在 HER2 靶点高选择性上更优的 TKI，疗效和安全性更高，循证样本量也更多。首先取得我国“突破性治疗品种名单”的是 BAY 2927088，它是一种可逆性 TKI，在临床前模型中可有效抑制 *HER2* 激活突变。SOHO-01 的扩展队列（Ⅰ/Ⅱ期）证实，对未经靶向治疗的二线 *HER 2* 阳性 NSCLC 患者，BAY 2927088 整体 ORR 提升至 72.1%，特别针对 YVMA 插入患者 ORR 高达 90.0%（27/30），脑转移亚组 ORR 为 62.5%（5/8）[144]，针对该人群晚期一线治疗Ⅲ期研究在全球范围内进行。这一新型 HER2-TKI 将很快在我国上市。Zongertinib 也是高选择性的口服 HER2-TKI，并保留了野生型 EGFR 的活性。Beamion LUNG-1 研究[145]评估了其在二线治疗 *HER2* 阳性 NSCLC 的疗效与安全性，整体人群 ORR 为 72%，DCR 为 95%。在脑转移亚组（*n*=54）中，整体 ORR 达 70%，DCR 高达 94%；与整体人群保持一致。大多数不良事件为轻度可控，因不良事件导致停药的比例仅为 3%[146]，提示 Zongertinib 在 *HER2* 突变 NSCLC 及脑转移患者中具有良好的抗肿瘤活性和安全性，后续

Beamion LUNG-2 Ⅲ期试验将验证在一线治疗中的潜力。Zongertinib 也累积了较多中国患者数据，最近获得我国药品监督管理局“突破性疗法”认定，用于 *HER2* 突变、晚期不可切除或转移性 NSCLC 患者的二线或后线治疗。

综上所述，无论是 HER2-TKI 还是 ADC，目前大多集中在二线或后线用药，但协作组认为，可以开展临床试验，探究在其他治疗基础上及早联合 HER 2-TKI 或 ADC 的必要性和长期预后。

推荐 21：鼓励 *HER2* 突变阳性 NSCLC 脑转移患者参加一线 HER2-TKI 临床研究，二线及后线靶向治疗推荐德曲妥珠单抗（1B）或吡咯替尼（2C）。

9. *BRAF* V600 突变

由于单一使用 BRAF 抑制剂达拉非尼（Dabrafenib）很容易出现耐药，通常联用 MEK 抑制剂曲美替尼（Trametinib），目前这一组合已成为 NSCLC *BRAF* V600 突变的标准靶向治疗。虽然该组合疗法已被证明可以改善转移性 *BRAF* V600 突变 NSCLC 患者预后，但在脑转移人群中的证据不足。达拉非尼可穿透 BBB，脑脊液中浓度高于同类药物［维莫非尼（Vemurafenib）］[147]。在一项达拉非尼和曲美替尼治疗 *BRAF* V600E 突变 NSCLC 研究[148]的脑转移亚组中（n=34），联合治疗后观察到 25 例（80.6%）达到客观缓解，中位 PFS 为 7.5 个月，中位 OS 达 24.1 个月。在达拉非尼和曲美替尼Ⅱ期关键性临床研究[149]中，虽排除活动性脑转移，但仍纳入了 3 例基线脑转移病灶为非靶病灶的患者，无论一线还是后线最佳疗效均达到 PR，治疗后未有新发脑转移进展。此外，还有个例报道[150, 151]探索了达拉非尼、曲美替尼用于一线治疗 *BRAF* V600 突变脑转移患者脑部病灶均达到完全缓解。

康奈非尼（Encorafenib）联合比美替尼（Binimetinib）也表现出一定的疗效，PHAROS 研究[152]是一项Ⅱ期开放标签临床试验，评估了康奈非尼联合比美替尼在 *BRAF* V600E 突变转移性 NSCLC 患者中的疗效。该研究共纳入 98 例患者（59 例初治，39 例经治），其中脑转移发生率分别为 7% 和 10%。结果显示，初治组的 ORR 为 75%（95% CI 62%～85%），经治组为 46%（95%CI 30 %～63%）；中位持续缓解时间（duration of response，DOR）分别为 NE 和 16.7 个月（95%CI 7.4～NE）；中位 PFS 分别为 NE 和 9.3 个月（95%CI 6.2～NE）。

另有研究[153]提示，联合康奈非尼加比美替尼的 *BRAF* V600 突变的 NSCLC 患者中 8 例合并脑转移，其中有 4 例显示出抗肿瘤活性(所有 4 例为未接受过治疗的患者，或者为既往接受过治疗且均无客观反应)，表现为 CR 或 PR。

推荐 22：对 *BRAF* V600 突变的 NSCLC 脑转移患者，可考虑达拉非尼联合曲美替尼治疗（2C）。

（三）外科手术

目前，由于靶向治疗的发展，无须急症干预的驱动基因阳性 NSCLC 脑转移灶的外科手术已被推迟，特别是比传统放疗更为精准的 SRS 的出现，也取代了部分外科手术。但驱动基因阳性患者（特别是对靶向药物敏感的）相比驱动基因阴性患者预期寿命较长，给了外科手术更长的干预时间窗，而且靶向治疗后“缩瘤”，也为体积较大的脑转移瘤的完整切除、达到局部治愈提供了可能性。另外，当脑转移灶出现放射性坏死时，手术切除坏死灶也是可以考虑的。可见，外科手术仍是 NSCLC 脑转移综合治疗的重要组成部分，除了可以迅速缓解颅内占位症状和脑疝急症风险，还可显著延长患者的生存。一项 776 例 NSCLC 伴脑转移患者回顾性队列研究[154]发现，外科手术加放疗的患者中位生存期为 26.25 个月，显著优于仅接受放疗的患者（14.49 个月，P<0.001）。对靶向治疗和放疗后颅内病灶没有达到 CR 的脑转移患者是否应积极行外科干预，目前没有明确的定论，但是对于靶向药物治疗后脑转移灶进展且有症状的患者，推荐开颅手术或者立体定向活检术，对脑转移灶进行分子病理学检测，指导下一步治疗。此外，也有报道[155]提示，如果只有脑转移，颅内切除转移瘤后再行肺部原发肿瘤切除等综合治疗，可进一步改善生存。

因此，协作组推荐手术前进行多学科讨论，充分评估患者是否能从手术中获益。此外，外科手术适应证与其他脑转移瘤并无显著差异，手术能否进行仍主要取决于颅内转移病灶的数量、位置、大小、水肿及患者的整体状况等，特别是有明显症状或较大肿瘤负担的患者，但具体指征尚未统一；手术方式的推荐也与 NCCN、ASCO-SNO-ASTRO、EANO-ESMO 等指南的相关推荐并无差异，本指南不再赘述。

推荐 23：对于靶向药物治疗后脑转移灶进展且有症状的患者，可考虑开颅手术或者立体定向活检术，对脑转移灶进行分子病理学检测，指导下一步治疗（2D）。

（四）放疗

相比 WBRT 时代，近年来针对脑转移瘤的放疗技术显著改进，立体定向放射治疗（stereotactic radiation therapy，SRT）开始在临床普及，有效降低了放疗副作用。但对于驱动基因阳性的 NSCLC 脑转移患者，目前放疗仍缺乏前瞻性临床研究证据，也未有证据表明驱动基因阳性与否是疗效的独立影响因素，因此本章节推荐是基于包含 NSCLC 在内的脑转移瘤的循证做出的。

1. NSCLC 脑转移放疗适应证

如前所述，对于无症状的 NSCLC 脑转移患者，局部放疗可以延后，使用 TKI 后出现脑部寡进展或有症状脑转移时推荐使用局部放疗 [156]。此外，有研究 [157] 提示，在外科切除脑转移瘤后进行放疗可以有效抑制肿瘤复发且可耐受，故推荐术后使用放疗延缓复发。

2. 放疗方式和剂量的选择

脑转移瘤的放疗方式主要有两种：WBRT 和更为精准的 SRT。SRT 又分为单次的 SRS 和多分次的 SRT，前者通常为单次大剂量照射，剂量范围一般为 16～30Gy，后者通常在 3～5 次进行。

放疗方式的选择主要取决于转移瘤的数量、大小和分布。

在转移瘤的数量上，多项随机对照研究 [158-160] 评估了 WBRT 联合 SRS 与单独使用 SRS 在脑转移瘤（包括 NSCLC）患者中的疗效，这些研究主要纳入了 1～3 个脑转移瘤的患者，结果发现，尽管将 WBRT 联合 SRS 可以改善颅内控制，但并未改善生存率。相反，WBRT 的应用与神经认知功能的下降和生活质量的恶化相关 [161]。基于此，协作组认为对于表现状态良好且寡转移的（有 1～3 个转移灶）、包膜完整的 NSCLC 脑转移瘤患者，建议采用 SRS 或 SRT 治疗方案。超过 3 个转移灶的患者放疗方案，目前仍有争议 [162]，协作组专家推荐使用 WBRT，剂量为 30Gy/10F 或 37.5Gy/15F[163, 164]；但若转移灶距海马＞5mm 且预期寿命＞4 个月，应考虑行海马保护，并同时应用美金刚治疗 [165]；如症状无法缓解可考虑联合 SRS/SRT。对于 4～10 个脑转移灶的患者放疗方案，有条件的医疗中心也可以使用 SRS/SRT[162]。

在转移瘤的大小上，对于直径≤4cm 且远离重要脑组织结构，推荐行 SRS 治疗，但肿瘤最大直径超过 3cm 时应用 SRS 应慎重。推荐依据病灶最大直径制订 SRS 放疗剂量 [166]，具体如表 C-4 所示。对于产生占位效应和（或）大小超过 4cm 的转移瘤，则不适宜首选放疗，建议进行 MDT 讨论，行手术切除。如果手术不可行，可使用 SRT（27Gy/3F 或 30Gy/5F）。SRS 通常不推荐，因为较大的肿瘤更容易导致放射性坏死和局部控制失败 [57]。

在转移瘤的分布上，如果转移瘤毗邻重要脑组织结构（如脑干、视交叉），推荐行 SRT [167-170]，剂量可考虑 21～27Gy 分 3 次或 25～35Gy 分 5 次进行。

此外，对于脑转移行外科手术者，推荐使用瘤腔补充 SRS/SRT。推荐根据瘤腔体积制定 SRS 放疗剂量 [161]，具体见表 C-5。

表 C-4　根据脑转移瘤病灶最大直径制定 SRS 放疗的剂量推荐

转移瘤最大直径	放疗剂量推荐
≤2.0cm	24Gy
2.1～3.0cm	18Gy
3.1～4.0cm	15Gy

SRS. 立体定向放射外科

表 C-5 根据瘤腔体积制定 SRS 放疗的剂量推荐

瘤腔体积	放疗剂量推荐
4.2cm^3	20Gy
4.3～7.9cm^3	18Gy
8.0～14.3cm^3	17Gy
14.4～19.9cm^3	15Gy
20.0～29.9cm^3	14Gy
≥30.0cm^3 且最大直径≤5cm	12Gy

推荐 24：对于无症状的 NSCLC 脑转移患者，局部放疗可以延后；对使用 TKI 后出现脑部寡进展或有症状的脑转移患者，推荐尽早使用局部放疗（1A）；放疗方式的选择主要取决于转移瘤的数量、大小和分布（1A）。

3. 放疗期间能否继续使用

TKI 在放疗期间，临床实践通常倾向于继续 TKI 治疗。值得注意的是，脑放疗与 TKI 联合使用的安全性数据尚不充分。一项前瞻性Ⅱ期临床研究显示，WBRT 同步厄洛替尼的耐受性良好，没有观察到增加的神经毒性，且无患者经历 4 级或以上的毒性反应[171]。基于专家共识和临床经验，目前建议在 WBRT 或 SRS/SRT 治疗期间继续 TKI 治疗，但 WBRT+SRS/SRT 联合 TKI 时需慎重。这一领域仍需更多前瞻性研究来指导临床决策，特别是在优化 TKI 与放疗联合方面。

（五）对症治疗

驱动基因阳性 NSCLC 脑转移与其他脑转移瘤的症状治疗原则一致，包括减轻脑水肿、降颅压、癫痫防治和头痛处理等。甘露醇降颅压、抗癫痫和止痛处理并无特殊，可参考神经内科相关指南进行用药，本指南重点强调 NSCLC 脑转移水肿的处理。

控制脑水肿是肺癌脑转移对症治疗的重点，主要是系统应用糖皮质激素，还可配合抗血管生成药物及渗透性利尿药（甘露醇 ± 利尿剂）。糖皮质激素（主要为地塞米松）可降低血管通透性，增强 BBB 的完整性，有助于减轻脑水肿[172]。在无症状的患者中是否常规应用激素目前仍缺乏直接证据，由于放疗会加重脑水肿，放疗前后使用地塞米松可能会有所改善[173]。若患者有中至重度脑症状，如剧烈头痛、恶心呕吐或明显局灶性神经功能障碍等，可先给予负荷剂量的地塞米松 10mg，之后以 8～16mg/d 起始，可分 1～2 次给药。若患者症状较轻，通常不给予负荷剂量，地塞米松起始剂量可 2～4mg/d[174]。由于 VEGF 在瘤周水肿的发病机制中发挥着重要作用，抗血管生成药物贝伐珠单抗有助于减轻脑水肿[175]。对于需要长期使用糖皮质激素的患者，贝伐珠单抗具有糖皮质激素助减作用[176]。

此外，应当注意的是，NSCLC 脑转移患者中常出现静脉血栓形成（venous thromboembolism, VTE）[177]，且驱动基因阳性患者的发生率普遍高于野生型[178]。因此，对血栓高危的驱动基因阳性 NSCLC 脑转移人群应加强 VTE 筛查，必要时可考虑进行抗凝治疗。

推荐 25：对出现脑水肿或颅内高压的 NSCLC 脑转移患者，应及时予以糖皮质激素、甘露醇治疗，必要时配合抗血管生成药物及渗透性利尿药，以减轻颅内症状（1C）。

四、免责声明

协作组撰写的此份指南旨在协助相关领域的肿瘤专科医师制定临床治疗参考，仅代表协作组的专家共识和经验。本指南中的推荐仅适用于驱动基因阳性 NSCLC 的脑实质转移，不适用于所有肺癌和其他脑转移瘤。本指南中的推荐不应被视为完整或绝对正确，也不应被视为一成不变的标准治疗和临床实践准则，更不能替代临床专科医生的独立判断。随着循证医学的快速发展，新证据可能会在本指南撰写、修改、杂志审校排版发表期间出现，本指南中所引用的研究（2024 年 10 月前收录于 PubMed 的相关文献）可能无法反映最新循证。

参考文献

[1] Waqar SN, Samson PP, Robinson CG, et al. Non-small-cell lung cancer with brain metastasis at presentation. Clin Lung Cancer, 2018, 19(4): e373-e379.

[2] Barnholtz-Sloan JS, Sloan AE, Davis FG, et al. Incidence proportions of brain metastases in patients diagnosed (1973 to 2001) in the Metropolitan Detroit Cancer Surveillance System. J Clin Oncol, 2004, 22(14): 2865-2872.

[3] London D, Patel DN, Donahue B, et al. The incidence and predictors of new brain metastases in patients with non-small cell lung cancer following discontinuation of systemic therapy. J Neurosurg, 2022, 137(2): 544-554.

[4] Kim M, Suh CH, Lee SM, et al. Diagnostic yield of staging brain MRI in patients with newly diagnosed non-small cell lung cancer. Radiology, 2020, 297(2): 419-427.

[5] Zhao W, Zhou W, Rong L, et al. Epidermal growth factor receptor mutations and brain metastases in non-small cell lung cancer. Front Oncol, 2022, 12: 912505.

[6] Guerin A, Sasane M, Zhang J, et al. Brain metastases in patients with *ALK*+ non-small cell lung cancer: clinical symptoms, treatment patterns and economic burden. J Med Econ, 2015, 18(4): 312-322.

[7] Zhou Y, Xiang Z, Lin W, et al. Long-term trends of lung cancer incidence and survival in southeastern China, 2011-2020 : A population- based s tudy. BMC Pulm Med, 202 4, 2 4 (1): 25.

[8] Tatineni V, O' Shea PJ, Rauf Y, et al. Outcomes of *BRAF*, *MET*, *RET*, and *ROS1* mutated non-small cell lung cancer with brain metastases (NSCLCBM). Int J Radiat Oncol Biol Phys, 2021, 111(3): 804-815.

[9] Wang Y, Chen R, Wa Y, et al. Tumor immune microenvironment and immunotherapy in brain metastasis from non-small cell lung cancer. Front Immunol, 2022, 13: 829451.

[10] Ouyang W, Yu J, Zhou Y, et al. Risk factors of metachronous brain metastasis in patients with *EGFR*-mutated advanced non- small cell lung cancer. BMC Cancer, 2020, 20 (1): 699.

[11] Sperduto PW, Mesko S, Li J, et al. Survival in patients with brain metastases: summary report on the updated diagnosis-specific graded prognostic assessment and definition of the eligibility quotient. J Clin Oncol, 2020, 38(32): 3773-3784.

[12] Karlsson AT, Hjermstad MJ, Aass N, et al. Overall survival after radiotherapy for brain metastases according to ECOG status-A prospective study of 294 NSCLC patients. Cancers (Basel), 2024, 16(8): 1486.

[13] Kepka L, Cieslak E, Bujko K, et al. Results of the whole- brain radiotherapy for patients with brain metastases from lung cancer: the RTOG RPA intra-classes analysis. Acta Oncol, 2005, 44(4): 389-398.

[14] Ahn MJ, Kim DW, Cho BC, et al. Activity and safety of AZD3759 in *EGFR*-mutant non-small-cell lung cancer with CNS metastases (BLOOM): a phase 1, open-label, dose-escalation and dose-expansion study. Lancet Respir Med, 2017, 5(11): 891-902.

[15] De Carlo E, Bertoli E, Del Conte A, et al. Brain metastases management in oncogene-addicted non-small cell lung cancer in the targeted therapies era. Int J Mol Sci, 2022, 23(12): 6477.

[16] Soria JC, Ohe Y, Vansteenkiste J, et al. Osimertinib in untreated *EGFR*- mutated advanced non-small-cell lung cancer. N Engl J Med, 2018, 378(2): 113-125.

[17] Cho BC, Ahn MJ, Kang JH, et al. Lazertinib versus gefitinib as first-line treatment in patients with *EGFR*-mutated advanced non-small-cell lung cancer: Results from LASER301. J Clin Oncol, 2023, 41(26): 4208-4217.

[18] Shi Y, Chen G, Wang X, et al. Furmonertinib (AST2818) versus gefitinib as first-line therapy for Chinese patients with locally advanced or metastatic *EGFR* mutation-positive non-small-cell lung cancer (FUR LONG): a multicentre, double-blind, randomised phase 3 study. Lancet Respir Med, 2022, 10(11): 1019-1028.

[19] Yang JCH, Kim SW, Kim DW, et al. Osimertinib in patients with epidermal growth factor receptor mutation-positive non-small-cell lung cancer and leptomeningeal metastases: The BLOOM study. J Clin Oncol, 2020, 38(6): 538-547.

[20] Xu Z, Hao X, Wang Q, et al. Intracranial ef f icacy and safety of furmonertinib 160 mg with or without anti-angiogenic agent in advanced NSCLC patients with BM/LM as salvage therapy. BMC Cancer, 2023, 23(1): 206.

[21] Cho BC, Lu S, Felip E, et al. Amivantamab plus lazertinib in previously untreated *EGFR*-mutated advanced NSCLC. N Engl J Med, 2024, 391(16):1486-1498.

[22] Guyatt GH, Oxman AD, Vist GE, et al. GRADE: an emerging consensus on rating quality of evidence and strength of recommendations. BMJ, 2008, 336(7650): 924-926.

[23] Okuno T, Isobe T, Tsubata Y. Current pharmacologic treatment of brain metastasis in non-small cell lung cancer. Clin Exp Metastasis, 2024, 41(5): 549-565.

[24] Maschio M, Maialetti A, Giannarelli D, et al. Impact of epilepsy and its treatment on brain metastasis from solid tumors: A retrospective study. Front Neurol, 2022, 13: 967946.

[25] Le Rhun E, Guckenberger M, Smits M, et al. EANO-ESMO Clinical Practice Guidelines for diagnosis, treatment and follow-up of patients with brain metastasis from solid tumours. Ann Oncol, 2021, 32(11): 1332-1347.

[26] Tsuchiya K, Aoki S, Shimoji K, et al. Consecutive acquisition of time- resolved contrast-enhanced MR angiography and perfusion MR imaging with added dose of gadolinium-based contrast agent aids diagnosis of suspected brain metastasis. Magn Reson Med Sci, 2013, 12(2): 87-93.

[27] Chakrabarty N, Mahajan A, Patil V, et al. Imaging of brain metastasis in non-small-cell lung cancer: indications, protocols, diagnosis, post- therapy imaging, and implications regarding management. Clin Radiol, 2023, 78(3): 175-186.

[28] Ellingson BM, Bendszus M, Boxerman J, et al. Consensus recommendations for a standardized brain tumor imaging protocol in clinical trials. Neuro Oncol, 2015, 17(9): 1188-1198.

[29] Barajas RF Jr, Cha S. Metastasis in adult brain tumors. Neuroimaging Clin N Am, 2016, 26(4): 601-620.

[30] Mayo ZS, Halima A, Broughman JR, et al. Radiation necrosis or tumor progression? A review of the radiographic modalities used in the diagnosis of cerebral radiation necrosis. J Neurooncol, 2023, 161(1): 23-31.

[31] Ahn SJ, Kwon H, Yang JJ, et al. Contrast-enhanced T1-weighted image radiomics of brain metastases may predict *EGFR* mutation status in primary lung cancer. Sci Rep, 2020, 10(1): 8905.

[32] Ren X, Zhang X, Lei X, et al. Comparison of clinical and MRI features of brain metastases between *ALK*+ and *ALK*- NSCLC. Cancer Med, 2024, 13(11): e7405.

[33] Schoenmaekers J, Hofman P, Bootsma G, et al. Screening for brain metastases in patients with stage Ⅲ non-small-cell lung cancer, magnetic resonance imaging or computed tomography? A prospective study. Eur J Cancer, 2019, 115: 88-96.

[34] Kruger S, Mottaghy FM, Buck AK, et al. Brain metastasis in lung cancer. Comparison of cerebral MRI and 18F-FDG-PET/CT for

diagnosis in the initial staging. Nuklearmedizin, 2011, 50(3): 101–106.

[35] Kim M, Suh CH, Lee SM, et al. Development of brain metastases in patients with non–small cell lung cancer and no brain metastases at initial staging evaluation: Cumulative incidence and risk factor analysis. AJR Am J Roentgenol, 2021, 217(5): 1184–1193.

[36] Horky LL, Hsiao EM, Weiss SE, et al. Dual phase FDG–PET imaging of brain metastases provides superior assessment of recurrence versus post– treatment necrosis. J Neurooncol, 2011, 103(1): 137–146.

[37] Chernov M, Hayashi M, Izawa M, et al. Differentiation of the radiation– induced necrosis and tumor recurrence after gamma knife radiosurgery for brain metastases: importance of multi–voxel proton MRS. Minim Invasive Neurosurg, 2005, 48(4): 228–234.

[38] Hatzoglou V, Yang TJ, Omuro A, et al. A prospective trial of dynamic contrast–enhanced MRI perfusion and f luorine–18 FDG PET/CT in differentiating brain tumor progression from radiation injury after cranial irradiation. Neuro Oncol, 2016, 18(6): 873–880.

[39] Chao ST, Suh JH, Raja S, et al. The sensitivity and specificity of FDG PET in distinguishing recurrent brain tumor from radionecrosis in patients treated with stereotactic radiosurgery. Int J Cancer, 2001, 96(3): 191–197.

[40] Brenner AW, Patel AJ. Review of current principles of the diagnosis and management of brain metastases. Front Oncol, 2022, 12: 857622.

[41] Tonse R, Rubens M, Appel H, et al. Systematic review and *meta*–analysis of lung cancer brain metastasis and primary tumor receptor expression discordance. Discov Oncol, 2021, 12(1): 48.

[42] Riely GJ, Wood DE, Ettinger DS, et al. Non–small cell lung cancer, version 4.2024, NCCN Clinical Practice Guidelines in Oncology. J Natl Compr Canc Netw, 2024, 22(4): 249–274.

[43] Multidisciplinary Committee of Oncology, Chinese Physicians Association Lung Cancer, Expert Committee of National Cancer Quality Control Center Clinical guidelines for targeted therapy of rare variants in primary lung cancer in China (2024 edition). Zhongguo Zhongliu Linchuang Yu Kangfu, 2024, 31(5): 265–295. [中国医师协会肿瘤多学科诊疗专业委员会，国家肿瘤质控中心肺癌质控专家委员会 . 原发性肺癌罕见靶点靶向治疗中国临床诊疗指南 (2024 版). 中国肿瘤临床与康复 [J], 2024, 31(5): 265–295.]

[44] Chinese Society of Clinical Oncology Guidelines Working Committee. Chinese Society of Clinical Oncology (CSCO) guidelines for diagnosis and treatment of small cell lung cancer. 1st ed. Beijing: People's Health Publishing House, 2024: 7–9. [中国临床肿瘤学会指南工作委员会 . 中国临床肿瘤学会 (CSCO) 非小细胞肺癌诊疗指南，1 版 [M]. 北京：人民卫生出版社，2024: 7–9.]

[45] Ma C, Yang X, Xing W, et al. Detection of circulating tumor DNA from non–small cell lung cancer brain metastasis in cerebrospinal fluid samples. Thorac Cancer, 2020, 11(3): 588–593.

[46] Wu YL, Ahn MJ, Garassino MC, et al. CNS efficacy of osimertinib in patients with T790M–positive advanced non–small–cell lung cancer: Data from a randomized phase Ⅲ trial (AURA3). J Clin Oncol, 2018, 36(26): 2702–2709.

[47] Solomon BJ, Liu G, Felip E, et al. Lorlatinib versus crizotinib in patients with advanced *ALK*–positive non–small cell lung cancer: 5–year outcomes from the phase Ⅲ CROW N study. J Clin Oncol, 2024, 42(29): 3400–3409.

[48] Zhou C, Solomon B, Loong HH, et al. First–line selpercatinib or chemotherapy and pembrolizumab in *RET* fusion–positive NSCLC. N Engl J Med, 2023, 389(20): 1839–1850.

[49] Song Y, Lin S, Chen J, et al. First–line treatment with TKI plus brain radiotherapy versus TKI alone in *EGFR*–mutated non–small cell lung cancer with brain metastases: a systematic review and *meta*–analysis. BMC Cancer, 2023, 23(1): 1043.

[50] Qian J, He Z, Wu Y, et al. Analysis of the efficacy of upfront brain radiotherapy versus deferred radiotherapy for *EGFR/ALK*–positive non– small cell lung cancer with brain metastases: a retrospective study. BMC Cancer, 2024, 24(1): 117.

[51] Wang C, Lu X, Lyu Z, et al. Comparison of up–front radiotherapy and TKI with TKI alone for NSCLC with brain metastases and *EGFR* mutation: A *meta*–analysis. Lung Cancer, 2018, 122: 94–99.

[52] He ZY, Li MF, Lin JH, et al. Comparing the efficacy of concurrent EGFR– TKI and whole–brain radiotherapy *vs* EGFR–TKI alone as a first–line therapy for advanced *EGFR*–mutated non–small–cell lung cancer with brain metastases: a retrospective cohort study. Cancer Manag Res, 2019, 11: 2129–2138.

[53] Yang JJ, Zhou C, Huang Y, et al. Icotinib versus whole–brain irradiation in patients with *EGFR*–mutant non–small–cell lung cancer and multiple brain metastases (BRAIN): a multicentre, phase 3, open–label, parallel, randomised controlled trial. Lancet Respir Med, 2017, 5(9): 707–716.

[54] Yang Z, Zhang Y, Li R, et al. Whole–brain radiotherapy with and without concurrent erlotinib in NSCLC with brain metastases: a multicenter, open–label, randomized, controlled phase Ⅲ trial. Neuro Oncol, 2021, 23(6): 967–978.

[55] Gu Y, Xu Y, Zhuang H, et al. Value and significance of brain radiation therapy during first–line EGFR–TKI treatment in lung adenocarcinoma with *EGFR* sensitive mutation and synchronous brain metastasis: Appropriate timing and technique. Thorac Cancer, 2021, 12(23): 3157–3168.

[56] Vogelbaum MA, Brown PD, Messersmith H, et al. Treatment for brain metastases: ASCO–SNO–ASTRO guideline. J Clin Oncol, 2022, 40(5): 492–516.

[57] Gondi V, Bauman G, Bradfield L, et al. Radiation therapy for brain metastases: An ASTRO clinical practice guideline. Pract Radiat Oncol, 2022, 12(4): 265–282.

[58] Tallet AV, Azria D, Barlesi F, et al. Neurocognitive function impairment after whole brain radiotherapy for brain metastases: Actual assessment. Radiat Oncol, 2012, 7: 77.

[59] Sperduto PW, Wang M, Robins HI, et al. A phase 3 trial of whole brain radiation therapy and stereotactic radiosurgery alone versus WBRT and SRS with temozolomide or erlotinib for non–small cell lung cancer and 1 to 3 brain metastases: Radiation Therapy Oncology Group 0320. Int J Radiat Oncol Biol Phys, 2013, 85(5): 1312–1318.

[60] Kowalczyk A, Jassem J. Multidisciplinary team care in advanced lung cancer. Transl Lung Cancer Res, 2020, 9(4): 1690–1698.

[61] Robichaux JP, Le X, Vijayan RSK, et al. Structure–based classification predicts drug response in *EGFR*–mutant NSCLC. Nature, 2021, 597(7878): 732–737.

[62] Mok TS, Wu YL, Ahn MJ, et al. Osimertinib or platinum–pemetrexed in *EGFR* T790M–positive lung cancer. N Engl J Med, 2017, 376(7): 629–640.

[63] Shi YK, Wang L, Han BH, et al. First–line icotinib versus cisplatin/ pemetrexed plus pemetrexed maintenance therapy for patients with advanced *EGFR* mutation–positive lung adenocarcinoma (CONVINCE): a phase 3, open–label, randomized study. Ann Oncol, 2017, 28(10): 2443–2450.

[64] Remon J, Besse B, Aix SP, et al. Overall survival from the EORTC LCG–1613 APPLE trial of osimertinib versus gefitinib followed by osimertinib in advanced *EGFR*–mutant non–small–cell lung cancer. J Clin Oncol, 2024, 42(12): 1350–1356.

[65] Zhou Q, Yu Y, Xing L, et al. First-line zorifertinib for *EGFR*-mutant non- small cell lung cancer with central nervous system metastases: The phase 3 EVEREST trial. Med, 2024: S2666-6340(24)00344-1.

[66] Jänne PA, Planchard D, Kobayashi K, et al. CNS efficacy of osimertinib with or without chemotherapy in epidermal growth factor receptor-mutated advanced non-small-cell lung cancer. J Clin Oncol, 2024, 42(7): 808-820.

[67] Reungwetwattana T, Nakagawa K, Cho BC, et al. CNS response to osimertinib versus standard epidermal growth factor receptor tyrosine kinase inhibitors in patients with untreated *EGFR*-mutated advanced non-small-cell lung cancer. J Clin Oncol, 2018: JCO2018783118.

[68] Lu S, Dong X, Jian H, et al. Aumolertinib activity in patients with CNS metastases and *EGFR*-mutated NSCLC treated in the randomized double-blind phase Ⅲ trial (AENEAS). J Clin Oncol, 2022, 40(16_suppl): 9096.

[69] Shi Y, Chen G, Wang X, et al. Central nervous system efficacy of furmonertinib (AST2818) versus gefitinib as first-line treatment for *EGFR*-mutated NSCLC: Results from the FURLONG Study. J Thorac Oncol, 2022, 17(11): 1297-1305.

[70] Lu S, Zhou J, Jian H, et al. Befotertinib (D-0316) versus icotinib as first-line therapy for patients with *EGFR*-mutated locally advanced or metastatic non-small-cell lung cancer: a multicentre, open-label, randomised phase 3 study. Lancet Respir Med, 2023, 11(10): 905-915.

[71] Colclough N, Chen K, Johnström P, et al. Preclinical comparison of the blood-brain barrier permeability of osimertinib with other EGFR TKI. Clin Cancer Res, 2021, 27(1): 189-201.

[72] Li X, Zhang L, Jiang D, et al. Routine-dose and high-dose icotinib in patients with advanced non-small cell lung cancer harboring *EGFR* exon 21-L858R mutation: The randomized, phase II, INCREASE trial. Clin Cancer Res, 2020, 26(13): 3162-3171.

[73] Planchard D, Jänne PA, Cheng Y, et al. Osimertinib with or without chemotherapy in *EGFR*-mutated advanced NSCLC. N Engl J Med, 2023, 389(21): 1935-1948.

[74] Hartmaier RJ, Markovets AA, Ahn MJ, et al. Osimertinib+savolitinib to overcome acquired MET-mediated resistance in epidermal growth factor receptor-mutated, *MET*-amplified non-small cell lung cancer: TATTON. Cancer Discov, 2023, 13(1): 98-113.

[75] Li W, Che G, Zhao J, et al. MA12.11 Vebreltinib plus PLB1004 in *EGFR*- mutated, NSCLC with *MET* amplification or *MET* overexpression following EGFR-TKI. J Thorac Oncol, 2024, 19(10 Suppl): S105-S106.

[76] Wu YL, Guarneri V, Voon PJ, et al. Tepotinib plus osimertinib in patients with *EGFR*-mutated non-small-cell lung cancer with *MET* amplification following progression on first-line osimertinib (INSIGHT 2): A multicentre, open-label, phase 2 trial. Lancet Oncol, 2024, 25(8): 989-1002.

[77] Watanabe H, Ichihara E, Kayatani H, et al. VEGFR2 blockade augments the effects of tyrosine kinase inhibitors by inhibiting angiogenesis and oncogenic signaling in oncogene-driven non-small-cell lung cancers. Cancer Sci, 2021, 112(5): 1853-1864.

[78] Zhou Q, Xu CR, Cheng Y, et al. Bevacizumab plus erlotinib in Chinese patients with untreated, *EGFR*-mutated, advanced NSCLC (ARTEMIS-CTONG1509): A multicenter phase 3 study. Cancer Cell, 2021, 39(9): 1279-1291.e3.

[79] HARMONi-A Study Investigators. Ivonescimab plus chemotherapy in non-small cell lung cancer with *EGFR* variant: A randomized clinical trial. JAMA, 2024, 332(7): 561-570.

[80] Yang Y, Wang Y. Targeting exon 20 insertion mutations in lung cancer. Cu r r Opi n Oncol, 2023, 35(1): 37-45.

[81] Man X, Sun X, Chen C, et al. The current landscape, advancements, and prospects in the treatment of patients with *EGFR* exon 20 insertion mutations warrant scientific elucidation. Front Oncol, 2024, 14: 1367204.

[82] Wang M, Fan Y, Sun M, et al. Sunvozertinib for patients in China with platinum-pretreated locally advanced or metastatic non-small-cell lung cancer and *EGFR* exon 20 insertion mutation (WU-KONG6): single- arm, open-label, multicentre, phase 2 trial. Lancet Respir Med, 2024, 12(3): 217-224.

[83] Pizzutilo EG, Agostara AG, Oresti S, et al. Activity of osime-RTInib in non-small-cell lung Cancer with UNcommon epidermal growth factor receptor mutations: retrospective Observational multicenter study (ARTICUNO). ESMO Open, 2024, 9(6): 103592.

[84] Le X, Yu Y, Zhao Y, et al. PL04.07 FURTHER: A global, randomized study of firmonertinib at two dose levels in TKI-naive, advanced NSCLC with *EGFR* PACC mutations. J Thorac Oncol, 2024, 19(10 Suppl): S5-S6.

[85] Shaw AT, Kim DW, Nakagawa K, et al. Crizotinib versus chemotherapy in advanced *ALK*-positive lung cancer. N Engl J Med, 2013, 368(25): 2385-2394.

[86] Solomon BJ, Mok T, K im DW, et al. First-line crizotinib versus chemotherapy in *ALK*-positive lung cancer. N Engl J Med, 2014, 371(23): 2167-2177.

[87] Wang L, Wang W. Safety and efficacy of anaplastic lymphoma kinase tyrosine kinase inhibitors in non-small cell lung cancer (Review). Oncol Rep, 2021, 45(1): 13-28.

[88] Johnson TW, Richardson PF, Bailey S, et al. Discovery of (10R)-7-amino-12-fluoro-2,10,16-trimethyl-15-oxo-10,15,16,17-tetrahydro-2H-8,4-(metheno)pyrazolo[4,3-h][2,5,11]-benzoxadiazacyclotetradecine-3-carbonitrile (PF-06463922), a macrocyclic inhibitor of anaplastic lymphoma kinase (*ALK*) and c-ros oncogene 1 (*ROS1*) with preclinical brain exposure and broad-spectrum potency against *ALK*-resistant mutations. J Med Chem, 2014, 57(11): 4720-4744.

[89] Horn L, Wang Z, Wu G, et al. Ensartinib *vs* Crizotinib for patients with anaplastic lymphoma kinase-positive non-small cell lung cancer: A randomized clinical trial. JAMA Oncol, 2021, 7(11): 1617-1625.

[90] Camidge DR, Kim HR, Ahn MJ, et al. Brigatinib versus crizotinib in ALK inhibitor-naive advanced *ALK*-positive NSCLC: Final results of phase 3 ALTA-1L trial. J Thorac Oncol, 2021, 16(12): 2091-2108.

[91] Peters S, Camidge DR, Shaw AT, et al. Alectinib versus crizotinib in untreated *ALK*-positive non-small-cell lung cancer. N Engl J Med, 2017, 377(9): 829-838.

[92] Solomon BJ, Bauer TM, Mok TSK, et al. Efficacy and safety of first-line lorlatinib versus crizotinib in patients with advanced, *ALK*-positive non-small-cell lung cancer: Updated analysis of data from the phase 3, randomised, open-label CROWN study. Lancet Respir Med, 2023, 11(4): 354-366.

[93] Costa DB, Kobayashi S, Pandya SS, et al. CSF concentration of the anaplastic lymphoma kinase inhibitor crizotinib. J Clin Oncol, 2011, 29(15): e443-e445.

[94] Shi YK, Chen J, Yang R, et al. 1278P Update of the INSPIRE study: Iruplinalkib versus crizotinib in ALK TKI-naive locally advanced or metastatic *ALK*+ non-small cell lung cancer (NSCLC). Ann Oncol, 2024, 35: S815.

[95] Yang Y, Min J, Yang N, et al. Envonalkib versus crizotinib for treatment- naive *ALK*- positive non-small cell lung cancer: a randomized, multicenter, open-label, phase Ⅲ trial. Signal Transduct Target Ther, 2023, 8(1): 301.

[96] Attili I, Fuorivia V, Spitaleri G, et al. Alectinib *vs*. lorlatinib in

the front- line setting for *ALK*-rearranged non-small-cell lung cancer (NSCLC): A deep dive into the main differences across ALEX and CROWN phase 3 trials. Cancers (Basel), 2024, 16(13): 2457.
[97] Mok T, Camidge DR, Gadgeel SM, et al. Updated overall survival and final progression-free survival data for patients with treatment-naive advanced *ALK*-positive non-small-cell lung cancer in the ALEX study. Ann Oncol, 2020, 31(8): 1056-1064.
[98] Camidge DR, Kim HR, Ahn MJ, et al. Brigatinib versus crizotinib in advanced ALK inhibitor-naive *ALK*-positive non-small cell lung cancer: Second interim analysis of the phase Ⅲ ALTA-1L trial. J Clin Oncol, 2020, 38(31): 3592-3603.
[99] Li MS, Ou SI. Iruplinalkib (WX-0593), the seventh ALK tyrosine kinase inhibitor approved in People's Republic of China with more to come. J Thorac Oncol, 2024, 19(6): 855-857.
[100] Chen J, Yang R, Wu H, et al. Update of the INSPIRE study: Iruplinalkib versus crizotinib in ALK TKI-naive locally advanced or metastatic *ALK*+ non-small cell lung cancer (NSCLC). Ann Oncol, 2024, 35(suppl_2): 1278P.
[101] Wolf J, Helland A, Oh IJ, et al. Final efficacy and safety data, and exploratory molecular profiling from the phase Ⅲ ALUR study of alectinib versus chemotherapy in crizotinib-pretreated *ALK*-positive non-small-cell lung cancer. ESMO Open, 2022, 7(1): 100333.
[102] Besse B, Solomon BJ, Felip E, et al. Lorlatinib in patients (Pts) with previously treated *ALK*+ advanced non-small cell lung cancer (NSCLC): Updated efficacy and safety. J Clin Oncol, 2018, 36(15_suppl): 9032.
[103] Lu S, Zhou Q, Liu X, et al. Lorlatinib for previously treated *ALK*-positive advanced NSCLC: Primary efficacy and safety from a phase 2 study in People's Republic of China. J Thorac Oncol, 2022, 17(6): 816-826.
[104] Felip E, Shaw AT, Bearz A, et al. Intracranial and extracranial efficacy of lorlatinib in patients with *ALK*-positive non-small-cell lung cancer previously treated with second-generation ALK TKI. Ann Oncol, 2021, 32(5): 620-630.
[105] Haratake N, Toyokawa G, Seto T, et al. The mechanisms of resistance to second-and third-generation ALK inhibitors and strategies to overcome such resistance. Expert Rev Anticancer Ther, 2021, 21(9): 975-988.
[106] Schenk EL. Narrative review: immunotherapy in anaplastic lymphoma kinase (*ALK*)+ lung cancer-current status and future directions. Transl Lung Cancer Res, 2023, 12(2): 322-336.
[107] Shaw AT, Ou SH, Bang YJ, et al. Crizotinib in *ROS1*-rearranged non- small-cell lung cancer. N Engl J Med, 2014, 371(21): 1963-1971.
[108] Nakamura T, Yoshida T, Takeyasu Y, et al. Distinct metastatic spread and progression patterns in patients treated with crizotinib for *ROS1*- and *ALK*-rearranged non-small cell lung cancer: A single-center retrospective study. Transl Lung Cancer Res, 2023, 12(7): 1436-1444.
[109] Drilon A, Chiu CH, Fan Y, et al. Long-term efficacy and safety of entrectinib in *ROS1* fusion-positive NSCLC. JTO Clin Res Rep, 2022, 3(6): 100332.
[110] Drilon A, Siena S, Dziadziuszko R, et al. Entrectinib in *ROS1* fusion-positive non-small-cell lung cancer: Integrated analysis of three phase 1-2 trials. Lancet Oncol, 2020, 21(2): 261-270.
[111] Lin JJ, Drilon AE, Cho BC, et al. Intracranial and systemic efficacy of repotrectinib in advanced *ROS1* fusion-positive (*ROS1*+) non-small cell lung cancer (NSCLC) and central nervous system metastases (CNS mets) in the phase 1/2 TRIDENT-1. J Clin Oncol, 2023, 41(16_suppl): 9017.
[112] Lu S, Pan H, Wu L, et al. Efficacy, safety and pharmacokinetics of unecritinib (TQ-B3101) for patients with *ROS1* positive advanced non- small cell lung cancer: A phase Ⅰ/Ⅱ trial. Signal Transduct Target Ther, 2023, 8(1): 249.
[113] Li W, Xiong A, Yang N, et al. Efficacy and safety of taletrectinib in Chinese patients with *ROS1*+ non-small cell lung cancer: The phase II TRUST-I study. J Clin Oncol, 2024, 42(22): 2660-2670.
[114] Liu G, Yang N, Choi CM, et al. M A 06. 03 Efficacy and safety of taletrectinib in patients with *ROS1*+ non-small cell lung cancer: The global TRUST-II study. J Thorac Oncol, 2024, 19(10 Suppl): S72-S73.
[115] Tremblay G, Groff M, Iadeluca L, et al. Effectiveness of crizotinib versus entrectinib in *ROS1*-positive non-small-cell lung cancer using clinical and real-world data. Future Oncol, 2022, 18(17): 2063-2074.
[116] Yun MR, Kim DH, Kim SY, et al. Repotrectinib exhibits potent antitumor activity in treatment-naive and solvent-front-mutant *ROS1*-rearranged non-small cell lung cancer. Clin Cancer Res, 2020, 26(13): 3287-3295.
[117] Fischer H, Ullah M, de la Cruz CC, et al. Entrectinib, a TRK/ROS1 inhibitor with anti-CNS tumor activity: differentiation from other inhibitors in its class due to weak interaction with P-glycoprotein. Neuro Oncol, 2020, 22(6): 819-829.
[118] Lin JJ, Tan DSW, Kummar S, et al. Long-term efficacy and safety of larotrectinib in patients with tropomyosin receptor kinase (*TRK*) fusion lung cancer. J Clin Oncol, 2023, 41(16_suppl): 9056.
[119] Cho BC, Chiu CH, Massarelli E, et al. Updated efficacy and safety of entrectinib in *NTRK* fusion-positive non-small cell lung cancer. Lung Cancer, 2024, 188: 107442.
[120] Gillespie CS, Mustafa MA, Richardson GE, et al. Genomic alterations and the incidence of brain metastases in advanced and metastatic NSCLC: A systematic review and *meta*-analysis. J Thorac Oncol, 2023, 18(12): 1703-1713.
[121] Feng J, Li Y, Wei B, et al. Clinicopathologic characteristics and diagnostic methods of *RET* rearrangement in Chinese non-small cell lung cancer patients. Transl Lung Cancer Res, 2022, 11(4): 617-631.
[122] Cheng Y, Loong HH, Zhou C, et al. Efficacy and safety of 1L selpercatinib in *RET* fusion-positive NSCLC: LIBRETTO-431 East Asian subgroup analysis. J Clin Oncol, 2024, 42(23 _suppl): 214.
[123] Zhou Q, Zhao J, Chang J, et al. Efficacy and safety of pralsetinib in patients with advanced *RET* fusion-positive non-small cell lung cancer. Cancer, 2023, 129(20): 3239-3251.
[124] Tsui DCC, Kavanagh BD, Honce JM, et al. Central nervous system response to selpercartinib in patient with *RET*-rearranged non-small cell lung cancer after developing leptomeningeal disease on pralsetinib. Clin Lung Cancer, 2022, 23(1): e5-e8.
[125] Zhou Q, Meng X, Sun L, et al. Efficacy and safety of *KRAS* G12C inhibitor IBI351 monotherapy in patients with advanced NSCLC: Results from a phase 2 pivotal study. J Thorac Oncol, 2024, 19(12): 1630-1639.
[126] Li Z, Song Z, Zhao Y, et al. D-1553 (Garsorasib), a potent and selective inhibitor of *KRAS* (G12C) in patients with NSCLC: Phase 1 study results. J Thorac Oncol, 2023, 18(7): 940-951.
[127] Li Z, Dang X, Huang D, et al. Garsorasib in patients with *KRAS* G12C- mutated non-small-cell lung cancer in China: an open-label, multicentre, single-arm, phase 2 trial. Lancet Respir Med, 2024, 12(8): 589-598.
[128] McFall T, Trogdon M, Guizar AC, et al. Co-targeting *KRAS* G12C and *EGFR* reduces both mutant and wild-type RAS-GTP. NPJ Precis Oncol, 2022, 6(1): 86.

[129] Gregorc V, González-Cao M, Salvagni S, et al. KROCUS: A phase Ⅱ study investigating the efficacy and safety of fulzerasib (GFH925) in combination with cetuximab in patients with previously untreated advanced *KRAS* G12 C mutated NSCLC. J Clin Oncol, 202 4, 42(17_suppl): LBA8511.

[130] Hu H, Mu Q, Bao Z, *e t al.* Mutational landscape of secondary glioblastoma guides MET-targeted trial in brain tumor. Cell, 2018, 175(6): 1665-1678.e18. doi: 10.1016/j.cell.2018.09.038

[131] Zheng X, An J, Hua Y, et al. P2.09-36 Efficacy and safety of Furmonertinib 160 mg as first-line therapy for *EGFR*-mutated advanced NSCLC patients with CNS metastases. J Thorac Oncol, 2023, 18(11 Suppl): S348.

[132] Yang JJ, Zhang Y, Wu L, et al. Vebreltinib for advanced non-small cell lung cancer harboring *c-Met* exon 14 skipping mutation: A multicenter, single-arm, phase Ⅱ KUNPENG study. J Clin Oncol, 2024, 42(31): 3680-3691.

[133] Wolf J, Seto T, Han JY, et al. Capmatinib in *MET* exon 14-mutated or *MET*-amplified non-small-cell lung cancer. N Engl J Med, 2020, 383(10): 944-957.

[134] Wu YL, Zhao J, Hu J, et al. 388P Capmatinib in Chinese adults with *EGFR* wt, *ALK* rearrangement negative (*ALK*-R-), *MET* exon 14 skipping mutation (*MET*ex14), advanced NSCLC: Results from the phase Ⅱ GEOMETRY-C study. Ann Oncol, 2022, 33(Suppl 9): S1593.

[135] Thomas M, Garassino M, Felip E, et al. OA03.05 Tepotinib in patients with *MET* exon 14 (*MET*ex14) skipping NSCLC: Primary analysis of the confirmatory VISION cohort C. J Thorac Oncol, 2022, 17(9): S9-S10.

[136] Lu S, Fang J, Li X, et al. Once-daily savolitinib in Chinese patients with pulmonary sarcomatoid carcinomas and other non-small-cell lung cancers harbouring *MET* exon 14 skipping alterations: a multicentre, single-arm, open-label, phase 2 study. Lancet Respir Med, 2021, 9(10): 1154-1164.

[137] Yu Y, Zhou J, Li X, et al. Gumarontinib in patients with non-small-cell lung cancer harbouring *MET* exon 14 skipping mutations: a multicentre, single-arm, open-label, phase 1b/2 trial. EClinicalMedicine, 2023, 59: 101952.

[138] Yu Y, Guo Q, Zhang Y, et al. Savolitinib in patients in China with locally advanced or metastatic treatment-naive non-small-cell lung cancer harbouring *MET* exon 14 skipping mutations: results from a single- arm, multicohort, multicentre, open-label, phase 3b confirmatory study. Lancet Respir Med, 2024, 12(12): 958-966.

[139] Uy NF, Merkhofer CM, Baik CS. HER2 in non-small cell lung cancer: A review of emerging therapies. Cancers (Basel), 2022, 14(17): 4155.

[140] Li BT, Shen R, Buonocore D, et al. Ado-trastuzumab emtansine for patients with *HER 2*-mutant lung cancers: Results from a phase II basket trial. J Clin Oncol, 2018, 36(24): 2532-2537.

[141] Li BT, Smit EF, Goto Y, et al. Trastuzumab deruxtecan in *HER2*-mutant non-small-cell lung cancer. N Engl J Med, 2022, 386(3): 241-251.

[142] Zhou C, Li X, Wang Q, et al. Pyrotinib in *HER2*-mutant advanced lung adenocarcinoma after platinum-based chemotherapy: A multicenter, open-label, single-arm, phase II study. J Clin Oncol, 2020, 38(24): 2753-2761.

[143] Yang G, Xu H, Yang Y, et al. Pyrotinib combined with apatinib for targeting metastatic non-small cell lung cancer with *HER2* alterations: a prospective, open-label, single-arm phase 2 study (PATHER2). BMC Med, 2022, 20(1): 277.

[144] Le X, Girard N, Janne PA, et al. Safety and efficacy of BAY 2927088 in patients with *HER2*-mutant NSCLC: Expansion cohort from the phase Ⅰ/Ⅱ SOHO-01 study. Presented at the 2024 IASLC World Conference on Lung Cancer; San Diego, CA, September 7-10, 2024. PL04.03.

[145] Opdam F, Heymach JV, Berz D, et al. MA12.10 Zongertinib (BI 1810631) for *HER2*-positive solid tumors with brain metastases: Subanalysis of the Beamion LUNG-1 trial. J Thorac Oncol, 2024, 19(10 Supplement): S105.

[146] Ruiter G, Tu HY, Ahn MJ, et al. PL04.04 Primary phase Ib analysis of Beamion LUNG-1: Zongertinib (BI 1810631) in patients with *HER2* mutation-positive NSCLC. J Thorac Oncol, 2024, 19(10 Supplement): S4-S5.

[147] Mittapalli RK, Vaidhyanathan S, Dudek AZ, et al. Mechanisms limiting distribution of the threonine-protein kinase B-RaF (V600E) inhibitor dabrafenib to the brain: implications for the treatment of melanoma brain metastases. J Pharmacol Exp Ther, 2013, 344(3): 655-664.

[148] Planchard D, Besse B, Groen HJM, et al. Phase 2 study of dabrafenib plus trametinib in patients wth *BRAF* V600E-mutant metastatic NSCLC: Updated 5-year survival rates and genomic analysis. J Thorac Oncol, 2022, 17(1): 103-115.

[149] Planchard D, Besse B, Groen HJM, et al. Dabrafenib plus trametinib in patients with previously treated *BRAF* (V600E)-mutant metastatic non- small cell lung cancer: An open-label, multicentre phase 2 trial. Lancet Oncol, 2016, 17(7): 984-993.

[150] Tsakonas G, Grozman V, Ekman S. Primary CNS metastatic *BRAF*-mutated lung adenocarcinoma with complete intracranial response to BRAF/MEK inhibition. Clin Lung Cancer, 2020, 21(6): e544-e546.

[151] Yamamoto G, Sakakibara-Konishi J, Ikari T, et al. Response of *BRAF* (V600E)-mutant lung adenocarcinoma with brain metastasis and leptomeningeal dissemination to dabrafenib plus trametinib treatment. J Thorac Oncol, 2019, 14(5): e97-e99.

[152] Riely GJ, Smit EF, Ahn MJ, et al. Phase II, open-label study of encorafenib plus binimetinib in patients with *BRAF* (V600)-mutant metastatic non-small-cell lung cancer. J Clin Oncol, 2023, 41(21): 3700-3711.

[153] Niemantsverdriet M, Schuuring E, Elst AT, et al. *KRAS* mutation as a resistance mechanism to BRAF/MEK inhibition in NSCLC. J Thorac Oncol, 2018, 13(12): e249-e251.

[154] He X, Yin S, Liu H, et al. Upfront brain treatments followed by lung surgery improves survival for stage IV non-small cell lung cancer patients with brain metastases: A large cohort analysis. Front Surg, 2021, 8: 649531.

[155] Kumar A, Kumar S, Potter AL, et al. Surgical management of non-small cell lung cancer with limited metastatic disease involving only the brain. J Thorac Cardiovasc Surg, 2024, 167(2): 466-477.e2.

[156] Weickhardt AJ, Scheier B, Burke JM, et al. Local ablative therapy of oligoprogressive disease prolongs disease control by tyrosine kinase inhibitors in oncogene-addicted non-small-cell lung cancer. J Thorac Oncol, 2012, 7(12): 1807-1814.

[157] Mahajan A, Ahmed S, McAleer MF, et al. Post-operative stereotactic radiosurger y versus obser vation for completely resected brain metastases: a single-centre, randomised, controlled, phase 3 trial. Lancet Oncol, 2017, 18(8): 1040-1048.

[158] Brown PD, Jaeckle K, Ballman KV, et al. Effect of radiosurgery alone *vs* radiosurgery with whole brain radiation therapy on cognitive function in patients with 1 to 3 brain metastases: A randomized clinical trial. JAMA, 2016, 316(4): 401-409.

[159] Chang EL, Wefel JS, Hess KR, et al. Neurocognition in patients with brain metastases treated with radiosurgery or radiosurgery plus whole- brain irradiation: a randomised controlled trial. Lancet Oncol, 2009, 10(11): 1037-1044.

[160] Aoyama H, Shirato H, Tago M, et al. Stereotactic radiosurgery plus whole-brain radiation therapy *vs* stereotactic radiosurgery

alone for treatment of brain metastases: A randomized controlled trial. JAMA, 2006, 295(21): 2483–2491.

[161] Brown PD, Ballman KV, Cerhan JH, et al. Postoperative stereotactic radiosurgery compared with whole brain radiotherapy for resected metastatic brain disease (NCCTG N107C/CEC·3): a multicentre, randomised, controlled, phase 3 trial. Lancet Oncol, 2017, 18(8): 1049–1060.

[162] Yamamoto M, Serizawa T, Shuto T, et al. Stereotactic radiosurgery for patients with multiple brain metastases (JLGK0901): a multi–institutional prospective observational study. Lancet Oncol, 2014, 15(4): 387–395.

[163] Trifiletti DM, Ballman KV, Brown PD, et al. Optimizing whole brain radiation therapy dose and fractionation: Results from a prospective phase 3 trial (NCCTG N107C [alliance]/CEC.3). Int J Radiat Oncol Biol Phys, 2020, 106(2): 255–260.

[164] Tsao MN, Xu W, Wong RK, et al. Whole brain radiotherapy for the treatment of newly diagnosed multiple brain metastases. Cochrane Database Syst Rev, 2018, 1(1): CD003869.

[165] Brown PD, Pugh S, Laack NN, et al. Memantine for the prevention of cognitive dysfunction in patients receiving whole–brain radiotherapy: a randomized, double–blind, placebo–controlled trial. Neuro Oncol, 2013, 15(10): 1429–1437.

[166] Shaw E, Scott C, Souhami L, et al. Single dose radiosurgical treatment of recurrent previously irradiated primary brain tumors and brain metastases: final report of RTOG protocol 90–05. Int J Radiat Oncol Biol Phys, 2000, 47(2): 291–298.

[167] Minniti G, Scaringi C, Paolini S, *e t al.* Single– f raction versus multifraction (3 × 9 Gy) stereotactic radiosurgery for large (> 2 cm) brain metastases: A comparative analysis of local control and risk of radiation– induced brain necrosis. Int J Radiat Oncol Biol Phys, 2016, 95(4): 1142–1148.

[168] Ernst–Stecken A, Ganslandt O, Lambrecht U, et al. Phase II trial of hypofractionated stereotactic radiotherapy for brain metastases: results and toxicity. Radiother Oncol, 2006, 81(1): 18–24.

[169] Kanayama N, Ikawa T, Takano K, et al. Association of increasing gross tumor volume dose with tumor volume reduction and local control in fractionated stereotactic radiosurgery for unresected brain metastases. Radiat Oncol, 2024, 19(1): 95.

[170] Remick JS, Kowalski E, Khairnar R, et al. A multi–center analysis of single–fraction versus hypofractionated stereotactic radiosurgery for the treatment of brain metastasis. Radiat Oncol, 2020, 15(1): 128.

[171] Olmez I, Donahue BR, Butler JS, et al. Clinical outcomes in extracranial tumor sites and unusual toxicities with concurrent whole brain radiation (WBRT) and erlotinib treatment in patients with non–small cell lung cancer (NSCLC) with brain metastasis. Lung Cancer, 2010, 70(2): 174–179.

[172] Kim H, Lee JM, Park JS, et al. Dexamethasone coordinately regulates angiopoietin–1 and VEGF: a mechanism of glucocorticoid–induced stabilization of blood–brain barrier. Biochem Biophys Res Commun, 2008, 372(1): 243–248.

[173] Ryken TC, McDermott M, Robinson PD, et al. The role of steroids in the management of brain metastases: A systematic review and evidence– based clinical practice guideline. J Neurooncol, 2010, 96(1): 103–114.

[174] Kaal EC, Vecht CJ. The management of brain edema in brain tumors. Curr Opin Oncol, 2004, 16(6): 593–600.

[175] Gerstner ER, Duda DG, di Tomaso E, et al. VEGF inhibitors in the treatment of cerebral edema in patients with brain cancer. Nat Rev Clin Oncol, 2009, 6(4): 229–236.

[176] Vredenburgh JJ, Cloughesy T, Samant M, et al. Corticosteroid use in patients with glioblastoma at first or second relapse treated with bevacizumab in the BRAIN study. Oncologist, 2010, 15(12): 1329–1334.

[177] Kumar V, Zhou X, Wu BS, et al. Venous thromboembolism incidence and impact on survival in patients with brain metastases. Blood, 2020, 136(Supplement 1): 1.

[178] Liu Y, Wang W, Wu F, et al. High discrepancy in thrombotic events in non–small cell lung cancer patients with different genomic alterations. Transl Lung Cancer Res, 2021, 10(3): 1512–1524.

附录 D　中国肿瘤整合诊疗指南——脑转移瘤

中国抗癌协会神经肿瘤专业委员会

【摘要】脑转移瘤是最常见的颅内恶性肿瘤，其严重危害肿瘤患者的预后、生活质量等。中国抗癌协会神经肿瘤委员会将从流行病学、影像诊断、病理诊断、外科治疗、放射治疗、药物治疗、中医治疗、随访监测等多方面进行综述，就脑转移瘤全程管理中的热点问题提出中国指南推荐，发布《中国肿瘤整合诊疗指南》，体现了肿瘤治疗从多学科诊疗（multi-disciplinary team，MDT）到整合医学（holistic integrative medicine，HIM）的理念。

【关键词】脑转移瘤；整合诊疗；外科治疗；放射治疗；药物治疗；筛查和诊断；随访与监测

20%～40% 的恶性肿瘤发展过程中会出现脑转移[1]。随着影像技术的不断进步及恶性肿瘤患者生存期延长，脑转移瘤（BM）发生率较之前有所上升。但由于继发恶性肿瘤登记记录不完整，国内外均无 BM 发病率的准确数据报道。有研究[2]报道，美国每年新发 BM 70 000～400 000例，为最常见的颅内恶性肿瘤，发生率可能达到脑原发恶性肿瘤的 10 倍以上。

一、脑转移瘤的筛查和诊断

（一）临床表现

BM 与颅内原发肿瘤的临床表现有一定的相似性，主要与肿瘤累及部位有关，主要包括颅内压增高及特异的局限性症状和体征，如精神症状、癫痫发作、感觉障碍、运动障碍、失语症、视力下降、视野缺损等。小脑转移瘤的临床表现有较大差异，如眼球震颤、协调障碍、肌张力减低、行走困难及步态不稳等。软脑膜转移既往多以剧烈头痛为主要表现，为全头胀痛或跳痛，部分患者同时伴恶心、呕吐、复视及视物模糊，少数出现失明及颅神经麻痹，眼底可出现视盘水肿，甚至出血，也有类似脑膜炎表现，如脑膜刺激征、颈强直等，严重者可出现意识障碍，但肢体活动障碍少见。近年来，随着全身药物治疗的不断进展，出现典型脑膜刺激征的患者越来越少，临床表现多为头晕。

（二）影像诊断

1. 影像检查方法的选择

在无禁忌证前提下，推荐磁共振成像（MRI）作为确诊或除外 BM 的首选影像检查方法，包括平扫 T_1WI、T_2WI/ 液体衰减反转回复（FLAIR）序列与增强 T_1WI 或 T_1WI/FLAIR 序列。当临床怀疑脑膜转移时，重点观察平扫 T_2WI/FLAIR 序列与增强 T_1WI 或 T_1WI/FLAIR 序列。患者不宜行 MRI 检查时，增强电子计算机断层扫描（CT）可以作为 BM 的补充检查手段，但增强 CT 对于检出较小转移瘤或脑膜转移具有一定局限性。

正电子发射计算机断层扫描（PET/CT）及 PET/MRI 受脑组织普遍 18 氟 - 氟代脱氧葡萄糖（^{18}F-fluorodeoxyglucose，^{18}F-FDG）高摄取影响。目前，对新发 BM 的诊断及鉴别诊断尚待确证，不作为常规推荐，但对明确手术指征，治疗后疗效评价及确定原发灶有一定的价值[3]。

2. BM 的 MRI 特征

(1) 脑实质转移（parenchymal brain metastasis）：约80%的BM发生于大脑半球，15%发生于小脑半球，5%累及脑干。肿瘤细胞主要由血行播散而来，灰白质交界区血管骤然变细易造成肿瘤栓子堵塞形成转移灶，因此，是转移瘤最常发生的部位，且易形成多发转移灶。典型脑实质转移瘤影像学多表现为圆形或类圆形，边界清楚，大小不一，平扫 T_1WI 多为稍低信号或等信号。当病灶内伴出血或为黑色素瘤转移时可表现为高信号，T_2WI 或 T_2WI/FLAIR 序列多为稍高信号，也可为等信号；增强扫描 T_1WI 序列呈明显强化，病灶中心多见无强化坏死区域，病灶周围可伴范围不等水肿区，以 T_2WI 或 T_2WI/FLAIR 序列易于观察。转移瘤伴随的脑水肿常是引起临床症状的主要原因。当水肿明显时，需注意观察周围组织受压情况、中线移位情况，以及有无脑疝等需临床紧急处理的情况[4]。

(2) 脑膜转移（meningeal metastasis）：脑膜转移据受累部位不同分为硬脑膜转移（dural metastasis）及柔脑膜转移（leptomeningeal metastasis），以柔脑膜转移最为常见，后者包括软脑膜及蛛网膜转移、蛛网膜下隙转移及脑室转移。硬脑膜转移可因颅骨转移累及硬脑膜或血行转移所致。FLAIR 序列表现为颅骨下方条带状高信号影，不延伸至脑沟内，增强扫描明显强化，邻近颅骨可发生转移，也可表现正常。柔脑膜转移当以软脑膜及蛛网膜受累为主时，在平扫 T_2WI/FLAIR 序列表现为沿脑沟走行的多发条线样高信号影或结节影，增强扫描呈明显强化。脑室转移相对少见，多同时伴软脑膜及蛛网膜转移，表现为沿脑室壁的条带状、结节状异常信号伴明显强化，脑室系统多不同程度扩张，可继发脑室旁白质的间质性脑水肿，表现为 FLAIR 序列双侧脑室旁白质弥漫高信号，增强扫描无强化[5]。

（三）病理诊断

1. BM 常见病理类型

BM 最常见是肺腺癌、乳腺癌和黑色素瘤，肾细胞癌和结直肠癌的 BM 呈上升趋势[6]。肺鳞状细胞癌、鼻咽癌、前列腺癌、尿路上皮癌和胃癌等也有发生 BM。肺癌脑转移多见于男性，女性多为乳腺癌脑转移。

2. BM 大体及镜下表现

在脑实质内形成圆形或融合成界限清楚的灰褐包块。黑色素瘤、肺癌及肾细胞癌比其他转移瘤更易见出血灶。镜下转移瘤的组织形态和原发部位相似，但可出现低级别向高级别转化，或肺非小细胞癌向小细胞癌转化。常有出血、坏死和肿瘤围血管生长等。

3. 肺癌脑转移

(1) 组织学及免疫组化：腺癌常见脑转移，其次小细胞癌，鳞癌少见。腺癌镜下分腺泡型、乳头型、微乳头型、复杂腺管状和实性型等，免疫组化 CK7、TTF-1 和 Napsin-A 辅助诊断及鉴别，推荐检测。小细胞癌镜下形态呈小细胞或燕麦状，胞质少，核染色质细颗粒状，一般不见或隐约可见小核仁，免疫组化表达神经内分泌标记物（CD56、嗜铬素 A 和突触素）、点状或弱表达广谱上皮标志物，部分病例表达 TTF-1，推荐检测。肺癌组织学分型采用《WHO 胸部肿瘤分类（第 5 版）》[7]。

(2) 分子病理学特点：原发肿瘤的分子改变可能会影响脑转移风险，有 EGFR 基因突变或 *ALK* 基因融合的非小细胞肺癌发生脑转移风险较高，肺癌脑转移灶中 15%～35% 检测到 EGFR 突变，约 5% 检测到 *ALK* 基因重排。KRAS 突变较为常见，可达 30%[8]。肺癌脑转移分子检测推荐 KRAS、EGFR、ROS1、NTRK、ALK、RET、MET、BRAF、TMB 和 PD-L1 等。

4. 乳腺癌脑转移

(1) 组织学及免疫组化：转移癌形态与原发灶相似，免疫组化表达 GATA3、GCDFP15 和 Mammaglobin 等提示乳腺来源；转移瘤与原发瘤存在异时性和异质性，推荐转移瘤检测雌孕激素受体［雌激素受体（estrogen receptor，ER）、孕激素受体（progesterone receptor，PR）］、HER2 及 Ki-67，可辅助判断来源及制订治疗方案。

(2) 分子病理学特点：HER2 过表达型（Her-2+ 型）和三阴型（Basal-like 型）乳腺癌脑转移比例高于 Luminal A/B 型[9, 10]。三阴性乳腺癌脑转移常发生在病程早期，HER2 阳性靶向治疗患者有 50% 于病程中发生脑转移[9]。16%～22% 的 HER2 阴性乳腺癌患者在脑转移后出现 HER2 扩增和 / 或突变[11]。与原发癌比，转移癌 EGFR 拷贝数显著增加，约 21% 发生 PTEN 突变[12]。转移灶与原发肿瘤分子特点发生改变，推荐对转移灶行分子检测，包括 HER2、BRCA1/2（BRCAness）、PIK3CA、EGFR、PTEN 和 PD-L1 等。

5. 结直肠癌脑转移

(1) 组织学及免疫组化：主要病理类型是腺癌。免疫组化检测 CK 20、CDX-2、Villin 和 SATB2 等辅助判断结直肠来源。错配修复蛋白 MLH1、MLH2、MSH6 和 PMS2 检测初筛林奇综合征患者，推荐进行上述检测；携带 BRAF 突变的结直肠癌预后不良，HER2 在 RAS/BRAF 野生型肿瘤中过表达率高[13, 14]，推荐检测 HER2 及 BRAFV600E，以指导治疗。

(2) 分子病理学特点：转移灶有异质性，推荐对转移灶做分子检测，包括 KRAS、NRAS、BRAF、MSI、HER2、NTRK、PI3KCA 和 TMB 等。

6. 肾细胞癌脑转移

(1) 组织学及免疫组化：肾透明细胞癌脑转移率最高。各种类型如伴片状坏死和肉瘤变预后差，转移概率增加[15]。鉴别肾透明细胞癌的标志物包括 PAX2、PAX8、Vimentin、CD10、CAIX 和 EMA，推荐检测。

(2) 分子病理学特点：用于肾细胞癌来源和分型鉴别，推荐 VHL 基因突变、7 号和 17 号染色体扩增、MET 基因、TFE3 或 TFEB 基因融合。转移性肾细胞癌进入靶向治疗时代，目前与治疗相关的分子检测推荐 PD-L1。

7. 黑色素瘤脑转移

(1) 组织学及免疫组化：黑色素瘤镜下结构多样可呈肉瘤样、癌巢样和乳头样等。具有以下形态特点：黑素颗粒、细胞异型性明显、核分裂象易见及核仁突出等。免疫组化 S-100、SOX-10、Melan-A 和 HMB-45 等经常联合应用的诊断标志物[16]。注意发生转移后可出现免疫表达缺失现象。

(2) 分子病理学特点：BRAFV600E 是最常见的突变（占 40%～ 50%），脑转移存在更高频的 BRAF（48% vs. 43%）或 NRAS（23% vs. 15%）突变。另外 PI3K、磷酸化蛋白激酶 B（pAKT）和糖原合成酶激酶 3α/β 等表达增高。推荐分子检测包括 BRAF、MEK、KIT、NF1 和 PD-L1 等。

8. 各种病理类型脑转移推荐进行的分子检测

各种病理类型脑转移推荐进行的分子检测项目见表 D–1。

表 D–1　肿瘤脑转移分子检测推荐

病理类型	推荐基因检测
肺腺癌	*EGFR*，*ROS1*，*NTRK*，*ALK*，*RET*，*MET*，*KRAS*，*BRAF*，*PD-L1*
肺鳞癌	*FGFR1*，*PD-L1*，*EGFR*，*ALK*，*TMB*
乳腺癌	*HER2*，*ER/PR*，*BRCA1/2(BRCAness)*，*PIK3CA*，*EGFR*，*PTEN*，*PD-L1*
结直肠癌	*KRAS*，*BRAF*，*NRAS*，*PD-L1*，*MSI*，*HER2*，*NTRK*，*PI3KCA*，*TMB*
黑色素瘤	*BRAF*，*KIT*，*NF1*，*NRAS*，*PD-L1*
上消化道肿瘤	*HER2*，*MSI*，*PD-L1*
肾细胞癌	*PD-L1*
尿路上皮癌	*PD-L1*，*FGFR2/3*，*TMB*
子宫内膜癌	*MSI*，*PS3*，*POLE*
卵巢癌	*ER/PR*，*BRCA1/2(BRCAness)*，*MSI*
黑色素瘤	*BRAF*，*MEK*，*KIT*，*NFI*，*NRAS*，*PD-L1*

9. 脑脊液液体活检

腰椎穿刺检测脑脊液是确诊脑膜转移的金标准，对临床症状、体征和（或）影像学表现高度怀疑脑膜转移的患者推荐行脑脊液活检。脑脊液细胞学检测应包括细胞数、分化情况、蛋白和糖含量鉴定。对实体瘤转移，可考虑循环肿瘤细胞（circulating tumor cell，CTC）鉴定技术；对血液肿瘤脑膜瘤侵犯，流式细胞学检测更有意义。若脑脊液肿瘤细胞系检测结果呈阴性，白细胞数目增高、高蛋白、低糖，也应考虑脑膜转移可能。重复腰穿可能更有帮助。需注意的是，有部分病例MRI呈现典型脑膜转移特征，而脑脊液穿刺为阴性，此时需密切结合临床，包括有无颅内高压症状、原发肿瘤临床分期等，并与其他脑膜病变进行鉴别。同样地，脑脊液穿刺确诊为脑膜转移的病例，偶尔也可在MRI上无异常发现。

（四）神经功能评估

BM患者神经功能评估应贯穿整个诊疗过程，推荐在疗前、中、后期分别进行相关检测。目前常用的量表有：简易精神状态评价量表（MMSE）、改良版长谷川痴呆量表（HDS-R）、韦氏成人智力量表－修改版（WAIS-R）、霍普金斯语言学习测验（HVLT-R）、蒙特利尔认知评估量表（MoCA）、神经行为认知状态检查（NCSE）等。2017年由欧美神经肿瘤专家提出的神经评估量表（NANO）[17]通过步态、肌力、共济失调、感觉功能、视野、面部力量、语言、意识状态、日常表现9个方面的问卷评估了神经肿瘤患者的神经功能，建议使用。

二、脑转移瘤的治疗

（一）BM诊疗流程图

脑转移瘤整合诊疗流程图见图D–1。

（二）外科治疗

1. 手术治疗目的

手术治疗的目的为：①切除转移瘤，迅速缓解颅内高压症状，解除对周围脑组织的压迫；②获得肿瘤组织标本，明确病理和分子病理诊断；③切除全部肿瘤，提高局部控制率[18, 19]。

2. 手术适应证

肿瘤活检适应证：①颅外原发灶不明或取材困难，不能明确病理；②颅外原发灶病理明确，但脑部病变不典型，与脑原发肿瘤鉴别困难；③颅外原发灶病理明确，但脑部肿瘤与原发肿瘤诊断间隔时间长、按原发肿瘤基因检测结果治疗效果不佳；④鉴别肿瘤复发与放射性脑坏死；⑤颅外肿瘤多原发不能确定颅内病灶来源者。

肿瘤切除适应证：①单发BM：肿瘤位于大脑半球脑叶内或小脑半球内可手术切除部位，有明显脑移位和颅内压增高症状；②多发性BM（≤3个病灶）：肿瘤位于手术可切除部位，有明显脑移位和颅内压增高症状，病灶相对集中可通过一个或两个骨窗切除；③多发性BM（＞3个病灶）：有明显颅内压增高症状，引起颅内压增高的责任病灶位于可手术切除部位，无癌症病史或有颅外病灶，无法获得肿瘤标本和病理学诊断者；④无癌症病史，颅内病灶不能除外BM者；⑤BM手术、放疗后复发，有脑移位和颅内压增高症状明显者；⑥需要长时间、大量糖皮质激素抗水肿者，激素相关不良反应大于激素受益者可考虑切除转移瘤加快激素减量；⑦原发灶控制良好，且预计术后不会引起新的神经症状；⑧免疫治疗入组患者可考虑手术切除BM，减轻糖皮质激素对免疫治疗疗效的影响[20]。

3. 手术禁忌证

(1) 有癌症病史，原发癌为小细胞肺癌、绒癌、生殖细胞肿瘤和淋巴瘤等对放疗或内科治疗敏感者（有严重颅内压增高症状、容易脑疝者除外）；

(2) 肿瘤位于丘脑、基底节、脑干等手术不可到达部位（肿瘤活检者除外）；

(3) 患者年龄＞70岁，有严重基础疾病，一般情况差，KPS评分＜70分。

4. 术前评估

(1) 完善常规术前检查，评估患者手术耐受性。

(2) 评估原发肿瘤控制情况，是否控制良好或有有效治疗措施，是否有颅外转移，必要时行全身PET/CT检查。

(3) 完善脑CT和脑MRI平扫＋增强，评估手术指征和制订手术方案。

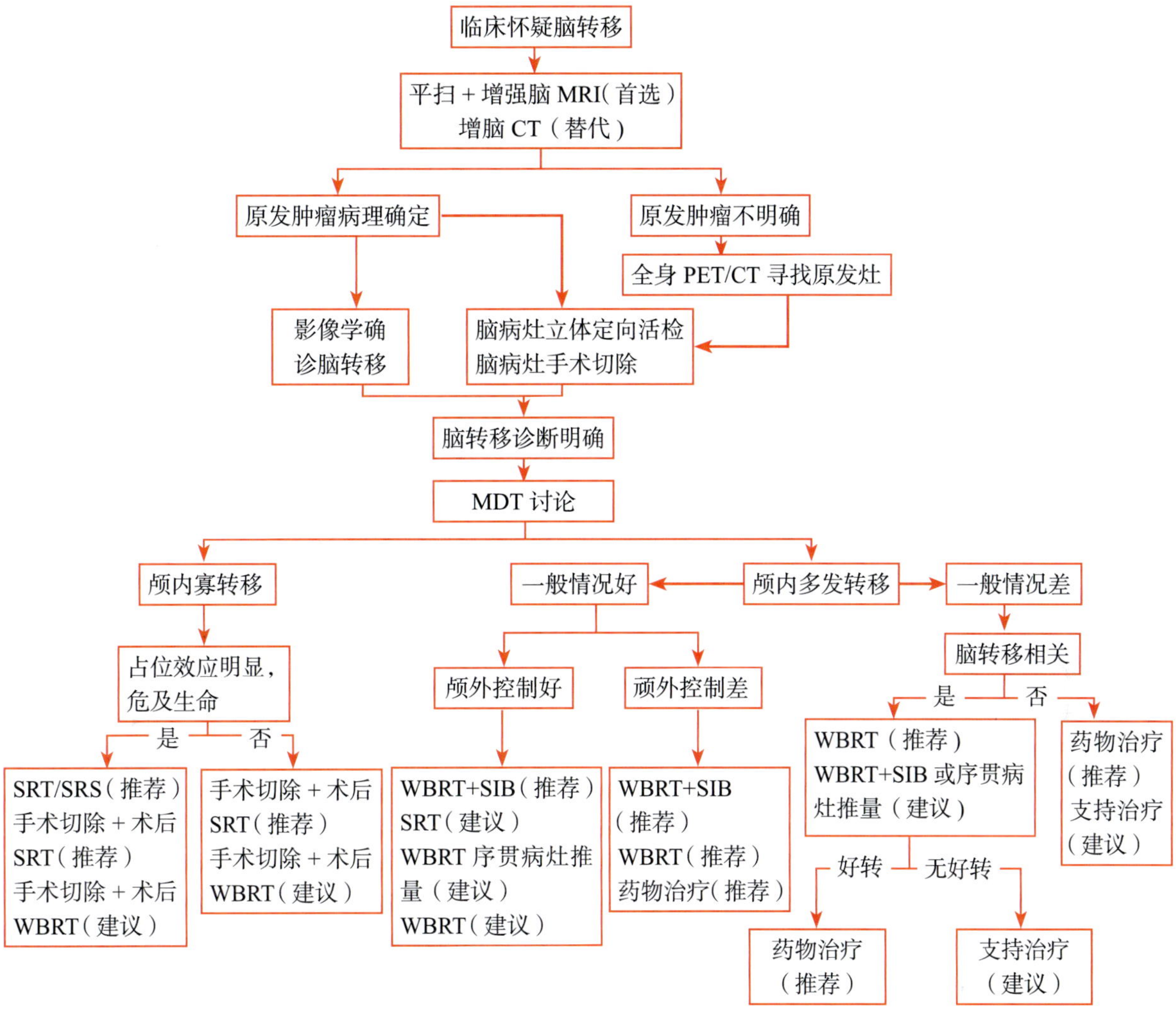

▲ 图 D-1　脑转移瘤整合诊疗

MDT. 多学科团队；SRT. 立体定向放疗；WBRT. 全脑放疗；SIB. 同步缩野推量

5. 术前准备

术前 fMRI 和 DTI 纤维束成像有助于制订合适的手术方案，保护重要结构；肿瘤位于功能区附近建议在术中神经电生理监测和术中唤醒麻醉下切除；肿瘤位置偏深者采用术中超声定位，有条件者可采用多模态导航定位，设计合理手术入路，减少手术创伤，避免损伤神经传导束[21, 22]。应用 5-ALA、术中 MRI 等技术有助于全切肿瘤。多发性 BM 要设计好手术切口和体位、头位，既要保证肿瘤安全切除，又要尽量减少术中体位改变。手术切除尽可能考虑直线切口，减少创伤和有利于愈合。

6. 手术方法

(1) 肿瘤切除方法：选取距离短、对脑功能影响小的路径显露并切除肿瘤。脑转移瘤质地与脑组织不同，瘤周常有明显脑组织水肿带。应遵守无瘤原则，尽量沿瘤周水肿带完整游离、整块切除肿瘤，避免肿瘤种植播散；对不能整块切除者也应保护好肿瘤周围脑组织和蛛网膜下腔，避免肿瘤细胞污染；对非功能区转移瘤，可适当扩大范围切除；对功能区转移瘤，应紧贴肿瘤边界切除[23]。

(2)Ommaya 囊植入术：全身情况较差、不能耐受长时间全麻手术的 BM 伴大囊变者可行肿瘤 Ommaya 囊植入术，释放肿瘤囊液减压后再行放疗[24]。脑膜转移者可行脑 Ommaya 囊植入脑室内化疗，避免反复腰穿给药。

(3) 肿瘤活检方法：①立体定向活检：要求

定位准确，穿刺点和穿刺通道应避开功能区、脑室、脑沟、蛛网膜池等，保证穿刺组织标本的质和量，可反映颅内病变情况[25]；②开颅手术活检：术前准确定位，注意术区彻底止血，防止术区残余肿瘤出血。

7. 术后处理

(1) 一般观察处理：密切监测生命体征、意识、四肢活动、瞳孔等；术后12h内复查脑CT了解术区情况，48h内复查增强MRI了解肿瘤切除情况；术后酌情给予脱水、抗癫痫、抗感染等治疗。

(2) 脑水肿的处理：有症状的瘤周水肿患者均应考虑糖皮质激素治疗，糖尿病患者使用胰岛素控制血糖。地塞米松是治疗瘤周水肿的常用药物，抗水肿作用具有剂量依赖性。根据症状调整用量，无症状者无须使用，症状轻微者给予4～8mg/d；症状明显者首日10mg负荷剂量+16mg/d维持剂量，此后维持剂量为16mg/d[26]。注意预防激素相关胃肠道并发症、机会性感染和类固醇疾病等不良反应。对难治性水肿，可选用贝伐单抗控制水肿，但围术期禁用[27]。

8. 术后辅助治疗

推荐术后常规行分子病理检查，指导术后靶向治疗或免疫治疗。推荐手术部位（瘤床）行放射治疗[28]，具体见下文。

（三）放射治疗

1. 颅内寡转移瘤

颅内寡转移瘤既往定义为1～4个BM，目前，多项研究[29, 30]结果表明，在总体积有限情况下，BM数目可能不是影响预后的主要因素，4个以上BM应用立体定向放射治疗（SRT）亦可取得良好局部控制及生存结果，因此目前颅内寡转移瘤定义为可通过SRT代替全脑放疗（whole brain radiotherapy，WBRT）治疗，并取得相当甚至更好疗效，且能保护认知功能的转移瘤病灶。

对寡转移瘤，放疗首选SRT，尽量延迟WBRT应用，以更好保护神经认知功能，WBRT可作为失败后的挽救手段[31]。

(1) SRT的靶区确定：主要根据脑MRI T_1增强与CT定位融合图像确定大体靶区（GTV），推荐采用层厚≤2mm的薄层MRI图像以更好确定肿瘤边界。GTV不包括水肿带，GTV边界外扩2mm定义为计划治疗体积（planning treatment volume，PTV）[32]。

(2) SRT的放疗技术：伽玛刀（gamma knife）、射波刀（cyber knife）、X线直线加速器等技术均可实现。

(3)SRT的剂量分割方式：综合考虑转移瘤部位、大小、病理类型、周围重要器官、照射技术等因素。

①直径≤2cm，且位于安全部位，可采用单次SRS照射，剂量20～24Gy；也可采用多分次SRS如27Gy/3F或30Gy/5F。如果临近重要危及器官如脑干、视神经，可降低剂量；。

②对于直径>2～3cm或位于功能区的肿瘤考虑分次立体定向放疗（hypofractionated stereotactic radiotherapy，HSRT），最常用分割方式为52～52.5Gy/13～15F，体积6cc及以上的病灶，GTV可内收2mm形成Boost区，并同步推量至60Gy/15F。体积>20cc的病灶可采用60Gy/20F的分割方式，GTV同样可内收2mm形成Boost区，同步推量至66～70Gy。在完成约2/3疗程放疗后，建议重新复查脑MRI，如肿瘤体积缩小，则根据当前体积重新勾画靶区，并完成剩余剂量照射[33-35]。

③如同时合并大体积及小体积病灶，寡转移可按A、B原则及剂量分别行SRT治疗，或考虑应用一个治疗中心，选用固定野调强放疗（intensity-modulated radiotherapy，IMRT）、容积旋转调强放疗（volume rotational intensity modulated radiotherapy，VMAT）以及螺旋断层放疗（helical tomotherapy，TOMO）等技术同步照射，按分割次数多的剂量给量。

④寡转移瘤术后放疗，推荐针对术后瘤床区采用SRT治疗或大分割放疗[36, 37]，常用剂量：27～30Gy/3～5F或52～52.5Gy/13～15F。

⑤寡转移瘤复发后SRT治疗，结合肿瘤部位、大小、既往放疗间隔时间、既往放疗剂量

及周围正常脑组织受量等因素，慎重考虑。无统一推荐剂量，原则为以控制肿瘤为目的，尽量减少照射体积，增加分次数，以避免严重的脑水肿及放射性坏死等远期毒性。

2. 多发 BM

(1) 对一般情况好、颅外控制好、预期生存期较长的患者，推荐采用 WBRT+ 病灶同步推量（simultaneously integrated boost，SIB）的方式，放疗技术可选用 IMRT、VMAT 或 TOMO。剂量一般为 WBRT 40Gy/20F，病灶 60Gy/20F，脑干及邻近颅内重要结构（如视神经、视交叉等）的病灶予 50Gy/20F[38, 39]。

(2) 对满足 A 条件且对神经认知功能要求高的患者，在与患者充分沟通取得知情同意后，可考虑采用单纯 SRT 治疗，并密切随访。如有新发病灶，根据新发灶部位、大小、数目等因素考虑再次 SRT 或 WBRT 治疗。

(3) 对满足 A 条件且对神经认知功能要求较高的患者，如条件许可，推荐行保护海马的 WBRT[40]。

(4) 对一般情况差，或颅外控制差、无随访条件、预期生存期短的患者，可行单纯全脑放疗，剂量为 30Gy/10F 或 37.5Gy/15F 或 WBRT 序贯病灶推量[41]。对老年或一般情况极差的患者，可考虑行 20Gy/5F 的短程姑息 WBRT[42]。WBRT 的靶区：对于应用 3DCRT 或 IMRT 治疗的 WBRT，临床治疗体积（clinical treatment volume，CTV）应包括骨窗内颅骨内全脑组织、筛板、视神经、整个垂体窝、颞叶的最下层及颅底孔道（眶上裂、圆孔、卵圆孔、内耳道、颈静脉孔、舌下神经管等）。PTV 应基于各单位的数据，一般为 CTV 外扩 5mm 左右。

(5) SRT 治疗后失败的多发 BM，可行挽救性 WBRT。

3. 脑膜转移瘤

脑膜转移瘤治疗难度大，预后极差，且常伴随脑实质转移。临床上观察到的脑膜转移影像学类型可分为 4 型：1 型为结节强化、2 型为线样强化、3 型为两者共存、4 型为无明显强化病灶但脑沟回变浅[43]。第 4 型患者常伴有较明显的中枢神经症状。治疗上须采用整合治疗原则，推荐多学科团队（MDT）及参加临床研究。对临床怀疑脑膜转移的患者，均推荐行脑脊液细胞学检测。放疗为脑膜转移瘤重要的局部治疗手段，但需配合系统性药物治疗及鞘内注射化疗，必要时配合外科行脑脊液腹腔分流等降低颅内压手段。

(1) 对脑膜刺激症状较轻、影像学上可见明确脑膜强化灶的患者，推荐采用 WBRT+ 脑膜病灶同步加量的治疗方式，放疗剂量推荐 WBRT 40Gy/20F，脑膜病灶同步推量至 60Gy/20F。

(2) 对既往接受过 WBRT、间隔时间短的患者，可仅针对脑膜转移病灶行放疗，剂量为 60Gy/20F[43]。

(3) 对无明显强化病灶但从临床症状高度怀疑脑膜转移，脑脊液细胞学检测阳性的患者，可予全脑放疗 50Gy/25F，结合患者病情严重程度及耐受性选择性加入全脊髓放疗 36Gy/20F。放疗后推荐行鞘内注射化疗，常用的化疗药物包括甲氨蝶呤、噻替派、拓扑替康、依托泊苷和阿糖胞苷，用药频率一般每 1～2 周 1 次，直至脑脊液细胞学转阴[44]。

(4) 对脑膜刺激征明显、无法耐受放疗的患者，建议先行鞘内注射化疗，待症状好转后尽快行放疗。放疗后视患者症状、体征变化及耐受性酌情进行鞘内注射化疗巩固治疗。

4. 放疗整合药物治疗

(1) 放疗整合化疗：化疗目前还未成为 BM 的主要治疗手段。小细胞肺癌、生殖细胞瘤、绒毛膜癌等 BM 被认为化疗效果相对较好，非小细胞肺癌、乳腺癌、黑色素瘤、肾癌、大肠癌、卵巢癌、子宫颈癌等效果差。某些化疗药，如替莫唑胺等整合放疗可能会提高局控率和颅内无进展生存期（PFS），但对于总生存期（OS）的延长暂无证据[45]。

(2) 放疗整合靶向治疗：驱动基因阳性的非小细胞肺癌脑转移患者应用靶向药物联合放疗可能提高颅内无进展生存，且早期放疗相对于靶向药物服用进展后放疗可能颅内获益更显著，但总生存是否获益暂无证据[46]。三代酪氨酸激酶抑制剂（TKI）在BM中显示良好疗效，但与放疗整合尚无证据。

(3) 放疗整合免疫治疗：大分割放疗产生的远隔效应为放疗整合免疫治疗提供了理论基础。目前回顾性研究及meta分析结果显示：SRS同步免疫治疗对比单纯SRS可提高客观有效率，SRS同步免疫治疗比序贯免疫治疗预后获益更显著，序贯免疫组先SRS预后优于先免疫治疗组[47,48]。

（四）药物治疗

1. 药物治疗原则

药物选择主要取决于肿瘤组织学类型和分子学特征，与转移瘤所在部位无关。除传统化疗外，可选择烷化剂替莫唑胺和抗血管生成药物贝伐珠单抗[49]。如果可行，应尽量行BM穿刺，根据BM而不是原发肿瘤的分子遗传学检查，选择肿瘤特异性靶向治疗和免疫治疗。血脑屏障透过率高的药物可能对脑内病灶控制更好。应根据颅内和颅外病变情况、既往治疗情况及不良反应等，进行治疗决策。

2. 肺癌脑转移的药物治疗

(1) 对无驱动基因突变的非小细胞肺癌患者，伴无症状或轻微症状脑转移，应单独采用一线免疫检查点抑制剂（PD-L1表达≥50%），或化疗整合免疫检查点抑制剂（PD-L1表达<50%）治疗。可选用帕博丽珠单抗或纳武利尤单抗[50,51]。程序性死亡受体1（programmed death 1，PD-1）抑制剂和细胞毒性T淋巴细胞相关蛋白4（cytotoxic t-lymphocyte associated protein 4，CTLA-4）抑制剂双免疫治疗，整合或不整合化疗，均对脑转移灶有明显控制作用[52]。

(2) 对于驱动基因阳性的非小细胞肺癌患者，例如具有EGFR、ALK、ROS1、RET、NTRK、NRG1突变以及MET第14号外显子跳读，应选用相应的TKI治疗[52–59]。目前，有关KRAS p.G12C和BRAF突变的靶向治疗的临床试验数据仍比较有限。

(3) 广泛期小细胞肺癌患者的标准治疗是铂类和依托泊苷整合化疗为基础的方案，在此基础上可加用免疫检查点抑制剂，可尝试应用于脑转移患者[60]。

3. 乳腺癌脑转移的药物治疗

(1) 对HER2阴性乳腺癌脑转移患者，可用传统化疗药物，如卡培他滨、环磷酰胺、长春新碱、甲氨蝶呤、顺铂、依托泊苷、长春瑞滨、吉西他滨等。对ER（+）/HER2（–）多线治疗的脑转移患者，可尝试应用CDK4/6抑制剂Abemaciclib[61]。

(2) 靶向治疗可使HER2阳性的脑转移的乳腺癌患者获益

①对HER2阳性的患者，一线治疗应首选以曲妥珠单抗为基础的整合化疗方案，如THP（紫杉醇联合曲妥珠单抗及帕妥珠单抗）方案。对初始无脑转移的患者，加用帕妥珠单抗可延缓脑转移发生[62]。拉帕替尼整合卡培他滨的方案可作为一线治疗[63]。

②对既往接受过曲妥珠单抗治疗的患者，可选用拉帕替尼整合卡培他滨的方案[63]。对既往接受过曲妥珠单抗整合紫杉醇化疗的无症状脑转移患者，二线使用恩美曲妥珠单抗较拉帕替尼整合卡培他滨，能进一步延长平均生存时间（26.8个月 vs. 12.9个月）[64]。

③对既往接受过2种以上靶向治疗的难治性HER2阳性乳腺癌患者，奈拉替尼整合卡培他滨，较拉帕替尼联合卡培他滨能延迟脑转移相关症状的出现[65]。接受过抗HER2治疗的进展的晚期乳腺癌患者，在曲妥珠单抗整合化疗的基础上，加用Tucatinib可降低颅内进展风险和死亡率[66]。

④对既往接受过放疗或手术的脑转移患者，可使用奈拉替尼整合卡培他滨[67]。

4. 结直肠癌脑转移的药物治疗

(1) 对微卫星稳定型结直肠癌，可使用化疗整合贝伐珠单抗治疗。

(2) 对微卫星高度不稳定（microsatellite instability-high，MSI-H）/错配修复蛋白缺失（deficient mismatch repair，dMMR）的结直肠癌，可使用免疫治疗整合化疗或放疗[68]。

5. 黑色素瘤脑转移的药物治疗

(1) 有多重症状的*BRAF*突变的黑色素瘤脑

转移患者，或类固醇激素控制不佳的黑色素瘤脑转移患者，应接受达拉非尼整合曲美替尼治疗[69-72]。

(2) 对伴或不伴 *BRAF* 突变的黑色素瘤脑转移患者，伊匹木单抗整合纳武利尤单抗均可作为一线治疗的优选方案[73, 74]。

(3) 传统的化疗药物，例如替莫唑胺、达卡巴嗪、福莫司汀等，对黑色素瘤脑转移患者疗效有限[75]。

6. 鞘内注射化疗

除上述全身治疗方案外，局部药物治疗也可发挥控制脑转移病灶的作用。鞘内注射是通过腰椎穿刺，将化疗药物注射入蛛网膜下隙，达到杀伤脑脊液内肿瘤细胞的目的。常用的化疗药物包括甲氨蝶呤和阿糖胞苷。值得指出的是，鞘内注射是脑膜转移重要的治疗手段，但对脑实质转移疗效并不明确。

7. 支持治疗原则

(1) 类固醇激素仅考虑用于有症状的患者。

(2) 不应给予抗惊厥药物一级预防。出现癫痫发作后，适时使用抗癫痫药物。

(3) 甘露醇或利尿药可用于治疗颅内压升高所致的恶心、头晕、头痛等。

(4) 若脑转移导致静脉血栓形成，应给予低分子肝素抗凝治疗。

（五）中医治疗

脑转移瘤所表现的头痛、头晕，运动、感觉及精神障碍等症状属于中医“头痛”“头风”、“眩晕”“中风”“郁证”及“脏躁”等范畴。中医学认为脑转移瘤的病因未完全明确，可能的病因病机包括：肾精不足、脾肾阳虚、感受外邪等。目前在临床中，对于脑转移瘤的治疗一般以西医治疗为主，中医药各项疗法均可作为辅助治疗手段，主要用于缓解症状、增加疗效等，治则包括化痰散结、通络开窍、熄风止痛、滋阴补肾、行气活血、养血健脾、补益心肺等。

三、随访与监测

（一）疗效评价

MRI 是 BM 疗效评估的首选影像检查方法。病灶缩小或消失提示患者有较好治疗效果。但值得注意的是，BM 放疗后随诊过程中，原病灶增大不一定是肿瘤的复发或进展，有可能是放疗引起的“假性进展”，其发生率为 9%～30%，多见于放疗结束后 3～4 个月内[76]。当放疗结束后瘤复发难以鉴别时，MR 波谱分析或灌注成像、弥散成像有一定的辅助诊断价值，结合临床信息、既往影像资料以及随诊也有助于两者的鉴别。

目前提出的针对 BM 的疗效评价标准多由胶质瘤评价标准演变而来，其中 2015 年由国际神经肿瘤疗效评估协作组 -BM 小组（RANO-BM）提出的 RANO-BM 标准结合靶病灶、非靶病灶的影像学大小改变、有无新病灶、糖皮质激素用量及患者临床状态进行全面评估，并对可测量病灶、不可测量病灶、MRI 检查要求及应用频率、假性进展的判断等进行了详尽的说明，是目前最为全面的评价标准[77]。

（二）随访

随访项目包括：病史、体检、血清肿瘤标志物检查，脑 MRI、原发病灶及颅外转移灶影像学检查，神经认知功能、生活质量测评等。频率一般为治疗后每 2～3 个月随访 1 次，病情变化时随时就诊。

参考文献

[1] Gavrilovic IT, Posner JB. Brain metastases: epidemiology and pathophysiology. J Neurooncol. 2005; 75(1): 5–14.

[2] Lamba N, Wen PY, Aizer AA. Epidemiology of brain metastases and leptomeningeal disease. Neuro-oncology. 2021; 23 (9): 1447–56.

[3] Francesco F, Ananth S, Harpreet H, Valentina F, Vincenzoa M, George S, et al. The use of multiparametric 18F-fluoro-L-3,4-dihydroxy-phenylalanine PET/MRI in post-therapy assessment of patients with gliomas. Nuclear medicine communications. 2020; 41 (6): 517–25.

[4] 高玉岭，王帅文，张艳利，叶荣，冯雯，田水水，等. 不同病理类型脑转移瘤 MRI 表现特点 [J]. 兰州大学学报（医学版）. 2021; 47(02): 65–70.

[5] Thakkar JP, Kumthekar P, Dixit KS, Stupp R, Lukas RV. Leptomeningeal metastasis from solid tumors J Neurological Sciences. 2020; 411:116706–16.

[6] Boire A, Brastianos PK, Garzia L, Valiente M. Brain metastasis. Nat Rev Cancer. 2020; 20(1): 4–11.

[7] 方三高，陈真伟，魏建国 . 2021 年第 5 版 WHO 胸部肿瘤分类 [J]. 诊断病理学杂志 . 2021; 28 (7): 591–607.

[8] Toyokawa G, Seto T, Takenoyama M, Ichinose Y. Insights into brain metastasis in patients with ALK+ lung cancer: is the brain truly a sanctuary? Cancer and Metastasis Reviews. 2015; 34(4):797–805.

[9] Pedrosa R, Mustafa DA, Soffietti R, Kros JM. Breast cancer brain metastasis: molecular mechanisms and directions for treatment. Neuro–oncology. 2018; 20(11):1439–49.

[10] Hosonaga M, Saya H, Arima Y. Molecular and cellular mechanisms underlying brain metastasis of breast cancer. Cancer and metastasis reviews. 2020; 39: 711–20.

[11] Palmieri D, Bronder JL, Herring JM, Yoneda T, Weil RJ, Stark AM, et al. Her–2 overexpression increases the metastatic outgrowth of breast cancer cells in the brain. Cancer Res. 2007; 67(9):4190–8.

[12] Hohensee I, Lamszus K, Riethdorf S, Meyer–Staeckling S, Glatzel M, Matschke J, et al. Frequent genetic alterations in EGFR– and HER2–driven pathways in breast cancer brain metastases. Am J Pathol. 2013; 183(1): 83–95.

[13] Sun J, Wang C, Zhang Y, Xu L, Gu Y. Genomic signatures reveal DNA damage response deficiency in colorectal cancer brain metastases. Nature communications. 2019; 10(1): 3190–9.

[14] Tan RYC, Camat MD, Ng M, Lim TH, Lim AST, Lim KH, et al. HER2 positive rates are enriched amongst colorectal cancer brain metastases: a study amongst 1920 consecutive patients. Annals of oncology. 2018; 29(7):1598–9.

[15] Schouten LJ, Rutten J, Huveneers HAM, Twijinstra A. Incidence of brain metastases in a cohort of patients with carcinoma of the breast, colon, kidney, and lung and melanoma. Cancer. 2002; 94(10): 2698–705.

[16] Oliva ICG, Schvartsman G, Tawbi H. Advances in the systemic treatment of melanoma brain metastases. Annals of oncology. 2018; 29(7):1509–20.

[17] Nayak L, DeAngelis LM, Brandes AA, Peereboom DM, Galanis E, Lin NU, et al. The neurologic assessment in Neuro– Oncology (NANO) scale: a tool to assess neurologic function for integration into the Response Assessment in Neuro–Oncology (RANO) criteria. Neuro Oncol. 2017; 10(5): 625–35.

[18] Alvarez–Breckenridge CA, Giobbie–Hurder AG, Gill CM, Bertalan M, Brastlanos PK, Stocking J, Kaplan A, et al. Upfront surgical resection of melanoma brain metastases provides a bridge toward immunotherapy–mediated systemic control. Oncologist. 2019; 24(5): 671–9.

[19] Patel AJ, Suki D, Hatiboglu MA, Rao VY, Fox BD, Sawaya R. Impact of surgical methodology on the complication rate and functional outcome of patients with a single brain metastasis. J Neurosurg. 2015; 122(5): 1132–43.

[20] 周先申，万经海 . 多发脑转移瘤手术指征及综合治疗探讨 [J]. 中国临床医生杂志 . 2017; 45(04): 69–72.

[21] Chua TH, See AAQ, Ang BT, King NKK. Awake Craniotomy for Resection of Brain Metastases: A Systematic Review. World Neurosurg. 2018; 120: e1128–e35.

[22] Sammilan JL, Fernandez–Coello A, Fernandex–Conejero I, Plans G, Gabarros A. Functional approach using intraoperative brain mapping and neurophysiological monitoring for the surgical treatment of brain metastases in the central region. J Neurosurg. 2017; 126(3): 698–707.

[23] 胡珂，万经海 . 脑转移瘤的外科治疗策略 [J]. 中国临床医生 . 2014; 42(04): 17–9.

[24] Wang H, Liu X, Jiang X, Song Y, Wang X, Wang J, et al. Cystic brain metastases had slower speed of tumor shrinkage but similar prognosis compared with solid tumors that underwent radiosurgery treatment. Cancer Manag Res. 2019; 11: 1753–63.

[25] Yu KKH, Patel AR, MOSS NS. The role of stereotactic biopsy in brain metastases. Neurosurg Clin N Am. 2020; 31(4): 515–26.

[26] Ryken TC, Kuo JS, Prabhu RS, Sherman JH, Kalkanis SN, Olson JJ. Congress of neurological surgeons systematic review and evidence–based guidelines on the role of steroids in the treatment of adults with metastatic brain tumors. Neurosurgery. 2019; 84(3): E189–91.

[27] Gerstner ER, Duda DG, Tomaso ED, Ryg PA, Loeffler JS, Sorensen AG, et al. VEGF inhibitors in the treatment of cerebral edema in patients with brain cancer. Nat Rev Clin Oncol. 2009; 6(4): 229–36.

[28] Mahajan A, Ahmed S, Mcaleer MF. Post–operative stereotactic radiosurgery versus observation for completely resected brain metastases:a single–centre, randomised, controlled, phase 3 trial. The Lancet Oncol. 2017; 18(8):1040–8.

[29] Yamamoto M, Serizawa T, Shuto T, Akabane A, Higuchi Y, Kawagishi J, et al. Stereotactic radiosurgery for patients with multiple brain metastases (JLGK0901): a multi–institutional prospective observational study.. The Lancet Oncology. 2014; 15(4):387–95.

[30] Chang JH, Chang WS, Yong GP, Kim HY, Chang JW. Analysis of radiosurgical results in patients with brain metastases according to the number of brain lesions: is stereotactic radiosurgery effective for multiple brain metastases? Journal of neurosurgery. 2010; 113 Suppl: 73–8.

[31] Chen X, Xiao J, LI X, Jiang X, Zhang Y, Xu Y, et al. Fifty percent patients avoid whole brain radiotherapy:stereotactic radiotherapy for multiple brain metastases:a retrospective analysis of a single center. Clinical & translational oncology: official publication of the Federation of Spanish Oncology Societies and of the National Cancer Institute of Mexico. 2012;14(8): 599–605.

[32] 樊代明 . 整合肿瘤学·临床卷 [M]. 北京 : 科学出版社 ,2021.

[33] Jiang X, Xiao J, Zhang Y, Xu Y, Li X, Chen X, et al. Hypofractionated stereotactic radiotherapy for brain metastases larger than three centimeters. Radiation oncology (London, England). 2012; 7: 36–42.

[34] 马玉超 , 肖建平 , 毕楠 , 刘峰 , 刘笛 , 赵瑞芝 , 等 . 大分割放疗联合替莫唑胺治疗大体积脑转移瘤的前瞻性临床研究 [J]. 中华放射肿瘤学杂志 . 2016; 25(4): 320–6.

[35] 马玉超 , 肖建平 , 毕楠 , 张红梅 , 徐英杰 , 张烨 , 等 . FSRT 联合替莫唑胺治疗大体积脑转移瘤的对照研究 [J]. 中华放射肿瘤学杂志 . 2018; 27(4): 348–53.

[36] Brown PD, Ballman KV, Cerhan JH, Anderson KS, Carrero XW. Postoperative stereotactic radiosurgery compared with whole brain radiotherapy for resected metastatic brain disease (NCCTG N107C/CEC 3): a multicentre, randomised, controlled, phase 3 trial. The Lancet Oncology. 2017, 18(8):1049–60.

[37] Soliman H, Ruschin M, Angelov L, Brown PD, Chiang VLS, Kirkpatrick JP, et al. Consensus contouring guidelines for postoperative completely resected cavity stereotactic radiosurgery for brain metastases. International journal of radiation oncology, biology, physics. 2018; 100(2): 436–42.

[38] 马玉超 , 肖建平 , 毕楠 , 徐英杰 , 田源 , 张红梅 , 等 . HT 全脑 + 病灶同步推量放疗多发性脑转移瘤剂量学及临床分析 [J]. 中华放射肿瘤学杂志 . 2018; 27(5): 435–40.

[39] 刘清峰 , 肖建平 , 张烨 , 张红梅 , 田源 , 曹莹 , 等 . 基于核磁定位的多发脑转移瘤全脑 + 病灶同步推量治疗中新发病灶的影响因素研究 [J]. 癌症进展 . 2020; 18(11):1099–102.

[40] Gondi V, Tome WA, Marsh J, Struck A, Ghia A, Turian JV, et al. Estimated risk of perihippocampal disease progression after hippocampal avoidance during whole–brain radiotherapy: safety profile for RTOG 0933. Radiotherapy and oncology: journal of the

European Society for Therapeutic Radiology and Oncology. 2010; 95(3): 327–31.

[41] Brown PD, Ahluwalia MS, Khan OH, Asher AL, Wefel JS, Gondi V. Whole-brain radiotherapy for brain metastases: evolution or revolution? Journal of clinical oncology:official journal of the American Society of Clinical Oncology. 2018; 36(5): 483–91.

[42] Rades D, Evers JN, Veninga T, Staplers LJA, Lohynska R, Schild SE. Shorter-course whole-brain radiotherapy for brain metastases in elderly patients. International journal of radiation oncology, biology, physics. 2011; 81(4): e469–73.

[43] 杨斯苒，刘清峰，肖建平，张红梅，毕楠，张烨，等. 放疗为主的综合方案治疗脑膜转移瘤Ⅱ期临床研究 [J]. 中华放射肿瘤学杂志. 2020; 29(9):744–50.

[44] Rhun ELE, Weller M, Brandsma D, Bent VD, Azambuja ED, Henriksson RT, et al. EANO–ESMO Clinical Practice Guidelines for diagnosis,treatment and follow-up of patients with leptomeningeal metastasis from solid tumours. Annals of oncology:official journal of the European Society for Medical Oncology. 2017; 28 (suppl4): iv84–99.

[45] Bi N, Ma Y, Xiao J, Zhang H, Xu Y, Tian Y, et al. A phase ii trial of concurrent temozolomide and hypofractionated stereotactic radiotherapy for complex brain metastases. The Oncologist. 2019; 24(9):1–7.

[46] Yang S, Xiao J, Liu Q, Zhang Y, Bi N, Huang X, et al. The sequence of intracranial radiotherapy and systemic treatment with tyrosine kinase inhibitors for gene-driven non-small cell lung cancer brain metastases in the targeted treatment era: A 10-year single-center experience. Frontiers in oncology. 2021; 11:732883.

[47] Lehrer EJ, Peterson J, Brown PD, Sheehan JP, Quiñones-Hinojosa A, Zaorsky NG, et al. Treatment of brain metastases with stereotactic radiosurgery and immune checkpoint inhibitors:An international meta-analysis of individual patient data. Radiotherapy and oncology: journal of the European Society for Therapeutic Radiology and Oncology. 2019; 130:104–12.

[48] Kotecha R, Kim JM, Miller JA, Juloori A, Chao ST, Murphy ES, et al. The impact of sequencing PD-1/PD-L1 inhibitors and stereotactic radiosurgery for patients with brain metastasis. Neuro-oncology. 2019; 21 (8):1060–8.

[49] Socinski M A, Langer CJ, Huang JE, Kolb MM, Compton P, Wang L, et al. Safety of bevacizumab in patients with non-small-cell lung cancer and brain metastases. Journal of clinical oncology. 2009; 27(31): 5255–61.

[50] Goldberg SB, Schalper KA, Gettinger SN, Mahajan A, Herbst RS, Chiang AC, et al. Pembrolizumab for management of patients with NSCLC and brain metastases: long-term results and biomarker analysis from a non-randomised, open-label, phase 2 trial. The Lancet Oncology. 2020; 21(5): 655–63.

[51] Gauvain C, Vauléon E, Chouaid C, Lerhun E, Jabot L, Scherpereelet A, et al. Intracerebral efficacy and tolerance of nivolumab in non-small-cell lung cancer patients with brain metastases. Lung cancer. 2018; 116: 62–6.

[52] Paz-Ares L, Ciuleanu TE, Cobo M, Schenker M, Zurawski B. First-line nivolumab plus ipilimumab combined with two cycles of chemotherapy in patients with non-small-cell lung cancer (CheckMate 9LA): an international, randomised, open-label, phase 3 trial. The Lancet Oncology. 2021; 22(2): 198–211.

[53] Iuchi T, Shingyoji M, Sakaida T, Hatano K, Nagano O, Itakura M, et al. Phase II trial of gefitinib alone without radiation therapy for Japanese patients with brain metastases from EGFR-mutant lung adenocarcinoma. Lung cancer. 2013; 82(2): 282–7.

[54] Yang J, Zhou C, Huang Y, Feng J, Lu S, Song Y, et al. Icotinib versus whole-brain irradiation in patients with EGFR- mutant non-small-cell lung cancer and multiple brain metastases (BRAIN): a multicentre, phase 3, open-label, parallel, randomised controlled trial. The Lancet Respiratory medicine. 2017; 5(9): 707–16.

[55] Solomon BJ, Cappuzzo F, Felip E, Blackhall FH, Costa DB, Kim DW, et al. Intracranial efficacy of crizotinib versus chemotherapy in patients with advanced alk-positive non- small-cell lung cancer: results from PROFILE 1014. Journal of clinical oncology. 2016; 34(24): 2858–65.

[56] Drilon A, Siena S, Dziadziuszko R, Barlesi F, Krebs MG, Shaw A, et al. Entrectinib in ROS1 fusion-positive non-small-cell lung cancer: integrated analysis of three phase 1–2 trials. The Lancet Oncology. 2020; 21(2): 261–70.

[57] Liu L, Bai H, Seery S, Li S, Wang C, Xue P, et al. Efficacy and safety of treatment modalities across EGFR selected/ unselected populations with non-small cell lung cancer and brain metastases: A systematic review and Bayesian network meta-analysis. Lung cancer. 2021; 158: 74–84.

[58] Ramalingam SS, Vansteenkiste J, Planchard D, Cho BC, Soria JC. Overall Survival with Osimertinib in Untreated, EGFR- Mutated Advanced NSCLC. The new england journal of medicine. 2020; 382(1): 41–50.

[59] Mok T, Camidge DR, Gadgeel SM, Rosell R, Peters S. Updated overall survival and final progression-free survival data for patients with treatment-naive advanced ALK-positive non-small-cell lung cancer in the ALEX study. Annals of oncology: official journal of the European Society for Medical Oncology. 2020; 31(8): 1056–64.

[60] Paz-Ares L, Dvorkin M, Chen Y, Reinmuth N, Hotta K, Trukhin D, et al. Durvalumab plus platinum-etoposide versus platinum-etoposide in first-line treatment of extensive-stage small-cell lung cancer (CASPIAN): a randomised, controlled, open-label, phase 3 trial. The Lancet. 2019; 394(10212): 1929–39.

[61] Tolaney SM, Sahebjam S, Rhun EL, Bachelot T, Kabos P, Awada A, et al. A Phase Ⅱ Study of Abemaciclib in Patients with Brain Metastases Secondary to Hormone Receptor-Positive Breast Cancer. Clinical cancer research: an official journal of the American Association for Cancer Research. 2020; 26(20):5310–9.

[62] Swain SM, Baselga J, Miles D, Im Y-H, Quah C, Lee F, et al. Incidence of central nervous system metastases in patients with HER2-positive metastatic breast cancer treated with pertuzumab, trastuzumab, and docetaxel: results from the randomized phase Ⅲ study CLEOPATRA. Annals of oncology. 2014; 25(6): 1116–21.

[63] Bachelot T, Romieu G, Campone M, Diéras V, Cropet C, Dalenc F, et al. Lapatinib plus capecitabine in patients with previously untreated brain metastases from HER2-positive metastatic breast cancer (LANDSCAPE): a single-group phase 2 study. The Lancet Oncology. 2013; 14(1): 64–71.

[64] Krop IE, Lin NU, Blackwell K, Guardino E, Huober J, Lu M, et al. Trastuzumab emtansine (T-DM1) versus lapatinib plus capecitabine in patients with HER2-positive metastatic breast cancer and central nervous system metastases: a retrospective, exploratory analysis in EMILIA. Annals of oncology. 2015; 26(1): 113–9.

[65] Saura C, Oliveira M, Feng Y, Shen M, Chen S, Hurvitz SA, et al. Neratinib plus capecitabine versus lapatinib plus capecitabine in HER2-positive metastatic breast cancer previously treated with ≥ 2 HER2-directed regimens: phase Ⅲ NALA trial. Journal of clinical oncology. 2020; 38(27): 3138–49.

[66] Lin NU, Borges V, Anders C, Murthy RK, Paplomata E, Hamilton E, et al. Intracranial efficacy and survival with tucatinib plus trastuzumab and capecitabine for previously treated HER2-positive breast cancer with brain metastases in the HER2CLIMB trial. Journal of clinical oncology. 2020; 38(23): 2610–9.

[67] Freedman RA, Gelman RS, Anders CK, Melisko ME, Parsons HA, Cropp AM, et al. TBCRC 022: A phase ii trial of neratinib and capecitabine for patients with human epidermal growth factor receptor 2-positive breast cancer and brain metastases. Journal of clinical oncology. 2019; 37(13): 1081-9.

[68] Jiang XB, Yang QY, Sai K, Zhang XH, Chen ZP, Mou YG, et al. Brain metastases from colorectal carcinoma: a description of 60 cases in a single Chinese cancer center. Tumour biology: the journal of the International Society for Oncodevelopmental Biology and Medicine. 2011; 32(6):1249-56.

[69] Dummer R, Goldinger SM, Turtschi CP, Eggmann NB, Michielin O, Mitchell L, et al. Vemurafenib in patients with BRAF (V600) mutation-positive melanoma with symptomatic brain metastases: final results of an open-label pilot study. Eur J Cancer. 2014, 50(3): 611-21.

[70] Mcarthur GA, Maio M, Arance A, Nathan P, Blank C, Avril MF, et al. Vemurafenib in metastatic melanoma patients with brain metastases: an open-label, single-arm, phase 2, multicentre study. Annals of oncology. 2017; 28(3): 634-41.

[71] Long GV, Trefzer U, Davies MA, Kefford RF, Ascierto PA, Chapman PB, et al. Dabrafenib in patients with Val600Glu or Val600Lys BRAF-mutant melanoma metastatic to the brain (BREAK-MB): a multicentre, open-label, phase 2 trial. The Lancet Oncology. 2012; 13(11): 1087-95.

[72] Davies MA, Saiag P, Robert C, Grob JJ, Flaherty KT. Dabrafenib plus trametinib in patients with BRAF(V600)- mutant melanoma brain metastases (COMBI-MB): a multicentre, multicohort, open-label, phase 2 trial. The Lancet Oncology. 2017; 18(7): 863-73.

[73] Tawbi HA, Forsyth PA, Algazi A, Hamid O, Hodi SF, Moschos SJ, et al. Combined nivolumab and ipilimumab in melanoma metastatic to the brain. The New England journal of medicine. 2018; 379(8): 722-30.

[74] Long GV, Atkinson V, Lo S, Sandhu S, Guminski AD, Brown MP, et al. Combination nivolumab and ipilimumab or nivolumab alone in melanoma brain metastases: a multicentre randomised phase 2 study. The Lancet Oncology. 2018; 19(5): 672-81.

[75] Gutzmer R, Vordermark D, Hassel JC, Krex D, Meier F. Melanoma brain metastases-Interdisciplinary management recommendations 2020. Cancer treatment reviews. 2020; 89,102083.

[76] Vellayappan B, Tan CL, Yong C, Khor LK, Koh WY, Yeo TT, et al. Diagnosis and management of radiation necrosis in patients with brain metastases. Front Oncol. 2018; 8: 395.

[77] Nancy UL, Eudocia QL, Aoyama H, Barani IJ, Barboriak DP, Baumert BG, et al. Response assessment criteria for brain metastases: proposal from the RANO group. Lancet Oncology. 2015; 16: e270-8.

附录 E　蒙特利尔认知评估量表（MoCA）

姓名：________；性别：________；年龄：____岁；受教育年：____年；日期：________

视空间与执行功能

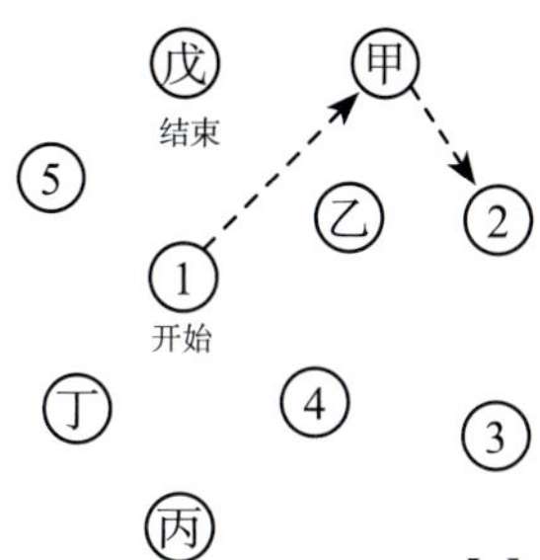

【 】

复制立方体

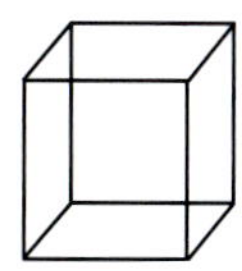

【 】

画钟表（11 点过 10 分）（3 分）

【 】轮廓　【 】数字　【 】指针

得分 ____/5

命　名

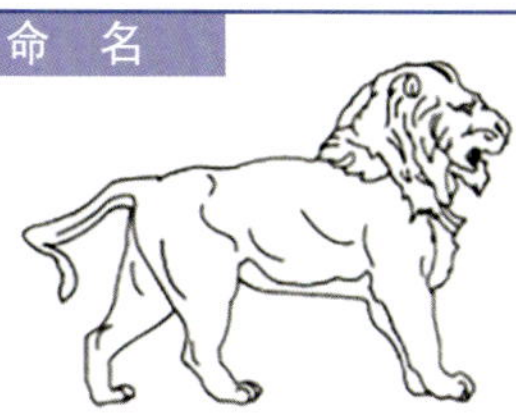

【 】

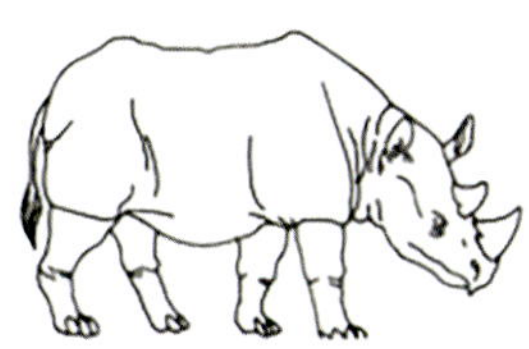

【 】

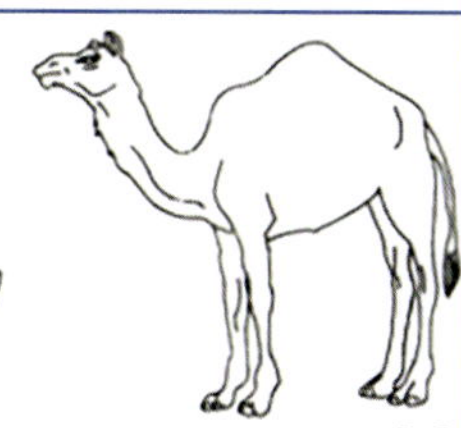

【 】

____/3

记　忆		面孔	天鹅绒	教堂	菊花	红色	
读出下列词语，而后由患者重复上述过程重复 2 次 5 分钟后回忆	第一次						不计分
	第二次						

项目	内容	得分
注　意	读出下列数字，请患者重复（每秒一个）　顺背【 】2 1 8 5 4　倒背【 】7 4 2	____/2
	读出下列数字，每当数字 1 出现时，患者必须用手敲打一下桌面，错误数大于或等于 2 不给分　【 】5 2 1 3 9 4 1 1 8 0 6 2 1 5 1 9 4 5 1 1 1 4 1 9 0 5 1 1 2	____/1
	100 连续减 7　【 】93　【 】86　【 】79　【 】72　【 】65 4～5 个正确给 3 分，2～3 个正确给 2 分，1 个正确给 1 分，全部错误为 0 分	____/3
语　言	重复：我只知道今天张亮是来帮过忙的人［ ］　狗在房间的时候，猫总是躲在沙发下面［ ］	____/2
	流畅性：在 1 分钟内尽可能多的说出动物的名字　【 】______（N≥11 名称）	____/1
抽　象	词语相似性：如香蕉 - 橘子 = 水果　［ ］火车 - 自行车　［ ］手表 - 尺子	____/2

延迟回忆		面孔	天鹅绒	教堂	菊花	红色		
	回忆时不能提示	【 】	【 】	【 】	【 】	【 】	仅根据非提示回忆计分	____/5
选　项	分类提示							
	多选提示							

定　向	【 】日期　【 】月份　【 】年代　【 】星期几　【 】地点　【 】城市	____/6

总分 ____/30

www.mocatest.org

MoCA 指导语及评分标准

1. 交替连线测验

指导语："请您画一条线，按照数字到汉字并逐渐升高的顺序。请您从这里开始【指向数字 (1)】，从 1 连向甲，再连向 2，并一直连下去，到这里结束【指向汉字（戊）】。"

评分：正确为 1 分，错误为 0 分。

注意：当受试者完全按照"1–甲–2–乙–3–丙–4–丁–5–戊"的顺序进行连线且没有任何交叉线时记 1 分。当受试者出现任何错误而没有立刻自我纠正时，给 0 分。

2. 视结构功能检测（立方体）

指导语：测试者指着立方体说："请您照着这幅图在下面的空白处原样画一遍，并尽可能准确"。

评分：完全符合下列标准时，正确为 1 分；错误为 0 分。

注意：图形为三维结构，所有的线都存在，无多余的线，相对的边基本平行，长度基本一致（长方体或棱柱体也算正确），实线不能画成虚线。上述标准中，只要违反其中任何一条，即为 0 分。

3. 执行功能检测

指导语：测试者指着空白处说："请您在这画一个圆形的表，像一般钟表一样填齐所有数字，并用指针画出 11 点 10 分。"

评分：共 3 分，每对一项记 1 分。

注意：轮廓（1 分）：表面必须时个圆，允许有轻微的缺陷（如，圆没有闭合）。数字（1 分）：圆圈内填入所有的阿拉伯（罗马）数字，不能缺少或多余，数字的顺序及位置要求正确，必须准确填写在所属象限内，可以是罗马数字；数字可以放在圆圈之外。指针（1 分）：两个指针指向的时间准确，时针明显短于分针，指针的中心交点应接近表的中心。上述各项标准中，如果违反其中任何一条，则该项目不给分。

4. 命名

指导语：自左侧开始，每指出一个动物图片即问受试者："请您告诉我这个动物的名字"。

评分：共 3 分。每对一项记 1 分。正确回答是：狮子、犀牛、骆驼或单峰骆驼。

5. 记忆力检测

指导语：测试者向受试者说明："这是一个记忆力检测。在下面的时间里我会给您读完几个词，您要注意听，一定要记住。当我读完后，把您记住的词告诉我。可以不按照我度的顺序"。测试者以每秒 1 个词的速度读出 5 个词，并把受试者回答正确的词在第一遍相应的空栏中标出。当受试者回答出所有的词，或者再也回忆不起来时，把这 5 个词再读一遍，并向受试者说明："我把这些词再读一遍，努力去记并把您记住的词告诉我，包括您在第一次已经说过的词。"把受试者回答正确的词在第二遍相应的空栏中标出。第二遍结束后，告诉受试者一会儿还要让他回忆这些词："在检查结束后，我会让您把这些词再回忆一次。"

6. 注意力检测

(1) 顺背 / 倒背

指导语：

顺背——"下面请您仔细听我说一些数字，当我说完时您就跟着照样背出来"。按照每秒钟 1 个数字的速度读出这 5 个数字。

倒背——"下面我再说一些数字，您仔细听，当我说完时请您按我说的顺序倒着背出来"。按照每秒钟 1 个数字的速度读出这 5 个数字。

评分：共 2 分。复述准确，每一个数列分别记 1 分（注：倒背的正确回答是 2–4–7）。

(2) 警觉性

指导语：测试者以每秒钟 1 个数字的速度读出，并向受试者说明："下面我要读出一段数字，请注意听。每当我读到 1 的时候，您就拍一下手；当我读到其他数字时不要拍手。"

(3) 连续减 7

指导语："现在请您做一道计算题，计算 100 连续减去 7，共计算 5 次，将每次计算的得数告诉我。"

评分：共 3 分。全部记错记 0 分，一个正确记 1 分，两到三个正确记 2 分，四到五个正确记 3 分。从 100 减 7 开始计算正确的减数，每一个减数都单独评定，如果受试者减错了一次，而从这一个减数开始后续的减 7 正确，则后续的正确减数要记分。例如，如果受试者的回答是 93-85-78-71-64，85 是错误的，而其他的结果都正确，因此给 3 分。不要重复受试者的答案，不能用笔算。

7. 语言

(1) 句子复述

指导语："现在我要对您说一句话，我说完后请您按照我说的话原样重复出来，【暂停一会】我只知道今天张亮是来帮过忙的人。"受试者回答完毕后，"现在我再说另一句话，我说完后请您也照样重复出来，【暂停一会儿】：狗在房间的时候，猫总是躲在沙发下面。"

评分：共 2 分，复述正确，每句话分别给 1 分。注意：如复述时出现了省略（如：省略了"只""总是"）以及替换 / 增加（如"我只知道今天张亮……"说成"我只知道张亮今天……"；或"房间"说成"房子"等）均不正确。

(2) 词语流畅性

指导语："请您尽可能快、尽可能多地说出您所知道的动物的名称。时间是 1min，请您想一想，准备好了吗？开始。"1min 后停止。

评分：如果受试者 1min 内说出的名称≥11 个，记 1 分。同时在检查表的背面或两边记下受试者的回答内容。龙、凤、麒麟等神化动物也算正确。

8. 抽象思维

让受试者解释每一对词语在什么方面相类似，或者说他们有什么共性。

指导语："请您说说橘子和香蕉在什么方面相类似？"如果受试者回答的是一种表面特征（如：都有皮，或都能吃等），那么只能再提示一次："请再换一种说法，他们在什么性质方面相类似？"如果受试者仍未给出正确回答（水果），则说："您说得没错，也可以说他们都是水果。"但不要给出其他任何解释或说明。在练习结束后，说："您再说说火车和自行车在什么方面相类似？"当受试者回答完毕后，再进行下一组词："您再说说手表和尺子在什么方面相类似？"不要给出其他任何说明或启发。

9. 延迟回忆

指导语："刚才我给您读了几个词让您记住，请您再尽量回忆一下，告诉我这些词都有什么？"对未经提示而回忆正确的词，在下面的空栏中打勾（√）做标记。

评分：共 5 分。在未经提示下自由回忆正确的词，每词记 1 分。

* 可选项目：

在延迟自由回忆之后，对于未能回忆起来的词，通过语义分类线索鼓励受试者尽可能地回忆。经分类提示或多选提示回忆正确者，在相应的空栏中打勾（√）做标记。先进行分类提示，如果仍不能回忆起来，再进行多选提示。

指导语："下列词语中哪一个是刚才记过的：鼻子，面孔，手掌？"

各词的分类提示和（或）多选提示如下：

面孔：分类提示——身体的一部分；多选提示——鼻子、面孔、手掌；

天鹅绒：分类提示——一种纺织品；多选提示——棉布、的确良、天鹅绒；

教堂：分类提示——一座建筑；多选提示——教堂、学校、医院；

菊花：分类提示——一种花；多选提示——玫瑰、菊花、牡丹；

红色：分类提示——一种颜色；多选提示——红色、蓝色、绿色。

评分：线索回忆不计分。线索回忆只用于临床目的，为测试者分析受试者的记忆障碍类型提供进一步的信息。对于提取障碍导致的记忆缺陷，线索可提高回忆成绩；如果是编码障碍，则线索无助于提高回忆成绩。

10. 定向力

指导语："告诉我今天是什么日期"。如果受试者回答不完整，则可以分别提示受试者："告诉我现在是【哪年，哪月，哪日，星期几】。"然后再问："告诉我这是什么单位？什么城市？”

评分：共 6 分。每正确回答一项记 1 分。受试者必须回答精确的日期和地点（医院、诊所、办公室的名称）。日期上多一天或少一天都算错误，不记分。

总分：把右侧栏目中各项得分相加即为总分，受教育年限≤12 年则加 1 分，满分 30 分。＞26 分属于正常。

附录 F　中南大学湘雅医院脑转移瘤 MDT 团队及成员介绍

中南大学湘雅医院脑转移瘤 MDT 团队由周蓉蓉教授于 2018 年 6 月发起，集结了来自肿瘤科、神经外科、神经内科、呼吸科、放射科、病理科、乳腺外科、普外科、胸外科、皮肤科、营养科、疼痛科，以及 PET 中心等相关专科的资深专家，每周四上午 11：00—12：00 定时定点进行讨论，根据不同脑转移患者的疾病情况和相关因素，以循证医学为依据，由多个相关学科专业人员共同讨论并制订治疗方案，再由各学科诊疗组无缝隙对接，遵会诊意见予以相应治疗。

湘雅医院脑转移瘤多学科协同诊疗模式自 2018 年建立以来已完成 1500 余例脑转移瘤疑难病例患者诊疗，其中涵盖了肺癌、乳腺癌、黑色素瘤、胃癌、食管癌、鼻咽癌、肝癌、淋巴瘤等多癌肿，为此类患者制订个体化诊疗方案，提供多学科“一站式”诊疗服务。成立以来，湘雅医院脑转移瘤 MDT 团队就脑转移瘤诊疗过程中遇到的难题及热点问题与国内外兄弟单位开展讨论，共举办《脑转移瘤 MDT 云峰论剑》等线上专题会议 12 期，线下湘雅医院脑转移瘤高峰论坛 7 次；团队开展并参与了多项脑转移瘤临床研究，共发表脑转移瘤相关论文 24 篇，其中 JCR 1 区 19 篇，最高影响因子为 40.8，累计影响因子 200+。团队主译的《脑转移瘤放射治疗学：基于病例的研究》于 2022 年成功出版，发行后广受好评。2021 年起，湘雅医院脑转移瘤 MDT 先后与湖南省内 14 家医院线下成立中南大学湘雅医院医疗联合体脑转移瘤 MDT 专科联盟医院并开展学术研讨会。截至 2024 年 10 月 25 日，已与湖南省内所有地级市单位全面建立医疗联合体。

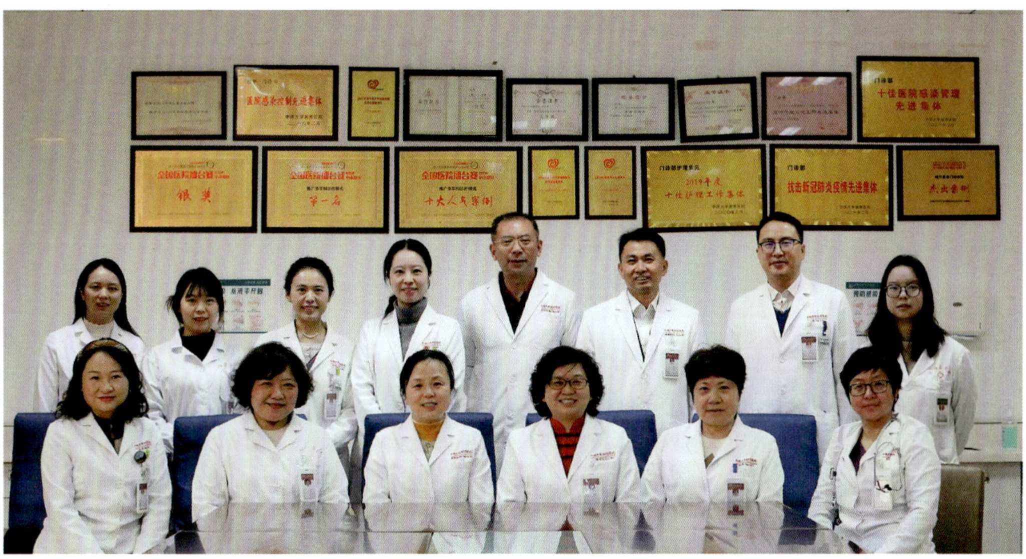

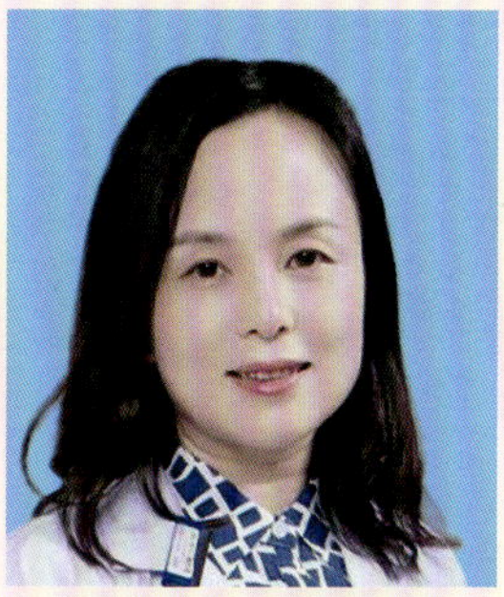

周蓉蓉

- 主任医师，教授，博士研究生导师。中南大学湘雅医院肿瘤放射治疗科主任兼肿瘤科副主任，脑转移瘤疑难病会诊团队组长。
- 中国毒理学会特种医学毒理专业委员会副主任委员、湖南省医学会放射肿瘤学专业委员会候任主任委员、湖南国际医学交流促进会精准放疗与人工智能专委会主任委员等。
- 研究方向为脑转移瘤、肺癌等胸部肿瘤的放射治疗及综合治疗。

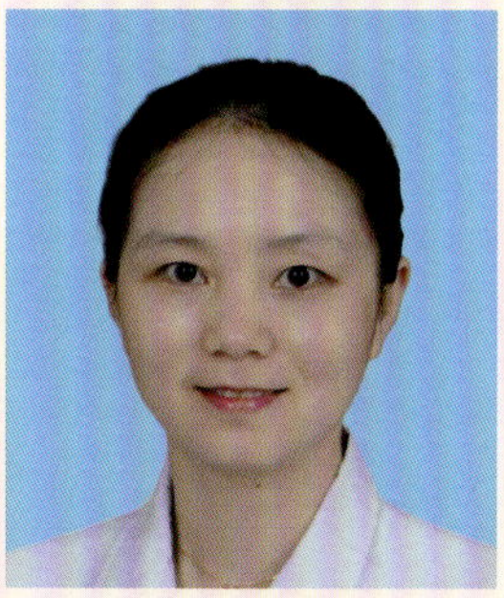

周琴

- 医学博士，中南大学湘雅医院肿瘤科副主任医师，硕士研究生导师，脑转移瘤疑难病会诊团队核心成员。
- 中华医学会放射肿瘤学专业委员会青年委员、中国医师协会放疗分会头颈学组委员、湖南省抗癌协会脑转移瘤转移委员会秘书等。
- 研究方向为脑转移瘤、鼻咽癌、口腔癌等头颈部肿瘤的放射治疗。

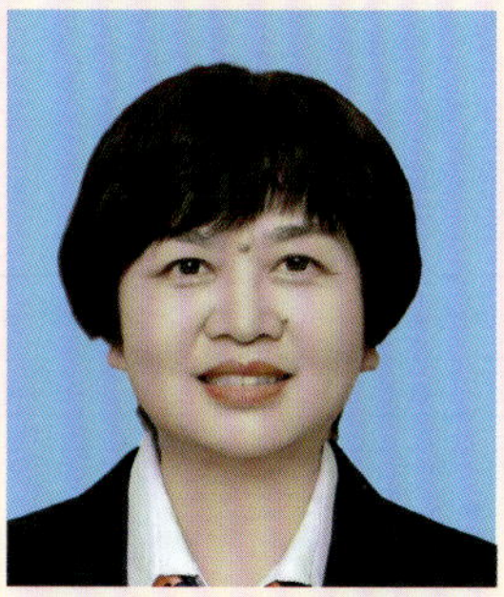

何碧秀

- 主任医师，中南大学湘雅医院老年呼吸内科教授，硕士研究生导师，脑转移瘤疑难病会诊团队核心成员。
- 中华医学会老年医学分会呼吸病学组委员，中国女医师协会老年医学专业委员会委员，湖南省国际医学交流促进会临床肿瘤学与 MDT 专业委员会常务委员。
- 研究方向为肺癌与肺结节的诊断及鉴别诊断，晚期肺癌的化疗，靶向及免疫治疗等规范化综合治疗。

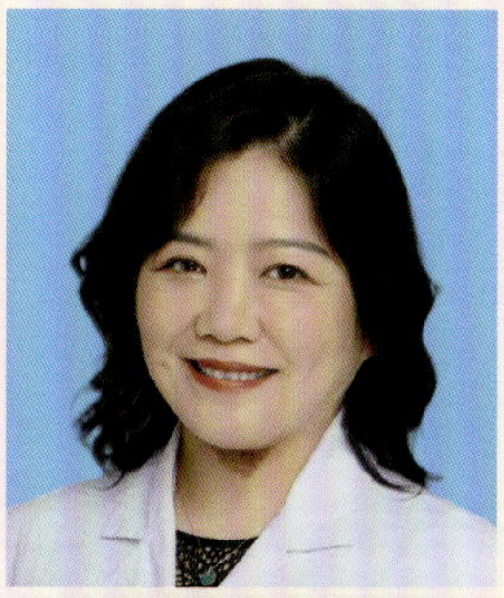

曹立明

- 主任医师，中南大学湘雅医院呼吸与危重症科教授，硕士研究生导师。湖南省呼吸疾病防治办公室副主任，脑转移瘤疑难病会诊团队核心成员。
- 中华医学会呼吸病分会介入学组委员，中国医师协会呼吸分会肺癌工作委员会委员，中国老年医学学会呼吸病学分会肺部肿瘤学术委员会委员等。
- 研究方向为肺癌诊断及综合治疗、胸部内窥镜下各种介入诊疗、胸膜纵隔疾病诊断和鉴别诊断。

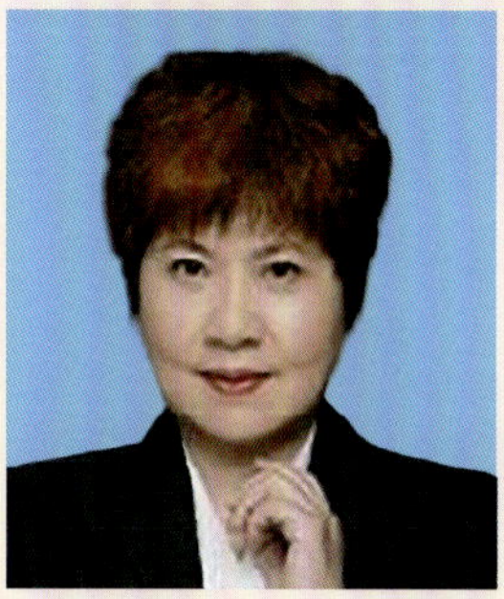

杨杰

- 主任医师，中南大学湘雅医院神经内科教授，硕士研究生导师，脑转移瘤疑难病会诊团队核心成员。
- 湖南省脑血管病临床研究中心成员、湖南省脑血管病介入学组成员、湖南省医学会神经病学中枢神经系统感染性疾病学组委员等。
- 研究方向为脑血管疾病、心源性脑卒中、脑转移瘤、疑难脊髓疾病、血管性痴呆、头痛、失眠、癫痫、中枢神经系统感染等疾病的治疗。

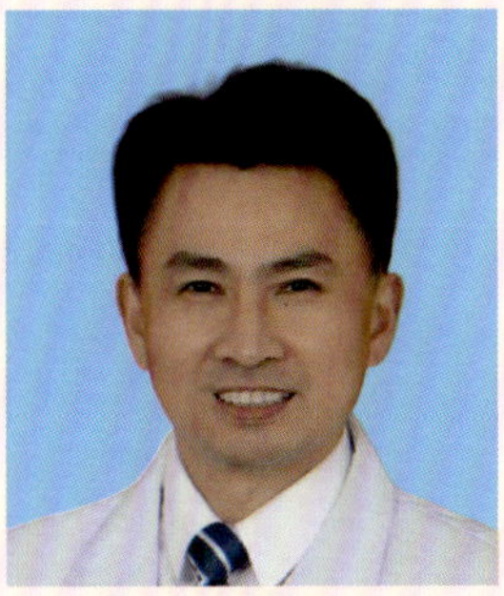

肖德胜

- 主任医师，中南大学湘雅医院病理科教授，博士研究生导师，脑转移瘤疑难病会诊团队核心成员。
- 湖南省医学会病理学专业委员会候任主任委员、湖南省医学会病理学专业委员会青委会主任委员、湖南省医师协会病理科医师分会副会长、湖南省临床病理质量控制中心副主任委员等。
- 病理学国家级精品课程、国家级资源共享课程、国家级住院医师规范化培训基地主讲教师，国家医学教育题库《病理学》副主编。

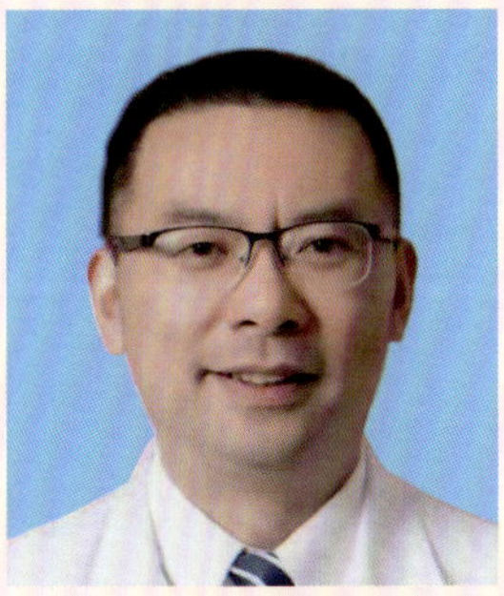

万新

- 副主任医师，中南大学湘雅医院神经外科副教授，硕士研究生导师，脑转移瘤疑难病会诊团队核心成员。
- 中国抗癌协会脑胶质瘤专业委员会国际学术交流与合作（学组）委员，中国脑膜瘤多学科诊疗协作组委员，湖南省抗癌协会脑转移瘤专业委员会委员等。
- 研究方向为脑转移瘤、胶质瘤、脑膜瘤等颅内肿瘤的显微手术治疗。

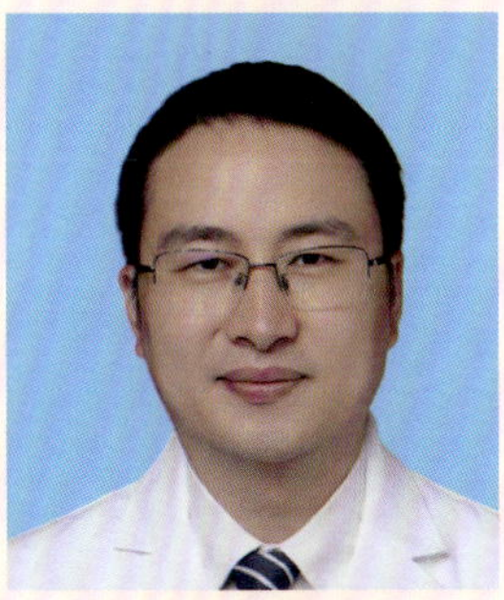

曾瑜

- 副主任医师，哈佛医学院博士后，中南大学湘雅医院神经外科副教授，硕士研究生导师，脑转移瘤疑难病会诊团队核心成员。
- 主持和参与国家及省级自然科学基金 5 项，相关成果以第一作者和通讯作者发表 SCI 论文 15 篇，获中国国家发明专利 3 项、实用新型专利 1 项。
- 研究方向为脑转移瘤的显微手术、伽玛刀治疗、Ommaya 囊安置及分流、肿瘤电场治疗及立体定向微创治疗脑肿瘤。

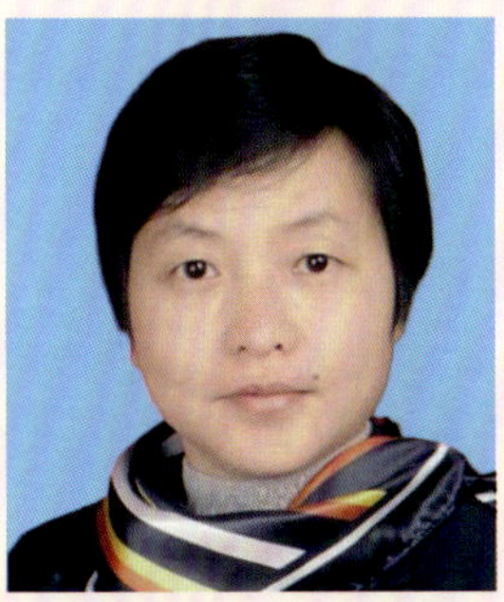

李斌

- 副主任医师，哈佛医学院博士后，中南大学湘雅医院肿瘤科副教授，硕士研究生导师。脑转移瘤疑难病会诊团队核心成员。
- 研究方向为肺癌脑膜转移诊疗，和团队开创性开展经 Ommaya 囊内注药的新技术。

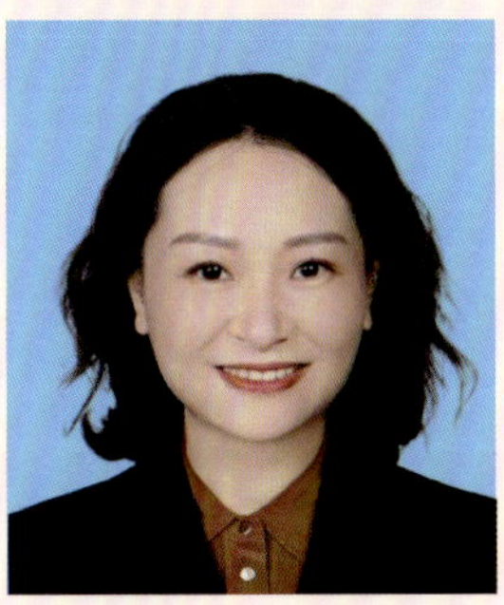

孟莉

- 医学博士，中南大学湘雅医院放射科副主任医师，硕士研究生导师，脑转移瘤疑难病会诊团队核心成员。
- 中华医学会放射学分会国内交流与学术会议工作组成员，中国 AD 防治协会影像分会委员，湖南省放射学会儿科学组委员，湖南省放射学会神经学组委员等。
- 研究方向为神经系统疾病影像诊断及功能磁共振应用。

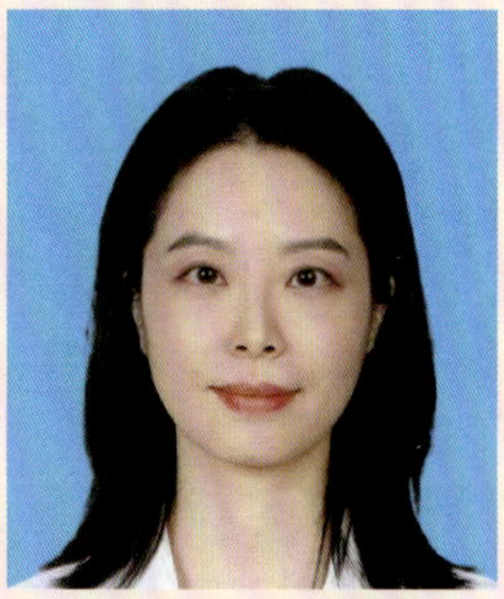

李浪

- 医学博士，中南大学湘雅医院放射科主治医师，脑转移瘤疑难病会诊团队核心成员。
- 从事 X 线、CT、MRI 影像诊断工作 10 余年，参与多个疑难病多学科会诊团队工作，主攻神经系统疾病影像诊断。

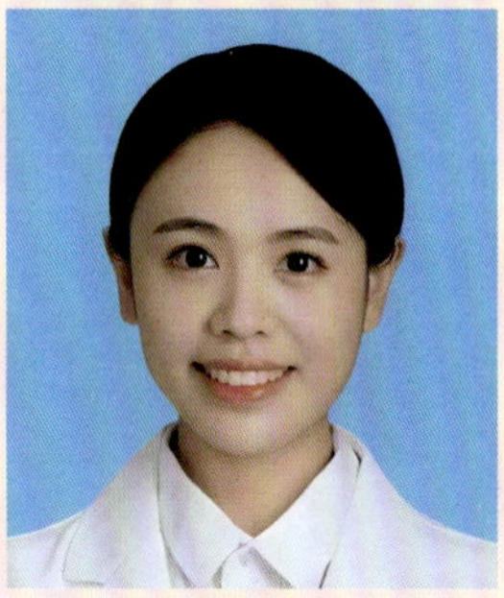

邓俍

- 医学博士，中南大学湘雅医院肿瘤科主治医师，脑转移瘤疑难病会诊团队秘书，美国 Emory 大学访问学者。
- 中国医药教育协会肿瘤放射治疗专业委员会委员、湖南省抗癌协会肿瘤放射治疗专业委员会第三届委员会秘书。

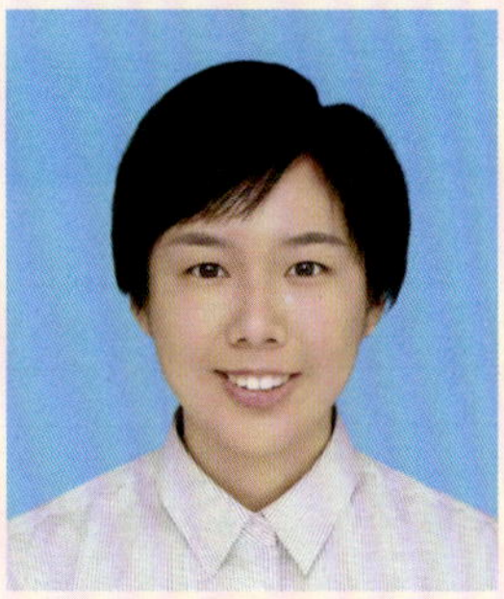

楚娴静

- 医学博士，中南大学湘雅医院肿瘤科助理研究员，脑转移瘤疑难病会诊团队秘书。

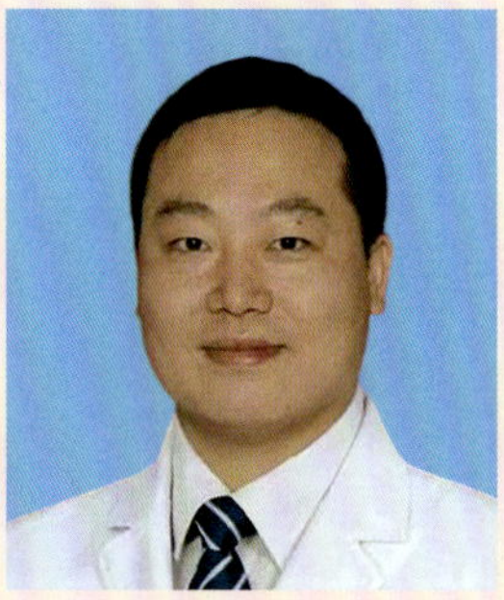

张子健

- 中南大学湘雅医院肿瘤科副主任物理师，美国 MD Anderson Cancer Center 访问科学家，美国医学物理学家学会（AAPM）会员。
- 主持 5 项省、校级教学科研项目，以第一作者或通讯作者发表国际高水平论文十余篇，授权国家发明专利 3 项、实用新型专利 3 项。参译肿瘤放射治疗相关专著 2 部。
- 研究方向为人工智能技术与临床放射物理的结合。